口腔药理学与药物治疗学

The Dental Pharmcology and Drug Therapeutics

主编 肖忠革 周曾同

中国出版集团公司 世界图书出版公司

图书在版编目(CIP)数据

口腔药理学与药物治疗学/肖忠革,周曾同主编.—上海:上海世界图书出版公司,2009.3
(口腔医学精粹丛书)
ISBN 978-7-5062-8931-3

I.口… II.①肖…②周… III.①口腔颌面部疾病—药理学②口腔颌面部疾病—药物疗法 IV.R781

中国版本图书馆CIP数据核字(2009)第016161号

口腔药理学与药物治疗学

肖忠革　周曾同　主编

上海世界图书出版公司出版发行

上海市尚文路185号B楼

邮政编码 200010

上海市印刷七厂有限公司印刷

如发现印刷质量问题,请与印刷厂联系

(质检科电话:021-59110729)

各地新华书店经销

开本:889×1194　1/16　印张:27.25　字数:656 000

2009年3月第1版　2009年3月第1次印刷

ISBN 978-7-5062-8931-3/R·213

定价:150.00元

http://www.wpcsh.com.cn

《口腔药理学与药物治疗学》编写人员

主　　编　肖忠革　周曾同

编　　委　（按姓氏笔画为序）

李生娇　李德懿　吴飞华　肖忠革

陈晓文　陈慧瑾　金　剑　周曾同

郭　伟　徐　晓　曹　东

口腔医学精粹丛书

《口腔生物材料学》

《保存牙科学》

《口腔内科学》

《临床牙周病治疗学》

《口腔药理学与药物治疗学》

《口腔颌面种植修复学》

《口腔疾病的生物学诊断与治疗》

《唇腭裂修复术与语音治疗》

《颌面颈部肿瘤影像诊断学》

《口腔颌面肿瘤病理学》

《口腔临床流行病学》

《头颈部血管瘤与脉管畸形》

《颅颌面部介入诊断治疗学》

《口腔工程技术学》

《可摘局部义齿修复学》

"口腔医学精粹丛书"编写人员

主　　编　邱蔚六

副 主 编　刘　正　薛　淼　张志愿　周曾同　张富强

主编助理　吴正一

编　　委　（按姓氏笔画为序）

王平仲　　王国民　　王晓仪　　王慧明

毛　青　　毛尔加　　石慧敏　　田　臻

冯希平　　台保军　　刘　正　　孙　皎

李　江　　束　蓉　　杨育生　　肖忠革

吴士尧　　吴正一　　邱蔚六　　余　强

张志勇　　张志愿　　张建中　　张修银

张富强　　陈万涛　　林晓曦　　范新东

周来生　　周曾同　　郑家伟　　赵怡芳

赵信义　　胡德渝　　秦中平　　徐君逸

郭　伟　　赖红昌　　薛　淼

序

自 20 世纪 90 年代以来，有关口腔医学的专著、参考书籍犹如雨后春笋，数量剧增。书籍编撰的风格各有不同。有的堪称上乘之作，但重复雷同，涉嫌因袭者亦可见到。为此，上海世界图书出版公司要组织出版一些口腔医学参考书时，我们不由得有点心中犯难，就怕写出来的东西又成了重复的陈货。经过一番思考和讨论终于确定了本丛书编写的指导原则，即以专题为主；以临床口腔医学为主；以国内外医学的新成就、新经验为主；并力图打破原来的学科界限和体系来组织编写一批高级口腔医学参考书。

口腔医学是医学中的一级学科。按照多年来的习惯，在临床口腔医学中又可分为若干个亚科，诸如口腔颌面外科学、口腔内科学、口腔正畸学、口腔修复学等等。其中有的与国外相同，如口腔颌面外科学；有的则不尽相同，例如口腔内科学。当代最具创新或创造性的成果都是产生于各学科或多门学科的相互交叉点或切点上，生命科学出现了学科间交叉、整合、重组的趋势。科学研究如此，临床医学亦莫不如此。学科的整合在基础医学方面当为在分子水平上的整合，例如"分子医学"的崛起；在其他方面则表现为学科与学科之间，科学与技术之间，以及自然科学与人文科学之间，生命科学与非生命科学之间的整合重组，近年来出现的所谓"Bio-X"中心，即生命科学与非生命科学结合的体现。为此，口腔医学的各个学科之间也面临着这一命题，而且在国外业已有一定的经验可资借鉴。在这一原则的思想指导下，我们也试图适应潮流，学习国外的先进经验，打破传统的学科系统来出版一些重新整合的专著，如《保存牙科学》、《颌面颈部肿瘤影像诊断学》和与旧的"口腔内科学"概念完全不同的《口腔内科学》等，以适应新形势的需要。

本丛书的主要阅读对象定位为从事临床口腔医学的中高级医务人员及口腔医学研究生。参加本丛书编写的人员绝大多数为从事临床口腔医、教、研工作多年，且具有高级职称的医师、教师。在书中将融合进他们多年的临床经验以及科研成果，相信对临床口腔医学的发展和医疗质量的进一步提高将有所裨益。

本丛书定名为《口腔医学精粹》，是为了鞭策和督促编写者们能尽最大努力做到精心选材、精心构思、精心组织和精心撰写。但也应当看到，"精粹"的东西毕竟是少数，不可能字字精、段段新，为了书籍的完整性，也不可能只介绍新的理论和技术，而丝毫不涉及传统的、经典的理论和技术。读者阅读后如果能感觉到有一些（或不少）新鲜的东西，目的就应该达到了。

由于这是一种尝试，肯定还有不足甚至错误之处，还望读者不吝赐教，以便再版时更正。

任何书籍往往在出版之后感到尚遗留有不少遗憾，我想本书同样如此，只望遗憾愈少愈好。

在构思出版本丛书时，恰逢上海市口腔临床医学中心在上海第二医科大学附属第九人民医院成立(2001)。愿以本丛书的出版作为这一中心建设的考绩，也希望它能有益于临床口腔医务人员业务水平的提高，以造福于广大口腔颌面疾病患者。

于上海交通大学医学院附属

第九人民医院口腔医学院

前　言

治病离不开药物,医师医术水平的高低很大程度上取决于如何合理地对患者使用药物。而要做到合理用药,则离不开药理学和药物治疗学知识。一方面,随着现代制药工业的飞速发展,各种新药层出不穷,药物在口腔疾病防治中的地位愈显重要;另一方面,由于社会发展的需要,口腔医学的作用和地位已被重新认识,公众对口腔健康提出了更高的要求,口腔疾病的防治要求口腔医生具有更多的药理学和药物治疗学知识。因此,口腔医师只有不断地熟悉和了解药物的药理作用、不良反应、用法用量及药物治疗学知识,掌握口腔用药的特点和规律,才能更好地做到合理用药,避免药物滥用,提高临床药物治疗水平。

药理学通过对药物药效学、药动学的研究以及新药的临床评价,为药物治疗学提供理论依据和研究方法,反过来,药物治疗学的发展又会推动药理学的进步,两者相互依存,相互促进,为临床合理用药提供理论基础。在本书中不仅介绍了药理学和药物治疗学的基本概念和基础知识,而且对口腔临床常用治疗药物的药理作用、不良反应、用法用量、合理用药知识以及口腔用药的特点和规律作了重点阐述,同时,也对口腔临床药物治疗中的最新进展作了客观评价。因此,本书不仅具备重要的理论参考价值,而且更强调了对口腔临床实践的指导意义,是口腔临床医师、口腔医学专业学生及研究生的必备参考书。

本书的编者为多年从事药理学、临床药学和口腔临床医学的专家,他们不遗余力,兢兢业业,把自己的学识、经验和智慧结晶毫无保留地奉献给广大读者,力求本书能在新颖性、科学性、先进性与实用性各方面满足"精粹"之要求。但不可否认的是,由于时间仓促,编者水平能力所限,谬误之处难免,欢迎学界前辈与同人不吝赐教,以便本书再版时加以修订。

肖忠革　周曾同

2008 年 10 月

目 录

第一章 概　　论

第一节　口腔药理学与药物治疗学的概念与任务

药理学(pharmacology)是研究药物与机体相互作用的一门科学。它主要包括两个方面的内容：一是药物对机体的作用；二是机体对药物的反应。前者称药物效应动力学(pharmacodynamics)，简称药效学；后者称药物代谢动力学(pharmacokinetics)，简称药动学。药理学的任务就是要阐明药物对机体的作用及作用机制，同时也要阐明药物在机体内吸收、分布、代谢和排泄等过程中药物效应及血药浓度随时间变化的规律，为指导临床合理用药提供理论基础。

自 20 世纪 30～40 年代发现磺胺类药物和抗生素后，在临床治疗中逐渐认识到血药浓度与治疗效果之间的关系，因而有必要对患者血药浓度进行监测，以保证疗效与安全。从而使过去按传统和经验用药的方法转变为科学合理的用药。近几十年来，由于化学制药工业的飞速发展，各类新药层出不穷。药品的激增，一方面极大地改善了临床无药可医的窘境，另一方面也不可避免地出现了药物滥用及药品管理的混乱，结果导致了药物不良反应及药源性疾病的增多。临床药理学(clinical pharmacology)便是在这种背景下迅速发展起来的一门新学科，它以人体为研究对象，运用药理学的基本原理和方法，研究药物在人体内的作用规律，评价药物的安全性和有效性，并对药物的合理应用提出指导性意见。

药物治疗学(drug therapeutics)主要是研究药物在临床疾病治疗过程中的合理使用，以最小代价获得最佳疗效，促进疾病康复的一门学问。药物治疗学以药理学和临床药理学为基础，同时也离不开临床医学、临床药学、心理学等多学科知识和医生的治疗经验。药理学和临床药理学通过对药物药效学、药动学的研究以及新药的临床评价，为药物治疗学提供理论基础和研究方法，有利于提高临床药物治疗水平；反过来，药物治疗学的发展又会推动药理学和临床药理学的进步，两者相互依存，相互促进。

口腔药理学(oral pharmacology)属于临床药理学的研究范畴，同时也与基础药理学和临床口腔医学密切相连。主要研究口腔治疗药物的药理作用、不良反应及口腔用药的特点和规律。药物在口腔疾病治疗中起着十分重要的作用，早在古埃及文献中就有薄荷、乳香、没药、莨菪等药物治疗牙痛的记载。在我国汉代张仲景(公元 2 世纪)的《金匮要略》一书中，就有用雄黄(砷剂)治疗小儿龋齿痛的记载，这也是世界上最早使用砷剂治疗龋齿痛的方法。随着口腔医学与药物学知识的不断发展，两者的关系也日趋密切，相互促进。18 世纪后，以石碳酸(苯酚)为代表的消毒防腐药用于牙根管的消毒，是药物应用于口腔治疗中的重大进展。19 世纪局

— 1 —

部麻醉药物的使用,如氧化亚氮(笑气)、乙醚相继用于口腔拔牙的麻醉,有利于口腔拔牙术和其他口腔局部手术的无痛实施,从而极大地推动了口腔医学的发展。而20世纪50年代氟化物在龋病防治中的广泛应用,则是药物在口腔疾病治疗中的一个重要的里程碑。今天,口腔医学的概念和范畴在不断扩大,已发展成为口腔内科学、口腔颌面外科学、口腔正畸学、口腔修复学、儿童口腔医学等诸多学科组成的一级学科,药物治疗在这些口腔临床学科中占有越来越重要的地位。而制药工业的飞速发展,各类新药的不断上市,从根本上改善了过去无药可医的困境,为临床治疗提供了极为丰富的药物选择。局部麻醉药、抗菌药、抗肿瘤药已成口腔颌面外科的常用药物,而止血药、镇痛药、糖皮质激素亦是口腔各科不可缺少的治疗用药。随着人类社会的发展进步,人民生活水平的不断提高,必然会对口腔临床治疗提出更高要求。因此,只有掌握了丰富的口腔药理学和药物治疗学知识,才能做到在临床安全、有效、合理地使用药物,更好地为患者服务。

口腔药理学和药物治疗学主要包括以下几方面的任务:

(一)对口腔治疗药物进行药动学和药效学的研究

药动学和药效学即研究药物治疗口腔疾病的作用机制以及药物在人体内的吸收、分布、代谢与排泄规律。酚、醛类消毒防腐药及具有口腔特点的局部用药是重点研究内容。

(二)进行患者血药浓度监测,促进个体化用药

绝大多数药物在体液(血液、唾液或尿液)中的浓度与疗效存在着很大的相关关系,特别是安全范围较小的药物或个体差异较大的药物,其血药浓度

的变化在很大程度上影响着药物疗效及不良反应的产生。因此,对此类药物常需进行血药浓度监测,并根据血药浓度的监测结果,结合患者病情,制订合理用药方案,在不同阶段选择适宜药物、剂型、剂量及给药方法,做到真正的个体化用药,以确保用药既安全,又有效。

(三)开发药物新剂型,探索最佳给药方法与途径

口腔临床治疗中常常需要局部用药,因此,提高局部用药疗效有着重要的临床意义。例如,以前多用甲硝唑、四环素、螺旋霉素等口服治疗牙周炎,这种全身用药的缺点是药物到达病变局部的浓度较低,而不良反应却很常见。近年来开发的治疗牙周炎的缓释剂则能克服全身用药的这些缺点,又能提高药物疗效。目前,已有多种牙周缓释剂成功应用于临床。此外,合理的给药方法也是提高药物疗效的重要手段,例如,多西环素属四环素类药物,对牙周炎传统治疗方法是 200 mg 口服,每日 2 次。但研究发现,多西环素治疗牙周炎的作用机制并非依赖于它的抗菌活性,而是在于它能有效抑制牙周组织中的基质金属蛋白酶。多中心临床研究显示,采用亚抗菌剂量(20 mg 口服,每日 2 次)的多西环素能有效改善慢性牙周炎的临床症状,是慢性牙周炎治疗的良好手段。

(四)药物不良反应监察

临床治疗中因可供选择的药物种类繁多,联合给药方案大量应用,使得药物不良反应日趋常见,且性质和严重程度亦明显增加。例如,在口腔治疗中,酚、醛等消毒防腐药物对皮肤黏膜腐蚀作用和过敏反应已较常见。甲硝唑也可引起多种严重不良反应,如口腔黏膜剥脱,神经精神症状等。因此,监察药物不良反应,特别是对上市新药可能产生的

第二章 影响药物作用的因素

药物作用不仅仅取决于药物本身,而是受到多种因素的影响和制约。特别是在临床治疗过程中,影响的因素更为复杂和多变,如患者的生理病理因素、社会心理因素、药物剂型和给药方法等因素,都可能使药效增强或减弱,甚至产生不良反应。因此,详细了解和掌握这些影响因素的规律,可以更好地进行个体化用药,充分发挥药物的治疗效应,降低不良反应,达到安全有效防治疾病之目的。概括地说,影响药物作用的因素主要包括3个方面的因素:机体因素、药物因素和环境因素。

第一节 机体方面因素

在临床药物治疗中,不同的个体对药物反应可表现出不同程度的差异性。这种差异性既可以表现为个体差异性(individual variation)如生理、病理和心理差异;又可以表现为种族差异性(variation of ethnocentrism)如基因遗传引起的特异质体。

一、生理因素

(一)年龄

很多药物对不同年龄阶段的个体在药代动力学和药效动力学方面可表现出较大差异性。如婴幼儿的各个器官和组织发育不成熟,老人的组织器官及其功能衰退明显,他们对药物的敏感性高,处置能力低,不能按成人的常规剂量用药。因此,《中国药典》规定年龄在14岁以下的用药剂量为儿童剂量,14~60岁为成人剂量,60岁以上为老人剂量。儿童剂量和老人剂量应以成人剂量为参考量酌情减量。

1. 儿童

儿童的各个器官和组织正处于生长、发育阶段,年龄越小,器官和组织的发育越不完全。药物使用不当会造成器官和组织发育障碍,甚至会造成严重损伤,并发后遗症。

(1)由于儿童血脑屏障和脑组织发育不完善,对作用于中枢神经系统的药物非常敏感

例如,使用吗啡、哌替啶极易出现呼吸抑制,而对尼可刹米、氨茶碱、麻黄碱等又容易出现中枢兴奋而致惊厥。氨基糖苷类抗生素对第八对脑神经的毒性极易造成听觉损害。据有关资料报道,国内聋哑患者致残原因调查结果表明,由此类药物应用不当所致约占60%。

(2)儿童肝肾功能发育不全,对药物代谢和排泄的能力较低

新生儿肝脏代谢能力较低,使用主要在肝脏代谢的氯霉素易造成灰婴综合征的毒性反应。儿童肾排泄速率较慢,使用主要经肾排泄的药物,如氨基糖苷类抗生素可导致血中药物存留时间延长,血药浓度高而产生耳毒性。

（3）儿童体液占体重比例较大而对水盐代谢的调节能力差

如高热时使用解热药不当引起出汗过多极易造成脱水。此外儿童还对利尿药特别敏感,易致电解质平衡紊乱。

（4）儿童的骨骼、牙齿生长也易受到药物的影响

四环素类药物容易沉积于骨骼和牙齿,使骨骼发育障碍和牙齿变黄,现已不再使用。氟喹诺酮类药物因含氟可影响骨骼和牙齿的发育生长,故对婴幼儿应避免使用。

（5）儿童的内分泌系统容易出现紊乱

有些儿童过于肥胖,有些儿童过早出现第二性征,其原因与营养饮食过剩或滥服营养口服液、助长剂有关。研究证明,肥胖儿童血中胰岛素含量明显高于正常儿童。

2. 老人

老年人的组织器官及其功能随年龄增长而出现生理性衰退,对药物的药效学和药动学产生影响。老年人体液相对减少,脂肪增多,蛋白质合成减少。如丙戊酸钠在老年人血中游离药物浓度明显高于年轻人,其原因一是白蛋白含量减少;二是白蛋白对药物的亲和力明显降低;三是器官清除能力下降。肝、肾功能随年龄增长而逐渐衰退,药物代谢和排泄速率相应减慢。因此,老年人使用抗生素时,就应根据肝、肾功能状况来调整给药剂量。老年人除生理功能逐渐衰退外,多数伴有不同程度的老年性疾病,如心脑血管病、糖尿病、痴呆症、骨代谢疾病、前列腺肥大、胃肠疾病等,对作用于中枢神经系统药物、心血管系统药物等比较敏感。如有心脑血管病的老年人在拔牙时禁用含肾上腺素的局部麻醉药。苯丙醇胺(phenylpropanolamide,PPA)易诱发老年人卒中、心肌梗死、肾衰竭等,说明老年人有心脑血管病、肾病者不宜使用含有这类药物的复方制剂。

（二）体重

年龄差异可导致体重存在明显差别,即使在同年龄段内体重也会有一定的差别,这种差别可影响药物作用。如果服药者的体形差别不大而体重相差较大时,给予同等剂量药物,则体重较轻者血药浓度明显高于体重较重者。反之,当体重相近而体形差别明显时,则药物的水溶性和脂溶性在两者的体内分布情况就有差别。因此,比较科学的给药剂量应以体表面积为计算依据,它既考虑了体重因素又考虑了体形因素,如婴幼儿用药一般均采用体表面积来计算。

（三）性别

男女性别不同对药物的反应在正常情况下无明显差别,但女性在特殊生理期间,如月经期、妊娠期和哺乳期对药物作用的反应与男性是有很大差别的。女性在月经期,子宫对泻药、刺激性较强的药物、引起子宫收缩的药物敏感,容易引起月经过多、痛经等反应。在妊娠期使用上述药物还容易引起流产、早产等。此外,有些药物还能通过胎盘进入胎儿体内,对胎儿生长发育和活动造成影响,严重的可导致畸胎,故妊娠期用药应十分慎重。在分娩前用药应注意药物在母体内的维持时间,一旦胎儿离开母体,则药物无法被母体消除,引起药物在新生儿体内滞留而产生不良反应。在哺乳期的妇女,有些药物可通过乳汁排泌被哺乳儿摄入体内引起药物反应。

（四）个体差异

有些个体对药物反应非常敏感,所需药量低于常用量,此称为高敏性(hypersensitivity)。反之,有些个体需使用高于常用量的药量方能出现药物效应,此称为低敏性(hyposensitivity)。

某些过敏体质的人用药后发生过敏反应(anaphylaxis),又称变态反应(allergy),是机体将药物视为一种外来物所发生的免疫反应。这种反应与药理效应无关,且无法预先知道,仅发生于少数个体。轻度的可引起发热、药疹、局部水肿,严重的可发生剥脱性皮炎(如磺胺药)、过敏性休克(如青霉素)。对于易产生严重过敏反应的药物用药前应做皮肤试验,阳性者禁用,即使阴性者也应小心应用。

还有一类特异体质的人对某些药物发生特异性反应,是由于这类人的遗传异常所致,称为特异质反应(idiosyncrasy)。如骨骼肌松弛药氯琥珀胆碱引起的特异质反应是由于先天性缺乏血浆胆碱酯酶所致。

二、心 理 因 素

心理因素主要指患者心理活动变化可对药物治疗效果产生影响。它的显著特点是:① 患者受外界环境,医师和护士的语言、表情、态度、信任程度、技术操作熟练程度、工作经验、暗示性等的影响产生心理活动变化,而影响药物治疗效果。心理因素对药物治疗效果的影响大约占 35%～40%。② 心理因素的影响主要发生在慢性病、功能性疾病及较轻的疾病中。在重症和急症治疗中影响程度很小。例如对轻微疼痛采用一般的安慰性措施效果明显,而对剧烈疼痛无效。③ 心理因素的影响往往与心理承受能力有关。承受能力强的其影响相对较小,承受能力弱的影响则较大。④ 心理因素还有先入为主的特点。如果一个医师告诉患者某药物对他的病情治疗效果不理想时,无论其他医师反复说明也不容易被接受,从而影响该药的效果。⑤ 心理因素的影响不仅发生在人,在动物身上也存在近似的现象。

除了心理活动变化以外,患者对药物效应的反应能力、敏感程度、耐受程度也对药物治疗效果产生一定的影响。如对疼痛敏感者和不敏感者在应用镇痛药后产生的效果就有很大差异。另外,患者与医护人员的医疗合作是否良好对药物治疗也有着重要的影响。

三、病 理 因 素

(一)心脏疾病

心力衰竭时药物在胃肠道的吸收下降、分布容积减少、消除速率减慢。如普鲁卡因胺的达峰时间由正常时的 1 h 延长至 5 h,生物利用度减少 50%,分布容积减少 25%,血药浓度相对升高。清除率由正常时的 400～600 ml/min 降至 50～100 ml/min,$t_{1/2}$ 由 3 h 延长至 5～7 h。

(二)肝脏疾病

有些药物需在肝脏转化成活性物质后发挥疗效。肝功能不全时这种转化作用减弱,致使血药浓度降低,疗效下降。故肝功能障碍时宜选用氢化可的松或泼尼松龙而不选用可的松或泼尼松。

(三)肾脏疾病

卡那霉素主要经肾排泄。在正常人 $t_{1/2}$ 为 1.5 h,在肾衰竭患者延长至 25 h。若不改变给药剂量或给药间隔,势必会造成药物在体内的蓄积,还会造成对第八对脑神经的损害,引起听力减退,甚至导致药源性耳聋。

(四)胃肠疾病

胃肠 pH 值改变可对弱酸性和弱碱性药物

的吸收带来影响。胃排空时间延长或缩短也可使在小肠吸收的药物延长或缩短。腹泻时常使药物吸收减少,而便秘可使药物吸收增加。

(五)营养不良

如血浆蛋白含量下降可使血中游离药物浓度增加,而引起药物效应增加。

(六)酸碱平衡失调

主要影响药物在体内的分布。当呼吸性酸中毒时血液 pH 值下降,可使血中苯巴比妥(弱酸性药物)解离度减少,易于进入细胞内液。

(七)电解质紊乱

Na^+、K^+、Ca^{2+}、Cl^- 是细胞内、外液中的主要电解质,当发生电解质紊乱时,它们在细胞内、外液的浓度将发生改变,影响药物的效应。如当细胞内缺 K^+ 时,心肌细胞最易对强心苷类药物产生心律失常的不良反应。Ca^{2+} 在心肌细胞内减少时。使用强心苷类药物加强心肌收缩力的作用降低;若 Ca^{2+} 浓度过高时该类药物易致心脏毒性。胰岛素降低血糖时也需要 K^+ 协助使血中葡萄糖易于进入细胞内。

四、遗 传 因 素

药物作用的差异有些是由遗传因素引起的,研究遗传因素对药物反应影响的学科称之为遗传药理学(pharmacogenetics),它是药理学与遗传学相结合发展起来的边缘学科。遗传因素对药物反应的影响比较复杂,遗传物质的多态性是主要因素,因为酶和蛋白质是在特定基因指导下合成的。所以,遗传基因的差异是构成个体药物反应差异的决定因素。如前述的高敏性、低敏性和特异质反应皆与遗传因素有关。

在药物代谢方面的典型例子之一就是一卵双生和双卵双生对药物反应的差异。许多药物如安替比林、双香豆素、保泰松、苯妥英、去甲替林、异烟肼、乙醇等药物在半衰期对一卵双生个体间相差几无,而在双卵双生个体间却相差数倍之多。另外,在各人种间均发现体内经 N-乙酰基转移酶催化的乙酰化反应存在着快乙酰化和慢乙酰化两种类型。许多药物如异烟肼、对氨基水杨酸、磺胺、普鲁卡因胺、硝基地西泮、肼屈嗪、甲硫氧嘧啶均需经乙酰化代谢,其代谢速率在两种类型人群中相差数倍。检查两者的酶活性发现快乙酰化者酶含量多,慢乙酰化者酶含量较少,而此酶的产生是由一对常染色体等位基因所控制。

在药物效应方面的表现主要是受体部位异常、组织细胞代谢障碍、解剖异常。如正常人肝中维生素 K 环氧化酶能使氧化型维生素 K 参与凝血酶原的合成。华法林则通过抑制此酶而起抗凝作用。华法林耐受者由于此酶受体部位变异,与华法林的亲和力下降而使药效下降。在红细胞的磷酸戊糖代谢通路中,葡萄糖-6-磷酸脱氧酶(G6PD)使葡萄糖-6-磷酸脱下的氢传递给谷胱甘肽使之成为还原型谷胱甘肽(GSH),它有抗氧化作用。当 G6PD 缺陷患者服用伯氨喹、阿司匹林、对乙酰氨基酚、磺胺、呋喃类、蚕豆等有氧化作用的药物或食物时可使 GSH 缺乏,造成血红蛋白被氧化,导致溶血。

第二节　药物方面因素

一、药物理化性质

因药物的溶解性各不相同,故根据临床需要将药物制备成不同的剂型。每种药物都有保存期限,超过期限药物性质可发生改变而失效,如青霉素G在干粉状态下有效期为3年,而在水溶液中极不稳定,需临用前配制。有些药物需在常温下干燥、密闭、避光保存,个别药物还需要在低温下保存,保留不当易挥发、潮解、氧化或光解。如乙醚易挥发、易燃;维生素C、硝酸甘油易氧化;肾上腺素、去甲肾上腺素、硝普钠、硝苯地平易见光分解等。

二、药物剂型

每种药物都有其适宜的剂型给药以产生理想的药效。同种药物的不同剂型对药物的疗效亦有不同的影响,如片剂、胶囊、口服液等均可口服给药,但因药物崩解、溶解速率不同,吸收快慢和吸收量就会不同。注射剂中水剂、乳剂、油剂在注射部位释放速率不同,药物起效快慢和维持时间也就不同。不同厂家生产的同种药物制剂由于制剂工艺配方不同,药物的吸收情况和药效情况也有差别。因此,为保证药物吸收和药效发挥的一致性,需要评价其生物等效性(bioequivalence)。随着生物制剂学的发展,近年来为临床提供了一些新的制剂,如缓释剂(slow release formulation,SLF)、控释剂(controlled release formulation,CLF)。缓释剂是指药物按一级速率缓慢释放,以达到较长时间维持有效血药浓度,从而产生持久药效。有的缓释剂以缓慢释放为主,称为延迟释放剂(extended release formulation)。有的缓释剂将不同释放速率的药物组合在一起,达到迅速生效和较长时间维持药效的效果,称为持续释放剂(sustained release formulation)。控释剂是指药物按零级速率释放,使血药浓度稳定在有效浓度水平,产生持久药效。透皮贴剂(transdermal patch)就是其中的一种。如硝酸甘油透皮贴剂每日1贴,芬太尼透皮贴剂每3日1贴。另外,毛果芸香碱眼片放置于结膜囊内每周1次,子宫内避孕药每年1次等。

三、给药方法

(一) 给药剂量

剂量指用药量。随剂量的加大,效应逐渐增强,若超出最大治疗剂量时,便会产生药物的不良反应或毒性反应。如镇静催眠药在小剂量时出现镇静效应,随着剂量的增加,可依次出现催眠、麻醉甚至死亡。

(二) 给药途径

给药途径不同,药物的吸收和分布也就不同,药物作用效应就会产生差异,个别药物甚至出现药物效应方面的改变,如硫酸镁。

1. 消化道给药

(1) 口服给药

这是最常用的给药方法,药物经胃肠黏膜吸收。其优点为方便、经济,较注射给药相对安全,无感染发生。其缺点为许多药物易受胃肠内容物影响而延缓或减少吸收,有的药物可发生首过消除,使生物利用度降低,有的药物甚至根本不能吸收。另外口服给药不适合昏迷、呕吐、抽搐等急重症患者及不合作者。

(2) 舌下给药

药物通过口腔舌下黏膜丰富的毛细血管吸收,可避免胃肠道刺激、吸收不全和首过消除,但要求药物溶解快、无异味、用量少。如硝酸甘油片舌下给药缓解心绞痛急性发作。

(3) 直肠给药

将药栓或药液导入直肠内由直肠黏膜血管吸收,可避免胃肠道刺激及首过消除。此法较适宜小儿给药,可以避免小儿服药时的困难及胃肠刺激。目前国内适于小儿直肠给药药物栓剂很少,限制了其使用。

2. 注射给药

(1) 肌内注射

药物在注射部位通过肌肉丰富的血管吸收入血,吸收较完全,生效迅速,其中吸收速度为水溶液＞混悬液＞油溶液。

(2) 皮下注射

药物经注射部位的毛细血管吸收,吸收较快且完全,但对注射容量有限制,且仅适用于水溶性药物,如肾上腺素皮下注射抢救青霉素过敏性休克。

(3) 静脉注射或静脉滴注

因药物直接进入血液循环而迅速起效,适用于急重症患者的治疗。但静脉给药对剂量、配伍禁忌和给药速度有较严格的规定。

(4) 椎管内给药

将药物注入蛛网膜下隙的脑脊液中产生局部作用,如有些外科手术需要做蛛网膜下隙麻醉(腰麻)。也可将某些药物注入脑脊液中产生疗效,如抗生素等。

3. 呼吸道给药

即吸入给药。某些挥发性或气雾性药物常采用此种给药方法,主要是通过肺泡扩散进入血液而迅速生效。如全身麻醉药用于外科手术、异丙肾上腺素气雾剂治疗支气管哮喘急性发作等。缺点是对呼吸道有刺激性。

4. 皮肤黏膜用药

将药物施放于皮肤、黏膜局部发挥局部疗效,如外用擦剂、滴眼剂、滴鼻剂等。有的药物可通过透皮吸收发挥全身疗效,如硝酸甘油贴膜剂贴敷于心前区,药物通过透皮缓慢吸收,从而起到预防心绞痛发作的作用。

(三) 给药时间

不同的药物给药时间有可能不同。有的药物对胃刺激性强,应于饭后服;催眠药应在临睡前服;胰岛素应在饭前注射;有明显生物节律变化的药物应按其节律用药,如糖皮质激素类药。

(四) 给药间隔

一般以药物的半衰期为参考依据,但有些药物例外,如青霉素的 $t_{1/2}$ 为 30 min,由于该药对人毒性极低,大剂量给药后经过数个 $t_{1/2}$ 后血药浓度仍在有效范围以内,加之抗菌药物大多都有抗菌后效应(post antibiotic effect, PAE),在此时间内细菌尚未恢复活力,因此其给药间隔可适当延长。另外肝、肾功能不全者可适当调整给药间隔时间。给药间隔时间短易致累积中毒,反之,给药间隔时间延长血药浓度波动加大。

(五) 疗程

指给药持续时间。对于一般疾病和急重症患者,症状消失后即可停止用药,对于某些慢性病及感染性疾病应按规定的持续时间用药,以避免疾病复发或加重。

四、药物相互作用

药物相互作用(drug interaction)是指两种或两种以上药物同时或先后应用所出现的药物效应增强或减弱的现象。

药物在体外发生相互影响称为配伍禁忌(incompatibility),指将药物混合在一起发生的物理或化学反应,尤其容易发生在几种药物合在一起静脉滴注时。如氨基糖苷类抗生素与β内酰胺类抗生素合用时,两者不能放在同一针管或同一溶液中混合,因为β内酰胺环可使氨基糖苷类失去抗菌活性。红霉素只能放在葡萄糖溶液中做静脉滴注,若放在盐水溶液中易析出结晶和沉淀。

药物在体内发生相互影响称为相互作用(interaction),主要表现在药动学和药效学方面。药物相互作用的结果只有两种,或使原有的效应增强称为协同作用(synergism),或使原有的效应减弱,称为拮抗作用(antagonism)。在协同作用中又分为相加作用(addition)和增加作用(potentiation)。相加作用指两药合用时的作用等于单用时的作用之和。增强作用指两药合用时的作用大于单用时的作用之和。拮抗作用中又分为相减作用(subtraction)和抵消作用(counteraction)。相减作用指两药合用时的作用小于单用时的作用。抵消作用指两药合用时的作用完全消失。

在药动学方面的影响主要发生在吸收、分布、代谢和排泄上。如服用抗酸药改变胃液 pH 值可减少弱酸性药物吸收。吗啡、阿托品减弱肠蠕动可延长药物在肠道中停留时间而增加吸收。若食物中重金属离子(Mg^{2+}、Ca^{2+}、Al^{3+}、Fe^{2+})较多时容易和某些药物形成络合物而减少吸收。华法林和保泰松可发生血浆蛋白竞争性结合,从而使华法林血浆游离浓度增加,导致抗凝血效应加强。肝药酶诱导药和抑制药所引起的药物效应变化前已述及。

能改变尿液 pH 值的药物可以减少或增加弱酸性或弱碱性药物的重吸收。共同通过肾小管主动分泌排泄的药物联合用药也会发生竞争性抑制,使药效时间延长。

药效学方面的影响主要发生在药物作用部位。如受体激动药和受体拮抗药可在同一受体部位产生竞争性拮抗效应。氢氯噻嗪和螺内酯均为利尿药,合用后氢氯噻嗪排钾的不良反应可以被螺内酯拮抗,利尿效应增强。磺胺嘧啶与甲氧苄啶(TMP)合用后,通过对细菌叶酸代谢的双重阻断作用,使抗菌效应增强。总之,掌握药物相互作用的规律可以更好地提高临床治疗效果,避免和减轻不良反应。

五、长期用药

某些疾病需要长期用药,机体会相应产生一些反应。

(一) 耐受性

耐受性(tolerance)指连续用药后出现的药物反应性下降。若在很短时间内产生称为急性耐受性(tachyphylaxis),停药后可以恢复,如麻黄碱、硝酸甘油、垂体后叶素等。反之若在长期用药后产生则称为慢性耐受性(brady-phylaxis),如抗高血压药、降血糖药、苯巴比妥等。胰岛素既可产生急性耐受性又可产生慢性耐受性。若按引起耐受性的机制可分为药效耐受性(pharmacodynamic tolerance)和代谢耐受性(metabolic tolerance)。前者主要指由于受体数目减少,酶活性饱和,作用底物耗竭等使药物反应性降低;后者主要是肝药酶活性被诱导增强所致。苯巴比妥产生的耐受性与这两种机制均有关。病原体和肿瘤细胞在长期用药后产生的耐受性称为耐药性(resistance)。

（二）依赖性

依赖性（dependence）指长期用药后患者对药物产生主观和客观上需要连续用药的现象。若仅产生精神上的依赖性，停药后患者只表现为主观上的不适，没有客观上的体征表现，称为习惯性（habituation）。若患者对药物不但产生精神依赖性，还有躯体依赖性，一旦停药后患者产生精神和躯体生理功能紊乱的戒断症状（abstinent syndrome），称为成瘾性（addiction）。

（三）撤药症状

撤药症状（withdrawal syndrome）指长期用药后突然停药出现的症状，又称停药症状。如长期应用肾上腺皮质激素突然停药，不但产生停药症状（肌痛、关节痛、疲乏无力、情绪消沉等），还可使疾病复发或加重，称为反跳现象（rebound phenomenon）。可采取逐渐减量停药的方法避免发生撤药症状和反跳现象。

第三节 环 境 因 素

一、时 间 因 素

人体的生理生化活动往往随着不同季节及时间的改变而发生有规律的周期性变化，从而对药物疗效产生影响。例如人体内分泌激素的昼夜分泌规律对糖皮质激素的合理应用有重要价值。因此，研究生物时间节律与药物作用之间关系的学科称之为时间药理学（chronopharmacology）。生物体内的时间节律有多种，如日节律、周节律、月节律、年节律等，其中以日节律对药物影响最重要，研究得最多。时间药理学主要表现在时间药物效应、时间毒理、时间药物代谢方面。

在时间药物效应方面，很多药物如中枢神经系统药物、心血管系统药物、内分泌药物、抗肿瘤药、抗菌药、平喘药等均有昼夜时间节律变化。例如相同剂量的镇痛药分别于白天和夜间给药，其镇痛效果为白天高，夜间低。胃酸的分泌高峰在夜间，某些患胃溃疡的患者易在夜间发病，将 H_2 受体阻断药西咪替丁在晚间用药能有效抑制胃酸分泌，减少发病。

在时间药物代谢方面涉及了药物在体内过程的许多环节。其变化规律主要由各器官、组织、体液的生理性节律变化所致。如胃酸 pH 值在早 8 时左右最高，在夜间最低，某些弱酸性或弱碱性药物的吸收量即受影响。患者分别于早晨 9 时和晚上 21 时服用茶碱，结果表明早晨服药后的血药浓度明显高于晚间服药。药物引起机体过敏反应的程度有昼夜节律，如青霉素皮试反应最强在午夜，反应最弱在中午。

根据药物的时间节律变化来调整给药方案具有重要的临床意义。如肾上腺皮质激素分泌高峰出现在清晨，血浆浓度在早晨 8 时左右最高，而后逐渐下降，直至午夜 0 时左右达最低。临床上根据这种节律变化将皮质激素药物由原来的每日分次用药改为每日早晨 8 时一次给药，提高了疗效，大大减轻了不良反应。

二、生活习惯与环境

饮食对药物的影响主要表现在饮食成分、饮

食时间和饮食数量。一般来说,药物应在空腹时服用,有些药物因对消化道有刺激,在不影响药物吸收和药效的情况下可以饭后服用,否则应在饭前服用或改变给药途径。食物成分对药物也有影响,如高蛋白饮食可使氨茶碱和安替比林代谢加快;低蛋白饮食可使肝药酶含量降低,导致多数药物代谢速率减慢,还可使血浆蛋白含量降低,血中游离药物浓度升高;菜花和圆白菜中吲哚类化合物和烤肉中的多环芳香烃类化合物均可使氨茶碱和安替比林代谢加快。吸烟对药物的影响主要是烟叶在燃烧时产生的多种化合物可使肝药酶活性增强,使药物代谢速率加快。经常吸烟者对药物的耐受性明显增强。饮酒时乙醇对药物的影响主要表现在药效学方面。长期小量饮酒可

使肝药酶活性增强,药物代谢速率加快;急性大量饮酒使肝药酶活性饱和或降低,导致其他药物的代谢速率减慢。饮茶主要影响药物的吸收,茶叶中的鞣酸可与药物结合减少其吸收。另外,茶碱还具有中枢兴奋、利尿、兴奋心脏等作用,可加强相应药物的作用。

人类生活与工作环境中的各种物质对机体的影响越来越明显。如食品、饮料中的各种添加剂,农作物中的杀虫剂,水中的重金属离子、有机物,空气中的粉尘、尾气排放物、燃烧物等长期与人接触,最终都会影响到肝药酶的活性,使药物活性受到一定影响。

（肖忠革）

参 考 文 献

1　杨藻宸.药理学和药物治疗学.北京:人民卫生出版社,2000

2　杨藻宸.医用药理学.4版.北京:人民卫生出版社,2005

3　John AY, Frank JD, Enid AN. Pharmacology and theraputics for dentistry. ed 5, 2004, Elsevier Mosby

第三章　药物代谢动力学基础

药物代谢动力学（pharmacokinetics，PK）简称药动学，它是研究药物的体内过程及体内药物浓度随时间变化的规律。即指研究机体对药物的吸收（absorption）、分布（distribution）、生物转化（biotransformation）和排泄（excretion）的过程以及以数学公式定量地描述药物随时间改变的变化过程。药物代谢动力学与药剂学、药理学、分析化学、计算机等学科有着极密切的关系，它的发展证明：药物代谢动力学不仅丰富了药理学的基本理论，而且其研究成果对指导优选给药方案、新药的研究与开发、改进药物剂型、提高药物疗效和减少药物不良反应等方面有着重大的指导意义。

第一节　药动学基本过程

药物由给药部位进入机体产生药效，再由机体排出，期间经历吸收、分布、生物转化和排泄四个环节，称为药物的体内过程。其中药物的吸收、分布、排泄仅是药物发生空间位置的迁移，统称为转运（transportation）；而药物代谢则是发生了化学结构和性质上的变化，称之为转化（transformation），其产物称为代谢物（metabolite）。药物的生物转化与排泄统称为药物的消除（elimination）。分布与消除又统称为处置（disposition）。

一、吸　　收

吸收（absorption）是指药物从给药部位进入体循环的过程。血管内给药不存在吸收，血管外注射给药时，药物主要通过毛细血管内皮细胞间隙，以滤过方式迅速进入血液。其吸收速度主要受注射部位血管丰富程度和药物分子大小影响。口服药物的吸收较复杂，大多通过胃、肠道黏膜以被动扩散方式进行。影响口服药物吸收的因素众多，主要有药物本身的脂溶性、分子大小等理化性质，药物制剂的崩解速度及溶解度，胃排空速度、肠蠕动等胃肠道功能状态以及胃肠血流动力学状况等。

不同给药途径吸收快慢顺序依次为：静脉注射＞吸入＞肌内注射＞皮下注射＞口服＞直肠给药＞贴皮给药。不同的给药途径，临床效果大不相同。硝酸甘油由于首过消除大，90%进入血液循环前被代谢灭活，不宜口服给药。地西泮（安定）、氯氮（利眠宁）及苯妥英钠等在肌内注射部位的水溶性很低，造成吸收既慢又不完全，而口服吸收快而完全。

（一）首过消除

首过消除（first pass elimination）是指某些口服药物在胃肠道吸收时，受肠壁及肝脏酶的部分灭活,使进入体循环的量减少的现象。例如口服普萘洛尔后约有 90% 以上被肝脏代谢,进入体循环的药量仅为给药量的 10% 左右。

(二)吸收方式

1. 从消化道内吸收

(1)口腔吸收

舌下给药,药物溶解后主要经口腔黏膜吸收,口腔黏膜吸收面积虽小但吸收迅速,且经口腔黏膜吸收的药物不经过肝门静脉,故可避免首过消除。

(2)胃吸收

弱酸性药物在胃中多不解离,因而可在胃内吸收。而弱碱性药物在胃中大部分解离,故在胃中难于吸收。

(3)小肠吸收

小肠具有蠕动快、血管及淋巴管丰富和吸收面积大（200 m²）等有利于药物吸收的特点,故小肠是口服给药的主要吸收部位。

(4)直肠吸收

栓剂或溶液剂直肠给药时,药物可从直肠吸收。直肠的吸收面积虽小,但血液供应充足,且由于直肠给药时,2/3 的给药量不经肝门静脉而直达体循环,故首过消除较少。例如硫喷妥钠可有直肠给药做基础麻醉。

2. 从消化道外吸收

(1)注射部位吸收

采用静脉注射或静脉滴注给药方式,药物可迅速完全进入血液无吸收过程;采用皮下或肌内注射时,药物先沿结缔组织扩散,再经毛细血管和淋巴内皮细胞进入血液循环。药物经皮下或肌内注射的吸收速率取决于药物的水溶性和注射部位的血流量。油剂、混悬剂、胶体制剂或其他缓释制剂比水溶液吸收慢。组织血流量的改变对药物吸收有较大的影响,如在外周循环衰竭时,皮下吸收速度极其缓慢。

每单位重量的肌肉与皮下组织相比,血流较丰富,因而肌内注射的吸收速度较皮下注射快。

(2)皮肤黏膜吸收

皮肤吸收能力较差,故在涂布面积有限时药物吸收较少。

(3)鼻黏膜、支气管或肺泡吸收

脂溶性药物以简单扩散方式可从鼻黏膜、支气管或肺吸收。仅适用于少数药物。

二、分　布

分布（distribution）是指药物随血液循环输送至各器官、组织,并通过转运进入细胞间液及细胞内的过程。药物的分布有明显的规律性:一是再分布现象,药物先向血流量相对大的器官组织分布,然后向血流量相对小的器官组织转移;二是药物的体内分布是不均匀的,且处于动态平衡状态中;三是药物只有分布到靶器官、组织或细胞,方可产生药理效应。

药物在体内的分布主要受下列因素影响:

(一)药物的理化特性

药物的理化特性如分子大小、酸解离常数的负对数（pKa）、脂溶性等。

(二)药物与血浆蛋白的结合

血浆中与药物结合的蛋白包括清蛋白（主要结合弱酸性药物）、α_1 酸性糖蛋白（主要结合弱碱性药物）、脂蛋白（结合脂溶性强的药物）及 β 和 γ 球蛋白（结合内源性生物活性物质）。绝大多数药物都可不同程度地与血浆蛋白结合。结合后的药物活性消失,也不被代谢或消除,这种结合是可逆的,且处于动态平衡,是药物在体内的一种重要的暂时贮存形式及调节方式。药物与血浆蛋白结合达饱和后,再加大剂量将会导致血中游离药物浓度升高,导致药效增强或中毒。而竞争血浆蛋白只有发生在那些与血浆蛋白结合率高的药物间,才有临床意义。如甲苯磺丁脲在正常情况下结合物为 95%,游离体仅 5%,若结合物降至 90%(只降 5%),游离体增至 10%,即血中游离体浓度提高了 1 倍。而一些结合率低的药物,以磺胺二甲嘧啶为例,即使结合率由 30% 降至 15%,游离体由 70% 增至 85%,血中游离药物浓度只增加约 20%。

(三)体液 pH 值

生理情况下细胞外液 pH 值约为 7.4,细胞内液 pH 值为 7.0,乳汁 pH 值约为 6.7。由于 pH 值对药物解离的影响,弱酸性药物将主要分布在血液等细胞外液中,而弱碱性药则主要分布在细胞内液和乳汁中。改变血液的 pH 值,就可相应改变其原有的分布特点。

(四)器官的血流量与膜的通透性

人体各器官的血流量差别很大。在肝、肾、脑、肺等高血流灌注器官,药物分布较快;而在肌肉、皮肤等低血流灌注器官,药物分布较慢。例如静脉注射高脂溶性的硫喷妥钠首先进入血流量大的脑组织而发挥麻醉作用,然后又向血流量少的脂肪组织转移,以致麻醉作用迅速消失。细胞膜对药物的通透性不同。肾毛细血管内皮膜孔大,流体静压高,肝静脉窦缺乏完整的内皮,一次药物容易通过肾和肝的毛细血管,这些结构的特点,不仅对药物从肝、肾消除有重要意义,而且在药物中毒时肝、肾器官首先受累。

(五)其他因素

影响药物在体内分布的其他因素有组织亲和力等。

三、生物转化

药物作为外源性物质在体内发生化学结构的改变称为生物转化(biotransformation)或药物代谢。生物转化可产生 4 个方面的结果:① 转化成无活性物。② 使原来的无药理活性的药物转化成为有活性的代谢物,如可卡因需在肝脏脱甲基代谢为吗啡,才能发挥镇咳止痛作用。③ 将活性药物转化为其他活性物质。④ 产生有毒的物质。生物转化常分为两相反应。Ⅰ相反应(phase Ⅰ reactions)包括氧化、还原、水解,它是机体向母药引入极性基团如—OH、—COOH、—NH$_2$ 或—SH 等的过程。Ⅰ相反应的产物多数丧失活性,但它也是产生活性或毒性代谢物的主要途径。Ⅱ相反应(phase Ⅱ reactions)是结合反应,该反应是母药或其代谢物的极性基团与体内水溶性较大的内源性物质结合,如与葡萄糖醛酸、硫酸、盐酸、甲基以及某些氨基酸结合等。各种药物生物转化的方式不同,有的只需要经受Ⅰ相或Ⅱ相反应,但多数药物要经受两相反应。

生物转化的主要部位在肝脏。生物转化可由肝微粒体细胞色素 P-450 药物代谢酶系及非微粒体酶系催化,其中最重要的是肝微粒体细胞色素 P-450 酶系,简称"肝药酶"。肝药酶可以受到某些药物的诱导而活性增加,如苯巴比妥、水合氯醛、苯妥英钠、利福平等;也可受到某些药物的抑制而活性减弱,如氯霉素、对氨基水杨酸、异烟肼、保泰松等。若将肝药酶诱导剂或抑制剂与被此酶代谢的药物合用,则它们会影响这些药物的代谢而改变其消除速率和效应。遗传、种族、年龄、性别、环境等因素也可以影响肝药酶的活性。

四、排　泄

排泄(excretion)是指药物及其代谢产物通过机体的排泄器官或分泌器官排出体外的过程。排泄器官有肾、肺、胆囊、唾液腺、乳腺、汗腺、及消化道等,其中肾脏是重要的排泄器官。

(一)肾脏排泄

游离的原形药物和代谢物可通过肾小球毛细血管壁小孔隙滤过进入肾小管,肾小管对药物的排泄至少有两类转运系统,即有机酸类与有机碱类。两种或两种以上通过相同机制排泄的药物联合应用,就可在排泄部位上发生竞争,易于排泄的药物占据了孔道,使相对不易排泄的药物排出量减少而潴留。丙磺舒可减少青霉素、头孢菌素类的排泄而使之增效;减少甲氨蝶呤的排泄而加剧其毒性反应。肾小管重吸收作用与尿液 pH 值有密切关系,碳酸氢钠能促进弱酸性药物的排泄,维生素 C、氯化铵能促进弱碱性药物的排泄。

(二)胆汁排泄

药物也可自胆汁排泄,但不是药物排泄的主要途径。药物自胆汁排泄有酸性、碱性及中性 3 个主动排泄通道。有些药物在肝细胞与葡萄糖醛酸等结合后排入胆囊中,随胆汁到达小肠后被水解,游离药物被重吸收,称为肝肠循环(hepatoenteral circulation)。肝肠循环的临床意义要视药物的胆汁排出量而定。药物从胆汁排出量多,肝肠循环能延长药物的作用时间,如洋地黄毒苷等。

(三)乳汁排泄

某些药物可经乳汁排出。血浆的 pH 值为7.4,而乳汁的 pH 值为 6.7,故弱碱性药物在乳汁的浓度可能高于血浆,弱酸性药物可能与此相反。如药物与母亲的血浆蛋白结合率很高,则药物通过乳腺腺泡膜的简单扩散量减少。虽然药物经乳汁的排泄量对其总消除量而言意义不大,但对乳儿可能产生不良影响。

(四)其他排泄

有些药物可通过唾液、汗液、泪液等排泄。某些挥发性药物可通过肺排出体外。

第二节 药动学模型

体内药物的动态变化极其复杂,为便于研究,必须将复杂的生理系统加以简化,即必须先建立动力学模型,再用相应的数学公式加以描述。药动学模型就是为了定量研究药物体内过程的速度规律而建立的模拟数学模型。

一、房 室 模 型

房室模型(compartment model)是药动学研究中采用较广的模型。这种动力学模型将机体视为一个系统,系统内部按动力学特点分为若干个隔室(房室,compartment),故这种模型又称为隔室(房室)模型。隔室是指体内药物浓度测定后将转运速率常数相同或相近的器官、组织归纳为一个总的抽象的转运单位,归为同一隔室。同一隔室内各组织器官之间药物浓度可以不同,而药物的摄取率及清除率十分接近。常用的模型有一室模型和二室模型。

（一）一室模型

一室模型（one-compartment model）是将机体视为一个均匀的单位，即假设机体由一个房室组成，并假设给药后药物立即且均匀分布至各体液和组织中，并以一定的速率从该室中消除，药物在所分布的各组织中能十分迅速地达到平衡，以致测定技术难以发现动力学上的差别，因而可以将整个机体看成药物转运动态平衡的"均一单元"，即一个隔室。

（二）二室模型

二室模型（two-compartment model）将机体划分为两个房室，即中央室和周边室。中央室（central compartment）通常指血液、细胞外液及肝、肾、心、腺体等血液供应丰富的组织等，药物的清除通常在中央室进行。周围与中央室相连的隔室称为周边室或外周室（peripheral compartment），外周室通常为脂肪、皮肤和不活动肌肉等血流灌注贫乏的组织等。药物首先以很快的速度分布到中央室，并在该室中瞬间达到动态平衡，然后再以较慢的速度分布至周边室，药物只从中央室消除，为不可逆过程，而药物在中央室与周边室之间的转运是可逆过程。

由于二室模型能较好地描述许多药物在人体内的过程，也能较直观阐明药物进入与离开机体的规律，故多为人们采用。

（三）三室模型

20世纪90年代以来，由于计算机技术特别是微量分析技术的发展，三室模型（three-compartment model）的研究报道有增多的趋势。

该模型是二室模型的扩展，即由中央室与两个周边室组成。药物首先以很快的速度分布到中央室（第1室），然后以较慢的速度进入浅室（第2室），以很慢的速度进入深室（第3室）。中央室指血液、细胞外液及肝、肾、心、腺体等血液供应丰富的组织等。药物消除仅发生在中央室。浅室为血流灌注较差的组织，又称组织房室。深室为血流灌注很差的深部组织，如骨骼、脂肪等，又称深部组织房室。

二、消除动力学模型

消除动力学（elimination kinetics）是研究体内药物浓度变化速率的规律，可用下列微分方程表示：

$$\mathrm{d}c/\mathrm{d}t = -kC^n$$

式中 C 为药物浓度，t 为时间，k 为消除速率常数，n 代表消除动力学级数。

当 $n=1$ 时，为一级消除动力学；$n=0$ 时则为零级消除动力学。药物消除动力学模型即指这两种。

（一）一级消除动力学

表达式为：$\mathrm{d}c/\mathrm{d}t = -kC$，积分得 $C_t = C_0 \mathrm{e}^{-kt}$，再取对数得：

$$\lg C = \lg C_0 - kt/2.303$$

由此可知，一级消除动力学特点：恒比消除，即药物浓度按恒定的比值减少。

（二）零级消除动力学

表达式为：$\mathrm{d}c/\mathrm{d}t = -k$，积分得：$C_t = C_0 - kt$

由此可知，零级消除动力学特点：恒量消除，即药物浓度按恒量减少。

但并不是某药固定按一级或零级动力学消除。当药物在体内量较少时，未达到机体最大消除能力时，按一级动力学方式消除；而当其量超过机体最大消除能力时，变为零级消除动力学方式，发生消除动力学模型转换。苯妥英钠、阿司匹林、氨茶碱等常用药，在治疗血药浓度范围内就存在这种消除动力学模型转移。

三、其他模型

此外，还有其他一些模型用于药动学的分析，如生理药物动力学模型、药动-药效组合模型、统计矩等。这些模型主要用于药动学的基础理论研究，而在临床实际工作中很少涉及。

第三节　药动学常见参数

一、表观分布容积

表观分布容积(apparent volume of distribution, V_d)指理论上药物均匀分布应占有的体液容积，单位是 L 或 L/kg。

$$V_d = FD/C$$

式中 F 为生物利用度，D 为给药量，C 为血药浓度。它并非指药物在体内占有的真实体液容积，所以称为表观分布容积。通过此数值可以了解药物在体内分布情况。如一个 70 kg 体重的正常人，V_d 在 5 L 左右时表示药物大部分分布于血浆；$V_d = 10 \sim 20$ L 时则分布于全身体液中；$V_d > 40$ L 时则表示药物分布到组织器官中；$V_d > 100$ L 时则集中分布至某个器官内或大范围组织内。一般来说，分布容积越小药物排泄越快，在体内存留时间越短；分布容积越大药物排泄越慢，在体内存留时间越长。

二、半衰期

半衰期(half-life, $t_{1/2}$)指血药浓度下降一半所需要的时间。$t_{1/2}$ 能反应药物消除的快慢。对于肝、肾功能不全的患者，其 $t_{1/2}$ 常常发生改变。公式为：$t_{1/2} = 0.693/K_e$(一室模型)；$t_{1/2} = 0.693/\beta$(二

室模型)。$t_{1/2}$ 反映药物消除快慢的程度，也反映体内消除药物的能力。按 $t_{1/2}$ 的长短不同常将药物分成五类，超短效为 $t_{1/2} \leq 1$ h，短效为 $1 \sim 4$ h，中效为 $4 \sim 8$ h，长效为 $8 \sim 24$ h，超长效为 > 24 h。药物的 $t_{1/2}$ 长，表示它在体内消除慢，滞留时间长。了解 $t_{1/2}$ 对临床合理用药具有重要意义，它对于确切了解药物在体内的停留时间、积蓄程度，特别是确定反复用药的给药间隔以及器官病变时给药方案的调整都有很大价值。如主要经肾消除的药物用于严重肾功能不全的患者，或从肝脏代谢的药物用于肝病患者时，必须根据药物的消除率或半衰期来调整剂量。

三、消除速率常数

消除速率常数(K_e)指单位时间内消除药物的分数。K_e 是体内各种途径消除药物的总和。对正常人而言，K_e 一般恒定，其数值大小反映药物在体内消除的快慢。K_e 的大小变化只与药物本身的理化性质和消除器官的功能相关，而与剂型无关。

四、吸收速度常数

血管外给药不同于静脉注射，它要经过一个吸

收过程才进入血液,其吸收过程常服从一级动力学。吸收速度常数(Ka)反映药物被吸收的快慢程度。

五、峰浓度与达峰时间

药物吸收后,血药浓度的最大值称峰浓度($Cmax$),到达峰浓度所需的时间称为达峰时间($Tmax$)。峰浓度代表药物吸收的程度,而达峰时间则代表药物吸收的速度。

六、稳态血药浓度

在一级动力学药物中,若按固定间隔时间给予固定药物剂量,在每次给药时体内总有前次给药的存留量,多次给药形成不断蓄积,随着给药次数的增加,体内总药量的蓄积逐渐减慢,直至在剂量间隔内消除的药量等于给药剂量,从而达到平衡,这时的血药浓度称为稳态血药浓度或稳态浓度(steady-state concentration, Css),稳态浓度又称坪值(plateau level)或靶浓度(target concentration)。达到 Css 的时间仅决定于 $t_{1/2}$,与剂量、给药间隔和给药途径无关。但剂量与给药间隔能影响 Css。剂量大,Css 高;剂量小,Css 低。给药次数增加能提高 Css,并使其波动减少。首次给予负荷量(loading dose)可加快达到 Css 的时间。

由于稳态血药浓度是一个"锯齿"状的血浆药物浓度曲线,它有一个峰值(稳态时最高血药浓度,$Css. max$),也有一个谷值(稳态时最低血药浓度,$Css. min$),不是单一的常数值,故有必要从稳态血药浓度的起伏波动中,找出一个特征性的代表数值来反映多剂量长期用药的血药浓度水平,由此产生了平均稳态血药浓度($\overline{C}ss$)的概念。所谓$\overline{C}ss$是指达稳态时,在一个剂量间隔时间内,血药浓度-时间曲线下面积除以给药间隔时间的商值,其计算式为:

$$\overline{C}ss = \frac{AUC}{\tau}$$

$$或 \overline{C}ss = \frac{FD}{Ke \cdot \tau \cdot V_d}$$

式中 τ 为两次给药的间隔时间,AUC 为药-时曲线下面积,F 为生物利用度,D 为给药剂量,Ke 为消除速率常数。

七、生物利用度

生物利用度(bioavailability, F)指血管外给药后能被吸收进入体循环的分数或百分数。$F = A/D \times 100\%$,式中 D 为服药剂量,A 为进入体循环的药量。

绝对生物利用度

$$F = \frac{受试制剂给剂量 D 后的血浆药物总量}{静脉注射剂量 D 后血浆药物总量} \times 100\%$$

相对生物利用度(F')是指与口服参比制剂相比,实验制剂中药物吸收的相对程度。

相对生物利用度

$$F' = \frac{受试制剂给剂量 D 后的血浆药物总量}{标准制剂给剂量 D 后的血浆药物总量} \times 100\%$$

生物利用度可由血药浓度和累积尿药量两种方法计算。以血药浓度方法为例如下:

绝对生物利用度

$$F = \frac{受试制剂给剂量 D 后的 AUC}{静脉注射剂量 D 后的 AUC} \times 100\%$$

相对生物利用度

$$F' = \frac{受试制剂给剂量 D 后的 AUC}{标准制剂给剂量 D 后的 AUC} \times 100\%$$

在实际工作中,通过测定生物利用度,可以评价药物的生物有效性。相对生物利用度评价药物制剂之间、厂家之间、批号之间的吸收情况是否相近或等同,如果有较大差异将导致药效方面的较大改变。相对生物利用度是新剂型生物等效性评价的重要参数。

生物等效性(bioequivanlancy)是指一种药物的不同剂型,在相同实验室条件下以相同剂量用于人体,其吸收程度和速度无显著性差异。

八、血药浓度-时间曲线下面积

血药浓度-时间曲线下面积(area under the concentration-time curve,AUC)是指血药浓度数据(纵坐标)对时间(横坐标)作图,所得曲线下的面积(简称药-时曲线下面积或时量曲线下面积)。AUC 与吸收后体循环的药量成正比例,它反映进入体循环药物的相对量。AUC 是血药浓度随时间变化的积分值。目前测量 AUC 的方法很多,最常用的有梯形法和积分法。

九、清 除 率

清除率(clearance,CL)指单位时间内多少毫升血浆中的药物被清除,是肝清除率(CL_H)、肾清除率(CL_R)和其他消除途径清除率的总和,即 $CL=CL_H+CL_R+\cdots\cdots$。其计算公式为:$CL=V_d\times Ke=FD/AUC$。

（金　剑　肖忠革）

参 考 文 献

1　杨世杰.药理学.北京:人民卫生出版社,2005

2　金有豫.药理学.5版.北京:人民卫生出版社,2001

3　史宗道.口腔临床药物学.2版.北京:人民卫生出版社,2003

4　杨藻宸.医用药理学.4版.北京:人民卫生出版社,2005

5　郭涛.新编药物动力学.北京:中国科学技术出版社,2005

6　李家泰.临床药理学.2版.北京:人民卫生出版社,1998

第四章 治疗药物监测

第一节 概 述

治疗药物监测(therapeutic drug monitoring, TDM)是自 20 世纪 60 年代起,在临床药理学、药动学和临床化学基础上,结合现代分析检测技术形成和发展的一门应用性边缘学科。治疗药物监测是指在药代动力学理论指导下,通过测定血液或其他体液(唾液、尿液等)中药物浓度,在计算机辅助下求出各种参数,制订合理的给药方案,以达到最佳治疗效果。

临床治疗中,药物剂量常常是决定药物疗效的一个重要因素。在经验式治疗中往往认为,药物剂量增大,治疗效果增强。其实不然,因为从给药到产生药效,是一个复杂的药物动力学过程。多数情况下,不能简单地靠剂量来预测药理效应。如苯妥英钠的血浆浓度与剂量之间,只在一定浓度范围内呈线性关系,超过一定剂量后,口服量稍有增加,即可导致血浆药物浓度的显著增高而出现药物的中毒反应。这主要是由于体内药物代谢酶被饱和之故。

临床治疗中历来强调药物剂量个体化,不过以往是经验式的,准确性和可靠性差。这是因为药物剂量与药理效应之间有较大的个体差异性,而且受诸多因素的影响。所以通过测定血浆药物浓度,根据血药浓度与时间关系数据求出患者的药代动力学参数,再结合患者的实际情况选择适宜的治疗剂量并及时予以调整,从而使用药个体化,从经验上升至科学的水平。

临床上影响血药浓度的主要因素主要有以下一些。

一、药剂质量

由于制药工艺或技术水平的差异,不同厂家生产的同一药品在生物利用度方面可能会出现较大差异,甚至同一厂家生产的同一制剂亦有差异,从而引起血药浓度的差异。

二、患者的个体差异

患者生理(年龄、性别、肥胖程度)、病理(肝、肾疾患)或遗传差异,可使同一药物在不同个体的血药浓度亦有所不同。

三、给药时间间隔

临床用药一般参照药物的血浆半衰期($t_{1/2}$)进行的。如每日口服 3 次,则必须严格按照每 8 h 服药 1 次,而不能按生活习惯早、中、晚服药,否则会引起血浆药物浓度高低波动,影响治疗效果。

四、给 药 途 径

选择恰当的给药途径有助于获得有效血药浓度并维持较长时间。例如有研究显示,肌注庆大霉素比静脉滴注能更快获得有效血药浓度及维持较长时间,且简单方便。

五、药物动力学特性

氨茶碱、阿司匹林等非线性动力学药物的血浆浓度达到某一水平时,便不再随剂量的增加而按比例升高。如患者服用阿司匹林的血药浓度达到 160 $\mu g/ml$ 时,血药浓度上升比例比剂量增加要快许多,此时应在血药浓度监测下用药才能保证安全有效。

第二节 治疗药物的监测

一、监 测 步 骤

治疗药物监测步骤可分为申请、取样、测定、数据处理及结果分析 5 项。

(一) 申请

临床医师提出药物监测申请时,应明确监测目的,填写申请表格。表中内容要说明所测定药物、患者状况及用药的详细过程。

(二) 取样

临床常常通过血液取样测定体内药物浓度。亦可根据治疗需要从唾液、尿液或脑脊液中取样。至于取样的多少与具体时间,可根据监测要求、目的及具体药物而定,或根据数据处理的方法而定。

(三) 测定

测定药物浓度的方法有多种,但应根据简便、灵敏、有效、低廉的原则来进行。

(四) 数据处理

该项是治疗药物监测的重要一步。数据处理的好坏直接影响临床用药及研究结果。因此,将所得数据拟合动力学模型,求出患者有关的动力学参数,再制订出合理的给药方案。目前临床多采用计算机来进行数据处理,使之快速准确。

(五) 结果分析

结果分析是 TDM 的最后一步,也是最关键的一步。结果分析水平越高,其意义也越大。因此,在分析监测结果时,应详细了解患者的个体状况、用药详情、被监测药物的药动学特点及用药过程,对有助于结果分析的各种临床资料亦要深入了解,并与临床医生的治疗经验相结合,最后得出客观合理的药物监测结果。

二、监 测 条 件

在具备下列条件时,TDM 结果方可对临床安全有效用药具指导意义。① 药物的治疗作用和毒性反应必须与血药浓度呈一定相关性。② 在较长时间内保持其治疗作用的药物,而非一次性或短暂性给药。③ 判断药物疗效指标不明显。④ 已具有药物治疗浓度和药物动力学的参数。⑤ 已建立了灵敏、准确和特异的血药浓度测定方法,可迅速获得结果,并据此可调整给药方案。

三、监测指征

在临床上并非所有的药物都需要进行药物监测。当药物本身具有快速而简便的效应指标时就不必进行血药浓度监测。但属于下列情况,需进行治疗药物监测。① 治疗指数低、毒性大的药物。这类药物有效血浓度范围狭窄,治疗量与中毒量十分接近,易产生不良反应,故需进行治疗药物监测。② 药物动力学呈非线性特征。这类药物在体内消除有一定的限度,当出现饱和时剂量稍有增加,其血药浓度可能大幅度增加,$t_{1/2}$ 也随剂量的增加而延长,药物亦在体内蓄积而亦产生中毒现象。③ 患有肾、肝、心和胃肠道等脏器疾患,可明显影响药物的体内过程。④ 有药物毒性反应发生可能,或可疑发生毒性反应者。⑤ 在常用剂量下患者无治疗反应需查找原因时。⑥ 需长期服药,而药物又易发生毒性反应者。⑦ 联合用药时发生相互作用改变了药物体内过程。⑧ 在个别情况下确定患者是否按医嘱服药。⑨ 提供治疗上的医学法律依据。

根据上述情况,下列药物需要进行 TDM:① 抗菌药物:庆大霉素,阿米卡星,奈替米星,妥布霉素,卡那霉素等氨基糖苷类,氯霉素,去甲万古霉素和万古霉素等。② 心血管系统药:地高辛,洋地黄毒苷,普鲁卡因胺,奎尼丁和利多卡因等。③ 平喘药:茶碱,氨茶碱等。④ 抗肿瘤药:甲氨蝶呤,环磷酰胺等。⑤ 抗癫痫药:苯巴比妥,苯妥英钠,卡马西平,扑米酮,丙戊酸钠和乙琥胺等。⑥ 抗抑郁药:阿米替林、去甲替林、丙米嗪、地昔

帕明等。⑦ 抗躁狂药:碳酸锂等。⑧ 解热镇痛药:水杨酸等。⑨ 免疫抑制药:环孢素等。

四、监测方法

目前临床可供选择的监测方法很多,各种方法都有其优缺点,因此,一定要结合临床的实际情况加以合理选用。

(一)分光光度法

该法具有操作简单、费用低廉等优点。但专属性差,易受血液中其他成分的干扰。如能与层析法结合使用,可明显提高其专属性。

(二)层析法

该法包括定量薄层层析法、气相色谱法及高效液相色谱法。其共同特点是分离度好,专属性强,可以同时测定多种药物。其中高效液相色谱法由于检测灵敏度极高,近年来发展较快,在血药浓度监测中被广泛应用。气相色谱-质谱-电子计算机联用,是目前专属性、灵敏度、分离度都较好的方法。其缺点是专用性强,技术要求高,使用费用贵。

(三)放射免疫与酶免疫法

该法的共同优点是灵敏度高,取样少,无须事先分离。放射免疫法需使用液体闪烁仪或 γ 谱仪来测定放射强度,适用于批量测定。缺点是要求有同位素防护设备。而新发展起来的酶免疫法,可避免使用放射性同位素,成本低、测定快、设备简单,故颇受注目。荧光免疫法也是近年来发展较快的一种新方法,灵敏度高,稳定性好,很受欢迎。

（四）微生物测定法

又称琼脂扩散法，一般只适用于抗菌药物浓度测定。其原理是利用抗生素在含有试验菌株的琼脂平板中经培养扩散，对细菌产生抑菌环，在一定浓度范围内其抑菌圈的直径大小与 Log C 呈直线关系而定量。该方法的测定结果与试验菌株敏感性、琼脂平板中试验菌株数、培养基及其成分以及 pH 值有一定关系。

第三节　临床常用给药方案

治疗药物监测的目的是制定恰当的个体化给药方案，从而达到合理化用药。一般临床给药方案可根据药物的动力学参数及其方程式来估算给药剂量（D 或 X）、给药时间间隔（τ）以及体内的稳态平衡浓度（Css）来制订。在对具体患者制定给药方案时，则需考虑到患者的实际情况（如肝、肾、心脏等器官的功能，有无酸、碱中毒，尿液 pH 值）来加以调整。

下面简要介绍一室模型临床常见的几种给药方案，二室模型由于参数较多，计算繁杂，在此不再赘述。

一、静脉滴注给药方案

公式为　$K_0 = Css \cdot V_d \cdot k_e$

式中 K_0 为滴注速度，V_d 为表观分布容积，k_e 为消除速率常数，Css 为稳态血药浓度。

例：利多卡因静脉滴注治疗某心律失常患者，期望达到的稳态血药浓度为 3 μg/ml，患者体重 60 kg。问：① 利多卡因的滴注速度应为多少？② 为了及早达到稳态血药浓度，应静脉注射多少剂量？③ 如以 160 mg/h 速度滴注，要使血药浓度达3 μg/ml，需持续多少时间？（利多卡因主要动力学参数 $k_e = 0.46/h$　$V_d = 100$ L　$V_c = 30$ L）

解：

① $K_0 = Css \cdot V_d \cdot k_e = 3 \ \mu$g/ml $\times 100$ L $\times$ 0.46/h = 3 mg/L $\times 100$ L $\times$ 0.46/h = 138 mg/h = 2.3 mg/min

② 静脉注射负荷剂量　$D_0 = Css \cdot V_c = 3 \ \mu$g/ml $\times 30$ L = 3 mg/L $\times 30$ L = 90 mg

③ 设达到稳态血药浓度需经 n 个半衰期，

则 $n = \dfrac{-2.303\log\left(1 - \dfrac{(Css \cdot V_d \cdot K_e)}{K_0}\right)}{0.693}$

$= \dfrac{-2.303\log\left[1 - \dfrac{3 \ \mu\text{g/ml} \times 100 \text{ L} \times 0.46/\text{h}}{160 \text{ mg/h}}\right]}{0.693}$

$= 2.86$

达到稳态血药浓度所需时间 $t = n \cdot t_{1/2}$

$t = 2.86 \times 1.5 = 4.3$ h

二、口服给药方案

公式　$C = \left(\dfrac{1.44 t_{1/2\beta}}{V_\beta}\right) \cdot \dfrac{FX_0}{\tau}$

式中 C 为血药浓度，F 为吸收率，V_β 为 β 分布相容积，X_0 为药物剂量，τ 为给药时间间隔，$t_{1/2\beta}$ 为 β 相半衰期。

例：给某心律失常患者口服普鲁卡因，每 6 小时服药 1 次，期望血药浓度为 4 μg/ml，问：① 每次需服用多少剂量？② 若患者体重为 60 kg，给普鲁卡因片 0.5 g/片，每次 1 片，给药时间间隔应是多少？首剂负荷量应是多少？（普鲁卡因主要动力

学参数为 $F=0.95$，$V_\beta=2\ \text{L/kg}$，$t_{1/2\beta}=3.5\ \text{h}$）

解：

① 由公式可推知 $X_0 = \dfrac{C \cdot V_\beta \cdot \tau}{1.44F \cdot t_{1/2\beta}} =$

$\dfrac{4\ \mu\text{g/ml} \times 2\ \text{L/kg} \times 6\ \text{h}}{1.44 \times 0.95 \times 3.5\ \text{h}} = 10\ \text{mg/kg}$

② 同样由公式推知 $\tau = \dfrac{F \cdot X_0 1.44 \cdot t_{1/2\beta}}{CV_\beta} =$

$\dfrac{0.95 \times 1.44 \times 3.5\ \text{h}}{4\ \text{mg/L} \times 2\ \text{L/kg}} = 4.99\ \text{h}$

首剂负荷量常为维持量的一倍，故负荷剂量应为 2 片。

（金　剑　肖忠革）

参 考 文 献

1　邱蔚六. 口腔颌面外科理论与实践. 北京：人民卫生出版社，1998

2　李家泰. 临床药理学. 2 版. 北京：人民卫生出版社，1998

3　史宗道. 口腔临床药物学. 2 版. 北京：人民卫生出版社，2003

4　杨藻宸. 医用药理学. 4 版. 北京：人民卫生出版社，2005

5　高清芳，冯克玉，张晓友. 现代临床药学. 北京：人民军医出版社，1997

第五章　药物不良反应与药源性疾病

第一节　药物不良反应概述

药物作为一种化学物质用于疾病治疗时，无疑会干扰机体的组织和器官的功能。这种干扰可能会带来两种后果，一是药物的干扰使紊乱的机体组织与器官的机能恢复至正常状态，即所谓的治疗效果；二是药物的干扰也可能使机体某些组织与器官的生理机能变为异常，即所谓的不良反应。所以说，药物的不良反应和药物的治疗作用一样，是药物本身所固有的两重性。药物不良反应最早可追溯到19世纪中叶的氯仿事件。曾广泛用于麻醉的氯仿被认为与水一样安全，但1877年英国医学协会经过多年调查与研究认为氯仿是一种危险药物，小剂量会产生心脏毒性作用，大剂量时可抑制呼吸。自20世纪初制药工业的兴起，特别是磺胺类药物及抗生素的先后问世，标志着药物治疗进入了一个新纪元。药物挽救了无数患者的健康和生命，但同时也不可避免地带来了药物不良反应。只不过人们对药物不良反应的发生率和严重性认识不足，并未引起足够的重视。直到20世纪60年代初，震惊世界的反应停（thalidomide）事件发生后，药物不良反应才开始受到政府管理部门和医药界的重视。此后世界各国纷纷成立了药物不良反应监测中心或委员会，加强了对药品上市前的安全性试验和上市后的不良反应监测。

一、药物不良反应的定义

世界卫生组织对药物不良反应（adverse drug reaction，ADR）的定义是：药物在常用剂量下用于预防、诊断或治疗人体疾病，或用于调整人体生理功能时所出现的与用药目的无关的药物反应。我国对药物不良反应的定义是：合格药品在正常用法用量下出现的与用药目的无关的或意外的有害反应。该定义排除了有意的或意外的过量用药或用药不当（配伍用药）所造成的反应，强调所要监测的药物不良反应是在"正常用量、正常用法"情况下发生的，这样有利于消除报告人，特别是临床医护人员的疑虑，增强其协作性，同时也有利于药物不良反应监测报告制度的建立和这方面工作的开展。不良事件是患者或临床试验受试者接受一种药品后出现的不良医学事件，但不一定与治疗有因果关系。

二、药物不良反应的危害

药物不良反应的危害很大。从20世纪初至今，在全世界范围内引起很多患者死亡或重大伤残事件的药物不良反应达数十起之多。随着制药工业的飞速发展,临床应用的治疗药物品种越来越多,药物不良反应越来越常见和严重。据报道,20世纪70年代美国住院患者28%发生 ADR;据 20世纪90年代末美国150家医院39项研究报告估计,美国每年有200多万患者由于 ADR 导致病情恶化,其中10.6万人死亡。世界卫生组织有报告指出,临床用药实践中,ADR 发生率高达5%～20%,在住院患者中为10%～15%。我国每年约250万住院患者与 ADR 有关,每年因 ADR 消耗的费用超过15亿元。严重 ADR 事件有:20世纪70年代发现的普拉洛尔导致眼-皮肤-黏膜综合征;20世纪90年代替马沙星导致的溶血性贫血、肾功能衰竭等。近年来我国陆续报道的严重 ADR 事件有:酮康唑致肝坏死、左旋咪唑致间质性脑炎、龙胆泻肝丸导致肾损害等。

三、药物不良反应的分类

根据病因学,ADR 可分为 A,B,C 3 种类型:

(一)A 型不良反应(量变型异常)

该不良反应是由于药物的药理作用增强所致,其特点是可以预测,通常与剂量有关。停药或减量后症状很快减轻或消失,发生率高,死亡率低。与年龄、性别、病理状态等因素有关。临床表现为不良反应、毒副作用、后遗效应、继发效应等。

(二)B 型不良反应(质变型异常)

这是与正常药理作用完全无关的一种异常反应,一般很难预测,常规毒理学筛选不易发现,发生率低,但死亡率高。可能因为药物变性或机体特异体质引起。药物变性指药物有效成分降解产生有害物质,特异体质指患者的特殊遗传素质,如红细胞6-磷酸葡萄糖脱氢酶缺乏等。临床表现为特异

性遗传素质反应、药物过敏反应等。

(三)C 型不良反应

一般在长期用药后出现,特点是潜伏期较长,没有明确的时间关系,影响因素复杂,难以预测。如长期服用避孕药导致的乳腺癌、血管栓塞等。

四、药物不良反应的程度

一般将 ADR 分为轻度、中度、重度三级。

轻度是指:患者可忍受,不影响治疗进程,对患者康复无影响。对轻度 ADR 患者无需特别处理,但应注意观察。

中度是指:患者难以忍受,需要撤药或作特殊处理,对患者康复有直接影响。对中度 ADR 患者应立即撤销引起不良反应的药品,并针对其临床表现和类型进行特殊治疗。

重度是指:危及患者生命,致残或致死。对重度 ADR 患者需立即停药并紧急处理。

五、药物不良反应的临床表现形式

(一)不良反应

不良反应(side effect)是指在治疗量时出现的与治疗目的无关的使机体感觉不适的药理反应。如局部麻醉药物引起的头昏、低血压等。随着治疗目的的不同,不良反应也可转化为治疗作用。如阿托品具有抑制腺体分泌,解除平滑肌痉挛,加快心率等作用。在全身麻醉时利用它抑制腺体分泌的作用,其松弛平滑肌引起腹胀或尿潴留是不良反应;在利用其解痉作用时,口干和心悸成为不良反应。不良反应是在治疗剂量下发生的,是药物本身固有的作用,一般较轻微并可以预料到,所以可采取预防措施来避免或减轻。

（二）毒副作用

毒副作用（toxic reaction）是指在剂量过大或药物在体内蓄积过多时发生的危害性反应，一般比较严重，但是可以预知也是应该避免发生的不良反应。急性毒性多损害循环、呼吸及神经系统功能，慢性毒性多损害肝、肾、骨髓、内分泌等功能。致癌（carcinogenesis）、致畸（teratogenesis）、致突变（mutagenesis）反应，即通常所指的三致作用，也属于慢性毒性范畴。企图增加剂量或延长疗程以达到治疗目的是有限度的，过量用药是十分危险的。

（三）后遗效应

后遗效应（residual effect）是指停药后血药浓度已降至阈浓度以下时残存的药理效应，例如服用巴比妥类催眠药后，次晨出现的乏力、困倦现象；长期应用肾上腺皮质激素停药后肾上腺皮质功能低下，数月内难以恢复。

（四）停药反应

停药反应（withdrawal reaction）或称撤药反应是指突然停药后原有疾病加剧，主要表现是症状反跳。例如长期服用可乐定降血压，停药次日血压将激烈回升；癫痫患者长期服用苯妥英钠，突然停用时，诱发更严重的癫痫发作。

（五）继发反应

继发反应（secondary reactions）是由于药物的治疗作用所引起的不良后果。如广谱抗生素可引起菌群失调而致某些维生素缺乏，进而引起出血和二重感染；免疫抑制药降低机体的抵抗力也可致二重感染（superinfection）；阿司匹林诱发雷耶（Reye's）综合征等。

（六）首剂效应

首剂效应（first-dose response）是指某些药物在开始作用时，由于机体对药物的作用尚未适应，而引起较强的反应。若一开始即按常规剂量常可导致过度作用。例如哌唑嗪按常用治疗量开始用药，易致血压骤降，故对于这些药物应从小剂量开始，逐渐加量至常用量。

（七）变态反应

变态反应（allergic reaction）是一类免疫反应。非肽类药物作为半抗原与机体蛋白结合为抗原后，经过接触10天左右的敏感化过程而发生的反应，也称为过敏反应（hypersensitive reaction）。药物变态反应可波及全身各组织和器官，可分为全身性反应和皮肤反应两大类。

药物变态反应分为四型：Ⅰ型反应为速发反应，常见药物有青霉素、胰岛素等；Ⅱ型反应为细胞毒性反应，常见药物有青霉素、甲芬那酸等；Ⅲ型反应为免疫复合物型反应，常见药物如磺胺、巴比妥；Ⅳ型反应为迟发型反应，常见药物如磺胺、四环素等。

（八）特异质反应

特异质反应（idiosyncrasy）是指少数患者由于遗传因素对某些药物的反应性发生了改变。反应性质也可能与常人不同，但与药物固有药理作用基本一致，反应严重程度与剂量成比例，药理性拮抗药救治可能有效。例如乙酰化酶缺乏患者服用肼苯达嗪时容易引起红斑狼疮样反应；红细胞内缺乏葡萄糖-6-磷酸脱氢酶的患者，体内还原型谷胱甘肽不足，服用某些药物如伯氨喹后，容易发生急性溶血性贫血和高铁血红蛋白血症。

（九）药物依赖性

药物依赖性（drug dependence）是机体与药物相互作用产生的一种强迫要求连续或定期使用该药物的行为或其他反应。又可分为精神依赖性和生理依赖性。如连续使用某些作用于中枢神经系统的药物后，用药者为追求快感而要求定期连续地使用该药，即为精神依赖性；一旦停药会产生严重的戒断症状，这种反应又称为生理依赖性。

六、药物不良反应因果关系评定和处理

ADR 的发生与否与所用药物有关，怎样评价两者之间的相关性，这是确定某些 ADR 的重要一环。

（一）ADR 报告因果关系评定准则

1. 时间方面的联系

2. 以往是否已有对该药反应的报道或评述

3. 发生事件后撤药的结果

4. 不良反应症状消除后再用药出现的情况

5. 是否有其他原因或混杂因素存在

（二）ADR 报告因果关系的判定

将因果关系的确定程度分为肯定、很可能、可能、可能无关和肯定无关 5 级标准。可参照表 5 - 1 进行判断。

目前，有采用贝叶斯法（Bayesian）来判断 ADR。

根据贝叶斯理论，ADR 的判断实际上就是计算某药引起某事件的条件概率，即后验概率比，但这种方法手工计算十分麻烦，难以掌握，而且需要流行病学背景资料支持，在此情况下，计算机辅助的贝叶斯药品不良反应诊断系统应运而生。随着资料的累积和方法的不断完善，基于贝叶斯理论的 ADR 计算机判断将是最有发展前景的方法之一。

表 5 - 1　药物不良反应判断标准表

标　准	肯定	很可能	可能	可能无关	肯定无关
合理的时间顺序	是	是	是	是	否
属已知药物的反应类型	是	是	是	否	否
停药可以改善	是	是	是或否	是或否	否
再次给药可重复出现	是	为患者健康不宜重复用药			否
以已知疾病可以解释	否	否	是或否	是或否	是

（三）药物不良反应的处理

一旦发生不良反应，医护人员必须迅速采取有效措施，积极进行治疗。

1. 及时停药，对症治疗

2. 加强药物排泄，延缓药物吸收

如口服给药，可经洗胃（1∶1 000～1∶5 000 高锰酸钾溶液、稀过氧化氢溶液、浓茶或淡盐水反复洗胃）、催吐等方法加强药物的排泄；有些药物在胃内尚未被吸收而又不能洗胃排空时，可给予解毒剂，常用的解毒剂为药用炭，在有必要及有条件时，可进行人工透析，以排除体内滞留的药物。

3. 利用药物的相互作用来降低药理活性，减轻不良反应的发生

4. 药物过敏的救治

当发生药物过敏时,可应用抗组胺药、皮质激素、皮肤局部治疗药或抗感染药物进行及时治疗。

七、药物不良反应的诱发因素

诱发药物不良反应的因素主要有两大类:药物因素和非药物因素。药物因素包括:药物的药理作用、剂型的影响等。非药物因素包括:患者机体方面的因素如年龄、性别、遗传、病理状态等和患者的外在因素如环境、医师的用药模式等。

(一)药物因素

1. 药物的药理作用

很多药物在应用一段时间后,由于其药理作用不同,可导致一些不良反应。例如:长期大量使用皮质激素能使毛细血管变形出血,同时还可能出现肾上腺皮质功能亢进。

2. 剂型的影响

同一药物剂型不同。由于制造工艺和用药方法不同,往往影响药物的吸收与血中药物浓度,亦即生物利用度有所不同,如不注意掌握,即会引起不良反应。

(二)患者机体方面的因素

1. 年龄

年龄是诱发药物不良反应重要因素。老年人由于血浆蛋白浓度减少,与药物结合能力降低;另外肝药酶活性下降,肝血流量的减少,可使药物的代谢降低,而使血药浓度增高或消除延长;此外老年人肾小球滤过率和肾小球分泌功能降低,肾血流

量减少,也将影响体内药物的排泄。这些因素都会诱发不良反应的发生。如庆大霉素主要经肾脏排泄,而老年人肾功能降低,其 $t_{1/2}$ 延长而增加药物的肾毒性和耳毒性。婴幼儿的肝肾功能、中枢神经系统、内分泌系统等尚未发育完善,故对一些药物较敏感,容易发生药物不良反应。如新生儿使用氯霉素后易引起灰婴综合征等。

2. 性别

性别不同,许多药物的不良反应也不同。在药物性皮炎中,男性发病率要高于女性发病率,其比例约为 3:2,保泰松导致的粒细胞缺乏症,女性发病率比男性高 3 倍。

3. 遗传

遗传是个体差异的重要决定因素。如缺乏葡萄糖-6-磷酸脱氢酶者,应用磺胺药、伯氨喹的易出现溶血现象。

4. 病理状态

病理状态能影响机体各种功能,因而也影响药物的作用。如患者肾功能不全时,应用庆大霉素其 $t_{1/2}$ 由通常的 2~3 个小时延长至 24 个小时,若不延长给药时间,可导致蓄积、中毒。

5. 营养状态

饮食的不平衡亦可影响药物的作用,如异烟肼引起的神经损伤,当处于维生素 B$_6$ 缺乏状态时则较正常情况更严重,对缺乏烟酸饲养的动物,当用硫喷妥钠麻醉时,作用增强。

(三)患者的外在因素

1. 医师的用药模式

医师对药物的选择(尤其是新药)和使用技巧对药物不良反应的发生有密切关系。如对某些药

物使用过程中的突然减药或停药,例如治疗严重皮疹,当停用皮质激素或减药过快时,会出现反跳现象。

2. 环境

环境因素也可诱发药物不良反应,但并不是重要因素。例如外科手术是空气中的氟烷,可引起怀孕女性的流产等。

八、中药不良反应

中药有着悠久的使用历史,是我国传统的医学瑰宝,对人类健康发挥着巨大的作用,但是使用中药,同样有可能产生药物不良反应,如龙胆泻肝丸导致肾损害等。在汉代以前曾有记载:在 400 种中药中有毒者占 60 多种,《神农本草经》将中药分成"上、中、下三品","下品多毒,不可久服",如大戟、莞花、甘遂、乌头、狼毒等,后来的实践证明了当时认为"无毒"、多服和久服不伤人的"上品"也发生了中毒死亡病例,如人参等。而"中品"中的百合、麻黄等也被实践证明是有一定毒性的药物,不可滥用。

中药不良反应的临床表现形式同样有不良反应、毒副作用、后遗效应、过敏反应等。如引起过敏反应的中药有 140 多种,如地龙、金银花、五味子、三七、六神丸等。有资料表明:1915~1990 年 408 种医药学期刊中关于药物不良反应的报道有 7 062 例,而中药不良反应的报道就有 2 788 例,占 39.48%。其中 1915~1959 年 26 例,20 世纪 60 年代 147 例,20 世纪 70 年代 398 例,20 世纪 80 年代 1 227 例。可见中药不良反应在近 50 年来有大幅度上升的趋势,这不能不引起我们对其严重性的高度关注。近年来,有关中药不良反应的报道也屡见

不鲜,如我国先后发生了龙胆泻肝丸导致肾损害、葛根素引起急性血管内溶血等严重不良反应,值得高度重视。

九、药物不良反应的预防

(一)新药上市前严格审查

为了确保药物的安全有效,新药上市前必须进行严格、全面的审查。新药的开发研究必须遵循临床前试验和临床试验的指导原则,完成试验后应提供完整的试验研究报告和相关的临床试验观察资料。新药评审专家本着实事求是的原则对每个申报的资料进行全面、翔实、严格的审查,以确保新药的安全性。

(二)新药上市后的监测

由于临床前研究和临床试验存在一定的局限性,故为了确保药物的安全性和有效性,必须继续进行新药上市后的监测。

(三)用药前应仔细询问患者是否有药物过敏史或家族药物不良反应史

(四)合理用药

医生的不合理使用药物,也有可能造成药物不良反应的发生。因此,提高医生合理用药的水平,同样能够避免不必要的药物不良反应的发生。

第二节　药物不良反应监测与报告

一、药物不良反应监测方法

鉴于药物不良反应的严重性,许多发达国家从20世纪60年代开始先后开展了药物不良反应的监测工作。我国卫生部于1988年在北京、上海两地进行了药物不良反应监测工作的试点,并在全国范围内逐步扩大。我国于1989年组建了国家ADR监测中心,1998年加入WHO国际药品监测合作中心,2001年将ADR报告制度纳入修订的《中华人民共和国药品管理法》中,已在31个省级及1个军队系统建立ADR监测中心,并逐渐完善了分支机构,还于2003年9月开始发布ADR信息通报,2004年实施《药品不良反应报告和监测管理办法》。目前常用的药物不良反应监测方法有自愿呈报系统、集中监测系统、病例对照研究、队列研究、记录联结和记录应用等。

(一)自愿呈报系统

自愿呈报系统(spontaneous reporting system)是一种自愿而有组织的报告系统。国家或地区设有专门的药物不良反应登记处,成立有关药物不良反应的专门委员会或监测中心,委员会或监测中心通过监测报告单位把大量分散的不良反应病例收集起来,经加工、整理、因果关系评定后储存,并将不良反应信息及时反馈给监测报告单位以保障用药安全。目前,世界卫生组织国际药物监测合作中心的成员国大多采用这种方法。

自愿呈报系统的优点是监测覆盖面大,监测范围广,时间长,简单易行。药物上市后自然地加入被监测行列,且没有时间限制。药物不良反应能够得到早期警告。由于报告者及时得到反馈信息,可以调整治疗计划,合理用药。缺点是存在资料偏差和漏报现象。

(二)集中监测系统

集中监测系统即在一定时间、一定范围内详细记录ADR的发生情况。

根据研究目的分为病源性和药源性监测。病源性监测是以患者为线索,了解患者用药及药物不良反应情况。药源性监测是以药物为线索,对某一种或几种药物的不良反应进行的监测。

集中监测系统通过对资料的收集和整理,对药物不良反应全貌有所了解,如药物不良反应出现的缓急、轻重程度,出现的部位、持续时间,是否因不良反应而停药,是否延长住院期限,各种药物引起的不良反应发生率及转归等。

(三)病例对照研究

病例对照研究(case control studies)是对比有某病的患者与无此病的患者作为对照组的研究,其目的是为找出两组对先前的药物暴露的差异。即在人群中患有拟研究的疾病—患者组(病例组)同没有患该种疾病的人群(对照组)相比较,研究前者拥有假说因素是否更高。在药物不良反应检查中,拟研究的疾病为怀疑药物引起的不良反应,假说因素则是可疑药物。可疑药物在病例组的暴露率与对照组比较,如果两者在统计学上有意义,说明他们相关成立。Herbst等发现母亲孕期服用己烯雌酚与女儿阴道腺癌的关系,就是通过病例对照研究的结果。阴道腺癌很罕见,且通常发生在 50 岁以上妇女。但是在 1966～1967 年间美国的 Vincent Memorial Hospital 竟发现有 7 例阴道腺癌发生于 15～22 岁青少年妇女。因此,引起了研究者的注意并进行了病例对照研究。除该医院的 7 例外,另加其他医院 1 例。每个病例选 4 个对照。收集资料时,考虑到许多可疑因素,如母亲的年龄、是否吸烟、孕期的子宫出血、是否有流产史、哺乳、孕期 X 射线接触史及是否服用雌激素等。结果发现患癌症的 8 个病例中有 7 例的母亲曾在孕期早期开始服用己烯雌酚,而对照组 32 例病例中无 1 例使用。检验结果差异有非常显著性。另对怀孕早期子宫出血及流产史者的分析,也都是与服用己烯雌酚有关,而其他方面差异均无显著性。这样早孕服药与阴道腺癌的关系就明确了。

(四)队列研究

队列研究(cohort studies)是将样本分为两个组,一组为暴露于某一药物的患者,另一组为不暴露于该药物的患者,进行观察以验证其结果的差异,即不良事件的发生率或疗效。一般分为前瞻性队列研究、回顾性队列研究和双向性队列研究。前者在药物不良反应监察中较常用。前瞻性调查是从现在时点开始,对固定人群的观察。

优点:① 可收集到所有的资料。② 患者的随访可持续进行。③ 可以估计相对和绝对危险度。④ 假设可产生,亦可得到检验。

缺点主要有:① 资料可能带有偏性。② 容易漏查。③ 假若药物不良反应发生率低,为了得到经得起统计学上检验的得病例数,就得扩大对象人群或延长观察时间,但有时不易做到。④ 费用较高。

英国西咪替丁的上市后监测是个典型的例子。

该药 1976 年在英国上市,1979 年开始进行上市后监测,在 4 个地方共有 9 928 个使用西咪替丁患者和 9 351 个对照者的资料,大多数对象都能被随访 1 年以上。在此期间,住院或死亡者都有记录,这不仅能对西咪替丁不良反应概貌有所了解,又能对迟发性药物不良反应进行研究。通过分析结果,不支持西咪替丁治疗能诱发胃癌,也不认为西咪替丁本身能使患者的死亡率增加。

(五)记录联结

记录联结(record linkage)是指通过独特方式把各种信息联结起来,可能会发现与药物有关的事件。通过分析提示药物与疾病间和其他异常行为之间的关系,从而发现某些药物的不良反应。如通过研究发现安定类药与交通事故之间存在相关性,证实安定类药有嗜睡、精力不集中的不良反应,建议驾驶员、机器操作者慎用。阿司匹林与脑出血间也存在统计学关系。记录联结是药物不良反应监测的一种较好方法,计算机的广泛应用将大大有利于记录联结的实施。典型的实例有牛津记录联结研究,对医疗资助方案的药品分析和调查系统(computerized online medicaid pharmaceutical analysis and surveillance system,COMPASS)和处方事件监测(prescription event monitoring,PEM)。

(六)记录应用

是在一定范围内通过记录使用研究药物的每个患者的所有有关资料,以提供没有偏性的抽样人群,从而了解药物不良反应在不同人群的发生情况,计算药物不良反应发生率,寻找药物不良反应的易发因素。根据研究的内容不同,记录应用规模可大可小。澳大利亚把记录应用设计为药物上市后监测系统,以补充已经存在的"蓝卡系统"。

二、药物不良反应的报告

各国情况不同,监测系统各不相同。我国ADR监测报告工作由国家食品药品监督管理局主管。监测报告系统由国家ADR监测中心和专家咨询委员会、省市级中心监测报告单位组成。

(一)药物不良反应报告制度及要求

《药品不良反应报告与监测管理办法》明确指出我国ADR实行逐级、定期报告制度,必要时可以越级报告。新的或严重的ADR应于发现之日起15日内报告,死亡病例须及时报告。

药品生产、经营、使用的单位和个人发现可疑的药物不良反应病例时,需进行详细记录、调查,按要求填写报表,并向辖区药物不良反应监测中心报告。

(二)药物不良反应报告范围

我国规定ADR的报告范围:上市5年以内的药品和列为国家重点监测的药品,报告有可能引起的所有可疑不良反应;上市5年以上的药品,主要报告严重的、罕见或新的不良反应。严重的药物不良反应是指因服用药品引起以下损害情形之一的反应:① 引起死亡。② 致癌、致畸、致出生缺陷。③ 对生命有危险并能够导致人体永久的或显著的伤残。④ 对器官功能产生永久损伤。⑤ 导致住院或住院时间延长。

新的ADR是指药品使用说明书或有关文献资料上未收载的不良反应。对上市5年以上的药品,对已知的比较轻微的不良反应不要求报告,如三环类抗抑郁药引起的口干,阿片类所致便秘,地高辛引起的恶心等。

第三节 药 源 性 疾 病

一、概　　述

药源性疾病(drug induced disease, DID)是医源性疾病的重要组成部分,它是指药物毒性作用所致人体组织器官功能性或器质性损害及由此产生的系列症状或体征。临床上,DID亦包括因超剂量用药、误用或错服药物所致疾病。近年来,药源性疾病发生率有明显增高的趋势,如学龄前儿童药物致聋哑的百分比,20世纪50年代仅为2%,20世纪60年代为7%,20世纪70年代为18%,20世纪80年代为36%,而20世纪90年代因药致聋哑的儿童超过百万。

药源性疾病既与药物滥用有关,又与个体特异性体质关系密切。它所造成的机体组织器官的损害既有可逆性的功能性改变,又有不可逆性的器质性损害,因此医务人员一定要重视各类药物可能产生的药源性疾病,合理应用药物,力争将药源性疾病的发生降至最低限度。如果一旦怀疑疾病是由药物引起,而又不能确定某种药物时,首先要停用一切药物,这不但可以即时终止致病药物对机体的继续损害,而且有助于诊断。其次,根据病情采取综合治疗对策。一般药源性疾病多为轻型表现,停药后可逐渐缓解或消失。严重者需给予利尿剂、补液促进药物排泄,同时可应用解毒剂或药理拮抗剂、抗组胺药、皮质激素、皮肤局部治疗药及抗感染药物进行及时治疗。

二、常见的药源性疾病

(一) 药源性口腔疾病

氨甲蝶呤可致口腔黏膜损害,如口、舌、唇、齿龈、颊、颚部等的黏膜发生炎症,甚至溃疡。

柔红霉素、阿霉素、博来霉素、5-氟尿嘧啶、秋水仙碱等可引起口炎。

放线菌素 D 可致口腔溃疡。

汞、铋制剂可引起口炎、口腔溃疡、牙龈黄染、牙齿脱落等。

阿司匹林、异丙肾上腺素舌下含片可致口腔溃疡。

苯妥英钠可引起齿龈增生、水肿,压迫时可出血,发生率较高,儿童尤为多见。

四环素类可致口炎、舌炎等,还可使婴儿和儿童的牙齿变色等。头孢氨苄可引起白念珠菌性口炎,灰黄霉素可致口角炎,舌痛、黑毛舌等。

(二) 药源性神经系统疾病

药物引起神经系统多方面的损害,包括脑、脊髓、周围神经及自主神经等。其损害有的是短暂功能性改变,呈可逆性;有的则为炎症性,甚至退行性病变。

1. 引起脑损害的药物

主要有:大剂量阿莫西林、四环素、喹诺酮类、磺胺类、异烟肼、维生素 A、维生素 D、肝素、双香豆素、皮质类固醇类激素、苯妥英钠、巴比妥类、吩噻嗪类、阿米替林、多塞平、地西泮、利舍平、阿托品、氯喹、呋喃妥因、疫苗及抗毒血清、碳酸锂、铋剂等。

2. 引起锥体外系综合征的药物

主要有:抗精神病(吩噻嗪类、丁酰苯类、三环

类)、甲氧氯普胺、苯妥英钠、苯丙胺、利舍平、碳酸锂、左旋多巴等。

3. 引起脊髓损害的药物

主要有:动脉造影剂、甲氨蝶呤、强心苷类、两性霉素等。

4. 引起周围神经损害的药物

主要有:呋喃妥因、呋喃唑酮、异烟肼、长春新碱、苯妥英钠、肼屈嗪等。

5. 引起神经-肌肉损害的药物

主要有:氨基糖苷类抗生素、多黏菌素 B 和多黏菌素 E、氯喹、甲硝唑、普鲁卡因胺等。

6. 引起精神病的药物

主要有:甲喹酮、苯妥英钠、左旋多巴、氯霉素、异烟肼、肾上腺皮质激素、阿托品、呋喃西林、呋喃妥因、氯喹、利舍平等。

(三) 药源性心血管系统疾病

1. 引起心律失常的药物

主要有:抗心律失常药物(如洋地黄类、奎尼丁、普鲁卡因胺、胺碘酮、普罗帕酮、维拉帕米、利多卡因、美西律及苯妥英钠等)、血管扩张药(如非诺地尔、苄普地尔等)、抗精神病药(如氯丙嗪、马普替林、多赛平、阿米替林)、三环类及四环类抗抑郁药、呋塞米、阿托品、氯喹、卡马西平、水合氯醛、拟交感胺药(肾上腺素、去甲肾上腺素、异丙肾上腺素、多巴胺、麻黄碱等)、β-受体阻断剂、西咪替丁、左旋多巴、地塞米松、泼尼松、利尿剂、氟烷、环磷酰胺、阿霉素及长春新碱等。

2. 引起心肌病的药物

主要有:抗肿瘤药物,三环及四环类抗抑郁

— 36 —

药、乙醇、拟交感胺药物、锂盐及磺胺等。

3. 引起心肌缺血的药物

主要有：吲哚美辛、垂体后叶素、二甲麦角新碱、硝酸甘油、硝苯地平、地尔硫卓、维拉帕米、普萘洛尔、双嘧达莫、肼屈嗪、哌唑嗪、酚妥拉明、硝普钠、肾上腺素、麻黄碱、苯丙胺、异丙肾上腺素、多巴胺、多巴酚丁胺、长春新碱、避孕药、甲状腺素等。

4. 引起心功能抑制的药物

主要有：β-肾上腺素能受体阻断剂、拟交感胺药、奎尼丁、普鲁卡因胺、利多卡因、美西律、洋地黄、金刚烷胺及氯喹等。

5. 引起心瓣膜病变及心包炎的药物

二甲麦角新碱等可引起心包炎。

6. 引起高血压的药物

主要有：静脉注射抗高血压药物（如甲基多巴等）、类固醇类药物及β-受体阻断剂等。

7. 引起低血钾的药物

主要有：利尿剂、脱水剂、肾上腺皮质激素、强心苷、抗生素、解热镇痛药、胰岛素和胰高血糖素等。

8. 引起低血镁的药物

主要有：洋地黄类、葡萄糖、胰岛素、儿茶酚胺类、泻剂、钙剂、庆大霉素、抗结核药、顺铂和利尿剂等。

（四）药源性呼吸系统疾病

肺也较易受到药物的损害，可引起上呼吸道过敏性炎症、支气管哮喘等。

1. 引起上呼吸道过敏性炎症的药物

主要有：利福平、色甘酸钠吸入剂等。

2. 引起支气管哮喘的药物

主要有：阿莫西林、头孢菌素类、氨基糖苷类、多黏菌素 B、吗啡、阿司匹林、吲哚美辛、对乙酰氨基酚、异丙肾上腺素、氢氯噻嗪、肼屈嗪、β-受体阻断剂（如普萘洛尔、噻吗洛尔）、新斯的明、毛果芸香碱、色甘酸钠、碘造影剂、抗毒血清等。

3. 引起外源性过敏性肺泡炎的药物

主要有：青霉素、呋喃妥因、异烟肼、对氨基水杨酸、磺胺、氨甲蝶呤、抗毒血清等。

4. 引起弥漫性肺间质纤维化的药物

主要有：抗肿瘤药物（如白消安、环磷酰胺、苯丁酸氮芥、卡莫司汀、博来霉素、培洛霉素、丝裂霉素C、氨甲蝶呤、硫唑嘌呤等）、抗菌药物（如四环素、螺旋霉素等）、苯妥英钠、二甲麦角新碱、肼屈嗪、胺碘酮等。

5. 引起肺水肿的药物

普萘洛尔、保泰松、双氢克尿噻、呋喃妥因、肼屈嗪、博来霉素、氯丙嗪、水杨酸等可引起急性肺水肿。六烃季胺和美卡拉明等引起慢性肺水肿。

6. 引起狼疮样综合征的药物

主要有：普鲁卡因胺、异烟肼、对氨基水杨酸、苯妥英钠、肼屈嗪、三甲双酮、乙琥胺、口服避孕药、青霉素、四环素、链霉素、磺胺类、利舍平等。

7. 引起呼吸衰竭的药物

主要有：多黏菌素、氨基糖苷类抗生素、吗啡、哌替啶、硫喷妥钠、地西泮、巴比妥类、苯妥英钠等。

（五）药源性消化系统疾病

1. 引起胆红素代谢障碍的药物

主要有：水杨酸盐类、磺胺类、泛影葡胺、利福平、奎宁等。

2. 引起中毒性肝细胞损害的药物

主要有：抗菌药物（如四环素、红霉素、金霉素、氯霉素、磺胺类、呋喃类等）、抗结核药（如异烟肼、对氨基水杨酸钠、吡嗪酰胺）、抗癌药（如 6 - 巯基嘌呤、氨甲蝶呤、放线霉素）、解热镇痛药、锑剂和铁剂、氟烷、门冬酰胺酶等。

3. 引起胆汁淤滞性肝损害的药物

主要有：甲睾酮、胆囊造影剂、利福平、新生霉素、氯丙嗪、氯磺丙脲和地西泮等。

4. 引起胃肠道溃疡与出血的药物

主要有：非甾体类抗炎药（阿司匹林、吲哚美辛、保泰松、萘普生）、氯化钾、利舍平、肾上腺皮质激素等。

5. 引起吸收障碍的药物

主要有：考来烯胺、甘露醇、抗结核药、抗癌药等。

（六）药源性造血系统疾病

药物引起造血系统损害，以粒细胞缺乏症、血小板减少性紫癜、全血性细胞减少和溶血贫血等常见，且有的损害严重。

1. 引起再生障碍性贫血的药物

主要有：抗风湿药（如保泰松、吲哚美辛等）、抗菌药物（如氯霉素、磺胺类、四环素、氨苄西林、青霉素 G、链霉素、两性霉素 B 等）、解热镇痛药（如阿司匹林、对乙酰氨基酚）、抗癫痫药（如苯妥英钠、卡马西平）、利尿药（乙酰唑胺）、抗甲状腺药（如硫氧嘧啶、卡马比唑、甲巯比唑）、抗糖尿病药（氯磺丙脲、甲苯磺丁脲）、抗精神病药（氯丙嗪、甲丙氨酯、碳酸锂）、抗疟疾药（氯喹、乙胺嘧啶）及其他药物（抗组织胺药、砷制剂、奎尼丁、甲基多巴、牛黄解毒丸）。另外，苯巴比妥、苯妥英钠、青霉素、异烟肼、对氨基水杨酸、氯磺丙脲、甲苯磺丁脲等可引起单纯红细胞再障。

2. 引起溶血性贫血的药物

（1）引起 G - 6 - PD 缺陷者溶血的药物

主要有：氨基喹啉类（酰胺喹啉、氯喹）、磺砜类、磺胺类（磺酰胺、磺胺异恶唑、柳氮磺胺吡啶）、硝基呋喃类（呋喃妥因、呋喃唑酮、呋喃西林）、镇痛药（阿司匹林、非那西丁）、其他（维生素 K、丙磺舒、二巯丙醇、亚甲蓝、对氨基水杨酸钠、奎宁、奎尼丁、氯霉素）等。

（2）引起免疫性溶血性贫血的药物

对氨基水杨酸、异烟肼、利福平、奎尼丁、奎宁、非那西丁、氨基比林、磺胺类、氯丙嗪、氯磺丙脲、胰岛素等。

3. 引起铁粒幼细胞性贫血药物

主要有：氯霉素、异烟肼及硫唑嘌呤等抗肿瘤药物。

4. 引起高铁血红蛋白血症的药物

主要有：磺胺类、乙胺嘧啶、伯氨喹、非那西丁、苯佐卡因、利多卡因、毛果芸香碱等。

5. 引起粒细胞缺乏症的药物

主要有：抗风湿药（保泰松、羟基保泰松、吲哚美辛）、抗甲状腺药（硫氧嘧啶、甲巯咪唑）、磺胺类（柳氮磺胺、磺胺脒、复方磺胺甲唑）、吩噻嗪类药（氯丙嗪、甲硫哒嗪）及其他（氯霉素、头孢菌素类、利福平、异烟肼、青霉素、环磷酰胺、氯甲蝶呤、普鲁卡因胺等)。

6. 引起血小板减少的药物

主要有：奎尼丁、呋塞米、磺胺甲基异恶唑、甲氧苄啶、氯霉素、氨苄西林、对氨基水杨酸钠、乙胺丁醇、利福平、吲哚美辛、保泰松、羟基保泰松、阿司匹林、氯磺丙脲等。

(七) 药源性泌尿系统疾病

肾脏是药物排泄的重要器官,临床上常用的许多药物及其代谢产物由肾排出,故肾脏较易受到药物的侵害。

1. 引起急性肾小管坏死的药物

主要有：氨基糖苷类抗生素、两性霉素 B、环孢霉素 A 和造影剂等。

2. 引起肾小球肾炎与肾病综合征的药物

主要有：非甾体类抗炎药、锂盐、含巯基药物、金盐、汞制剂、青霉胺、利福平、磺胺类、肼屈嗪、吲哚美辛、双氯芬酸等。

3. 引起间质性肾炎的药物

主要有：阿莫西林、头孢菌素类抗生素、氨基糖苷类抗生素、利福平、非甾体类抗炎药(如布洛芬、吲哚美辛、萘普生等)、苯妥英钠、卡普托利、环孢霉素 A、干扰素、别嘌呤醇、普萘洛尔等。

4. 引起梗阻性肾脏损害的药物

主要有：二甲麦角新碱、甲基多巴、尿酸、磺胺类、乙酰唑胺、维生素 D 和维生素 A、阿昔洛韦等。

5. 引起狼疮样综合征的药物

主要有：异烟肼、普鲁卡因胺、肼屈嗪、甲基多巴、苯妥英钠、别嘌呤醇及奎尼丁等。

(八) 药源性眼病

药物对眼的损害可发生于治疗全身疾病时的用药,也可发生于治疗眼病的局部用药。

主要有：氯霉素、链霉素、异烟肼、皮质激素类、乙胺丁醇、庆大霉素、胺碘酮、氯丙嗪、硝苯地平、吡喹酮、利多卡因、阿司匹林、吲哚美辛、保泰松、左旋咪唑、呋喃妥因、氯喹、胞磷胆碱、甲氧氯普胺、肾上腺素等。

(九) 药源性耳病

药物造成的耳病最多见最严重的是药源性耳聋,特别见于儿童,可造成终生残疾。引起耳部损害的药物种类很多,以氨基糖苷类抗生素为最多,利尿剂(呋塞米)、多巴胺类、奎宁、氯喹、水杨酸类衍生物、细胞毒药物(氮芥、博来霉素、长春新碱)、红霉素等均可致耳部损害。

(金　剑　肖忠革)

参 考 文 献

1　杨世杰. 药理学. 北京：人民卫生出版社,2005

2　金有豫. 药理学. 5 版. 北京：人民卫生出版社,2001

3　史宗道. 口腔临床药物学. 2 版. 北京：人民卫生出版社,2003

4　叶咏年. 药学综合知识与技能. 北京：中国中医药出版社,2003

5　王永铭,李端. 临床药理学. 2 版. 上海：上海医科大学出版社,1999

6　杨藻宸. 药理学和药物治疗学. 北京：人民卫生出版社,2000

7　胡晋红. 临床药师手册. 上海：上海科学技术出版社,2004

8　王忠壮,胡晋红. 中药不良反应及其发生因素. 药学服务与研究,2004,4：188 - 192

9　孙定人,齐平,颖华. 药物不良反应. 3 版. 北京：人民卫生出版社,2003

10　尹音,王峰. 实用口腔药物学. 北京：人民卫生出版社,2006

11　高清芳,冯克玉,张晓友. 现代临床药学. 北京：人民军医出版社,1997

12 黄叶宁.临床中药注射剂的不良反应和使用注意.中国医院药学杂志，2007,27：121 - 122

13 徐敏.中药针剂不良反应原因、处置和预防.中国医院药学杂志,2007,27：273 - 274

14 徐叔云.现代实用临床药理学.北京：华夏出版社,1996

15 李清艳,翟向和,宫新城.中药不良反应及药害问题.中国动物保健,2006,0：37 - 38

16 方忠宏,曾宏辉,张军.从药源性损害谈药物安全性监测.上海医药,2006,27：112 - 114

第六章　药物相互作用

药物相互作用(drug interaction)是指两种或两种以上的药物不论给药途径是否相同,同时或先后应用所出现的原有药物效应增强或减弱的现象。当前药物的种类日益增多,社会人口日益老龄化,患者同时应用多种药物的现象很普遍,由药物相互作用所带来的问题,特别是药物不良反应问题愈来愈引起人们的关注,对药物相互作用的研究也已经成为临床药理学与药物治疗学的重要研究课题之一。

药物相互作用的临床表现多种多样,但是归根结底其结果只表现为两种:使原有的效应增强称为协同作用(synergism),使原有的效应减弱称为拮抗作用(antagonism)。在协同作用中又分为相加作用(addition)、增强作用(potentiation)和增敏作用(sensitization)。相加作用指两药合用时的作用等于单用时的作用之和。增强作用指两药合用时的作用大于单用时的作用之和。增敏作用是某药可使组织或受体对另一药的敏感性增强。如钙增敏剂匹莫苯(pimodenan)使钙离子与肌丝上钙结合作用部位亲和力增加,起到正性作用,可用于治疗心力衰竭。拮抗作用又分为相减作用(subtraction)、抵消作用(counteraction)和脱敏作用(desensitization)。相减作用指两药合用时的作用小于单用时的作用。抵消作用指两药合用时的作用完全消失。脱敏作用指某药可使组织或受体对另一药物的敏感性减弱,如久用受体激动剂使受体数目下调,敏感性降低。

临床医师常联合应用两种或两种以上药物,除达到多种治疗目的外,都应力求获得较好的治疗效应,减少用药剂量及不良反应。

药物相互作用有体内(in vivo)和体外(in vitro)药物相互作用之分。因此,药物相互作用可能有以下3种作用方式:药物在药物代谢动力学方面的相互作用;药物在药效学方面的相互作用;药物在体外的相互作用。

第一节　影响药物代谢动力学的相互作用

机体对药物的处理是药物与机体相互作用的一个重要组成部分,这一药物代谢动力学过程包括药物的吸收、分布、代谢(亦称生物转化)和排泄等4个环节,在这4个环节上均有可能发生药物的相互作用。

一、吸　收

药物通过不同给药途径被吸收进入血液循环,在给药部位的相互作用将影响其吸收。口服是最常用的给药途径,口服药物在胃肠道内的吸收,是药物发挥疗效的第一步。药物可通过改变胃肠道蠕动、pH值环境等方式,影响合并用药的生物利用度。

（一）离子的作用

含二价或三价金属离子(如钙、镁、铁、铋、铝)的化合物与四环素类、喹诺酮类等抗生素同服,将在胃肠道内形成难溶解的络合物,使抗生素在胃肠道的吸收受阻,在体内达不到有效抗菌浓度。例如,口服四环素、土霉素、美他环素或多西环素,同时服用硫酸亚铁,结果以上4种四环素类抗生素的血药浓度均明显低于单独服用抗生素组。含 Al^{3+}、Mg^{2+} 的抗酸剂可通过螯合作用使喹诺酮类药物口服生物利用度降低。因此,在服用四环素类、喹诺酮类抗生素时不宜与铁制剂或含钙离子、镁离子、铝离子的抗酸药如碳酸钙、氧化镁、氢氧化铝凝胶等同服,以免降低这类抗生素的疗效。

（二）胃肠运动的影响

空腹服药吸收快,饭后服药吸收平稳。促胃肠动力药如甲氧氯普胺、多潘立酮,能加速胃排空,使主要在小肠吸收的药物起效快,但吸收可能不完全,如与地高辛合用,可减少地高辛的吸收。缓释制剂由于释放缓慢,加速胃肠运动可使药物吸收减少。抑制胃肠运动的药能延缓药物吸收,如抗胆碱药阿托品、止泻药地芬诺酯可通过延长合用药物在胃肠内的停留时间,增加其吸收。

（三）pH值的影响

药物在胃肠道的吸收主要通过被动扩散的方式。药物的脂溶性是决定这一被动扩散过程的重要因素。药物的非解离部分脂溶性较高,其解离部分脂溶性低,前者易通过被动扩散的方式而吸收。pH值对药物的解离程度有重要影响:酸性药物在酸性环境以及碱性药物在碱性环境的解离程度低,药物的非解离部分占多数,因而脂溶性较高,较易扩散通过膜被吸收;反之,酸性药物在碱性环境或碱性药物在酸性环境的解离程度高,因而脂溶性较低,扩散通过膜的能力差,吸收减少。例如,胃内pH值的升高可增加弱酸性药物如阿司匹林的解离度,减少其在胃内的吸收。

二、血浆蛋白结合

药物被吸收入血后,有一部分与血浆蛋白发生可逆性结合,称为结合型,另一部分称为游离型。只有游离型药物才能起到药理作用,而与血浆蛋白结合的药物是一种暂时贮存形式,既无活性也不能被代谢。当同时应用两种或多种药物时,它们有可能在蛋白结合部位发生竞争,结果将使某一药物从蛋白结合部位被置换出来变成游离型,有更多的游离型药物作用于受体,这样,在用药剂量不变的情况下加大了该药的毒性。如双香豆素类抗凝药及口服降糖药易受阿司匹林等解热镇痛药的置换,使其结合型药物减少,游离型药物增加,作用增强,分别产生出血及低血糖反应。

三、肝脏生物转化

肝脏是药物代谢的主要器官,肝微粒体酶是代谢药物的酶系,亦称"药物代谢酶",简称"药酶"。某些药物可通过对药酶的诱导或抑制而影响另一药物的代谢。

1. 酶诱导

一些药物能增加药酶的合成,即酶诱导。大多数药物在体内经过生物转化后,它们的代谢物失去活性,因此药酶诱导的结果将使受影响药物的作用减弱或缩短。不少药物具有药酶诱导作用,如巴比妥类特别是苯巴比妥、水合氯醛、苯妥因、扑米酮、卡马西平、保泰松、尼可刹米、灰黄霉素、利福平、螺内酯等。癫痫患儿长期服用苯巴比妥和苯妥英钠易出现佝偻病,即因两药均有药酶诱导作用,提高维生素 D 的代谢率,影响钙的吸收。

2. 酶抑制

肝药酶的活性能被某些药物抑制,称为酶抑制。药酶被抑制的结果,将使另一药物的代谢减少,因而加强或延长其作用。氯霉素、西咪替丁、双硫仑、异烟肼、三环抗抑郁药、吩噻嗪类药物、胺碘酮、红霉素、甲硝唑、咪康唑等都是药酶抑制剂。如口服甲苯磺丁脲的患者在同服氯霉素之后发生低血糖休克;氯霉素与双香豆素合用,明显加强双香豆素的抗凝血作用而导致出血。

四、肾脏排泄

肾脏是药物排泄的主要器官。排入肾小管管腔的药物,可以通过被动扩散方式被肾小管重吸收。这取决于药物的脂溶性,脂溶性大、极性小、非解离型的药物和代谢产物易经肾小管上皮细胞重吸收入血。因此,通过改变尿液 pH 值可以明显改变弱酸性或弱碱性药物的解离度,从而改变药物的重吸收:碱化尿液可加速酸性药物自肾排泄,减慢碱性药物自肾排泄。反之,酸化尿液可加速碱性药物的排泄,减慢酸性药物的排泄。巴比妥类或水杨酸盐等酸性药物中毒,服用碳酸氢钠可加速其排泄;对弱碱性药物如哌替啶、氨茶碱或阿托品等,可通过酸化尿液使其排泄增加。

药物还可能在肾小管分泌药物的两种特殊转运系统上发生相互竞争。两种酸性药或两种碱性药合用,它们将分别竞争酸性转运系统或碱性转运系统,妨碍其中一药向肾小管管腔的分泌。丙磺舒与青霉素均为酸性药,同时服用,丙磺舒竞争性占据酸性转运系统,阻碍阿莫西林经肾小管的排泄,因而延缓阿莫西林的排泄,使其发挥较持久的效果。强效利尿药呋塞米和依他尼酸均能妨碍尿酸的排泄,造成尿酸在体内的堆积,引起痛风;阿司匹林妨碍甲氨蝶呤的排泄,加大后者的毒性;双香豆素与保泰松都能抑制氯磺丙脲的排泄,加强后者的降糖效应。

第二节 影响药效学的相互作用

一旦合并应用的药物到达作用部位后,药物可通过多种多样的作用来发挥药理作用。如:竞争受体,改变受体,改变受体周围组织生物活性,通过对不同的生物学系统产生协同或拮抗作用,从而使总体生物效应增强或减弱。

一、生理性拮抗或协同

作用于同一系统或不同系统的药物,具有相同或相反的生物学效应,联合应用可能发生协同作用或拮抗作用。如服用镇静催眠药后饮酒可加重其中枢抑制作用;反之,饮浓茶或咖啡可减轻其中枢抑制作用,影响疗效。抗胆碱药与三环类抗抑郁药合用可能发生抗胆碱的协同作用,甚至发生抗胆碱危象;含维生素 B_6 的多种维生素与左旋多巴联合应用,因维生素 B_6 可提高细胞外左旋多巴的代谢,所以左旋多巴的治疗作用可能被取消并增加其不良反应。

二、受体水平的协同与拮抗

许多抗组胺药、吩噻嗪类、三环抗抑郁药都有抗 M 胆碱作用,如与抗胆碱药阿托品合用可能引起精神错乱、记忆紊乱等不良反应;肾上腺嗜铬细胞瘤患者合用 α-受体阻断药与 β-受体阻断药的效果较单用 α-受体阻断药的效果为好,这是因为肿瘤组织释放出来的大量肾上腺素既兴奋 α-受体,又兴奋 β-受体,单用 α-受体阻断药,则只能解决血压升高的问题,不能减轻肾上腺素兴奋 β-受体所引起的心率加快,加用 β-受体阻断药普萘洛尔就能对抗肾上腺素的 β-受体兴奋作用。

三、干扰神经递质的运转

三环类抗抑郁药能抑制儿茶酚胺再摄取,可增加肾上腺素及其拟似药如酪胺等的升压反应,而减弱可乐定及甲基多巴的中枢性降压作用。合用单胺氧化酶抑制剂与利血平,后者的递质释放作用将促使堆积在神经末梢内的去甲肾上腺素递质大量进入突触间隙,使抑郁症患者转入躁狂状态。

第三节　药物在体外的相互作用

在药物尚未进入机体前,将药物混合在一起发生的物理或化学反应,即通常所称的配伍禁忌(incompatibility)。这种反应尤其容易发生在几种药物混合在一起静脉滴注时。如氨基糖苷类抗生素与 β-内酰胺类抗生素合用时,二者不能放在同一针管或同一溶液中混合,因为 β-内酰胺环可使氨基糖苷类抗生素失去抗菌活性。红霉素只能配置在葡萄糖溶液中行静脉滴注,若配置在生理盐水溶液中易析出结晶和沉淀。详见表 6-1。

表 6-1　常用药物配伍禁忌

药　　物	配 伍 禁 忌 药
氨茶碱	肾上腺素,头孢匹林(cefapirin),氯丙嗪,克林霉素,铜离子,促皮质素,地塞米松,茶苯海明(乘晕宁,dimenhydrinate),红霉素,肼屈嗪(肼酞嗪,hydralazine),氢化可的松,异丙肾上腺素,羟嗪(hydroxyzine),乳糖(lactose),甲泼尼松(methylprednisolone),麻醉性镇痛药,去甲肾上腺素,土霉素,苯妥英,青霉素 G 钾盐,普鲁卡因,丙氯拉嗪(prochlorperazine),丙嗪(promazine),异丙嗪(promethazine),磺胺异恶唑(sulfafurazole),万古霉素(vancomycin)
两性霉素 B	所有电解质,抗组胺药,阿莫西林,钙盐,羧苄西林(carbenicillin),氯丙嗪,庆大霉素(gentamicin),卡那霉素,利多卡因,间羟胺,甲基多巴(methyldopa),呋喃妥因(furantoin),土霉素,多黏菌素 B(polymyxin B),普鲁卡因,丙氯拉嗪,依地酸钙钠(calcium disodiumeditate),甾体类,链霉素,四环素,紫霉素(viomycin),维生素 B,维生素 C(抗坏血酸),所有其他有沉淀危险的药物
氨苄西林	肾上腺素,氨基酸类,水解蛋白注射液,阿托品,氯化钙(calciumchloride),葡萄糖酸钙(calcium gluconate),氯霉素,金霉素(chlortetracycline),氯丙嗪,红霉素,庆大霉素,肼屈嗪,氢化可的松,卡那霉素,林可霉素,间羟胺,去甲肾上腺素,新生霉素,土霉素,戊巴比妥(pentobarbital),苯巴比妥,水解蛋白,多黏菌素 B,丙氯拉嗪,链霉素,磺胺异恶唑,氯琥珀胆碱,四环素,硫喷妥钠(thiopental sodium),B 族维生素,维生素 C

药　　物	配　伍　禁　忌　药
苄青霉素	两性霉素 B,头孢噻吩(cefalothin),红霉素,羧嗪,林可霉素,间羧胺,去甲肾上腺素,土霉素,苯妥英,丙氯拉嗪,异丙嗪,丙嗪,四环素,硫喷妥钠,万古霉素,B 族维生素,维生素 C
葡萄糖酸钙	两性霉素 B,头孢噻吩,羧嗪,新生霉素,土霉素,苯妥英,泼尼松龙(氢化泼尼松,prednisolone),丙氯拉嗪,丙嗪,异丙嗪,碳酸氢钠,链霉素,四环素,万古霉素
羧苄西林	阿米卡星(amikacin),两性霉素 B,氯霉素,红霉素,庆大霉素,氢化可的松,卡那霉素,林可霉素,土霉素,苯妥英,异丙嗪,四环素,妥布霉素(tobramycin),链霉素,拟交感胺类,B 族维生素,维生素 C(羧苄西林钠溶液须避光)
头孢噻啶	红霉素,土霉素,苯肾上腺素(去氧肾上腺素,phenylephrine),多黏菌素 B,四环素,所有巴比妥类(在 6 h 内使头孢噻啶的作用强度降低 10%～15%),所有抑菌抗生素(活性减弱)。注意:含头孢噻啶的滴注液若超过 6 h 必须重新更换。
氯霉素	苯甲醇(benzyl alcohol),红霉素(葡庚糖酸盐与乳糖醛酸盐),氢化可的松,羧嗪,新生霉素,土霉素,苯妥英,多黏菌素 B,丙氯拉嗪,异丙嗪,磺胺嘧啶(sulfadiazine),四环素,曲吡那敏(tripelennamine),万古霉素
氯苯那敏 (chlorphenamine)	氯化钙,碘葡胺(ioglucomide),去甲肾上腺素,戊巴比妥
氯丙嗪	氨茶碱,氨苄西林,两性霉素 B,可溶性巴比妥类,青霉素 G,氯霉素,氯噻嗪(chlorothiazide),氯唑西林(cloxacillin),香草二乙胺(etamivan),甲氧西林(meticillin),可溶的磺胺药
氯唑西林	泰洛沙泊(tyloxapol)(0.125%喷雾液),氯丙嗪,红霉素,庆大霉素,土霉素,多黏菌素 B,四环素,维生素 C
多黏菌素 E 甲磺酸钠 (colistimethate sodium)	头孢噻啶,头孢噻吩,金霉素,红霉素,氢化可的松,羟嗪,卡那霉素,甲氧西林,四环素。多黏菌素 E 溶液须避光
红霉素琥乙酯 (erythromycin ethyls uccinate)	氨苄西林,氯唑西林
红霉素葡庚糖酸盐 (erythromycin gluceptate)	阿米卡星,羧苄西林,头孢噻啶,头孢噻吩,氯霉素,头孢唑林(cefazolin),多黏菌素 E 甲磺酸钠,肝素(heparin),新生霉素,苯妥英,戊巴比妥,苯巴比妥,水解蛋白,司可巴比妥(secobarbital),链霉素,四环素,硫喷妥,复合维生素 B,氯化钠溶液
红霉素乳糖醛酸盐 (erythromycin lactobionate)	酸性物质,氨茶碱,氨苄西林,青霉素 G,头孢噻吩,氯霉素,氯唑西林,多黏菌素 E 甲磺酸钠,庆大霉素,肝素,氢化可的松,间羧胺,水解蛋白,四环素,硫喷妥,维生素 C,复合维生素 B
呋塞米	其他一切药物,所有酸性静脉注射液[此限制适用于 2 ml 注射剂;但 250 ml 注射剂(含呋塞米 250 mg)可用氯化钠静脉注射液或任氏液稀释,不能用葡萄糖溶液稀释(因 pH 值降低)]
庆大霉素	两性霉素 B,头孢噻吩,氯霉素,红霉素,肝素,可溶的磺胺药,所有青霉素类(能使庆大霉素失去活性),链霉素或卡那霉素(毒性加大),替卡西林(羧噻吩青霉素,ticarcillin)(使庆大霉素失去活性)
肝素	青霉素 G,氯丙嗪,茶苯海明,红霉素,庆大霉素,氢化可的松,羟嗪,卡那霉素,甲氧西林,新生霉素,丙氯拉嗪,丙嗪,异丙嗪,链霉素,四环素类,万古霉素。肝素在 pH 值低于 6 的溶液中迅速灭活,在葡萄糖溶液中不能滴注太长时间
氢化可的松琥珀酸钠酯 (hydrocortisone sodium succinate)	氨苄西林,氯化钙,葡萄糖酸钙,头孢噻吩,氯霉素,氯丙嗪,茶苯海明,多黏菌素 E(colistin),肝素,卡那霉素,新生霉素,四环素类,丙嗪,万古霉素。勿将本品加入 pH 值高或 pH 值低的滴注液中

药　物	配　伍　禁　忌　药
肼屈嗪	氨茶碱,氨苄西林,氯噻嗪,氢化可的松,美芬丁胺(恢压敏,mephentermine),美索比妥(methohexital),苯巴比妥,依地酸钙钠,磺胺嘧啶,磺胺二甲嘧啶(sulfadimidine)
卡那霉素	氨苄西林,两性霉素 B,钙盐,头孢噻吩,氯唑西林,庆大霉素,肝素,氢化可的松,甲氧西林,美索比妥,呋喃妥因,苯巴比妥,苯妥英,丙氯拉嗪,可溶的磺胺药
利多卡因	两性霉素 B,氨苄西林,美索比妥,磺胺嘧啶
林可霉素	氨苄西林,青霉素 G,羧苄西林,红霉素,新生霉素,苯妥英,可溶的磺胺药
甲氧西林	肾上腺素,阿米苯唑(amiphenazole),硫酸阿托品,氯化钙,坎利酸钾(canrenoate potassium),头孢噻吩,氯霉素,氯丙嗪,金霉素,可待因(codeine),多黏菌素 E 甲磺酸钠,葡萄糖与盐水滴注液,红霉素,庆大霉素,氢化可的松,卡那霉素,左洛啡烷(levallorphan),左啡诺(levorphanol),林可霉素,间羟胺,美沙酮,美索比妥,吗啡(morphine),新霉素,新生霉素,土霉素,戊巴比妥,哌替啶(杜冷丁,pethidine),多黏菌素 B,丙氯拉嗪,丙嗪,异丙嗪,水解蛋白,碳酸氢钠,链霉素,磺胺嘧啶,磺胺异噁唑,琥珀胆碱,四环素,硫喷妥,万古霉素,B 族维生素,维生素 C
美索比妥	酸性物质,阿米苯唑,硫酸阿托品,氯丙嗪,克林霉素,肼屈嗪,东莨菪碱(scopolamine),卡那霉素,利多卡因,甲氧西林,甲基多巴,碘甲筒箭毒碱(tubocurarine methyliodide),氮芥(chlormethine),土霉素,喷他佐辛(镇痛新,pentazocine),丙氯拉嗪,丙嗪,异丙嗪,硅酮类,哈特曼氏溶液,浓维生素 B 与维生素 C 注射液,琥珀胆碱,四环素,维生素 B_1(硫胺,thiamine)
甲基多巴	两性霉素 B,美索比妥,四环素,磺胺嘧啶
萘夫西林 (乙氧萘青霉素, nafcillin)	氨茶碱,金霉素,庆大霉素,氢化可的松,土霉素,拟交感胺,多黏菌素 B,四环素,B 族维生素,维生素 C
呋喃妥因	阿米苄星,氯化铵(ammonium chloride)注射液,两性霉素 B,胰岛素,卡那霉素,乳酸化的任氏液,间羟胺,麻醉药品的盐,多黏菌素 B,去甲肾上腺素,普鲁卡因,丙氯拉嗪,异丙嗪,水解蛋白,链霉素,四环素,万古霉素
新生霉素	肾上腺素,葡萄糖酸钙,氯霉素,促皮质素,茶苯海明,肝素,红霉素,氢化可的松,胰岛素,土霉素,普鲁卡因,水解蛋白,利托菌素(ristocetin),链霉素,四环素,万古霉素
土霉素	碱类,阿米苄星(取决于稀释液),氨茶碱,两性霉素 B,氨苄西林,可溶性巴比妥类,青霉素 G,氯化钙,葡庚糖酸钙(calcium glucoheptonate),葡萄糖酸钙,羧苄西林钠,头孢匹林,头孢噻啶,头孢噻吩,头孢唑林,氯霉素,氯唑西林,红霉素盐,肝素,氢化可的松,羟嗪,右旋糖酐铁(dextran iron)注射液,乳酸化的任氏液,甲氧西林,间羟胺,甲尼泼龙,新生霉素,苯唑西林(苯唑青霉素,oxacillin),苯妥英,丙氯拉嗪,异丙嗪,水解蛋白,碳酸氢钠,乳酸钠,磺胺嘧啶,磺胺异噁唑,琥珀胆碱,硫喷妥,B 族维生素。盐酸土霉素溶液须避光
多黏菌素	两性霉素 B,氨苄西林,头孢匹林,头孢噻吩,头孢唑林,氯霉素,氯噻嗪,金霉素,氯唑西林,肝素,呋喃妥因,泼尼松龙,四环素。硫酸多黏菌素 B 溶液须避光
氯化钾	脂性乳剂,20%～25%甘露醇(mannitol)溶液
泼尼松龙磷酸钠	氯化钙,葡萄糖酸钙,茶苯海明,多黏菌素 B,丙氯拉嗪,丙嗪,异丙嗪
异丙嗪	氨茶碱,巴比妥类,苄青霉素,羧苄西林,氯霉素,右旋糖酐,氯噻嗪,茶苯海明,碘奥酮(碘吡拉啥,diodone),香草二乙胺,肝素,氢化可的松,甲氧西林,硫酸吗啡,呋喃妥因,苯妥英,泼尼松龙,放射照影剂,磺胺异噁唑,磺胺二甲嘧啶
磺胺药 磺胺嘧啶钠 磺胺二甲嘧啶钠	酸性电解质,阿米苯唑,氯霉素,氯丙嗪,庆大霉素,胰岛素,肼屈嗪,右旋糖酐铁,卡那霉素,林可霉素,间羟胺,甲氧西林,甲基多巴,麻醉药品的盐,去甲肾上腺素,普鲁卡因,丙氯拉嗪,丙嗪,异丙嗪,链霉素,四环素类,万古霉素

药　　　物	配　伍　禁　忌　药
四环素	两性霉素 B,氨苄西林,异戊巴比妥(amobarbital),青霉素 G,羧苄西林,头孢噻吩,氯霉素,氯噻嗪,氯唑西林,茶苯海明,红霉素,肝素,氢化可的松,甲氧西林,美索比妥,甲基多巴,呋喃妥因(呋喃妥因钠与盐酸四环素在氯化钠注射液中可以配伍使用),新生霉素,戊巴比妥,苯巴比妥,苯妥英,多黏菌素 B,司可巴比妥,维生素 B_2(核黄素,riboflavin),碳酸氢钠,磺胺嘧啶,磺胺异恶唑,硫喷妥,华法林。四环素溶液须避光
硫喷妥	酸类,酸性盐,阿米苄星,青霉素 G,头孢匹林,克林霉素,氯霉素,葡萄糖(glucose),茶苯海明,苯海拉明(diphenhydramie),麻黄碱(ephedrine),氢吗啡酮(hydromorphone),胰岛素(insulin),转化糖(invert sugar),乳酸化的任氏液,果糖(fructose),间羟胺,甲基苯丙胺(methamphetamine),硫酸吗啡,麻醉药品的盐,去甲肾上腺素,纤溶酶(fibrinolysin),阿莫西林,喷他佐辛,哌替啶,普鲁卡因,丙氯拉氢,丙嗪,水解蛋白,碳酸氢钠,磺胺异恶唑,琥珀胆碱,三乙醇胺(triethanolamine),四环素
维生素 B 和维生素 C	氨茶碱,两性霉素 B,可溶的巴比妥类,氯霉素,氯丙嗪,红霉素,氢化可的松,新生霉素,丙氯拉嗪,可溶的磺胺类,四环素类

（陈慧瑾　肖忠革）

参 考 文 献

1　高清芳,冯克玉,张晓友.现代临床药学.北京:人民军医出版社,1997

2　Aronson JK. Communicating information about drug interactions. Br J Clin Pharmacol. 2007 Jun;63:637 - 639

3　Sims PJ Sims KM . Drug interactions important for periodontal therapy. Periodontol 2000. 2007;44:15 - 28

4　杨藻宸.药理学和药物治疗学.北京:人民卫生出版社,2000

第七章　循证医学与合理用药

第一节　循证医学基础

一项治疗措施是否安全有效，某种诊断方法是否可靠实用，自古以来，都是凭医师的临床经验和主观意念来决定的。科学研究证明，这个沿袭千古的决策模式并不可靠。比如，大部分接受治疗的感冒患者在两周内一般皆可痊愈，这并不说明治疗是有效的，因为如果没有接受治疗，患者也可能会自愈。由于缺乏科学缜密的临床研究和评价方法，导致大量无效的治疗和无实际价值的诊断方法在临床上长期使用，如放血疗法曾被用作灵丹妙药使用了几百年，又如治疗心肌梗死后室性心率失常的首选药利多卡因实际上是无效的。这些无效的治疗不仅造成了医疗资源的极大浪费，而且给患者增添了损失和痛苦，严重影响着医疗卫生服务质量和效率。随着临床流行病学、生物统计学、临床药理学的不断发展成熟，临床研究的不断科学规范以及评价方法的不断改进和完善，使临床医师能在浩如烟海般的医学文献中寻找可靠证据，并利用他人的研究成果来指导临床实践。与此同时，计算机及网络技术的飞速发展，使医学信息的传播发生了革命性的转变，临床医师能方便快捷地从光盘和网络中获取最新临床研究成果。循证医学（evidence-based medicine，EBM）正是在这种背景下逐渐发展形成的。

最早提出循证医学概念的是英国著名的临床流行病学家 Archie Cochrane，他在 1972 年就指出，由于资源终将有限，因此应该使用被恰当证明有明显效果的医药保健措施，并认为随机对照试验所获得的证据比其他任何证据更可靠。1979 年他进一步指出，应根据特定病种/疗法将所有相关的随机对照试验联合起来进行综合分析，并随着临床试验最新成果的不断更新，以获得更加可靠的结论。1980 年以后，相继出现了对某些常见的重要疾病如心血管病、肿瘤、消化道和妇产科疾病治疗方法的系统评价，对提高临床治疗水平产生了重大影响。1992 年，发表在美国医学会杂志的论文中正式提出了循证医学的概念，同年，英国国家卫生服务中心成立了以收集和传播全球最佳临床研究证据为主要任务的 Cochrane 中心，从而使循证医学受到了临床医学工作者的极大关注。在短短 20 多年的时间内，循证医学便在世界各国得到了普及与推广。那么，什么是循证医学呢？所谓循证医学就是遵循科学研究证据来指导医学实践。即临床医师将个人的知识、技术和经验与当前最佳的科学依据相结合来制定医疗决策。其核心思想是运用科学严格的标准来收集、评价临床研究成果，综合成为最新最佳证据，并根据最新研究进展的不断更新，予以积极传播和推广，从而达到合理利用卫生资源,提高医疗、教学和科研水平的目的。循证医学并不等同于随机对照临床试验,因为随机对照临床试验只是一种治疗性研究的证据;循证医学亦不等同于荟萃分析(meta analysis),因为荟萃分析只是为循证医学提供证据的手段。真正的循证医学是应用证据解决临床问题的过程。尽管如此,循证医学也不仅仅局限在临床医疗中,循证医学在临床护理、医疗管理、卫生决策等方面同样发挥着重要的作用。在临床医学实践中,临床医师需要不断总结自己的临床经验,通过撰写临床研究论文报告自己的研究成果和临床经验,这就需要具备临床流行病学(临床试验设计与评价、生物统计学)的知识,通过正确的试验设计和准确的统计学方法获得科学的结果,这就需要我们阅读大量的文献才能掌握某一领域的最新、最可靠的知识,并正确地应用在自己的患者治疗中去。如何正确评价这些文献并正确应用于自己患者治疗中的过程便是循证医学实践的过程。循证医学即认真、慎重地将在临床研究中得到的最新、最佳的证据用于处理各个具体的患者。提供的医疗服务是建立在目前所能获得的证据基础上。提供临床证据的来源除了随机对照临床试验研究之外,病例报告、病例分析、队列研究、专家意见也是可以采用的证据。循证医学研究中最佳最新资料主要包括用系统回顾或荟萃分析方法获得经过评价和综合的资料。循证指南是通过循证医学方法制订的针对特定疾病在特定地区或人群中应用的指导原则。循证医学的实施包括以下 4 个步骤:① 提出和明确临床要解决的问题。② 收集相关问题的文献资料。③ 评价文献资料的准确性和有用性。④ 整合证据应用于临床治疗实践。

一、提 出 问 题

临床上要解决的问题很多,如何正确解释从病史、体检得到的资料?如何确定疾病的原因?如何根据疾病发生的可能性、严重性对临床病变可能原因进行排序?如何选择、决定诊断试验?如何估计患者可能产生的临床过程及并发症?如何选择对患者有好处而无害处的治疗手段?从效果和费用来看,是否值得应用?如何通过确定和改变危险因素降低疾病发生的机会?如何通过筛检早期诊断疾病等等。很多具体的问题都是临床医师每天面对的,有些已有答案但我们没有应用,有些目前尚有争议,需要我们通过循证医学的方法去找到最合适患者的方法。

二、寻 找 证 据

如何保持知识更新、改进医疗技术,更好更有效地进行临床实践,即如何获得有效的临床证据是实施循证医学的关键。必须制订检索策略,进行全面、系统的检索和收集文献。证据的来源可以是研究原著、系统评价报告、电子光盘检索、参考文献目录,与同事、专家、药厂联系获得未发表的文献,如学术报告、会议论文、毕业论文等。直接可以应用的临床证据来源包括:ACP(american college physician)Journal club,系根据内科问题从世界上 50 本主要临床杂志中按照科学标准评价总结的摘要(光盘);EBM 杂志系 ACP 与 Bri Med J 合办,包括内科、外科、妇科、儿科、心理科等;Cochrane 图书馆光盘(Cochrane Database of Systematic Reviews);DARE(Database of Abstracts of Reviews of Effectivenes)等。通常最新的系统评价最具有说服力,实践指南对某种疾病或药物的处理和应用带有全面指导性质,临床上常常能直接应用。而当更多问题没有系统评价或实践指南时,或者我们需要开展循证医学研究时,研究原著则是收集证据的最佳途径。如果研究原著也没有,那些专家意见、摘要、病例报告等材料也是证据。在研究原著中,通常证据说服力前瞻性研究大于回顾性研究;有对照研究大于无对照研究;随机化分组研究大于非随机化分组研究；大样本研究大于小样本研究；当前对照组研究大于历史对照组研究；双盲法研究大于非盲法研究等等。

三、评价证据

临床研究不同于基础研究，有其特殊性一面，临床研究的论文由于临床医师掌握医疗技术的差别、观察对象的退出或改变以及其他各种因素的影响等质量高低不一，因此在应用到自己的临床实践之前需要进行科学的评价，尤其是对原著的研究。通常，临床研究的论文包括病因学研究、诊断试验评价、疗效评价和预后研究等。

在评价有关临床研究的文献时，通常需要评价：① 文献结果的真实性。② 结果是什么。③ 结果是否有助于处理自己的患者。

诊断试验研究的关键在于是否确立了最优参照标准，并且评价的试验是否与参照标准进行了盲法比较。在评估诊断试验的临床研究中，通过下面的问题检查研究结果是否真实：是否同参照标准进行独立的盲法比较；研究人群是否包括临床试验应包括的各种患者；所评价的试验结果有没有影响参照标准检查的实施；诊断试验的方法描述是否详细，能否重复。确定了证据的真实可信之后，第二步检查研究结果，包括验前概率、灵敏度、满意度等，最后通过结合患者情况确定研究结果是否有助于患者，即能否改变患者的治疗，最后使患者受益。

预后问题的研究包括3个要素：① 定性的：会有什么样的结果发生。② 定量的：这些结果发生的可能性有多大。③ 时序的：这些结果发生在何时。

在评价预后研究的科学性时，需要注意以下问题：① 样本的代表性：样本人群是否具有代表性；人群范围定义是否明确；患者是否在病程的相同起点开始随访。通过检查文献的材料和方法部分来确定：患者来源，入选标准和排除标准，入选患者的疾病分期。② 随访的完整性：从纳入研究到研究规定的终点，结局包括患者完全恢复、发生其他疾病、死亡、研究截止日期仍存活。需要强调，失访率以及失访的处理。③ 结果评定标准的客观性：结果的表示形式如存活或死亡、复发等。结果的测量或评价标准要有足够的客观性，可检查文献的方法学部分确定：结果及结果的测量方法。④ 结果评定的盲法原则。⑤ 对重要因素是否进行校正，如疾病的不同亚型，不同特征的患者人群。可检查文献的方法和结果部分；是否考虑到重要的影响预后的因素，是否进行校正，校正的方法是否正确如分层分析、多因素回归分析等。在确定了文献的科学性之后，再了解研究结果发生的可能性有多大（生存率）如特定时间点的生存百分数，中位数生存率，生存曲线。同时需要注意提供结果可能性的可信区间，可信区间越窄可信度越高，生存曲线的前一部分较后一部分可信度高。应用研究结果时必须考虑本次试验的患者是否与文献报告的患者人群具有相似性。真实的结果能帮助临床医师做出正确的治疗或干预决策。

治疗性研究的原则是随机、对照、双盲。因此，评价其科学性时，有无对照；治疗分配是否随机；随机化方法是否正确、两组基线是否一致（可比性）；是否用双盲就显得特别重要。同时是否交代全部研究结果，随访的完整性，有无干扰因素也是研究科学性的重要保证。研究结果可以采用意向性分析（ITT分析）或符合方案集分析（PP分析），两者的结果越接近，研究的质量越高。实际按方案完成治疗的结果，减少因干扰因素造成的影响，ITT与PP结果越接近，失访的比例越少，研究的质量越高，结果就越可信。

系统全面地收集临床研究文献，用统一的科学评价标准、筛选出符合质量标准的文献，通过适当的统计方法（Meta分析）进行综合分析，得到定量结果，并予以及时更新，对临床医师来说就是最佳证据，大大减少了阅读大量文献的时间，真正体现了循证医学的优点和价值。

临床指南是经过专家讨论制订的临床疾病处

理及用药的指导原则,通常针对某一疾病、病原菌或某一特定药物等。制定这些指南的原则不是单纯的专家意见,而是专家根据循证医学的原则,通过收集各种证据,并按照证据来源等级,对每一种意见提出强烈推荐、推荐、可采用、不用等建议。证据来源于系统综述、研究原著、报告、专家意见等。

四、利用证据

在评价了文献资料的真实性和科学性之后,下

一步的目标就是应用这些研究的结果来处理患者。特别要注意的是,文献报告的患者情况与需要治疗的患者情况是否相似。很多国外文献报告的结果真实性与科学性都很好,但并不一定能应用于国内人群。

应用循证医学解决临床问题的简便方法是找到可以直接应用的系统综述或临床评价。不过,无论系统综述或者临床评价,均存在时效性、地区性和科学性,在应用时同样需要评价结论是否科学、数据是否可靠以及是否适用需要进行治疗的患者。

第二节　合　理　用　药

合理用药长久以来都是临床需要解决又无法圆满解决的一大难题。药物数量的激增,诊疗任务的繁重,使临床医师很难有足够的时间去全面深入地了解每一种治疗药物;同时,复杂的临床情况,如患者的个体差异、病理生理的改变、心理因素及依从性等,无时不在干扰医师的治疗决策和用药效果,从而使得药物疗效下降,药物不良反应和药物滥用现象越来越多。由此可见,在明确诊断的前提下,如何详细了解患者的个体情况,做到正确选用药物,合理使用药物,提高药物疗效,减少药物不良反应,减轻患者经济负担,是临床医师需要解决的重大课题。

一、合理用药的重要意义

(一)合理用药可提高药物疗效

临床治疗中我们常常可以看到,对某一疾病,若选用的药物不同,或所选药物的剂量、给药方法及疗程不同,其疗效就会出现明显差异。例如,使用青霉素 G 时,现主张分次给药,即在每日总给药量不变的情况下,分次将青霉素 G 加入到 50～

100 ml 的葡萄糖溶液中,于半小时内静脉滴注完毕。这一给药方案更符合阿莫西林的杀菌作用特点,即在短时间内大量杀灭进入繁殖期的细菌,从而提高了疗效;又如,对需要中长期用药的患者,糖皮质激素(泼尼松、泼尼松龙)采用隔日早晨一次顿服法,更符合人体内分泌激素的时辰规律,既提高了疗效,又降低了药物不良反应。

(二)合理用药可降低药物不良反应

临床医师不合理用药导致药物不良反应增加,主要源于以下两个方面:一是对疾病的认识不正确,以致盲目选药。如对病毒感染者使用抗生素,或对发热未明者进行抗菌治疗,结果易引起细菌耐药性或产生其他不良反应。二是对药物药理学知识了解不够,不能正确合理地使用药物。如对肝功能、肾功能减退患者选用具有肝、肾毒性的药物,必然会加重患者的肝肾功能损害。因此,如果医师具有扎实的专业知识和药理学与药物治疗学知识,以及丰富的临床治疗经验,就能较好地做到合理用

药,大大降低药物不良反应的发生率或不良反应的严重度。

（三）合理用药可降低医疗费用，减轻患者和社会的经济负担

随着大量新药的不断上市,临床治疗可供选择的药物品种越来越多。但新药因研究和开发费用高,故其价格一般总比老药贵。因此,所选药物除了安全有效外,还应考虑药物价格,后者对低收入患者来说不能忽视。例如,对可选用阿莫西林或广谱青霉素治疗有效的感染,就不必使用价格昂贵的第三代头孢菌素;大多数细菌感染用一种抗菌药物即可控制,就无须采用二联或三联疗法,这样,不仅降低了医疗费用,避免不必要的资源浪费,又可降低药物不良反应及细菌耐药性。同时,合理用药可加速疾病愈合,缩短住院或治疗时间,大大减轻患者和社会的经济负担。

二、合理用药的基本原则

合理用药的重要性如此明确,然而临床医师要真正做到合理用药却并非易事。特别是在病情诊断不明确,用药指证不足而又必须迅速作出决定的情况下,医师用药往往需要冒极大风险,这需要医师的学识、经验和智慧。近年来,循证医学的兴起以及临床药学服务的开展,为临床合理用药提供了依据和保障,极大地促进了临床治疗水平的提高。尽管目前合理用药没有具体客观评价指标,但一般应符合以下基本原则:

1. 合理选药

合理选药是根据患者的具体情况,安全、有效、经济、方便、及时选用药物。药物都会产生不良反应,特别在某些情况下,如年老体弱者、婴幼儿、病情严重者药物不良反应还会很严重,因此,临床用

药时优先考虑的是药物的安全性。对同时患有多种疾病的患者选用药物时需要慎重考虑,所选药物既要对该病有效,又要不影响其他疾病的疗效。选用药物时,还应考虑到所选药物使用是否方便。使用方便的药物,患者的依从性好,其疗效也会较好,特别是对同时服用多种药物的患者尤为重要。药物价格高低也是衡量选药是否合理的一个重要指标。很多老药价格低廉,且经过长期的临床治疗实践证实对某种疾病有确定的疗效,就不必选用价格昂贵的新药。

2. 联合用药

联合用药在临床治疗中已十分普遍,合理的联合可提高药物疗效,减少不良反应的发生。例如,在抗高血压治疗、抗肿瘤治疗及抗感染治疗中,有很多有效的联合用药方案,取得了较为满意的临床效果。反之,不合理的联合用药就会降低药物疗效,增加药物不良反应。因此,在联合用药时一定要注意以下几点:① 详细了解病情,确定联合用药指证。② 应熟知所用药物的作用特点及不良反应。③ 联合用药时各药物剂量、用法、疗程是否正确合理。

3. 用药个体化

由于生物个体存在着差异性,一般的用药原则并不总是适合某些特殊的个体。有时即使是患有相同疾病的患者,因个人的条件、习性或病理生理的差异,对药物的反应就可能不同。所以,在具体治疗每一患者时,就应根据患者的具体情况来用药。用药个体化的涵义很广,如药物的选择、药物剂量、用法、疗程、联合用药等。

4. 合理停药

在临床治疗中,根据病情的发展变化须更换药物时,或治疗目的已达到而需停药时,合理停药就显得非常重要。若停药不合理,可引起停药

后不良反应,出现所谓"反跳现象"。如糖皮质激素长期治疗后突然停药。有些药物的毒性作用在停药后仍可产生,如氨基糖苷类药物的耳、肾毒性。在联合用药中,由于药物之间的相互协同或相互制约关系,停用某药时,就必须相应减少或增加另一药物的剂量,建立新的平衡关系。例如,苯巴比妥的酶促作用可加速安乃近的代谢,两药合用时就应增加安乃近的用量。而当突然停用苯巴比妥时,酶促作用消失,安乃近就须相应减少用量。

(肖忠革)

参 考 文 献

1 史宗道.口腔临床药物学.2版.北京:人民卫生出版社,2003

2 王吉耀.循证医学与临床实践.北京:科学出版社,2002

3 蔡映云.临床思维、循证医学和药学服务是合理用药的基础.药学服务与研究,2001

第八章 新药临床试验分期与评价

第一节 药物临床试验质量管理规范的发展

一、新药的概念

现代科学技术的进步使化学制药工业得到了飞速发展，自 20 世纪初第一个人工合成的局部麻醉药——普鲁卡因问世以来，各类新药层出不穷，源源不断供应上市，极大地改善了临床缺医少药的局面。然而，我们也要清醒地看到，在人类与疾病作斗争的过程中，虽然一些严重危害人类健康的疾病已基本得到控制，但仍有不少疾病尚无有效治疗药物。许多重要疾病如心血管疾病、糖尿病、肿瘤疾病等药物治疗仍不尽人意；一些不断发生的新型疾病如艾滋病（AIDS）、人体免疫缺损病毒（HIV）、急性重症呼吸道综合征（非典型肺炎）（SARS）、禽流感等还严重地威胁着人民的生命健康；一些原本有效的抗菌药物随着细菌耐药性的形成而逐渐丧失其抗菌活性；某些药物由于疗效欠佳或不确切、毒副作用大、使用不便或者价格昂贵等因素，不能满足人民群众对疾病防治和健康水平提高的需要，因此世界各国都非常重视新药的研制和开发。为了保证新药的质量以及新药的安全性和有效性，世界各国对新药的研制和审批规定了严格的法律管理程序。

不同国家对新药的定义各有不同。在我国，新药是指未曾在中国境内上市销售的药品，包括中药、天然药物、化学药品及生物制品 3 大类。根据我国《药品注册管理办法》，各大类新药又有其严格的注册分类。

二、药物临床试验质量管理规范的发展

（一）药物临床试验质量管理规范的定义

药物临床试验质量管理规范（good clinical practice，GCP）是药物临床试验全过程的标准规定，包括方案设计、组织实施、监察、稽查、记录、分析总结和报告。它是新药开发研究中所实施的标准化规范之一，世界各国均以法律条文的形式颁布，所有新药的临床研究必须按照 GCP 的原则和要求进行。

（二）药物临床试验质量管理规范的发展

新药的临床研究是一个复杂而漫长的过程，临床试验的各个环节、不同阶段均会受到各种因素的

干扰,如果没有严格的标准、统一的程序和严谨的方法,就不可能得到科学可靠的结果。临床研究和临床前研究的一个显著差别是对受试者的保护。在临床试验中,研究的对象是人,因此,确保受试者的人格尊严和生命安全是整个临床研究中必须遵循的基本原则。

20 世纪初期,由于各国政府机构对药品的监督管理缺乏经验,以至在药物的研究、生产、销售和宣传中几乎没有任何限制,从而引发了不少的药物灾难。20 世纪 30 年代在美国发生的二甘醇(diethylene glycol)助溶磺胺溶液引起肾脏衰竭并导致 107 个服用者死亡的事件,使美国政府认识到药品上市前确认其安全性的重要性。1938 年美国国会通过了食品、药品及化妆品的有关法案,规定药品上市前必须进行临床试验,通过"新药审批"程序提交安全性临床试验的证据,并且设立了专门的政府机构——食品与药物管理局(Food and Drug Administration, FDA),由 FDA 强制实施这一法律。

20 世纪 60 年代发生的反应停(thalidomide,沙利度胺)事件,导致 20 多个国家中数千例海豹肢畸形胎儿的出生。这一惨痛教训,震惊了世界各国。使世界各国政府认识到,通过立法使药品上市前经过临床试验评价其安全性和有效性的重要性。

1964 年,在芬兰召开的第 18 届世界医学大会通过了著名的《赫尔辛基宣言》,对进行人体医学研究提出了指导性建议,其宗旨是保护受试者的生命和健康,维护他们的隐私和尊严。在此后的各届世界医学大会上又进行的多次修订和完善。与此同时,临床药理学的发展,使药物临床试验的理论和方法取得了很大进展。1975 年,世界卫生组织(WHO)发表了"人用药物评价指导原则",受试者只有承担最小风险获得最大治疗效益的这一基本原则逐步贯彻到了新药的临床试验和评价中去。在此基础上,各个国家药物临床试验逐步开始进行规范化和法制化管理,不少国家的政府相继作出了相应的法律规定。如美国先后颁布了申办者及监察员职责(1977 年)、研究者职责(1978 年)、保护受试者权益(1981 年)等一系列法规,韩国(1987 年)、日本(1989 年)、加拿大(1989 年)、澳大利亚(1991年)先后颁布了各自的药物临床试验管理规范。欧共体 1991 年颁布了《欧共体国家药品临床试验规范》。为了协调世界各国 GCP 之间的差异,按照一个共同的标准来进行药物临床试验,1991 年,由美国 FDA 等 6 个成员国发起的"人用药物注册技术国际协调会议(ICH)"在比利时的布鲁塞尔召开了第一次大会,以后每两年 1 次。制订了关于人用药物注册技术各方面的标准及指导原则,其中包括 ICH 药品临床试验管理规范、快速报告的定义和标准、临床试验报告的内容与格式等,鼓励非 ICH 成员国接受并采用这些指导原则。世界卫生组织于 1993 年颁布适用于各成员国的《WHO 药品临床试验规范指导原则》,对促进国际化标准起到了重要的推动作用。现在世界各国的临床试验,特别是国际多中心的药品临床试验,均以 WHO 和 ICH 的临床试验规范为参照标准,从而使药品临床试验规范化管理进入了国际统一标准的时期。

(三)我国药物临床试验质量管理规范发展状况

1979 年,卫生部根据国务院颁发的《药政管理条例》中有关新药的规定,组织制订了《新药管理办法》,对新药临床试验、审批以及生产管理和审批做了法制性的规定,卫生部随后颁布的《新药审批法》《药品注册管理办法》,对新药的审批建立了一套比较完整明确的科学指标,这标志着我国新药的管理进入了法制化时期。

我国按照 GCP 原则开展药物临床试验始于 20 世纪 90 年代初,北京医科大学临床药理研究所从 1992 年开始,按照 GCP 要求先后完成了国内外 5 个一类新药的 Ⅰ/Ⅱ 期临床试验。1993 年后,卫生部、科技部与有关公司合作,在全国各地组织和开展 GCP 培训或学术研讨会,先后在北京、上海等地成立了新药临床试验基地。1995～1996 年卫生部组织了专家起草小组制订了我国 GCP 草案,并于 1998 年发布试行。国家食品药品监督管理局成立后,又组织专家进行了认真细致的修改,1999

年,我国第一部《药品临床试验管理规范》正式颁布实行。2003 年,国家食品药品监督管理局再次组织专家进行了修订,改名为《药物临床试验质量管理规范》。这一规范的颁布,必将促进我国药物临床试验尽快达到国际水平,推动我国新药的研究与创新。

第二节　药物临床试验质量管理规范的内容

国家食品药品监督管理局 2003 年修订颁布并实施的《药物临床试验质量管理规范》,是根据《中华人民共和国药品管理法》并参照国际公认原则制定的,是中国的药物临床试验管理的标准规范。

一、临床试验前的准备与必要条件

申办者提供试验用药(包括对照药)及相关资料,试验机构应有符合试验要求的设施和条件,研究人员应具备相应专业特长、资格和能力。

二、受试者的权益保障

所有以人为对象的研究都必须符合《赫尔辛基宣言》和国际医学科学组织委员会颁布的《人体生物医学研究国际道德指南》的伦理学原则,遵守中国有关药品管理的法律法规,受试者的权益、安全和健康必须高于对科学和社会利益的考虑。

开展临床试验的医疗机构应成立独立的伦理委员会,伦理委员会不受任何参与试验者的影响。其职责是对临床试验方案进行审查,监督其实施,有权中止或暂停已批准的试验,以充分保证受试者权益。

研究者必须向受试者说明有关临床试验的详细情况,如试验目的、试验的过程与期限、检查操

作、预期可能的收益和风险与不便,有可能被随机地分配到试验的不同组别。参加试验是自愿的,试验中的个人资料均属保密。如发生与试验相关的损害时,受试验者有获得治疗和适当补偿的权利。受试者在试验的任何阶段有权退出试验,其医疗待遇与权益不受影响。受试者同意后应获得受试者和研究者签名的知情同意书。

三、试　验　方　案

应在临床试验开始前由研究者与申办者共同制订试验方案,包括以下内容:试验题目、试验目的、试验设计的类型、受试者的入选、排除及退出标准、样本大小、给药方法、试验药物的使用与记录、临床观察与随访、临床和实验室检查项目。中止和停止临床试验的标准、不良事件的判断标准、严重不良事件的报告方法、数据处理和统计分析、质量控制、试验相关的伦理学、预期进度和完成日期、试验结束后的随访和医疗措施、各方承担的制作及其他有关规定、参考文献等。

四、临床试验相关各方的职责

(一)研究者

药品临床试验须由具有相应临床专业的国家

药品临床研究基地承担,同一专业不得同时进行不同申办者相同品种的药品临床研究,并不得同时进行过多品种的临床研究(一般不超过 3 个品种)。

凡承担药品临床研究的负责单位,必须同时参加该品种的临床试验,非国家药品临床研究基地承担药品临床试验的病例数一般不应超过总数的50%。研究者应熟悉临床试验管理规范,具有试验要求的专业知识和经验,熟悉与临床试验有关的资料与文献,如试验用药的性质、作用、疗效及安全性等,并应及时掌握与该药品有关的新信息。保证有充分的时间在方案规定的期限内负责和完成临床试验。负责做出与临床试验相关的医疗决定,保证受试者在试验期间出现不良事件时得到适当的治疗,负责报告试验过程中发生的严重不良事件。保证数据准确、完整,确保临床试验的质量。临床试验完成后写出总结报告。

(二)申办者

申办者负责发起、申请、组织、资助和监察一项临床试验,提供研究者有关试验用药的化学、药学、毒理学和临床的(包括以前的和正在进行的试验)资料和数据。申办者与研究者共同设计临床试验方案,提供试验用药品、标准品、对照药品或安慰剂。试验用药应按试验方案的需要包装,注明批号和系列号。建立药品保管、分发的管理制度和记录系统。申办者任命监察员负责临床试验的质量控制,应对与试验相关的损害提供保险,承担相关治疗费用,如发生严重不良事件,有责任保证受试者安全,并及时向药品监督管理部门报告。

(三)监察员

监察员是申办者与研究者之间的主要联系人,熟悉药品临床试验管理规范、试验用药品信息以及监察试验方案。监察员保证试验遵循已批准的方案进行,保证临床试验中受试者的权益及试验数据的准确完整。

(四)记录与报告

药品监察研究单位应完整保存临床研究全过程的原始记录,对记录的基本要求是真实、及时、准确、完整,防止漏记和随意涂改。如必须修改,须在修改处画一斜线,保证修改前记录能够辨认,并应由修改人签字,注明修改时间及原因。不得伪造、编造数据并按规定存档保存。

临床试验总结报告应与试验方案一致,内容包括:纳入与排除病例数,随机进入各治疗组的实际病例数,失访及剔除病例数,剔除理由,不同治疗组的基本情况比较,各治疗组的有效性和安全性统计资料,是否存在组间差异,应用何种统计检验方法并对结果进行合理解释。对多中心试验进行疗效评价时,应考虑中心间差异的影响。

(五)数据处理与统计分析

在临床试验的各阶段均需要熟悉生物统计学的人员参与。试验方案中要写明统计学处理方法,此后如有变动必须说明理由。对统计分析时遗漏、未用或多余的资料须加以说明,临床试验的统计报告必须与临床试验总结报告相符。

(六)试验用药品的管理

试验用药品由申办者负责做适当的包装与标签,试验机构由专人保管药品并详细记录药品的接收、分发、回收和销毁,药品储存条件要符合要求。

（七）质量保证

试验机构要有完整的质量控制和保障体系，研究人员严格遵循临床试验方案，各项操作采用标准操作规程，所有数据记录均要完整、客观、准确、真实、可靠。试验过程中应接受监察、稽查或视察。

（八）多中心临床试验

根据参加试验分中心数目和试验的要求建立管理系统协调委员会负责整个试验的实施，对数据资料集中管理、分析与报告。各中心同期进行临床试验，统一药品管理，建立标准化的评价方法，强化质量控制。

第三节 新药临床试验分期

药物临床研究包括临床试验和生物等效性试验。临床试验分为Ⅰ、Ⅱ、Ⅲ、Ⅳ期。

一、Ⅰ期临床试验

Ⅰ期临床试验（phase Ⅰ clinical trial）为初步的临床药理学及人体安全性评价试验。主要观察人体对新药的耐受度和药物代谢动力学，包括单次给药的耐受性试验和药物代谢动力学试验，连续给药药物代谢动力学试验。受试者为健康志愿者。

（一）单次给药耐受性试验

一般采用物对照开放试验，必要时设安慰剂对照组进行随机双盲对照试验。最小初试剂量可按Blackwell改良法计算，或参考同类药物临床治疗用量的1/10进行估量；最大剂量相当于或略高于常用临床剂量的高限。常设5个剂量组，剂量与临床接近的组人数8～10个人，其余各组每组5～6个人。用最小剂量组开始，在确定前一个剂量安全耐受前提下开始下一个剂量，每人只接受一个剂量试验。准确完整地记录各种不良反应，及时处理意外不良反应。

（二）单次给药药物代谢动力学试验

选择单次给药耐受性试验中全组受试者均能耐受的高、中、低3个剂量，中剂量与准备进行临床Ⅱ期试验的剂量相同或接近，3个剂量之间呈等比或等差关系。采用三向交叉拉丁方设计，受试者随机纳入3个试验组，每组受试者每次试验时分别接受不同剂量的试验药，每名受试者均按拉丁方设计的顺序接受高、中、低3个剂量，两次试验间隔均超过试验药物的5个半衰期。

对生物样本选择适宜的分离测试方法，测定方法应标准化，并有严格质控。精确度达到考核要求，灵敏度方面要求能测出3～5个半衰期后的血药浓度，在所测标准曲线浓度范围内回收率（recovery）不低于70%。特异性方面应证明所测药物为原形药。试验结果应提供药物代谢动力学参数：如给药后各时间点血药浓度、尿浓度与尿中累积排出量，药-时曲线图等。

（三）连续给药药物代谢动力学与耐受性试验

受试者接受以准备进行Ⅱ期试验的剂量给药，

连续 7 天。检查项目与观察时间点符合国内、国际审评要求，如给药前 24 小时、给药后 24 小时、72 小时及给药 7 天后进行检查。通过以上试验过程确定：① 初试剂量及适宜的给药途径；② 药物在人体内的吸收、分布、代谢及排泄参数，药物代谢动力学数学模型，计算半衰期（$t_{1/2}$）、清除率（CL）、表面分布容积（V_d）、峰浓度（C_{max}）、达峰时间（t_{max}）以及各种速率常数等；③ 药物安全范围及可能的不良反应。

二、Ⅱ期临床试验

Ⅱ期临床试验（phase Ⅱ clinical trial）主要研究内容有：① 初步药物治疗效果。② 确定适应证。③ 确定治疗剂量、给药途径方法。④ 对受试药物危险性做出评价并提供防治办法。

Ⅱ期试验应为多中心的随机对照双盲试验，常采用双盲随机平行对照试验（double-blined randomized controlled clinical trial）。对照组可以是安慰剂或常用的有效治疗药物。

受试病例必须有明确的临床诊断和必要的化验检查或其他检查结果，病例数须符合 GCP 要求，试验组与对照组各 100 例共计 200 例。也可根据试验需要，按统计学要求估算试验例数。

我国 GCP 规定疗效评价一般采用 4 级评定标准：痊愈（cure）、显效（markedly imporvement）、进步（improvement）、无效（failure），以痊愈＋显效计算有效率。

观察并记录所有不良事件，并对不良事件与试验药物的关系做出评定，严重不良事件需在 24 小时内报告申办者与主要研究者，并立即报告伦理委员会与药品监督管理部门。需要报告的严重不良事件为：死亡、威胁生命、致残或丧失（部分丧失）生活能力、须住院治疗、延长住院时间、导致先天性畸形。

三、Ⅲ期临床试验

Ⅲ期临床试验（phase Ⅲ clinical teial）为治疗作用确证阶段，为扩大的多中心临床试验，临床试验单位不少于 3 个。应遵守随机对照原则，只要有可能就应采用盲法随机对照试验，也可以设盲进行随机对照开放试验（randomized controlled open labeled clinical trial）。目的是进一步评价药物的有效性、安全性。试验组病例数 $\geq$ 300 例，受试对象要更加多样化，以增加其代表性。单一适应证，可考虑试验组 100 例，对照组 100 例（1∶1），试验组另 200 例开放试验。如试验目的为判定试验药是否显著优于对照药，可按计算的样本数量确定病例数。

四、Ⅳ期临床试验

Ⅳ期临床试验（phase Ⅳ clinical trial）是在广泛条件下考察试生产期的新药的疗效、不良反应和适应证，有时指药品上市后监测。Ⅰ、Ⅱ、Ⅲ期临床试验，由于受试病例有限，对发生率低的不良反应难以发现。Ⅳ期临床试验的设计方案更加贴近临床实际情况，试验期限得以延长并且扩大了受试样本规模（要求试验组病例数不少于 2 000 例），可更全面细致地综合评价新药的临床应用价值，改进用药剂量，进一步改善治疗效果。

（肖忠革）

参 考 文 献

1　杨藻宸. 药理学和药物治疗学. 北京：人民卫生出版社, 2000

2　王瑞莲. 新药临床研究实用手册之设计、执行和分析. 北京：化学工业出版社, 2003

3　Bertram GK. Basic and Pharmacology. ed 8. 2001 McGraw-Hill

第九章 药物剂型和处方学

第一节 药 物 剂 型

药物剂型系指药物加工制成适合于患者需要的给药形式，简称剂型（dosage form）。剂型是一切药物施予机体前的最后形式，关系到药物作用能否理想发挥。

一、剂型的分类

药物剂型种类繁多，为了便于学习、研究和应用，需要对剂型进行分类。分类方法目前有以下几种：

（一）按形态分类

药物剂型按形态可分为液体剂型、固体剂型、半固体剂型和气体剂型。

（二）按分散系统分类

药物剂型按分散特性可分为低分子溶液剂、高分子溶液剂、溶胶剂、乳剂、混悬剂、气体分散剂和固体分散剂。

（三）按给药途径分类

药物剂型按给药途径可分为胃肠道给药、注射给药、呼吸道给药、皮肤给药、黏膜给药、腔道给药。

（四）按药剂学发展分类

1. 第一代制剂

简单加工供口服与外用的膏丹丸散。

2. 第二代制剂

普通制剂。包括注射剂、滴眼剂、液体制剂、片剂、胶囊剂、软膏剂、栓剂、气雾剂、膜剂等20余种剂型。随着临床用药的需要、给药途径的扩大和工业机械化与自动化的产生，在临床上防病、治病、诊断疾病用药方面占主导地位。

3. 第三代制剂

缓释制剂。自20世纪40年代中期开始应用至今。控释制剂，包括经皮吸收制剂等，20世纪70年代开始，该类制剂均以疗效仅与体内药物浓度有关而与给药时间无关这一概念为基础，不需要频繁给药，能在较长时间内维持体内药物有效浓度。

4. 第四代制剂

靶向制剂。20世纪70年代开始，以较快的速度发展。靶向制剂使药物浓集于靶器官、靶组织、靶细胞,提高疗效并降低全身毒副作用。

5. 第五代制剂

定位给药系统制剂。这是反映时辰生物学技术与生理节律同步的脉冲式给药系统制剂。根据所接受的反馈信息自动调节释放药量的自调式给药系统制剂,即在发病高峰时期在体内自动释药的给药系统。

二、剂型的临床意义

(一) 剂型可改变药物作用的性质

例如硫酸镁口服可作泻下药;静脉滴注能抑制大脑中枢神经,有镇静、镇痉作用;50%的硫酸镁溶液外用局部湿敷,可消炎退肿,用于静脉滴注引起的静脉炎。

(二) 剂型能调节药物作用速度

不同剂型,药物的作用速度不同。如注射剂、吸入气雾剂等,属速效制剂,发挥药效快,可用于急救。丸剂、缓控释制剂、植入剂等属慢效或长效制剂。一般说来,制剂吸收速率由快至慢的顺序为:静脉注射、吸入、肌内注射、皮下注射、口服、直肠给药、贴皮给药。根据疾病治疗需要选用不同作用速度的制剂。

(三) 改变剂型可降低或消除药物的毒副作用

氨茶碱片剂治疗哮喘病但会引起心跳加快等不良反应,改成栓剂则可消除这种不良反应。将药物制成缓释与控释制剂,能控制药物释放速率并保持稳定的血药浓度,降低不良反应。

(四) 某些剂型有靶向作用

具有微粒结构的制剂,在体内能被网状内皮系统的巨噬细胞所吞噬,使药物在肝、肾、肺等器官分布较多,能发挥药物剂型的靶向作用。

(五) 剂型可直接影响药效

三、剂型选择的基本原则

(一) 根据防治疾病需要选择

病有缓急,对剂型的要求也各不相同。如对急症患者,为使药效迅速,宜用注射剂、气雾剂、舌下片等。对于药物作用需持久者,则可用缓释片剂、膏药等。为了适应给药部位的特殊需要,也需有不同的剂型。如皮肤病可选用软膏、乳膏、巴布剂等。而腔道疾病如痔疮、溃疡可选用栓剂、膜剂。

(二) 根据药物本身性质选择

有些药物本身性质要求制成适宜的剂型才能应用。如天花粉蛋白是从中药天花粉中提取、精制而得的结晶,用于中期妊娠、死胎等的引产,具有疗效高、出血少的优点,该中药只有深部肌内注射一定剂量才显效,水煎液口服并无引产的药效。

(三) 根据方便的要求选择

根据便于服用、携带、生产、运输、贮藏等的要求来选择适当的剂型。如汤剂苦味量大,服用不便,将部分汤剂处方改制成颗粒剂(冲剂)、口服液、胶囊剂等,既保持汤剂疗效好的特点,又易于服用。

第二节 普通制剂

一、溶 液 剂

溶液剂(solutions)多为化学药物的澄明水溶液,可供内服和外用。如亚甲蓝溶液局部涂搽,可抑菌消炎,用于口腔黏膜溃疡;硝酸毛果芸香碱口服液可促进唾液分泌,用于腮腺炎,它们均属溶液剂。药物以甘油为溶剂制成的溶液,称甘油剂。供外用的,如碘甘油,杀菌,用于慢性与萎缩性咽炎、牙龈炎、牙周炎及冠周炎等,或在牙周洁治后龈袋消炎用。

二、注 射 剂

注射剂(injections)是药物的无菌溶液或混悬液,供注射用。如盐酸肾上腺素注射剂。有的药物在溶液中不稳定,特别是一些对湿热十分敏感的抗生素类药物及生物技术药物,用一般药剂学稳定化技术很难得到满意的注射剂,则以其灭菌的干燥粉末封装于安瓿中,称为粉针剂,临用时再制成溶液,如青霉素钠盐。

三、酊 剂

酊剂(tinctures)一般指药物用不同浓度的乙醇浸出而制成的澄清液体制剂。亦可用流浸膏稀释制成,如颠茄酊。某些化学药品的乙醇溶液也习惯称为酊剂,如碘酊等。

四、乳 剂

乳剂(emulsions)是指互不相溶的两种液体,如油性药物和水,经过乳化剂的处理,制成均匀而稳定的乳状液体如鱼肝油乳剂、脂肪乳等。

五、软 膏 剂

软膏剂(unguents)是指药物加入至适宜基质中制成的一种容易涂布于皮肤、黏膜或创面的半固体外用制剂。常用的基质有凡士林、羊毛脂等油脂性基质,肥皂、高级脂肪醇等乳剂型基质,以及甘油明胶、聚乙二醇等水溶性基质。用乳剂型基质制成的软膏剂称乳膏剂,如用于牙周炎的丁硼乳膏。

六、糊 剂

糊剂(pastes)成分和制法均与软膏相似,专供外用。由于含有较大量的粉末(25%以上),故硬度较高,油腻较少,能吸收较多的患部分泌物。如口腔科常用的碘仿氧化锌糊剂等。

七、栓 剂

栓剂(suppository)系指药物与适宜基质制成的有一定形状供人体腔道给药的固体制剂。塞入腔道后,在体温下能迅速软化熔融或溶解于分泌液,逐渐释放药物而产生局部或全身作用。栓剂的重量和形状因用途而有差别,肛门栓剂是圆锥形,重约2 g;阴道栓剂呈卵形或球形,重约5 g。近10年来又有口腔(牙栓)及鼻腔给药的栓剂出现。栓剂通过直肠给药途径发挥全身作用,可避免肝首过效应。

八、片　　剂

片剂（tablets）系指药物与辅料均匀混合后经制粒或不经制粒压制而成的片状或异形片状制剂，可供内服和外用。片剂使用方便，可因需要制成不同片型，如压制片、包衣片、多层片、泡腾片、咀嚼片、口含片、舌下片、溶液片、植入片、阴道片、缓释片、控释片、分散片、肠溶片等，是目前临床应用最广泛的剂型之一。口腔科临床常用的有牙周宁片、华素片。

九、丸　　剂

丸剂（pills）是一种最古老的剂型。通常是将药物细粉（常为中草药）加适当黏合剂制成小球，供口服如六神丸等。

十、散　　剂

散剂（powers）是指一种或数种药物均匀混合而成的粉末状制剂，供内服或外用。散剂为我国传统古老剂型之一，具有比表面积大、易分散、起效快；外用散剂覆盖面大，具有保护、收敛等特点如用于口腔黏膜病的复方皮质散。

十一、胶　囊　剂

胶囊剂（capsules）系将药物盛装在胶囊中制成的固体制剂，供内服。有硬胶囊、软胶囊和肠溶胶囊之分，如绞股蓝胶囊。

十二、膜　　剂

膜剂（films）又称药膜，是将药物溶解于或混悬于多聚物的溶液中，经涂膜、干燥制成如口腔溃疡药膜等。

十三、气　雾　剂

气雾剂（aerosolum）是药物与喷雾剂（液化气体或压缩气体）一起封于带有阀门的耐压容器内的液体制剂。使用时借助喷雾剂气体的压力，将含有药物的溶液以极细的气雾喷射出来如异丙肾上腺素气雾剂治疗支气管哮喘等。

十四、颗　粒　剂

颗粒剂（granules）系指药物与适宜的辅料制成的干燥颗粒状制剂，既可吞服，又可混悬或溶解在水中服用。

十五、滴　丸　剂

滴丸剂指固体或液体药物与基质加热熔化混匀后，滴入不相混溶的冷凝液中，收缩冷凝而制成的制剂如丹参滴丸。

第三节　缓释、控释制剂

一、概　　述

缓释制剂（sustained release preparations）系指用药后能在较长时间内持续释放药物以达到延长药效目的的制剂。控释制剂（controlled release preparations）系指药物能在设定的时间内自动以设定速度释放，使血药浓度长时间恒定地维持在有效浓度范围内的制剂。

缓控释制剂近年有很大发展,主要有以下特点:① 对半衰期短的或需要频繁给药的药物,可以减少服药次数,从而大大提高患者服药的顺应性,特别适用于需要长期服药的慢性疾病患者。② 使血药浓度平稳,避免或减小峰谷现象,有利于降低药物的毒副作用。③ 可减少用药的总剂量,因此可用最小剂量达到最大药效。

缓释、控释制剂也有其不利的一面。主要体现在剂量调节的灵活性较差,若遇到某种特殊情况(如出现较大不良反应),往往不能立刻停止治疗,增加品种规格可改善这种缺陷。缓释制剂的设计往往是基于健康人群的平均动力学参数,而在疾病状态、药物体内动力学特性有所改变时,不能灵活调节给药方案。制备时所涉及的设备和工艺费用较常规制剂复杂、昂贵。

对于剂量很大(大于 1 g)、$t_{1/2}$很短(小于 1 h)、$t_{1/2}$很长(大于 24 h)、不能在小肠下端有效吸收的药物,一般情况下不宜制成口服缓释、控释制剂。本身溶解度极差的药物,吸收受溶出限制,制成缓释、控释制剂也不一定有利。

二、释药原理

(一)溶出控制型

如果药物的释放受其溶出速率的限制,通过减小药物的溶解度,降低药物的溶出速率,可使药物缓慢释放。具体方法主要有:① 制成溶解度小的盐或酯。② 与高分子化合物生成难溶性盐。③ 控制粒子大小。④ 将药物包藏于溶蚀性骨架中。⑤ 将药物包藏于亲水性高分子骨架中。

(二)扩散控制型

如果药物的释放以扩散作用为主,那么可通过增加黏度以减小扩散速率,制成包衣、微囊、不溶性骨架片剂、植入剂、药树脂、乳剂等方法达到缓释、控释的目的。

(三)生物溶蚀型

生物溶蚀型给药系统的释药特性较复杂,主要有 3 种:

1. 骨架系统

不仅药物可以从骨架中扩散出来,而且骨架本身也处于溶解的过程。

2. 通过化学键将药物和聚合物直接结合

药物通过水解或酶反应从聚合物中释放出来。载药量很高,释药速率较易控制。

3. 膨胀型控释骨架

药物溶于膨胀型聚合物中。水首先进入骨架,药物溶解,从膨胀的骨架中扩散出来,其释药速度很大程度上取决于聚合物膨胀速率、药物溶解度和骨架中可溶部分的大小。

(四)渗透压原理

利用渗透压原理制成的控释制剂能均匀恒速地释放药物,比骨架型缓释制剂更为优越。

(五)离子交换作用

由水不溶性交联聚合物组成的树脂,其聚

阴性杆菌和金黄色葡萄球菌均有较强的抗菌活性，其他革兰阳性球菌对其不敏感，链球菌对其耐药。对敏感细菌的作用与卡那霉素相似或略强，较庆大霉素为弱。本品最突出的优点似其对肠道革兰阴性杆菌和铜绿假单胞菌所产生的能灭活氨基糖苷类的多种钝化酶稳定，故对一些耐常用氨基糖苷类的菌株所致感染仍能有效控制，常作为治疗此类感染的首选药物。但对阿米卡星耐药者均同时对其他氨基糖苷类耐药。本品的另一个优点是它与β-内酰胺类抗生素联合可获协同作用，如羧苄西林和哌拉西林合用对铜绿假单细胞有协同作用，与头孢菌素合用对克雷伯菌素有协同作用，与阿洛西林等合用对克雷伯菌素、大肠埃希菌和金黄色葡萄球菌均有协同作用。因此，当粒细胞缺乏或其他免疫缺陷患者合并严重革兰阴性杆菌感染时，阿米卡星与β-内酰胺类联合用药比其单用效果更好。

（4）临床应用

主要用于治疗需氧革兰阴性杆菌，包括部分肠杆菌、铜绿假单胞菌引起的下呼吸道感染、腹内感染、菌血症、败血症、软组织感染、伤口感染、复杂尿路感染、脑膜炎、细菌性心内膜炎等。不宜用于单纯性尿路感染初治病例，除非致病菌对其他毒性较低的抗菌药均不敏感。在治疗脑膜炎时，除注射用药外常加用鞘内给药或脑室内注射。常用于治疗对庆大霉素和妥布霉素耐药的革兰阴性杆菌引起的感染。

（5）用法用量

肌注或稀释后静脉滴注。① 成人：1次0.1～0.2 g（10万～20万 U），1日0.2～0.4 g（20万～40万 U）。② 小儿：每日4～8 mg/kg（4 000～8 000 U），分2次注射。

（6）不良反应

阿米卡星的耳毒性主要表现为耳蜗神经损害，其发生率（13.9%）高于庆大霉素（8.3%）、妥布霉素（6.1%）和奈替米星（2.4%）；只在少数患者出现前庭功能损伤，其发生率与庆大霉素和妥布霉素相近（3.2%～3.7%）。肾毒性较庆大霉素和妥布霉素低，一般较少引起神经肌肉阻滞反应，偶见皮疹、药热、头痛、恶心、呕吐，长期应用可导致二重感染。

（7）制剂规格

① 注射剂：1 ml：0.1 g（10万 U），2 ml：0.2 g（20万 U）。② 粉针剂：0.2 g（20万 U）。

五、四 环 素 类

四环素是一类具有共同基本母核——氢化骈四苯的广谱抗生素。天然获得者有四环素、土霉素、金霉素，由链霉菌产生；半合成品种有多西环素、米诺环素等。此类抗生素具有以下共同特点：① 抗菌谱广，对多数革兰阳性菌及革兰阴性杆菌有较好抗菌活性，对立克次体、支原体、衣原体、螺旋体及某些原虫有抑制作用。② 细菌耐药性日趋严重，但对半合成四环素的耐药性较天然四环素轻。③ 口服吸收良好，半合成四环素的吸收不受食物影响。④ 胆汁中药物浓度较高，不易通过血脑屏障。半合成四环素在前列腺中达有效浓度。⑤ 主要经肾排泄，肾功能不全时，四环素易在体内积聚，而多西环素则不受影响。⑥ 四环素主要用于布鲁菌病、霍乱、回归热、衣原体感染和立克次体病，半合成四环素可用于一般细菌感染的治疗。⑦ 不良反应主要有胃肠道反应、肝肾毒性、过敏反应、二重感染及儿童牙齿变黄等。⑧ 四环素类能抑制胶原酶活性，促进牙周组织再生，作用较持久，辅助治疗牙周炎及降低活动性牙周炎的复发率均有良好效果。

1. 四环素（Tetracycline）

（1）药理作用

为广谱抗生素，对大多数革兰阳性菌和革兰阴性菌，包括流感杆菌、布鲁菌属、霍乱弧菌等均具有一定抗菌活性，对立克次体、支原体、衣原体、螺旋体及某些原虫有抑制作用。作用机制主要是干扰细菌蛋白质合成,属抑菌剂。

口服吸收不完全,$t_{1/2}$ 约为 8～9 h,主要以原形经肾排泄,也可经肝浓缩排入胆汁,形成肝肠循环。胆汁中药物浓度为血液浓度的 10～20 倍。

（2）临床应用

由于细菌对四环素耐药日趋常见,故临床主要用于治疗非细菌感染,如衣原体感染、立克次体病、支原体肺炎、回归热等。细菌感染治疗可用于布鲁菌病、霍乱,或敏感菌所致的呼吸道、胆道、尿路感染和皮肤软组织感染。

（3）用法用量

口服。① 成人:每次 0.25～0.5 g,4 次/日。② 8 岁以上儿童每日量为 25～50 mg/kg,4 次/日。

（4）不良反应

① 胃肠道反应。② 长期应用可引起二重感染。③ 牙釉质或骨骼发育不良。④ 肝、肾损害。⑤ 过敏反应,如药物热、皮疹等。

（5）注意事项

① 孕妇、婴幼儿及儿童均不宜使用。② 肝、肾功能减退者慎用。③ 不宜与钙盐或铝盐等同时服用。

（6）制剂规格

① 片剂:0.25 g。② 胶囊剂:0.25 g。③ 注射剂:0.5 g。④ 软膏:10 g(含四环素 300 mg)。⑤ 眼膏:2 g(含四环素 100 mg)。⑥ 四环素可的松眼膏:2 g(含四环素 5 mg)。

2. 多西环素（Doxycycline）

（1）其他名称

长效土霉素/强力霉素/脱氧土霉素/福多力/伟霸霉素/多西霉素/去氧土霉素

（2）药理作用

抗菌谱和四环素相似,但抗菌作用强于四环素,对四环素耐药的金黄色葡萄球菌有效。

口服吸收好,不受食物影响,全身广泛分布,脑脊液中浓度较高。药物大部分经胆汁排入肠腔形成肝肠循环,$t_{1/2}$ 长达 20 h。大部分药物经肠随粪便排泄,仅少部分经肾排出。故肾功能减退时仍可应用。

（3）临床应用

用于敏感菌所致的呼吸道感染如老年慢性气管炎、肺炎、麻疹肺炎及泌尿道和胆道感染的治疗。

（4）用法用量

口服。首剂 0.2 g,以后每次 0.1 g,1～2 次/日。8 岁以上儿童,首剂 4 mg/kg;以后每次 2～4 mg/kg,1～2 次/日。疗程一般为 3～7 日。

（5）不良反应

常见为胃肠道反应,皮疹及二重感染少见。

（6）注意事项

8 岁以下小儿、孕妇及哺乳期妇女禁用。

（7）制剂规格

① 片剂:0.05 g,0.1 g。② 胶囊剂:0.1 g。

3. 米诺环素（Minocycline）

（1）其他名称

盐酸二甲胺四环素/美力舒/美满霉素/美诺星/美侬/诺刻治/长效四环素

（2）药理作用

米诺环素的抗菌活性比四环素强 2～4 倍,对耐四环素菌株也有良好抗菌作用。对革兰阳性菌的作用强于革兰阴性菌,尤其对葡萄球菌的作用更强。对肺炎支原体、沙眼衣原体和立克次体等也有较好抑制作用。脂溶性明显高于其他四环素类,不仅抗菌活性进一步被增强,而且口服吸收迅速而完全,吸收率几乎达到 100%。本品吸收不受牛奶等食物的影响,但能与抗酸药及含有铁离子、铝离子、钙离子等阳离子的药物形成络合物,而降低其口服吸收率。口服后 2～3 h 达血药峰浓度,有效治疗浓度可维持 12 h 以上,口服和注射能达相同血药浓度。组织渗透性比多西环素还好,在肝、胆、肺、扁桃体、泪液及痰液等均能达有效治疗浓度。特别是对前列腺组织和唾液穿透性更好,能进入乳汁、羊水和脊髓,也在中枢神经系统达到较高浓度,这可能是其引起前庭耳毒性的原因。米诺环素在体内很少代谢,34%服用量经肝肠循环由粪便排出,尿排出量仅为 5%～10%,系四环素类中最低者,故肾、肝功能损害对本品应用无影响。$t_{1/2}$ 为 14～18 h,肾功能衰竭时 $t_{1/2}$ 略有延长,但会增加药物由胆汁的排出,其在胆汁的浓度高于血药浓度。

（3）临床应用

在治疗上述敏感菌所致的各种感染时,米诺环素常作为四环素类中的首选药物。此外,还用于沙眼衣原体所致的非淋菌性尿道炎、奴卡菌病和酒渣鼻等,因为米诺环素极易穿透皮肤,特别适合于治疗痤疮。

（4）用法用量

口服:成人一般首剂 200 mg,以后每 12 h 服用 100 mg,或在首剂后每 6 h 服用 50 mg。8 岁以上儿童,每 12 h 服用 50 mg。

（5）不良反应

典型不良反应为前庭功能改变,引起眩晕、耳鸣、恶心、呕吐、共济失调等,给药后可很快出现,女性多于男性,老年人多于年轻人,12%～52%的患者可因反应严重而被迫停药,停药后 24～48 h 后可以恢复。长期服药者还可出现肤色色素沉着,需停药后数月才能消退。

（6）制剂规格

片剂:100 mg。

六、大环内酯类

大环内酯类抗生素是由链霉素产生的一类碱性抗生素,其分子中含有 1 个 14 元或 16 元大环内酯结构。特点有抗菌谱较窄,细菌对不同品种有不完全交叉耐药性;在碱性环境中抗菌活性较强;除酯化物外,口服不耐酸;组织浓度高于血浓度,不易透过血脑屏障;主要经胆道排泄,毒性低等特点。本类抗生素为速效抑菌剂,一般不用于严重的感染

治疗,只适用于轻、中度感染。近年上市的一些新大环内酯类抗生素,如罗红霉素、阿奇霉素、克拉霉素等,具有比红霉素更广的抗菌谱,更强的抗菌活性,半衰期长、趋组织性好的优点,已受到临床的广泛注意。

1. 红霉素（Erythromycin）

（1）药理作用

对金黄色葡萄球菌(包括产酶株)、表皮葡萄球菌、肺炎球菌、各组链球菌和革兰阳性杆菌具有强大抗菌活性;脑膜炎球菌、流感杆菌、百日咳杆菌、布鲁菌属等革兰阴性杆菌对本品敏感。除脆弱类杆菌和梭杆菌外,对各种厌氧菌有一定抗菌活性。此外,对军团菌属、某些螺旋体、肺炎支原体、立克次体属和衣原体也有抑制作用。其作用机制是与细菌核蛋白体的 50S 亚基结合,抑制细菌蛋白质的合成。由于本品应用广泛,细菌耐药性已明显增加。

本品空腹口服肠溶片 250 mg 后,药物在十二指肠内溶解吸收,血药峰浓度于 3～4 h 到达,平均为 0.3 mg/L。蛋白结合率为 44%～78%。体内分布广,胆汁中浓度可为血药浓度的 30 倍,但难透过正常的血脑屏障。$t_{1/2}$ 为 1.2～4 h,主要经胆汁排泄,部分在肠道中重吸收。约有 10%～15%以原形经尿排泄。

（2）临床应用

主要用于敏感菌所引起各种感染的治疗。如扁桃体炎、肺炎、猩红热、丹毒和眼、耳、鼻、喉感染。临床上常用红霉素作为对青霉素过敏者的替代药物。

（3）用法用量

① 成人:1.2～2.0 g/d。② 儿童:每日 30～50 mg/kg,分 3～4 次服用。本品以空腹口服较佳,肝功能和肾功能障碍者应减量。

（4）不良反应

① 常见为胃肠道反应,如恶心、呕吐、腹胀、腹

泻。② 少数可出现药物热、荨麻疹等过敏反应。③ 可致碱性磷酸酶、胆红素、谷丙转氨酶和谷草转氨酶升高。

（5）注意事项

① 本品可渗入乳汁及透过胎盘屏障，故孕妇及哺乳期妇女慎用。② 严格按医嘱用药，以确保其疗效。③ 口服红霉素肠溶片时，应整片吞服，以免遭胃酸破坏。④ 红霉素可使茶碱、卡马西平、华法林等药物的作用加强，合用时须加注意。

（6）制剂规格

① 片剂（肠溶）：0.1 g、0.125 g、0.2 g、0.25 g。② 眼膏剂：0.5%、1%。③ 软膏剂：1%。④ 栓剂：0.1 g、0.2 g。

2. 阿奇霉素（Azithromycin）

（1）其他名称

阿红霉素/阿齐红霉素/阿泽红霉素/氮红霉素/明齐欣/舒美特/泰力特/维宏/威宏/希舒美/爱米琦/澳立平/费舒美/芙琦星/君迪/丽珠奇乐/派奇/齐迈宁/齐迈星/欣匹特/抒罗康/通达霉素/信达康/雅瑞/因培康

（2）药理作用

抗菌谱与红霉素相近，抗菌活性较强。对流感嗜血杆菌、淋球菌的作用比红霉素强 4 倍；较军团菌强 2 倍；对绝大多数革兰阴性菌的 MIC $<$ 1 μg/ml。通过作用于 50S 核糖体亚单位而抑制细菌蛋白质的合成发挥抗菌作用。

本品口服生物利用度高，$t_{1/2}$ 长，为 40～50 h，组织中浓度明显高于血液中浓度。

（3）临床应用

主要用于呼吸道、皮肤、软组织及泌尿生殖系统的感染。

（4）用法用量

① 成人：首日剂量 500 mg，以后每日 250 mg，1 次/日。② 儿童：10 mg/kg，连服 3 日。

（5）不良反应

主要为恶心、呕吐、腹痛、腹泻等胃肠道反应。偶见皮肤过敏反应。

（6）注意事项

肝功能不全者应慎用。妊娠期及哺乳期妇女不宜使用。

（7）制剂规格

片剂（薄膜包衣片）：150 mg。

3. 克拉霉素（Clarithromycin）

（1）其他名称

克红霉素/甲红霉素/甲氧基红霉素/甲力/卡斯迈欣/克拉仙/莱欣/利迈先/圣诺得

（2）药理作用

为新一代 14 元半合成的大环内酯类抗生素。抗菌谱与红霉素相似，抗菌活性较强。对大多数革兰阳性菌、革兰阴性菌及厌氧菌有效。对肺炎球菌、流感嗜血杆菌、卡他布兰汉菌、嗜肺军团菌的抗菌活性较罗红霉素、阿奇霉素要强 2～4 倍。对化脓性链球菌、百日咳杆菌、幽门螺旋菌、包氏螺旋体、嗜肺军团菌、沙眼衣原体、鸟型结合分支杆菌的抗菌活性是大环内酯类抗生素中最强的。

口服迅速吸收，2 h 后血药浓度达峰值，生物利用度为 55%。全身广泛分布，组织渗透性强。主要经肝脏代谢，其代谢产物 14 -羟克拉霉素亦具有较强抗菌活性，与克拉霉素联合对流感嗜血杆菌及其他病原菌产生协同或相加作用。主要经肾脏排泄，30%～40% 以原形或活性代谢产物经肾排泄。$t_{1/2}$ 为 3.5 h。

（3）临床应用

用于敏感菌所引起的呼吸道感染、泌尿道感染和皮肤软组织感染的治疗。本品与阿莫西林、奥美拉唑三联疗法，能有效治疗幽门螺旋杆菌引起的胃、十二指肠溃疡。

（4）用法用量

成人每次 250 mg，12 小时/次，严重者可增至每次 500 mg。

（5）不良反应

发生率低,可有胃肠不适、头痛、皮疹等。转氨酶可暂时性增高。

（6）注意事项

孕妇及对大环内酯类过敏者禁用。

（7）制剂规格

片剂：250 mg。

七、林可霉素和克林霉素

1. 林可霉素（Lincomycin）

（1）其他名称

洁霉素/林肯霉素/丽可胜/Mycivin/Albiotic/Cillimicina

（2）抗菌作用

本品能抑制大多数革兰阳性菌和某些厌氧的革兰阴性菌。对革兰阴性菌的抗菌作用类似红霉素,敏感菌包括肺炎链球菌、化脓性链球菌、绿色链球菌、金黄色葡萄球菌、白喉杆菌、双歧杆菌、消化链球菌、多数消化球菌、产氧荚膜杆菌、破伤风杆菌及某些防线菌数个。葡萄球菌对本品可缓慢的产生耐药性。抗菌机制与红霉素相同,两药作用部位相同,能互相竞争结合部位呈现相互拮抗。

（3）体内过程

口服单剂胃肠道吸收约 $20\%\sim35\%$。一次口服 0.5 g,于 $2\sim4$ h 达血药峰浓度 $1\sim6$ mg/L,12 h 后仍可测得。食物可减少吸收约 50%。肌注 0.6 g,血药峰浓度于 $1\sim2$ h 达到 $8\sim12$ mg/L,24 h 后仍有 1 mg/L。静滴 0.3 g 或 0.6 g（2 h）,结束时血药浓度分别达到 10 mg/L 与 16 mg/L,$t_{1/2}$ 为 $4\sim4.5$ h。药物广泛分布于脏器各组织,在唾液、痰液等组织和关节中可达有效浓度,并可透过胎盘和乳汁排泄,但不能透过正常脑膜。

（4）不良反应

可引起消化道反应,如恶心、呕吐、腹泻。后者

可能与药物刺激或肠道菌群失调有关,也可能属于难辨梭菌大量繁殖、产生外毒素引起的假膜性肠炎,此时可给口服万古霉素或甲硝唑。本品腹泻发生率可达 $10\%\sim15\%$。

（5）用法用量

① 成人口服 $0.25\sim0.5$ g,$3\sim4$ 次/日。② 肌注或静脉滴注,后者应溶于 $100\sim200$ ml 输液内,滴注 $1\sim2$ h,每 $8\sim12$ h 1 次。常用量为 $0.6\sim1.2$ g/d,严重感染者为 $1.2\sim2.4$ g/d,均分为 $2\sim3$ 次给予。

（6）制剂规格

① 片剂：0.25 g,0.5 g。② 胶囊剂：0.25 g,0.5 g。③ 注射片剂：0.6 g：2 ml,0.2 g：1 ml。

2. 克林霉素（Clindamycin）

（1）其他名称

氯洁霉素/氯林可霉素/氯林霉素/克林霉素磷酸酯/达林/克林美/力派/特丽仙/正安达琳

（2）药理作用

本品抗菌谱与林可霉素相同,但抗菌活性更强,约为林可霉素的 $4\sim8$ 倍。细菌对两药有交叉耐药性。本品与庆大霉素或卡那霉素联合对葡萄球菌属、链球菌属等革兰阳性菌常呈协同作用。林可霉素类的抗菌谱比红霉素窄,所有对红霉素敏感的革兰阴性的脑膜炎球菌、淋球菌、流感杆菌等均对本类耐药。

（3）体内过程

本品口服吸收明显优于林可霉素,其口服生物利用度达 87%。口服本品 0.15 g 后于 1 h 血药峰浓度为 2.5 mg/L。服 0.3 g 与 0.6 g,血药峰浓度分别为 4 mg/L 与 8 mg/L,$t_{1/2}$ 为 2.5 h。食物不影响药物吸收,但速度减慢。克林霉素在体内分布广泛,但不透入正常脑膜,此情况与林可霉素相仿。药物经肝代谢灭活,其代谢物为 N-去甲基克林霉素与克林霉素亚砜,经尿与胆汁排泄,约 10% 以原形经尿排泄,粪便排泄为 4%。停药后在粪便中抑

菌活性可持续 5 天,在大肠中本品对敏感菌的抑制可达 2 周。本品血清蛋白结合率为 93.6%。

(4) 临床应用

主要用于厌氧菌,包括脆弱类杆菌、产气荚膜杆菌、放线菌等引起的腹腔和妇科感染,也用于敏感的革兰阳性菌引起的呼吸道关节和软组织、骨组织、胆道等感染及败血症、心内膜炎等。本品是金黄色葡萄球菌所致骨髓炎的首选药。

(5) 用法用量

① 成人重症感染:每次 0.15~0.3 g,必要时可增至每次 0.45 g,3~4 次/日。② 儿童重症感染:每日 8~16 mg/kg,必要时增至每日 20 mg/kg,分 2~3 次给予。

(6) 不良反应

基本同林可霉素,但本品腹泻发生率仅约 4%,明显低于林可霉素,但曾有严重假膜性肠炎致死报告。此外,偶见皮疹、瘙痒、药热、一过性粒细胞减少、血小板减少和嗜酸性粒细胞增多等。

(7) 制剂规格

胶囊剂:0.075 g,0.15 g。

八、多肽类

多肽类抗生素包括万古霉素、去甲万古霉素、替考拉宁、多黏菌素类、杆菌肽等。目前后两者渐被其他药物取代,主要作局部用药,临床常用的主要为前三者。

多肽类抗生素属杀菌剂,其抗菌普窄,但具独特的抗菌作用,且细菌一般不易产生耐药性,长期用于敏感菌所致的感染,包括严重感染、院内感染、耐药菌感染、免疫缺陷者感染,其疗效确切,是抗感染疗法的重要药物。然而,大多数品种的毒性较突出,尤以肾毒性为显著,故临床适应证严格,一般不作为首选药。

1. 万古霉素(Vancomycin)

(1) 其他名称

稳可信/凡可霉素

(2) 药理作用

对多数革兰阳性菌包括耐 β-内酰胺类抗生素的菌株有杀菌作用,抑制肠球菌属生长,抑制细菌细胞壁的合成,其作用部位与青霉素类和头孢菌素类不同。

(3) 体内过程

口服不吸收,静脉滴注吸收后可广泛分布于全身大多数组织和体液内,在血清、心包、腹膜、腹水和滑膜中可达有效浓度,胆汁、脑脊液中浓度较低,可通过胎盘。尿中浓度较高,血液透析或腹膜透析不能有效地清除本品。

(4) 临床应用

本品静脉滴注适用于葡萄球菌属所致心内膜炎、骨髓炎、肺炎、败血症或软组织感染,也用于对青霉素过敏者的肠球菌心内膜炎,棒状杆菌属心内膜炎的治疗。口服用于假膜性结肠炎的治疗。

(5) 用法用量

全身感染每 6 h 静脉滴注 7.5 mg/kg,或每 12 h 静滴 15 mg/kg。

(6) 不良反应

① 耳毒性:本品可引起听力减退,甚至耳聋。肾功能正常者给予常规量的本品,较少发生耳毒性。高浓度本品可引起耳毒性,浓度超过 40 mg/L 可出现短暂性耳鸣或听力减退。浓度超过 80 mg/L 且持续数日,则可引起耳聋。② 肾毒性:主要累及肾小管。轻者表现为蛋白尿和管型尿,重者表现为血尿、少尿、氮质血症甚至尿毒症,少数可引起间质肾炎。③ 变态反应:偶可引起皮疹、药物热、皮肤瘙痒等症状。④ 口服本品时,可出现恶心、呕吐和口腔异味感。

(7) 禁忌证

对本品过敏者,听神经障碍和肾功能不全者禁用。

(8) 注意事项

① 避免大剂量、长时间应用本品，以免引起听力减退和肾毒性。② 本品与氨基糖苷类抗生素或襻利尿剂合用，可加重其毒性。③ 新生儿，早产儿，老年人，肾功能不全和原有耳、肾疾病的患者慎用本品。④ 有条件者，应做本品的血药浓度监测，血药浓度宜控制在 5～30 mg/L。

(9) 制剂规格

粉针剂：0.5 g。

2. 去甲万古霉素（Norvancomycin）

(1) 其他名称

万迅

(2) 药理作用

本品作用于细胞壁，抑制蛋白质的合成，抗菌谱较窄，对革兰阳性球菌、革兰阳性杆菌及梭状芽孢杆菌均有强大的抗菌活性。

(3) 体内过程

本品口服吸收不良，静脉滴注后可广泛分布于全身大多数组织和体液内，在心包、腹膜、腹水和滑膜中可达有效浓度，胆汁、脑脊液中浓度较低，可通过胎盘。尿中浓度较高，正常情况下不易通过血-脑屏障，血液透析或腹膜透析不能有效地清除本品。

(4) 临床应用

本品静脉滴注适用于葡萄球菌属所致心内膜炎、骨髓炎、肺炎、败血症或软组织感染，也用于对青霉素过敏者的肠球菌心内膜炎、棒状杆菌属心内膜炎的治疗，包括由对甲氧西林青霉素耐药的金黄色葡萄球菌属和表皮葡萄球菌属等引起的各种严重感染，口服用于假膜性结肠炎的治疗。

(5) 用法用量

① 静脉滴注：成人每日 0.8～1.6 g，分 2 次滴注；儿童每日 16～24 mg/kg，分 2 次滴注。② 口服（仅限于假膜性肠炎）：成人每日 1.6 g，分 4 次口服，儿童每日 50 mg/kg，分 4 次服。0.4 g 去甲万古霉素相当于 0.5 g 万古霉素。

(6) 不良反应

① 耳毒性：本品可引起听力减退，甚至耳聋，肾功能正常者给予常规量的本品较少发生耳毒性。高浓度本品可引起耳毒性，浓度超过 40 mg/L 可出现短暂性耳鸣或听力减退，浓度超过 80 mg/L 且持续数日，则可引起耳聋。② 肾毒性：主要累及肾小管，轻者表现为蛋白尿和管型尿，重者表现为血尿、少尿、氮质血症甚至尿毒性，少数可引起间质肾炎。③ 变态反应：偶可引起皮疹、药物热、皮肤瘙痒等症状。④ 口服本品时，可出现恶心、呕吐和口腔异味感。

(7) 禁忌证

对本品和其他氨基糖苷类抗生素过敏者，听神经障碍和肾功能不全者。

(8) 注意事项

避免大剂量、长时间应用，以免引起听力减退和肾毒性，本品与氨基糖苷类抗生素或襻利尿剂合用，可加重其毒性。新生儿、早产儿、老年人、肾功能不全和原有耳、肾疾病的患者慎用本品。有条件者应做本品的血药浓度监测。应严格掌握适应证，避免滥用，不可与氨基糖苷类抗生素联用，治疗假膜性肠炎时宜采用口服给药。

(9) 制剂规格

粉针剂：0.4 g。

3. 替考拉宁（Teicoplanin）

(1) 其他名称

太古霉素/壁霉素/他格适

(2) 药理作用

本品与细菌接触后很快进入细胞膜内与细胞壁黏肽合成的前体，UDP-N-乙酰壁氨酸所接 5 肽的最后两个氨基酸形成的二肽相连接，形成一个复合物，使胞壁黏肽所必需的基本结构双糖十肽不能按要求运送至胞壁合成部位，从而阻断细菌细胞壁的合成，这种复合物堆积在细胞内，使细菌细胞壁和膜的完整性遭到破坏，导致细菌的死亡。本品对 MRSA 和 MRSE 的 MIC90 为 0.15 ～ 2.99 mg/L,与万古霉素相似。对于肠球菌 MIC90 为0.36～0.9 mg/L,比万古霉素低 2～4 倍。一些对万古霉素耐药的肠球菌仍对本品敏感,本品对革兰阳性菌,特别是对耐甲氧西林金黄色葡萄球菌(MRSA)、耐甲氧西林的表皮葡萄球菌(MRSE)和肠球菌有强大的抗菌活性。

(3) 体内过程

本品在胃肠道吸收较少,肌内注射吸收良好,与静脉注射几乎无差别,静脉注射本品6～15 mg/kg后稳态时表观分布容积大约为 0.8～1.6 L/kg,在乳腺、心肌、伤口渗出液的量很少。本品的血浆蛋白结合率为90%,主要结合蛋白为白蛋白,本品在体内很少代谢,主要以原形经肾脏排出,静脉用药3～12 mg/kg 后的 $t_{1/2}$ 为 155～168 h,肌注 6 mg/kg 后的 $t_{1/2}$ 为 183 h,本品的血药浓度、肾脏和体内总清除率与肌酐清除率有关,但不能通过血液透析从体内清除。肾功能不全者其半衰期延长。

(4) 临床应用

适用于治疗由耐青霉素的革兰阳性菌引起的软组织感染,或对 β-内酰胺类抗生素过敏患者的严重感染,如菌血症和心内膜炎,皮肤和软组织感染,下呼吸道感染,白细胞减少患者的感染等,可作为万古霉素和甲硝唑的替代药,用于由难辨梭菌引起的假膜性肠炎的治疗,也可用于 β-内酰胺类抗生素过敏患者的感染性心内膜炎和外科预防用药。尤适合耐万古霉素的着色类杆菌引起的各种感染的治疗。

(5) 用法用量

静脉注射或肌内注射:肾功能正常的成年人和老年人,中度感染时,先给予首剂负荷量400 mg 静脉注射,然后给予维持量每日 200 mg 静脉或肌内注射,严重感染(如败血症或心内膜炎等)时,则应先每 12 h 给予本品 400 mg,3 次后,每日 1 次静脉或肌内注射本品 400 mg 作为维持量。

2 个月以上的婴儿,中度感染时,首先每 12 h 给予 10 mg/kg 3 次后,每日给予 6 mg/kg 的维持量静脉或肌内注射,严重感染或中性粒细胞缺乏患者,3 次负荷剂量同上,维持量每日 10 mg/kg 静脉或肌内注射。

对肾功能不全的成年人和老年人,前 3 日仍按常规剂量用药,第 4 日开始根据肾功能情况调整剂量,最好能监测血药浓度。

(6) 不良反应

不良反应(尤其是肾毒性)比万古霉素少,约 6%～13%。最常见的反应为注射部位疼痛(2.8%)与皮疹(2.4%)。暂时性肝功能异常约占 2%,但耳毒性、肾毒性少见,一般轻微而短暂,不需要中断治疗。较少发生"红人综合征",不良反应的发生与患者的年龄和药物剂量(在每日 20 mg/kg 范围内)无明显关系,其不良反应主要为皮疹、皮肤瘙痒、疼痛、发热、耳毒性、心动过速、头痛、肝功能异常、肾功能异常等,偶见支气管痉挛,与万古霉素有交叉过敏反应。

(7) 禁忌证

对本品过敏者禁用。

(8) 注意事项

本品与万古霉素一样,杀菌作用慢,并与药物浓度有关。

(9) 制剂规格

注射剂:200 mg,400 mg。

第二节 合成抗菌药物

合成抗菌药物是指完全由人工合成的具有抗菌作用的化学物质。根据其化学结构的不同可分为磺胺类、喹喏酮类和硝基咪唑类。

一、磺胺类药物

磺胺类药物(sulfonamides)是化学合成上市最早的一类抗菌药。其分子中均含有氨苯磺胺的基本结构。此类药物因具有抗菌谱较广、口服吸收快或不吸收、性质稳定、不易变性、价格低廉等优点而在临床应用广泛。特别是磺胺增效剂——甲氧苄啶的问世,显著提高了磺胺类药物的抗菌效能,使其在抗细菌感染治疗中仍占有重要地位。

(一)分类

磺胺药可分为口服易吸收、口服不易吸收及局部用药三类。口服易吸收者用于治疗各系统感染;口服不易吸收者仅用于治疗肠道感染;局部用药磺胺作为皮肤黏膜感染的外用药物。

口服易吸收磺胺根据其在体内药效持续时间的长短又分为短效、中效和长效 3 种:① 短效磺胺:一次给药后有效药物浓度可维持 $4\sim8$ h,$t_{1/2}<8$ h。如磺胺噻唑、磺胺异噁唑。② 中效磺胺:一次给药后有效药物浓度维持 $10\sim24$ h,$t_{1/2}$ 约为 $10\sim15$ h,如磺胺甲噁唑、磺胺嘧啶,皆为目前临床主要应用品种。③ 长效磺胺:其有效药物浓度维持时间及 $t_{1/2}$ 均达 24 h 以上,如磺胺多辛、磺胺甲氧嘧啶。

(二)临床用药

1. 复方磺胺甲噁唑(Sulfamethoxazole complex)

(1) 其他名称
复方新诺明

(2) 约理作用
为磺胺甲噁唑(SMZ)与甲氧苄啶(TMP)的复方制剂。本品对大肠杆菌、变形杆菌、奇异变形杆菌、克雷伯菌属、莫根杆菌、志贺菌属、伤寒杆菌、流感杆菌、金黄色葡萄球菌均有良好的抗菌作用。本品所含 SMZ 和 TMP 有协同抗菌作用。SMZ 抑制二氢叶酸合成酶,TMP 抑制二氢叶酸还原酶,使细菌的叶酸代谢受到双重阻断,从而发挥较强的抑菌和杀菌作用。

(3) 体内过程
本品吸收进入体内后,SMZ 和 TMP 在血液中浓度之比为 20∶1,尿药浓度之比为 $1∶1\sim5∶1$ 不等。24 h 内自尿中排出给药量的 50%。

(4) 临床应用
① 用于治疗急性单纯性尿路感染,疗效佳。用法:成人口服,每次 2 片,2 次/日,可连服 10 天;小儿每日用量为 40 mg/kg(SMZ)＋8 mg/kg(TMP),2 次/日。② 预防尿路感染的反复发作。用法:睡前排空膀胱后,顿服本品 $0.5\sim1$ 片,或 $3\sim4$ 倍于本剂量,每周 $1\sim2$ 次,连服 $3\sim6$ 个月。③ 呼吸道感染的治疗,特别是对慢性支气管炎的急性发作有较好疗效。用法:口服,3 片/次,2 次/日或 2 片/次,3 次/日。老年或肾功能较差者应酌情减量,疗程为 $10\sim14$ 天。④ 用于敏感所致伤寒、副伤寒以及其他沙门菌属等引起的感染。用法:口服,2 次/日,2 片/次,疗程为 $2\sim3$ 周。

(5) 不良反应
主要表现为 SMZ 和 TMP 所致的不良反应:① 胃肠道反应:恶心、呕吐或头晕、眩晕、乏力等神经精神症状。② 过敏反应:如药疹、剥脱性皮炎、渗出性多型红斑等。③ 肝肾功能损害。④ 血液系统反应:如粒细胞减少或缺乏、贫血、血小板减少、溶血性贫血、蛋白尿。⑤ 高胆红素血症和新生儿核黄疸。

(6) 注意事项
① 妊娠、哺乳期妇女禁用。② 肝肾功能下降者不宜用。③ 早产儿及新生儿不宜用。④ 与呋喃

苯胺酸、砜类、噻嗪类利尿药、磺脲类、碳酸酐酶抑制剂之间可发生交叉过敏反应。⑤ 本品与口服抗凝药、口服降糖药、甲氨蝶呤、苯妥英钠、硫喷妥钠同用时，可取代这些药物的蛋白结合部位或抑制其代谢，使药物血浓度增高，作用时间延长而产生毒副反应，故应避免同时应用。

（7）制剂规格

① 片剂：每片含 SMZ 0.4 g，TMP 0.08 g。
② 注射剂：每支 2 ml，含 SMZ 0.4 g，TMP 0.08 g。

二、喹诺酮类

（一）分类

喹诺酮类（quinolones）又称吡啶酮酸类，其分子中均含有吡啶酮的基本结构。根据药物的上市时间、抗菌活性和药物动力学特点，将此类药物分为四代。① 第一代：抗菌谱窄，仅对少数革兰阴性杆菌有效，且细菌易产生耐药性，不良反应多见，临床已被淘汰，如萘啶酸。② 第二代：抗菌谱有所扩大，抗菌活性亦有提高，不良反应少见，多用于尿路和肠道感染的治疗，如吡哌酸。此类药物不良反应仍较大，故目前除吡哌酸偶用外，其他已淘汰。③ 第三代：为 20 世纪 80 年代以来合成的，抗菌谱较广，抗菌活性高，含氟喹诺酮类衍生物。对多数革兰阴性杆菌有强大抗菌作用，细菌耐药性极少，口服吸收好，组织和体液中药物浓度高，不良反应轻微，在临床治疗中占有主导地位，如诺氟沙星、依诺沙星、氧氟沙星、环丙沙星等。④ 第四代：新氟喹诺酮类药物，结构中有新型的 8-甲氧氟喹诺酮。甲氧基的引入有助于加强抗厌氧菌活性，而 C-7 位上的氮双环结构则加强抗革兰阳性菌活性，并保持了原来抗革兰阴性菌的活性，对厌氧菌、军团菌、支原体、衣原体亦有较强作用。具有吸收快、体内分布广、血药 $t_{1/2}$ 长，不良反应更小的特点。现已上市应用的品种有斯帕沙星、克林沙星、莫西沙星、加

替沙星等。喹诺酮类药物可能影响儿童骨骼生长发育，故 18 周岁以下患者应避免使用。

（二）临床用药

1. 氧氟沙星（Ofloxacin）

（1）其他名称

氟嗪酸/泰利必妥/奥氟哌酸/奥复星/泰利得/盖洛仙/康泰必妥/赞诺欣/竹安新

（2）药理作用

为第三代喹诺酮类药物。本品对葡萄球菌、链球菌、肺炎链球菌、淋球菌、大肠杆菌、枸橼酸杆菌、志贺杆菌、肺炎克雷伯杆菌、肠杆菌属、沙雷杆菌属、变形杆菌、流感嗜血杆菌、不动杆菌、螺旋杆菌等有较好的抗菌作用。对部分厌氧菌、绿脓杆菌、沙眼衣原体、肺炎支原体有一定的抗微生物活性。对革兰阴性杆菌（需氧菌）的抗菌活性高于诺氟沙星、依诺沙星、培氟沙星，但较环丙沙星略差。

（3）体内过程

口服吸收好，体内分布广泛。口服 400 mg，达峰时间为 2～3 h，血药浓度为 5～6 mg/L，$t_{1/2}$ 为 5～7 h。主要经肾排泄，24 h 内给药量的 70%～80% 自尿中以药物原形排出。胆汁中药物浓度约为血药浓度的 7 倍。

（4）临床应用

主要用于敏感菌所致的呼吸道、泌尿道、皮肤及软组织、胆道、耳、鼻、喉等感染的治疗。

（5）用法用量

口服，每日 200～600 mg，分 2 次服用。可根据病情适当调整剂量。

（6）不良反应

① 胃肠道反应：恶心、呕吐、腹胀、腹泻等。② 神经系统反应：头痛、头晕、失眠等。③ 变态反应：皮疹、瘙痒等。

（7）注意事项

① 肾功能障碍者慎用。② 孕妇及哺乳期妇女

禁用。

（8）制剂规格

片剂：0.1 g。

2. 环丙沙星（Ciprofloxacin）

（1）其他名称

环丙氟沙星/环丙氟嗪酸/喹诺仙/特美力/西普乐/悉复欣/丽珠环丙/适谱灵

（2）药理作用

抗菌谱广，抗菌活性强于其他喹喏酮类。对革兰阴性肠杆菌科细菌有极强抗菌活性。对淋球菌、链球菌、军团菌、金黄色葡萄球菌、脆弱拟杆菌亦有良好的抗菌作用。

（3）体内过程

口服可吸收，生物利用度约为 52%，体内分布广。服药后 1.5 h 血药浓度达峰值。$t_{1/2}$ 为 3～5 h。主要经肾排泄，部分由肠道粪便排出。

（4）临床应用

适用于敏感菌所引起的呼吸道、泌尿道、消化道、胆道、皮肤与软组织、腹腔、耳、鼻、喉感染及败血症等的治疗。

（5）用法用量

① 口服：成人每次 250～500 mg，2 次/日。② 静脉滴注：每次 100～200 mg，2 次/日。预先用等渗氯化钠或葡萄糖注射液稀释，滴注时间不少于 30 min。

（6）不良反应

偶见恶心、呕吐、腹泻、腹痛、眩晕、头痛、皮疹等。症状轻微，停药后可消失。

（7）注意事项

① 孕妇、哺乳期妇女及未成年者不宜使用。② 避免与抗酸药物、氨茶碱等同服。

（8）制剂规格

① 片剂：0.2 g，0.25 g。② 注射剂：200 mg：100 ml

3. 洛美沙星（lomefloxacin）

（1）其他名称

罗氟沙星/洛威/欣洛威/美西肯

（2）药理作用

本品的抗菌谱类似氧氟沙星，高度敏感菌有肠杆菌科的多数菌属、奈瑟菌属及军团菌；中度敏感菌含假单胞菌属的多数菌株和不动杆菌属。而葡萄球菌属具有较强抗菌活性，对衣原体、支原体、结核分支杆菌等也有作用，但不如对革兰阴性菌和革兰阳性菌的抗菌活性高。对链球菌、肺炎链球菌、洋葱假单胞菌、支原体和厌氧菌均无效。

（3）体内过程

本品口服吸收完全，生物利用度可达 90% 以上，成人空腹口服本品 200 mg 或 400 mg 后 1 h 血药浓度峰值分别为 1.5～2.5 mg/L 和 3.0～5.2 mg/L，远较诺氟沙星和环丙沙星的血药浓度高。本品在体内分布较为广泛，胆汁中浓度可达血浓度的 4 倍以上，在支气管、肺泡和骨组织中的药物浓度与血药浓度相似或稍高。本品的血浆 $t_{1/2}\beta$ 长达 6～8 h，主要经肾脏排泄，所给药物的 70%～85% 以原形经尿排出。

（4）临床应用

① 泌尿生殖道感染、包括单纯性、复杂性尿路感染，细菌性前列腺炎，淋球菌尿道炎，宫颈炎（包括产酶株所致者）。② 呼吸道感染：由志贺菌属、沙门菌属、产肠毒素大肠埃希菌、亲水气单胞菌属、副溶血性弧菌等所致，③ 伤寒，骨和关节炎，皮肤软组织感染，败血症等全身感染。

（5）用法用量

① 口服：成人每日 400 mg，分 1～2 次服。② 静脉注射：成人每日 400 mg，分 1～2 次注射。下呼吸道感染、腹腔感染等严重病例可给予每日 600 mg，分 2 次给药。

（6）不良反应

① 胃肠道反应较为常见，可表现为腹部不适

或疼痛、腹泻、恶心、呕吐；中枢神经系统反应可有头昏，头痛，嗜睡或失眠。② 过敏反应：皮疹、皮肤瘙痒，偶可发生渗出性多型红斑及血管神经性水肿；少数患者有光敏感。③ 偶可发生癫痫发作、精神异常、烦躁不安、意识混乱、幻觉、震颤、血尿、发热、皮疹等。④ 间质性肾炎表现：静脉炎、结晶尿多见于高剂量应用时，关节疼痛，少数患者可发生血氨基转移酶升高，血尿素氮增高及周围血象白细胞降低，多属轻度，并呈一过性。

（7）注意事项

对氟喹喏酮类药物过敏者禁用。与其他喹喏酮类药物相同。

（8）制剂规格

① 片剂：100 mg，200 mg，400 mg。② 胶囊剂：100 mg。③ 注射剂：100 mg：10 ml，200 mg：10 ml。

4. 司帕沙星（Sparfloxacin）

（1）其他名称

司氟沙星/司巴乐/倍特巴沙/海正立特

（2）药理作用

本品为新型氟喹诺酮类药物，其作用机制与其他氟喹诺酮类药物相同，通过抑制 DNA 合成过程中的 DNA 促旋酶，形成喹诺酮-DNA 酶三者复合体，而起杀菌作用，对包括耐甲氧西林金黄色葡萄球菌（MRSA）和肺炎链球菌（多数氟喹诺酮类药物对其作用较弱）在内的革兰阳性菌的抗菌作用比其他氟喹诺酮类药物强，对支原体、衣原体、军团菌属、结核杆菌及非定型抗酸杆菌等病原体的作用也优于其他氟喹诺酮类药物，是氟喹诺酮类药物中抗结核杆菌活性最强的药物。体外试验中，本品对结核杆菌的 MIC 为 0.1 mg/L，为环丙沙星的 1/3，氧氟沙星的 1/10，依诺沙星的 1/30，即使是对异烟肼、氨基水杨酸、链霉素等均耐药的结核杆菌，对司帕沙星仍敏感，MIC 值仍为 0.1 mg/L，表明司氟沙星与抗结核药物之间无交叉耐药。

（3）体内过程

口服吸收良好，饮食对其吸收的影响较小，本品的生物利用度高达 92%，在体内分布广泛，在痰液、胸水、胆囊、胆汁、皮肤、前列腺、女性生殖器、乳汁、耳、鼻、喉中的药物浓度接近或超过血药浓度，在脑脊液、唾液、泪液中的药物浓度比血药浓度低。本品在脑脊液中的浓度比氧氟沙星和氟罗沙星低，但比其他氟喹诺酮类药物高，本品的血浆 $t_{1/2}$ 为 15.8～16.9 h，72 h 给药量的 40%～44.8%由尿中排出，50.9%通过肝胆排泄（存在肠肝循环，故 $t_{1/2}$ 较长），由粪便排出。严重肾功能不全时，未见本品的 C_{max} 和 AUC 的变化，但可见 t_{max} 与 $t_{1/2}$ 的延长。

（4）临床应用

由对本品敏感的病原体引起的各种感染，包括呼吸道、泌尿道、消化道、皮肤与软组织、肺结核、肺外结核感染。

（5）用法用量

口服：成人每日 100～400 mg，1 次顿服。疗程一般为 5～10 天。慢性感染时，疗程不超过 2 个月。

（6）不良反应

① 胃肠道反应：如嗳气、腹泻、纳差等；皮疹和光敏反应，约占 0.4%，与其 6 位与 8 位上有二氟取代有关。② 中枢神经系统反应：如头痛、头晕、步态不稳等，还可有心脏毒性反应，如可致 Q-Tc 间期延长，严重者可导致尖端扭转性室心动过速，偶见血清转氨酶 ALT，AST 增高。口服本品不会引起肠道菌群失调。

（7）注意事项

① 对氟喹诺酮类药物过敏者服药后应避免日光暴晒，如出现皮疹、瘙痒、水疱等光敏症状时应立即停药，并给予适当治疗。② 肝肾功能异常者应慎用或适当降低剂量，有癫痫病史或其他中枢神经系统疾病患者慎用本品。③ 可能有 Q-Tc 延长的患者（如缺血性心脏病、低钾血症、低镁血症、使用抗心律失常药物者）应慎用本品。④ 高龄者慎用

本品,必须使用时应减少剂量。⑤ 本品应避免与丙酸衍生物,含铝、镁和铁的制酸剂合用。⑥ 乳汁中本品的浓度是血药浓度的 $1.3\sim1.5$ 倍,可对新生儿和幼儿的关节软骨的发育产生影响,因此哺乳期妇女服药期间应中止哺乳。

（8）制剂规格

① 片剂：100 mg。② 胶囊剂：100 mg。

5. 左氧氟沙星（Levofloacin）

（1）其他名称

左旋氧氟沙星/可乐必妥/来立信/瑞科沙/利复星

（2）药理作用

左氧氟沙星系氧氟沙星的左旋异构体,对大多数临床分离菌的抗菌活性为氧氟沙星的 2 倍,尤其对甲氧西林敏感的葡萄球菌、溶血性链球菌、肺炎链球菌的抗菌作用强。本品对结核杆菌有一定的抗菌活性,MIC 约为 0.3 mg/L,可试用于对一线抗结核药物产生耐药性或不能耐受的结核患者。

（3）体内过程

左氧氟沙星的体内过程与氧氟沙星相仿,该药口服吸收完全,生物利用度近 100%,该药口服吸收后体内广泛分布,在扁桃体、前列腺组织、痰液、泪腺、女性生殖道组织、皮肤和唾液等组织和体液中的药物浓度与血药浓度之比约在 1.1：2.1 之间。左氧氟沙星的 $t_{1/2}$ 约为 $5.1\sim7.1$ h,主要经肾排泄,给药后 48 h 内自尿中以药物原形排出给药量的 $80\%\sim86\%$,在体内代谢甚少。另有 2% 自粪便中排出。

（4）临床应用

① 泌尿生殖道感染：包括单纯性、复杂性尿路感染,细菌性前列腺炎,淋球菌尿道炎宫颈炎（包括产酶株所致者）。② 呼吸系统感染：包括敏感革兰阴性杆菌所致支气管感染急性发作及肺部感染。③ 胃肠道细菌感染：由志贺菌属、沙门菌属、产肠

毒素大肠埃希菌、副溶血性弧菌等所致。④ 伤寒,骨和关节炎,皮肤软组织感染,败血症等全身感染。

（5）用法用量

① 成人常用量：支气管感染和肺部感染,每次 200 mg,每日 2 次,或每次 100 mg,疗程 $5\sim7$ 日;② 复杂性尿路感染：每次 200 mg,2 次/日,或每次 100 mg,2 次/日,疗程 $10\sim14$ 日。③ 细菌性前列腺炎：每次 200 mg,2 次/日,疗程 6 周。成人常用量为每日 $300\sim400$ mg,分 $2\sim3$ 次服用,如感染较重或感染病原敏感性较差,如铜绿假单胞菌等假单胞菌属细菌感染的治疗剂量亦可增至每日 600 mg,分 3 次服。

（6）不良反应

左氧氟沙星的不良反应少见而轻微,较氧氟沙星少见。主要不良反应有恶心、厌食、腹泻、胃胀感和不适感等消化道症状,还有头痛、失眠等神经性症状,以及白细胞、嗜酸性粒细胞增多,乳酸脱氢酶和转氨酶升高等临床检验值异常。偶见皮疹、皮肤红斑、过敏性血管炎等。

（7）注意事项

① 对本品及氧氟沙星过敏者、孕妇、哺乳妇女、儿童禁用。② 严重肾功能不全者或有癫痫病史者慎用,本品不宜与芬布芬等同用,老年患者应酌情减少剂量。③ 铁剂和含铝、镁的抗酸剂可使本品的吸收较少,疗效降低,应避免与本品同时使用。④ 左氧氟沙星主要自肾排出,故肾功能衰退者或老年患者应用本品时需减量。

（8）制剂规格

① 片剂：100 mg,200 mg。② 胶囊剂：100 mg,200 mg。③ 注射剂：100 mg,200 mg。

6. 曲伐沙星（trovafloxacin）

（1）药理作用

与其他氟喹诺酮类药物相同,本品明显地增强了对革兰阳性球菌和厌氧菌的抗菌活性,是喹诺酮类抗菌药物中对耐青霉素肺炎球菌抗菌活性最强

的药物之一。

（2）体内过程

$t_{1/2}$ 为 10～12 h，主要经胆汁排泄，性别和年龄不影响本品的药物代谢动力学。

（3）临床应用

主要适用于由敏感的革兰阳性球菌（特别是耐青霉素肺炎球菌）和厌氧菌引起的各种感染。

（4）用法用量

静脉滴注：做首剂用药，200～300 mg，然后口服 200 mg，1 次／日。

（5）不良反应

轻微，如关节痛和肌腱炎等。少数患者可出现严重的肝毒性。本品用药超过 2 周或再次重复使用，易出现肝损害。

（6）注意事项

对本品过敏者禁用。与其他喹诺酮类药物相同。

（7）制剂规格

片剂：100 mg，200 mg。

三、硝基咪唑类

1. 甲硝唑（Metronidazole）

（1）其他名称

甲硝哒唑／灭滴灵／麦斯特／灭滴唑／佳尔钠／佳美唑

（2）药理作用

有较好的抗滴虫和抗阿米巴原虫作用，对革兰阳性菌、阴性厌氧菌及脆弱拟杆菌有较强的杀灭作用，对需氧菌则无效。

（3）体内过程

口服吸收良好，给药后 1～2 h 血药浓度达峰值。本品体内分布广泛，可进入唾液、乳汁、肝脓肿的脓液中，亦可透过血脑屏障进入脑脊液中。$t_{1/2}$约为 6～12 h，主要经肾排泄，其 20％以原药排出，少量由皮肤及粪便排出。

（4）临床应用

① 抗阴道滴虫感染及治疗肠道、肠外阿米巴病。② 治疗各种厌氧菌引起的局部或系统感染：如腹腔、消化道、女性生殖器、下呼吸道、皮肤及软组织、骨和关节感染及牙周炎等。

（5）用法用量

治疗厌氧菌感染，口服 0.2 g～0.4 g，2～4 次／日，疗程 5～10 日，静脉滴注。首剂 15 mg/kg，维持量 7.5 mg/kg，每 8～12 h 滴注 1 次，每次 1 h。

（6）不良反应

① 消化道反应：常见有恶心、呕吐、厌食、腹痛等。② 过敏反应：有荨麻疹、皮肤瘙痒。③ 神经系统症状：有眩晕、共济失调、多发性神经炎等。④ 可引起二重感染，如假膜性肠炎。

（7）注意事项

① 本品偶尔可致严重不良反应，如严重过敏反应及神经精神症状，临床应注意观察。② 可抑制酒精代谢，故用药期间戒酒。

（8）制剂规格

① 片剂：0.2 g。② 注射剂：0.5 g：250 ml。

2. 替硝唑（Tinidazdc）

（1）其他名称

丽珠快服净／替你净／双鹤荻达／普洛施／服净／砜硝唑

（2）药理作用

为新一代 5-硝基咪唑衍生物。具有较强的抗原虫和抗厌氧菌作用。与甲硝唑相比，本品具有口服后血药浓度高，半衰期长（$t_{1/2}$ 为 12～14 h），有效浓度维持时间长等优点。

（3）临床应用

① 用于厌氧菌所致的各种感染：如腹腔、妇科的手术创口，皮肤软组织、肺部、胸部感染，牙周炎及败血症等。② 阿米巴病、阴道滴虫病、贾第虫病的治疗。

（4）用法用量

① 抗厌氧菌治疗：口服，每日 2 g，分 1～2 次服用。② 手术预防用药：术前 12 h 服 2 g，手术间或结束后输注 1.6 g。

（5）不良反应

同甲硝唑类似。

（6）注意事项

① 孕妇及哺乳期妇女禁用。② 有血液病史者及器质性神经系统疾病禁用。③ 服药期间禁酒。

（7）制剂规格

① 片剂：0.15 g，0.25 g，0.5 g。② 胶囊剂：0.2 g，0.25 g，0.5 g。

3. 奥硝唑（Ornidazole）

（1）其他名称

甲硝咪氯丙醇/氯甲硝哒唑

（2）药理作用

类似于甲硝唑，对厌氧菌、阴道滴虫、阿米巴虫和贾第鞭毛虫等有抑制或杀灭作用。

（3）体内过程

一次静脉注射，注射 15 min 后血清中的奥硝唑浓度为（24±5.2）mg/L，其 $t_{1/2}$ 为（14.1±2.7）h，清除率为（47±12）ml/min。连续用药，每天 1 g，并未发现有蓄积作用，用药期间的谷浓度（在药后 24 h 测定）仍然高于对敏感菌的 MIC。给新生儿每天静脉滴注奥硝唑 20 mg/kg，其稳态浓度平均（11.8±3.2）mg/L（7.8～17.3 mg/L），其浓度均超过大多数临床厌氧菌的 MIC。

（4）临床应用

适用于治疗蓝氏贾第鞭毛虫病、眼眶周围蜂窝织炎、预防腹部手术后感染，克隆氏病（Crohn's），也可适用于预防破伤风等引起的各种感染。

（5）用法用量

① 治疗蓝氏贾第鞭毛虫病，1 次顿服，按 40 mg/kg 服用。② 预防腹部手术后感染，在手术前 1 h 静脉注射 500 mg，随后 3 日，每日 1 g 或突出性 1 次静脉注射 1 g。③ 治疗绒毛膜羊膜炎时，可用 1 g，1 次/日，连续 5 日。新生儿每天按 20 mg/kg，1 次/日。

（6）不良反应

可引起头晕、头痛、胃肠道不适及变态反应。

（7）禁忌证

对本品过敏，妊娠早期妇女忌用。

（8）制剂规格

① 片剂：0.5 g。② 注射剂：0.5 g∶100 ml。

第三节　抗菌药物的合理应用

自 20 世纪 40 年代青霉素问世以来，抗菌药物对防治细菌等微生物感染性疾病发挥了重要作用，但抗菌药物的广泛应用不可避免地带来了药物不良反应，如毒性反应、变态反应、二重感染等。更重要的是抗菌药物的不合理使用还极易产生细菌耐药性，导致治疗失败。随着新的抗菌药物的不断上市，可供治疗选择的品种也越来越丰富，临床医师对抗菌药物的依赖性越来越高，从而使得抗菌药物滥用现象越来越普遍。而药物滥用的结果是药物不良反应和细菌耐药性愈加常见，抗菌药物使用寿命大大缩短。针对我国抗菌药物使用不合理、不规范的普遍现象，卫生部在 2004 年正式颁布实施了

《抗菌药物临床应用指导原则》。因此,作为临床医师,了解每一个抗菌药物的作用特点,掌握抗菌药物的合理使用是十分必要的。

一、抗菌药物临床应用的基本原则

(一)明确病原学诊断

病原学诊断明确是抗菌药物合理应用的前提。在病情较严重的情况下,可根据临床诊断和感染症状,选择适当的药物进行经验治疗。同时,应尽快采集标本进行细菌学检查并作药敏检测,并保留菌种以备必要时(如败血症、感染性心内膜炎、化脓性脑膜炎以及免疫缺陷者严重感染)进行血清杀菌活性检查。药敏结果对选用或换用药物具有重要参考价值。由于药敏结果与临床疗效的符合率在80%左右,因而在获知药敏结果后是否需要调整用药,仍应以临床疗效为主要依据。

(二)根据患者生理、病理、免疫等状态个体化用药

新生儿肝功能、肾功能均未发育成熟,因而对某些药物代谢酶分泌不足,血浆蛋白结合药物的能力差,游离血药浓度较高,肾脏排泄能力较低,尤其是对 β-内酰胺类及氨基糖苷类,血浆 $t_{1/2}$ 较成人长,因而新生儿用药剂量需按日龄计算。

老年人的血浆白蛋白普遍较低,肾功能随着年龄增长而日益减退,与青壮年采用同等剂量比较,老年人则易因排泄减慢、蛋白结合减少而致血药浓度增高,故应用具有肾毒性反应的氨基糖苷类时应采用较小剂量,并根据肾功能给予调整。最好进行血药浓度监测,并根据监测结果实行个体化给药。

孕妇肝脏易遭受药物损伤,四环素静脉点滴易致肝脏脂肪变性,无味红霉素(红霉素月桂酸酯)可

致胆汁淤积性黄疸。氨基糖苷类可通过胎盘进入胎儿循环,亦可在乳汁中分泌,孕妇和乳妇不宜应用或应在服药期间停止哺乳。有明确用药指征时,应选用毒性小、疗效明显、对幼儿的潜在危险较小的药物。

免疫缺陷者发生细菌性感染时,主要为比较耐药的大肠杆菌、阴沟杆菌、肺炎杆菌或绿脓杆菌等革兰阴性菌引起,应及早分离病原菌,给予强有力杀菌剂如第三代头孢菌素及亚胺培南-西司他丁(泰能)等可望控制感染。

患者对某一类或某一品种药物发生过敏时,应尽量避免再次采用。

(三)严格控制抗菌药物的使用

1. 病毒性感染和发热原因不明者不用或慎用

伤风、流感等上呼吸道感染大多为病毒所致,应用抗菌药物是无效的。发热原因不明者除非病情危急,一般不轻易应用抗菌药物,否则可使临床表现不典型,而掩盖病情、贻误诊断。抗菌药物亦不宜作为治疗性诊断措施。

2. 注意避免在皮肤、黏膜等局部应用抗菌药

局部应用易引起变态反应及细菌耐药性的产生,因而应采用主要供局部应用的药物,如杆菌肽、新霉素、磺胺醋酰钠、甲磺米隆、莫匹罗星(百多帮)等,青霉素类及头孢菌素类应避免应用。

3. 预防性与治疗性应用及联合使用抗菌药均应严格掌握适应证

预防性应用只适用于少数情况,不能对其寄予过高期望而造成药物滥用。每种抗菌药物在抗菌谱、抗菌活性、药物代谢动力学方面等各具特点,不良反应也各不相同,故选用抗菌药时必须对每类药物有充分了解,针对病原菌及患者情况用药。药物

联合治疗时应注意药物间配伍禁忌及相互作用,须有明确的指征。

（四）强调综合治疗

治疗感染性疾病一方面应针对敏感病原菌合理用药,另一方面也不能忽视人体免疫力在控制感染过程中的重要作用,过分强调药物作用而忽视人体内在因素往往导致治疗失败,因此在抗感染过程中必须注意患者的水与电解质平衡、血容量的补充、微循环的改善、原发病或局部病灶的处理等各种综合辅助治疗措施。

二、抗菌药物的预防性应用

目前,临床预防性应用抗菌药物相当普遍,约占抗菌药物总量的 $30\%\sim40\%$,其中不少情况的用药指征不强。内科领域如昏迷、休克、心力衰竭大多采用抗菌药物预防肺部并发症;外科领域中亦以抗菌药物预防发生伤口感染、气管切开者及应用激素者。近年来在外科范围预防应用抗菌药物的指征已有所扩大,但应限于术前半小时或麻醉开始后依次静脉给药。如果不论手术大小、性质,术前、术后多日多次给药,并不一定能增强预防效果,反可能增加不良反应和导致耐药菌的继发感染。如果预防用药的目的在于防止一两种特定细菌(如金黄色葡萄球菌、草绿色链球菌、大肠杆菌等)侵入人体而发生感染,则可能获得良好效果,若其目的为防止多种细菌的入侵而采用广谱抗菌药物,则往往适得其反,感染发生率未见能降低,还可能因致病菌耐药而使感染不易控制。

（一）内科领域预防用药的适应证

1. 预防风湿热复发

适用于风湿热患者、风湿性心脏病儿童及常患

链球菌咽峡炎者,宜长期应用苄星青霉素或青霉素 V 进行预防用药以清除咽部溶血性链球菌,对青霉素过敏者可换用红霉素。

2. 预防流行性脑脊髓膜炎（流脑）

在流脑流行期,对重点机构(托儿所、部队、学校)中的密切接触者及家庭中儿童用磺胺药或利福平进行预防。

3. 预防结核病

对象为与新发现排菌患者密切接触的儿童及结核菌素试验新近转阳性者,应用异烟肼对结核的预防有相当价值,疗程须 6 个月至 1 年。

4. 无症状菌尿

妊娠期女性、老年人、婴幼儿有相当比例发生无症状菌尿,多见为大肠杆菌、变形杆菌、肠球菌属等,应给予相应药物治疗以防止发展成慢性肾盂肾炎。可选药物有 SMZ-TMP、诺氟沙星等氟喹诺酮类,阿莫西林及多西环素等。

5. 其他

① 进入疟疾疫区的人群在入疫区前 2 周开始服用乙胺嘧啶与磺胺多辛的复方制剂,直至离开后继续服药 6 周以预防疟原虫感染。② 新生儿出生时应用红霉素、四环素或硝酸银滴眼以防止淋球菌和沙眼衣原体感染。③ 实验室工作人员感染布鲁菌属应立即应用四环素、链霉素、庆大霉素等相应抗菌药物。

（二）外科领域的预防用药

在外科领域中预防用药在增加手术安全性、减少术后并发症以及提高治愈率等方面有重要作用。目前认为任何术后预期感染率超过 5％的外科手术均可预防应用抗菌药物,同时强调合理的用药时

机是决定效果的关键,即必须在组织受到细菌污染后 3 h 内给药,因而最佳预防用药时机是在麻醉诱导期或作切口前半小时静脉给药。使组织受细菌污染时,其血液及组织内药物浓度已达高峰。如手术时间长,所选用的药物 $t_{1/2}$ 较短,则术中应重复给药,保证有效的血液与组织中药物浓度能覆盖手术全过程,术后用药时间应限于 24~48 h。因大肠内有大量细菌,直肠手术应采用短程术前口服联合围手术期静脉预防性用药。

外科感染占主导地位的病原菌是以大肠杆菌为主的革兰阴性肠杆菌科细菌和以脆弱类杆菌为主的无芽孢厌氧菌,其他尚有假单胞菌属、不动杆菌属、革兰阳性菌如金黄色葡萄球菌、肠球菌属等亦有相当比例,外科感染尤其是腹腔感染 50%~70% 为需氧菌与厌氧菌的混合感染,其来源多为肠道内条件致病菌,可因直接污染,也可因肠屏障(黏膜机械屏障、微生态生物屏障、肠道免疫屏障)功能受损,肠道细菌移位所致。预防用药的目的仅是防止因污染而导致可能发生的感染,因此除确系病情需要,一般应尽量少用广谱、长效的新型抗菌药物。目前常用的预防药物为第一代头孢菌素的头孢唑啉或头孢拉定,第二代中的头孢呋辛也可采用,如手术时间长可考虑采用头孢曲松。其他常用的预防药物有青霉素、哌拉西林、氨苄西林、庆大霉素、甲硝唑等。

外科领域预防用药的主要适应证有:① 颅脑手术,可应用青霉素+氯霉素或头孢噻肟。② 口咽部、颌面部、胸部手术可采用头孢唑啉或头孢呋辛或克林霉素+庆大霉素。③ 心血管手术可用头孢唑林。④ 有先天性心脏病、风湿性心脏病患者进行口腔、呼吸道、尿路手术或操作时为防止继发感染性心内膜炎,前二者可用青霉素+庆大霉素,后者可用氨苄西林+庆大霉素。⑤ 结直肠手术可于术前 2~3 天口服庆大霉素+甲硝唑,手术前静滴上述两种药物,术后连续应用 2~3 天。⑥ 胆道或低胃酸胃、十二指肠手术,可用头孢唑林或合用甲硝唑。⑦ 战伤、外伤后用青霉素预防气性坏疽。⑧ 其他如严重烧伤扩创前、人工关节置换术、骨折清创、前列腺手术等,均可采用头孢唑林或哌拉西林等进行预防用药。

必须强调的是,预防性应用时,切不可忽视严格的消毒灭菌制度和细致的无菌操作。

三、抗菌药物的治疗性应用

抗菌药物的临床应用必须有明确的适应证,亦即有较为肯定的临床诊断,最好有病原菌证实,如无实验室设备或病情危急须立即处理时,可推测最可能病原菌,进行经验治疗。

详尽的病史和体检对诊断发热性疾病极为重要,推断可能为何种病原菌感染而选用合适药物,因而必须对各类抗菌药物的抗菌谱、抗菌作用、药物代谢动力学、不良反应等有所了解。

常用抗菌药物的适应证如下:

(一)青霉素

至今仍是治疗很多感染的首选药物,如流脑、感染性心内膜炎、气性坏疽、炭疽以及除脆弱类杆菌以外的厌氧菌感染、梅毒、钩端螺旋体病、肺炎球菌和 β-溶血性链球菌感染等。如病原菌对青霉素敏感,则现有其他 β-内酰胺类抗生素均难与其媲美。

(二)头孢菌素类

第一代头孢菌素如头孢唑林、头孢氨苄、头孢拉定,主要对革兰阳性菌有作用,及产酶金黄色葡萄球菌、链球菌属及一些革兰阴性菌如大肠杆菌、奇异变形杆菌、某些沙门菌属等。中、重度感染常用头孢唑林,轻、中度感染可用头孢氨苄或头孢拉定口服。常用的第二代头孢菌素为头孢呋辛,可用于革兰阳性菌、革兰阴性菌均可能有的院外或院内感染,如脑膜炎球菌、肺炎球菌或流感杆菌及肠杆菌科细菌感染,其脑膜通透好,对肾功能影响少。第三代头孢菌素对革兰阴性菌作用强大,用于治疗耐药革兰阴性菌危重的院内感染及免疫缺陷者感染,病原可能为绿脓杆菌者应选用头孢他啶或头孢哌酮。头孢曲松和头孢哌酮胆汁浓度高,头孢噻肟、头孢他啶脑膜通透性好,可用于革兰阴性菌脑膜炎。

(三)其他β-内酰胺类

哌拉西林在半合成青霉素中对革兰阴性菌(包括绿脓杆菌)的作用仍属良好,对青霉素不过敏的革兰阴性菌感染患者,以本品与氨基糖苷类合用,效果良好。泰能的抗菌谱广,对革兰阳性菌、革兰阴性菌均有强大抗菌效能,用于严重院内感染、免疫缺陷者的感染等,一般不作为首选药物,由于其抗菌谱广,较易发生真菌二重感染。氨曲南对革兰阴性菌所产生的多种β-内酰胺酶稳定,故为对革兰阴性菌包括绿脓杆菌有效的窄谱药物。明确病原菌后采用窄谱药物可减少耐药菌株及发生二重感染的机会。

β-内酰胺类与酶抑制剂的合剂已有5种可供临床选择:氨苄西林-舒巴坦、阿莫西林-克拉维酸、替卡西林-克拉维酸主要用于产酶葡萄球菌、肠球菌属及产酶肠杆菌科细菌,对阴沟杆菌及绿脓杆菌无效。头孢哌酮-舒巴坦可增强对产酶革兰阴性菌的作用。哌拉西林-他唑巴坦可增强对哌拉西林耐药的革兰阴性菌的抗菌活性。

(四)氨基糖苷类

因具有耳毒性、肾毒性,不宜用于轻症呼吸道感染或作为尿路感染的首选药物,尤不宜在儿童

中应用。一般宜与β-内酰胺类药物联合应用,常用者为庆大霉素、阿米卡星、妥布霉素及奈替米星等。

(五)喹诺酮类

氟喹诺酮类抗菌谱广,对胞内感染病原体有效,口服吸收较完全、组织渗透性好,严重感染可静脉给药,适用于敏感菌所致呼吸道感染、尿路感染、前列腺炎及骨关节感染等,尤其对成人伤寒、伤寒带菌者、淋病有相当疗效。目前常用者为诺氟沙星、氧氟沙星、环丙沙星,近年来新品种如洛美沙星、氟罗沙星、左氟沙星、妥舒沙星及司巴沙星等在$t_{1/2}$、抗菌效能、抗菌谱等方面各有特色,受到临床瞩目。不过,本类药物细菌耐药性发展较快,偶见一些严重不良反应。儿童与孕妇不宜应用本类药物。

(六)大环内酯类

适用于轻、中度皮肤软组织感染,支原体、衣原体感染,呼吸道感染等,亦作为对青霉素过敏者的替代药物。红霉素是治疗军团病的首选药物,新衍生物克拉霉素、阿奇霉素等对流感杆菌的作用优于红霉素,与红霉素一样也用于治疗弯曲菌感染,解脲支原体等性接触疾病。

(七)四环素和氯霉素

由于耐药菌株逐年增长,应用范围已日益缩小。四环素宜用于立克次体、布鲁菌病、支原体感染等,目前所用的米诺环素及多西环素为四环素类中抗菌作用较强者。氯霉素宜用于沙门菌属(包括伤寒)感染、厌氧菌感染、立克次体病及敏感菌所致脑膜炎等。

表10-1为常见致病微生物的抗菌药物选择。

表 10-1　病原微生物与抗菌药物的选用

病　原　微　生　物	首　选　药　物	可　选　药　物
葡萄球菌属(金黄色葡萄球菌、表皮葡萄球菌)		
不产酶株	青霉素	大环内酯类、林可霉素类
产酶株	苯唑西林、氯唑西林	头孢唑林、头孢呋辛、万古霉素
甲氧西林耐药株	万古霉素	氟喹诺酮类[1]、磷霉素、利福平
链球菌属		
肺炎球菌	青霉素	头孢唑林、氨苄西林、大环内酯类
溶血性链球菌	青霉素	大环内酯类、林可霉素类
草绿色链球菌	青霉素+庆大霉素	万古霉素
肠球菌属		
粪肠球菌、屎肠球菌	氨苄西林	万古霉素、红霉素,氟喹诺酮类
奈瑟菌属		
脑膜炎球菌	青霉素	SD、氯霉素,头孢呋辛、头孢曲松、头孢哌酮
淋球菌:不产酶株	青霉素	氧氟沙星,头孢曲松
产酶株(PPNG)	氧氟沙星	大观霉素、头孢曲松
流感杆菌	氨苄西林、氯霉素	头孢呋辛、头孢曲松、氨苄西林-舒巴坦、阿莫西林-克拉维酸
嗜肺军团菌	红霉素	阿奇霉素、利福平(与红霉素合用)、氟喹诺酮类
百日咳杆菌	红霉素	氯霉素、氨苄西林、SMZ-TMP
大肠杆菌	哌拉西林、庆大霉素、氟喹诺酮类	SMZ-TMP、头孢呋辛、三代头孢菌素[2]
肺炎杆菌	头孢呋辛、三代头孢菌素	哌拉西林、氨基糖苷类,氟喹诺酮类
产气荚膜杆菌、阴沟杆菌	氨基糖苷类[3]	三代头孢菌素、氟喹诺酮类
黏质沙雷菌	哌拉西林,氨基糖苷类	三代头孢菌素、氟喹诺酮类,SMZ-TMP
变形杆菌	哌拉西林、氨基糖苷类	三代头孢菌素、氟喹诺酮类、SMZ-TMP,头孢呋辛
普罗菲登菌	哌拉西林,氨基糖苷类	三代头孢菌素、氟喹诺酮类、SMZ-TMP、头孢呋辛
伤寒杆菌	氯霉素、氨苄西林、SMZ-TMP	氧氟沙星、依诺沙星,头孢曲松
痢疾杆菌	诺氟沙星	小檗碱,SMZ-TMP
绿脓杆菌及其他假单胞菌	哌拉西林、头孢他啶	头孢哌酮、氨曲南、泰能、阿米卡星,氧氟沙星、环丙沙星
不动杆菌属		
硝酸盐阴性菌、洛菲不动杆菌	奈替米星、阿米卡星	哌拉西林、头孢他啶、氧氟沙星、环丙沙星、泰能
各型弯曲菌	红霉素	四环素、氯霉素、克林霉素、庆大霉素、氟喹诺酮类

病 原 微 生 物	首 选 药 物	可 选 药 物
幽门螺杆菌	阿莫西林	氨基糖苷类、氟喹诺酮类、呋喃唑酮
亲水气单胞菌	诺氟沙星	哌拉西林、SMZ－TMP、庆大霉素、妥布霉素
布鲁菌	四环素＋链霉素	SMZ－TMP、氟喹诺酮类
霍乱弧菌、Eltor 弧菌	四环素	多西环素、米诺环素、SMZ－TMP
卡他莫拉菌	红霉素	克拉霉素、阿奇霉素、环丙沙星、SMZ－TMP
白喉杆菌	青霉素	大环内酯类
破伤风杆菌、产气荚膜杆菌	青霉素	红霉素、头孢唑林、氯霉素、哌拉西林
难辨梭菌	万古霉素（口服）	甲硝唑
李斯特菌属	氨苄西林、阿莫西林	红霉素、氯霉素、SMZ－TMP
脆弱类杆菌	甲硝唑	氯霉素、克林霉素、头孢西丁
消化球菌、链球菌等厌氧球菌	青霉素	大环内酯类、克林霉素、氯霉素、甲硝唑
钩端螺旋体	青霉素	四环素、氯霉素
立克次体属	四环素	多西环素、米诺环素、氯霉素、阿奇霉素、克拉霉素、利福平、氟喹诺酮类
衣原体属	四环素、多西环素、米诺环素	红霉素、氧氟沙星、环丙沙星
支原体属	红霉素、克拉霉素、阿奇霉素	四环素、氧氟沙星、环丙沙星、氯霉素
白色念珠菌	酮康唑	氟康唑、伊曲康唑、两性霉素 B＋氟胞嘧啶
新型隐球菌	两性霉素 B＋氟胞嘧啶	氟康唑

注：(1) 氟喹诺酮类：诺氟沙星、依诺沙星、氧氟沙星、环丙沙星等。
　　(2) 第三代头孢菌素：头孢噻肟、头孢他啶、头孢哌酮、头孢曲松、头孢地嗪等。
　　(3) 氨基糖苷类：庆大霉素、妥布霉素、奈替米星、阿米卡星等。

四、肝、肾功能减退时抗菌药物的应用

（一）肝功能减退时抗菌药物的应用

许多抗菌药物在肝脏内进行代谢、转化、解毒清除；肝功能不全时，各种过程受到不同程度影响。

由于目前各种肝功能试验尚不能确切反映肝脏对药物的代谢清除能力，因而肝病时抗菌药物的选用及给药方案制订的依据是以肝功能减退时对该类药物的药动学影响及肝病时该类药物发生毒性反应的可能性为参考，可大致分为以下几种情况。

1. 药物主要由肝脏清除

肝功能减退时清除明显减少，但并无明显毒性反应发生。故肝病时患者仍可应用，必要时减量给

药。如红霉素(除外红霉素酯化物即无味红霉素)、克林霉素、林可霉素等。

2. 主要经肝或有相当量药物经肝清除

肝功能减退时药物清除或代谢物形成减少,导致发生毒性反应。此类药物应避免应用,如氯霉素、利福平、红霉素酯化物、异烟肼、两性霉素 B、四环素类、磺胺药、酮康唑、咪康唑等。

3. 药物经肝、肾两途径清除

肝功能减退时血药浓度升高,同时肾功能减退时排泄减少,血药浓度更为升高,此时需减量应用。如哌拉西林、美洛西林、阿洛西林、头孢曲松、头孢哌酮、头孢噻肟等。

4. 药物主要由肾排出,肝功能减退时不需调整剂量

属于此类的有氨基糖苷类、青霉素、头孢唑林、头孢他啶、万古霉素等。

(二)肾功能减退时抗菌药物的应用

大多数抗菌药物经肾排泄,故肾功能减退时对抗菌药物在体内的清除过程影响最大,亦即 $t_{1/2}$ 因肾功能不全而延长,由于清除减少可使血药浓度增高而产生毒性反应,亦可使药物在体内的分布及药物的吸收过程受到影响。

肾功能减退者使用抗菌药物时,应调整用药剂量。主要依据为药物的 $t_{1/2}$,由于个体差异性,不同患者的 $t_{1/2}$ 可相差很大,必要时应进行血药浓度监测,并制订个体化给药方案。

1. 肾功能减退时药物的选用有以下几种情况

(1)维持原剂量或剂量略减者

主要包括由肝代谢及由肝胆排泄者,大环内酯类、利福平、多西环素、米诺环素、青霉素类及头孢菌素类均属此类。在肾功能中度以上损害时,氨苄西林、哌拉西林、头孢哌酮、头孢曲松、头孢噻肟则需减量应用。

(2)剂量需适当调整者

此类药物虽无明显肾毒性或仅轻度肾毒性,但由于主要由肾排泄,肾功能减退时可在体内积蓄,如青霉素、头孢他啶、头孢唑林、氧氟沙星等。

(3)剂量必须减少者

此类药物主要经肾排泄,有明显肾毒性的氨基糖苷类药物,如万古霉素,肾功能即使轻度减退亦需减量。

(4)避免应用者

四环素(多西环素及米诺环素除外)、呋喃类。

除第四类及第一类中的大多数品种外,其余品种均需减量应用,其中氨基糖苷类药物是最主要的一种。

2. 肾功能减退时抗菌药物给药方案的调整可参考以下方法

(1)根据肾功能试验调整剂量

在各项肾功能试验中以内生肌酐清除率最具参考价值,结合肌酐等多项指标,在肾功能轻、中和重度损害时,将每日剂量分别减为原正常用量的 $2/3 \sim 1/2$、$1/2 \sim 1/5$ 和 $1/5 \sim 1/10$。

(2)根据内生肌酐清除率计算延长给药时间

以氨基糖苷类为例,内生肌酐清除率 >60 ml/min 者,给药间期以 8 h 为宜,$20 \sim 50$ ml/min 者以 12 h 为宜,<20 ml/min 者以 24 h 为宜。肾功能损害程度的判断及内生肌酐清除率的计算可参考内科学有关专著。

(3)血药浓度监测以制订个体化给药方案

这是目前肾功能减退者调整剂量的理想方法,根据给药后的血药峰浓度和谷浓度调整剂量和给药时间,使其血药浓度处在治疗范围内,可使用药安全有效。

表 10-2　几种抗菌药物的治疗浓度(mg/L)

药　　物	治疗浓度范围		可能中毒浓度	
	峰浓度	谷浓度	峰浓度	谷浓度
庆大霉素、妥布霉素				
奈替米星	$5\sim12$	<2	>12	>2
卡那霉素、阿米卡星	$15\sim25$	<5	>30	>5
链霉素	$15\sim40$	<5	>40	>5
万古霉素	$20\sim40$	$5\sim10$	>50	>10
氯霉素*	$10\sim25$	<5	>25	>5

注：* 新生儿及早产儿避免使用

五、抗菌药物的联合应用

(一)联合用药后结果

抗菌药物的联合应用在体外或动物实验中可获得"协同"、"累加"、"无关"及"拮抗"4 种作用。两药联合的效果比两药相加时为强，是为协同作用；两药合用的结果为两药相加则为累加作用；两药合用的效果不超过两药中作用较强者为无关作用；拮抗作用则为两药合用时其效果比其中较强者为差。在体外试验中以累加及无关作用较为普通。

目前常将抗菌药物分成四类：第一类为繁殖期杀菌剂，如青霉素及头孢菌素类；第二类为静止期杀菌剂，如氨基糖苷类、喹诺酮类、多黏菌素类；第三类为快效抑菌剂，如大环内酯类、氯霉素、四环素；第四类为慢效抑菌剂，如磺胺类药。第一类与第二类药物合用可呈协同作用，这是由于第一类药物破坏细菌细胞壁的完整性后第二类药物易于进入细胞内作用于靶位所致。第一类与第三类药物合用可能导致前者作用减弱，第二类与第三类联合可产生累加或协同作用，第三类与第四类合用则常可获得累加作用。

各种联合所产生的作用，可因不同菌种、不同菌株而异，因而在实验室条件下所获得的结果与临床上的实际情况有很大不同。临床应用第一类药物时，往往剂量较大，给药顺序上先用第一类，后用第三类时极少出现拮抗现象。

(二)联合疗法中的协同作用机制

联合应用抗菌药物的目的主要在于获得协同作用或累加作用，其可能机制为：

1. 药物作用于相同机制的不同环节

如磺胺药与甲氧苄啶的联合，前者抑制细菌的二氢叶酸合成酶，后者抑制二氢叶酸还原酶，两者合用使细菌的叶酸代谢受到双重阻断，因而增强了抗菌活性，扩大了抗菌谱，并对某些菌株起杀菌作用。美西林作用于细菌的青霉素结合蛋白 2(PBP_2)，而其他 β-内酰胺类作用于 PBP_3，故美西林与氨苄西林或头孢菌素等合用可获得协同作用，使细菌迅速死亡。

2. 改变细菌细胞壁或细胞膜的渗透性

青霉素类主要使细胞壁合成受阻，使氨基糖苷类易通过受损细胞壁进入菌体内发生作用，如头孢菌素类与氨基糖苷类联合对多数革兰阴性菌具协同作用。多黏菌素类、两性霉素 B 可损伤细菌或真菌的细胞膜，因而有利于其他药物进入菌体内而发挥抗菌活性。体外试验及动物实验证明两性霉素 B 与氟胞嘧啶、利福平、四环素等联合可使毒性较大的两性霉素 B 用量减少，毒性减轻而疗效相同。

3. 抑制抗菌药物的灭活酶

舒巴坦、克拉维酸、他唑巴坦等酶抑制剂与氨苄西林、阿莫西林、哌拉西林、替卡西林或头孢哌酮联合后，使一些细菌所产生的 β-内酰胺酶被抑制，使原来耐药的很多细菌转呈敏感。酶抑制剂西司他丁与亚胺培南联合后可使后者不被人体肾小管细胞的去氢肽酶所破坏，因而药物灭活量明显减少而疗效提高。

4. 抑制不同的耐药菌群

几种抗结核药合用可互相抑制或杀灭另一方耐药变异株,从而抑制耐药菌的产生或使其耐药性延迟出现。

(三)联合疗法的适应证

1. 病因未明的严重感染

此类感染多见于慢性病患者、免疫缺陷者或白血病伴白细胞显著减少者,在采取有关标本进行病原检查后,应立即选用杀菌作用强、抗菌谱较广的抗菌药物联合治疗。

2. 单一抗菌药物不能有效控制的混合感染或严重感染

混合感染常见于胸部、腹部严重创伤或胃肠穿孔后,可包含有需氧菌(革兰阳性菌和革兰阴性菌)及厌氧菌等。其他严重感染如感染性心内膜炎、败血症、细菌性脑膜炎等,尤其伴发于免疫缺陷者以及严重烧伤后等均是采用联合疗法的指征。

3. 较长期用药细菌有产生耐药可能者

如结核病的治疗及慢性尿路感染、慢性脊髓炎等。

4. 联合用药使毒性较大抗菌药减少剂量

如两性霉素 B 与氟胞嘧啶联合后减少前者用量及减轻毒性反应。

某些部位如中枢神经系统、骨组织等处发生感染时,可加用易于进入该组织的药物,如细菌性脑膜炎除应用青霉素外可加用易于通透血脑屏障的氯霉素或磺胺药。骨髓炎时除应用 β-内酰胺类可加用克林霉素、磷霉素或氟喹诺酮类易于透入骨组

织的药物。

5. 可能有效的几种抗菌药物联合(表 10-3)

表 10-3 可能有效的几种抗菌药物联合

病原微生物	联 合 形 式
金黄色葡萄球菌	苯唑西林+庆大霉素、头孢唑林或万古霉素+利福平
草绿色链球菌	青霉素+链霉素
肠球菌属	氨苄西林+庆大霉素;万古霉素+庆大霉素
结核杆菌	利福平+异烟肼+吡嗪酰胺或乙胺丁醇
绿脓杆菌	哌拉西林+阿米卡星;头孢哌酮或头孢他啶+氨基糖苷类;氟喹诺酮类+氨基糖苷类
其他革兰阴性杆菌	β-内酰胺类(哌拉西林,第一、二、三代头孢菌素)+氨基糖苷类(庆大霉素、阿米卡星、妥布霉素、奈替米星)
深部真菌	两性霉素B+氟胞嘧啶

6. 抗菌药物的给药方法

抗菌药物的给药方法可分为全身应用和局部应用。全身应用包括口服、肌注、静脉滴注和推注;局部应用包括气溶吸入、鞘内和脑室内注射、滴眼、滴鼻、滴耳、皮肤和黏膜应用等。

全身应用口服最为简单,多数可供口服的抗菌药物有较高的生物利用度,口服后 1～3 h 达血药峰浓度,在胆汁、尿、组织脏器中可望达有效治疗水平,因而可用于轻、中度感染。须注意口服制剂以空腹(饭前 1 h 或饭后 2 h)服用为宜,酯化物(无味红霉素、无味氯霉素等)虽不受食物影响,但血药峰浓度有可能延迟达到。

肌注给药后血药峰浓度一般于 0.5～1 h 到达,可用于中度感染或重症感染及静脉用药病情改善后改为肌注。某些药物如万古霉素、两

性霉素 B、红霉素乳糖酸盐由于刺激性强则不宜肌注。

严重感染宜静脉给药,滴注速度应根据药物品种而异,不问品种一味快速静注易引起心血管系统、神经系统等的不良反应。

局部用药应少用供全身应用的抗菌药物以免细菌对之产生耐药性,而应采用主要供局部应用,不易引起过敏反应的药物如新霉素、莫匹罗星、磺胺米隆等。鞘内给药除两性霉素 B 用于治疗隐球菌脑膜炎外,现已少用。

气溶吸入主要用于抗菌药物毒性大而肾功能差、不能耐受全身用药的患者以及慢性支气管炎并发肺部感染、经痰液引流及全身用药而效果并不明显的患者。

抗菌药物的给药间隔时间宜根据药物的药动学制定,可每日 1 次或 1 日多次,疗程因不同感染而异,一般急性感染应在体温达正常,症状消退后 3～4 天停药,但败血症、感染性心内膜炎、化脓性脑膜炎、骨髓炎、伤寒、溶血性链球菌咽峡炎、结核病等例外。

经治疗后,急性感染在 48～72 h 临床疗效不显著,则应考虑改药。

（肖忠革）

参 考 文 献

1 杨藻宸. 药理学和药物治疗学. 北京：人民卫生出版社,2000.

2 杨藻宸. 医用药理学. 4 版. 北京：人民卫生出版社,2004.

3 王睿. 临床抗感染药物治疗学. 北京：人民卫生出版社,2006.

4 Gilbert D N, Moellering R C, Sande M A. The Sandford Guide to Antimicrobial Therapy. Antimicrobial Therapy, 2003.

5 张永信. 抗菌药物新品种临床评价. 世界临床药物,2006.

第十一章 抗真菌药及抗病毒药

第一节 抗真菌药

一、概述

真菌系真核类微生物,它有真正的核膜,有各种细胞器,它的细胞壁内含有甲壳质和纤维素。细胞膜主要成分为麦角固醇。真菌感染可分为浅部感染和深部感染。浅部感染常见致病菌是各种癣菌,多侵犯皮肤、毛发、指(趾)甲等部位,发病率高、危险性小。深部感染常见致病菌为白色念珠菌、新型隐球菌、荚膜组织胞浆菌和皮炎芽生菌等,主要侵犯深部组织和内脏器官,发生率虽低,但危害性大甚至危及生命。

抗真菌药物抑杀真菌的机制尚未完全明了,但可有以下几种途径:① 多烯类抗真菌抗生素,能使真菌的细胞膜渗透性增加,真菌细胞内的一些物质如钾、镁、氨基酸和糖类等漏出,导致真菌细胞死亡。② 真菌细胞内有一种去氨酶,能够把氟胞嘧啶的氨基脱掉,使之转变为氟尿嘧啶,干扰真菌细胞内的蛋白质或氨基酸的合成,导致真菌细胞死亡。因人体内无此类去氨酶,故氟胞嘧啶在人体内没有这类反应。此药还可抑制胸苷酸合成酶,使真菌 DNA 的生物合成受损,真菌细胞不能生存。③ 抑制角鲨烯环氧化酶,干扰麦角固醇的合成,角鲨烯堆积于真菌细胞内,细胞膜的脆性增加而破裂,导致真菌细胞死亡。如特比萘芬。④ 合成麦角固醇必须经过羊毛固醇生成 14 - 去甲基羊毛固醇的途径。在此过程中,细胞色素 P450—14 - 去甲基酶起主要作用,此种酶是真菌细胞膜中合成麦角固醇的必需物质。唑类抗真菌药,包括咪唑类和三唑类对此酶有较强的亲和性,可抑制此酶的催化,从而阻止了麦角固醇的合成,使真菌细胞死亡。⑤ 阿莫罗芬作用于 14 - 去甲基麦角固醇形成麦角固醇的形成酶,阻止前者形成麦角固醇,使真菌细胞膜受到损害,致真菌细胞死亡。⑥ 环吡司胺易于进入真菌细胞,细胞内的浓度比周围培养基内的浓度高达 200 倍,可阻断某些物质跨膜运输,更高的浓度可改变真菌细胞膜的完整性,引起钾离子及其他物质向外渗漏,导致真菌死亡。有人认为此药能够耗尽真菌细胞内的主要基质,并抑制离子的摄入,从而发挥抗真菌的作用。⑦ 尼克霉素 Z 抑制甲壳质合成酶,从而影响甲壳质的形成,使真菌细胞壁受到损害而发挥抗真菌的效果,对粗球孢子菌和皮炎芽生菌有明显的抑制作用。⑧ 抑制葡聚糖的合成,如抑制 β - 1,3 葡聚糖合成酶,可以破坏真菌细胞壁的结构,使真菌死亡。如现在已经使用的半合成抗真菌抗生素西罗仿京。⑨ 灰黄霉素可能干扰聚合微管束并扰乱核丝分裂的纺锤体,从而抑制真菌的核丝分裂。此药在快速生长的菌株中,可有杀菌效应。

二、外用抗真菌药

传统的抗真菌外用药有浓复方苯甲酸软膏、复方水杨酸洗剂、复方间苯二酚涂剂、20％～40％硫代硫酸钠溶液。咪唑类药物：1％克霉唑、1％益康唑、2％咪康唑制成霜剂，外用治疗皮肤癣菌病、皮肤念珠菌病。较新的药物有 1％联苯苄唑霜剂或溶液剂、2％酮康唑霜剂、1％噻康唑霜剂。

环吡司胺为合成的环匹罗司和乙醇胺结合而成的盐。1％霜剂治疗体、股癣、花斑癣、手足癣和皮肤念珠菌病。8％甲涂剂外用治疗甲真菌病有效，对角质层渗透性较强，作用时间较长。1％特比萘芬霜剂或溶液剂，对于皮肤癣菌有较强的杀真菌作用，但对白色念珠菌较差，属抑菌作用，对于花斑癣致病菌糠秕马拉色菌也有效。阿莫罗芬是苯基—丙基—吗啉衍生物，它抑制麦角固醇的合成，损害真菌的细胞膜。外用治疗由念珠菌和皮肤癣菌引起的感染。比咪唑类和多烯类抗真菌药效果好。0.5％霜剂、5％阿莫罗芬甲涂剂疗效较好。多烯类如制霉菌素粉剂(10 万 U/g)、霜剂(10 万 U/g)和栓剂(每片 10 万 U)等也可外用治疗念珠菌感染。两性霉素 B 可溶于蒸馏水中(3～4 mg/ml)滴眼治疗真菌性角膜炎。5 g 溶于蒸馏水或 5％葡萄糖液15～20 ml 中，雾化吸入治疗肺念珠菌感染或曲霉感染。

三、抗生素类抗真菌药

1. 制菌霉素(Nystatin)

(1) 其他名称

米可定/耐丝菌素/制霉菌素/制霉素

(2) 药理作用

由诺西链丝菌提取出来，可与真菌细胞膜上的甾醇相结合，产生细胞膜通透性的改变，以至重要

的细胞内容物漏失从而起抗真菌作用，为广谱抗真菌药。白色念珠菌、新型隐球菌、曲菌、毛发癣菌和小孢子菌对本品敏感，对组织胞质菌、皮炎芽生菌、球孢子菌等也有抗菌活性。其抗菌谱与二性霉素B 相似，但抗菌作用较弱。

(3) 体内过程

口服后胃肠道不吸收，几乎全部自粪便中以药物原形排出。局部外用也不被皮肤和黏膜吸收。念珠菌病，局部用药为 24～72 h 达最大效应时间。母乳喂养安全。

(4) 临床应用

本品适用于局部治疗白色念珠菌和其他念珠菌属引起的皮肤和胃肠道感染、口腔感染及外阴阴道炎。

(5) 用法用量

① 消化道念珠菌病：口服给药，成人每日 100万～200 万 U，分 3～4 次服。② 口腔念珠菌病：局部用药，用甘油水悬液涂用，一日多次，每次10 ml。③ 皮肤念珠菌病：局部用药，用软膏涂患处，每日 2 次。④ 阴道念珠菌病：局部用药，用阴道片或栓剂，每晚 1～2 粒(或片)。⑤ 耳霉菌病：局部用药，用滴耳液滴耳，每日 2～3 次。⑥ 膀胱感染：局部用药，多聚醛制菌霉素钠 5 万 U 溶于40～200 ml 生理盐水中，进行膀胱冲洗，每天 2 次。

(6) 不良反应

① 局部刺激可引起接触性皮炎，阴道片或栓剂可引起白带增多。② 口服较大剂量时可发生腹泻、恶心、呕吐、胃痛。

(7) 注意事项

对制霉菌素及其任何成分过敏者禁用。口服混悬液时，宜将药液尽可能较长时间含于口中或在口腔中漱用，然后吞服。为防止复发，患者应服药至症状消失后 48 h。

(8) 制剂规格

① 制霉菌素软膏剂：10 万 U/g。② 制霉菌素混悬液剂：制霉菌素100 万 U 加适量甘油、蒸馏

水制成 100 ml 混悬制剂。③ 制霉菌素滴耳液剂：5 万 U/ml。④ 制霉菌素滴眼液剂：2 000 U/ml。⑤ 制霉菌素栓剂：10 万 U。⑥ 制霉菌素片剂：10 万 U；25 万 U；50 万 U。⑦ 制霉菌素泡腾片剂：10 万 U。⑧ 吸入剂：10 万 U/g。⑨ 制霉菌素漱口剂：10 万 U/ml。

2. 两性霉素 B(Amphotericin B)

(1) 其他名称

二性霉素/二性霉素 B/庐山霉素/两性霉素乙

(2) 药理作用

两性霉素 B 从链霉菌(Streptomyces nodosus)的培养液中提炼制得，属多烯类抗真菌抗生素。它有嗜脂性和嗜水性两个部分，称两性霉素。其与真菌细胞膜的麦角固醇结合，使细胞膜的渗透性增加，胞浆内的钾离子和葡萄糖等漏出，导致真菌细胞死亡。对动物的细胞膜胆固醇也起作用，使其毒性较大，因而对麦角固醇结合力更强，仍继续使用以治疗深部真菌感染。两性霉素 B 几乎对所有真菌均有抗菌活性，主要对念珠菌、隐球菌、组织胞质菌、酵母菌、皮炎芽生菌、球孢子菌属等有效。部分曲霉菌对本品耐药，皮肤和毛发癣菌则大多数呈现耐药。

(3) 体内过程

两性霉素 B 的药代动力学比较复杂，口服、肌内注射难吸收，且刺激性大，故必须静脉滴注。不易透过血脑屏障。血药 $t_{1/2}$ 约 24 h，10% 与血浆蛋白结合，大部分药物与组织结合后缓慢释放。肝中浓度最高，其次为脾、肾和肺。较低的为肌肉和脂肪。在体内经肾缓慢排出，在碱性尿中药物排泄增多。本品不易为透析所清除。

(4) 临床应用

目前仍是治疗深部真菌感染的首选药，用于诊断已确立的深部真菌感染且病情危重呈进行性发展者。治疗隐球菌病、北美芽生菌病、播散性念珠菌病、球孢子菌病、组织胞质菌病。由毛霉菌、酒曲菌属、犁头霉属、内胞霉属和蛙粪霉属等所致的毛霉菌病，由申克孢子丝菌引起的孢子丝菌病，由烟曲菌所致的曲菌病等。主要用于各种真菌性肺炎、心内膜炎、脑膜炎及尿路感染等；治疗真菌性脑膜炎时，需加用小剂量鞘内注射。也可局部用于皮肤及黏膜真菌感染、真菌性角膜炎。

(5) 用法用量

① 静脉滴注：开始静脉滴注时可先试从 1～5 mg 或按体重每次 0.02～0.1 mg/kg 给药，以后根据患者耐受情况每日或隔日增加 5 mg，当增加至每次 0.6～0.7 mg/kg 时即可暂停增加剂量。最高单次剂量按体重不超过 1 mg/kg，每日或隔 1～2 日给药一次，总累积量 1.5～3.0 g，疗程 1～3 月，也可长至 6 个月，需视患者病情及疾病种类而定。对敏感真菌所致感染宜采用较小剂量，即成人为一次 20～30 mg，疗程仍宜较长。② 鞘内注射：首次为 0.05～0.1 mg，以后逐渐增至每次 0.5 mg，最大量每次不超过 1 mg，每周给药 2～3 次，总量 15 mg 左右。鞘内给药时宜与小剂量地塞米松或氢化可的松同时给予，并需用脑脊液反复稀释药液，边稀释边注入以减少反应。③ 着色真菌病：局部用药，以 1～3 mg/ml 溶液加适量普鲁卡因，病灶内局部注射，每周 1～2 次；多病灶者可交替注射。灼烧后皮肤真菌，以 0.1% 溶液外涂。④ 呼吸道真菌感染：局部用药，以 5～10 mg 配成 0.2～0.3 mg/ml 溶液，每日分 2 次喷雾，疗程 1 月。⑤ 真菌性角膜溃疡：局部用药，用 1% 眼膏或 0.1% 溶液外涂，每日 2 次。

(6) 不良反应

① 静滴过程中或静滴后数小时发生寒战、高热、严重头痛、恶心和呕吐，有时可出现血压下降、眩晕等。外用可有局部刺激。② 几乎所有患者均可出现不同程度的肾功能损害，尿中可出现红、白细胞、蛋白和管型，血尿素氮及肌酐升高，肌酐清除率降低，也可引起肾小管性酸中毒。③ 由于大量钾离子排出所致的低钾血症。出现低钾血症，应高

度重视,及时补钾。④ 可发生正常红细胞性贫血,血小板及白细胞减少也偶可发生。⑤ 肝毒性较为少见,由本品所致的肝细胞坏死、急性肝功能衰竭亦有发生。⑥ 心血管系统反应,静滴过快时可引起心室颤动或心脏骤停。本品所致的电解质紊乱亦可导致心律紊乱的发生。两性霉素 B 刺激性大,注射部位可发生血栓性静脉炎。静脉滴注时应避免外漏,可在输液内加入肝素或间隔 1～2 日给药一次。⑦ 神经系统毒性,鞘内注射本品可引起严重头痛、发热、呕吐、颈项强直、下肢疼痛、尿潴留等,严重者下肢截瘫。⑧ 偶有过敏性休克、皮疹等发生。

（7）药物相互作用

① 肾上腺皮质激素除在控制两性霉素 B 的药物反应时可合用外,一般不推荐两者同时应用,因为由两性霉素 B 诱发的低钾血症有可能被肾上腺皮质激素类药物加重,如需同用时则后者宜给予最小剂量和最短疗程,并需监测患者的血钾浓度和心脏功能。② 两性霉素 B 诱发的低钾血症,可增强洋地黄苷的洋地黄毒性反应,两者同用时应经常监测血钾浓度和心脏功能。③ 氟胞嘧啶与两性霉素 B 同用可增强两者药效,但两性霉素 B 也可增强氟胞嘧啶的毒性反应,因为两性霉素 B 可增加细胞摄取氟胞嘧啶并损伤其自肾排泄。④ 肾毒性药物如氨基糖苷类、抗肿瘤药、卷曲霉素、多黏菌素类、万古霉素与两性霉素 B 同用时肾毒性增强。⑤ 由两性霉素 B 诱发的低钾血症可增强神经肌肉阻断药的作用,因此两者同用时应经常测定患者的血钾浓度。⑥ 同时应用尿液碱化药可增加两性霉素 B 的排泄,并防止或减少肾小管酸中毒发生的可能。

（8）注意事项

① 严重肝、肾功能损害者禁用。② 用药前后及用药时应当检查或监测的项目有:A. 肾功能,尿常规、血尿素氮及血肌酐。疗程开始剂量递增时

隔天测定上述各项,疗程中尿常规、血尿素氮及血肌酐每周至少 2 次,如测定结果血尿素氮或血肌酐值的升高具临床意义时,则需减量或停药,直至肾功能改善。B. 治疗过程中每周测定 1 次周围血象和血清镁。C. 肝功能检查,如发现肝功能损害(血胆红素、碱性磷酸酶、血氨基转移酶升高等)时应停药。D. 血钾测定,治疗过程中每周至少测定 2 次。③ 本品与多种药物有配伍禁忌,如氯化钠、氯化钾、氯化钙、葡萄糖酸钙、依地酸钙钠、青霉素 G、羧苄西林、硫酸阿米卡星、硫酸庆大霉素、硫酸卡那霉素、硫酸链霉素、盐酸金霉素、盐酸土霉素、盐酸四环素、硫酸多黏菌素、盐酸氯丙嗪、盐酸苯海拉明、盐酸巴胺、盐酸利多卡因、盐酸普鲁卡因、重酒石酸间羟胺、盐酸甲基多巴、呋喃妥因和维生素类等。④ 临用前,先以灭菌注射用水 10 ml 配制本品 50 mg,或 5 ml 配制 25 mg,然后用 5% 葡萄糖注射液稀释(pH 值大于 4.2),浓度每毫升不超过 1 mg。不可用氯化钠注射液溶解与稀释,因可产生沉淀。

（9）制剂规格

注射用两性霉素 B:5 mg(5 000 U),25 mg(2.5 万 U),50 mg(5 万 U)。

近年来,对两性霉素 B 的改良主要集中于新剂型的设计,目前已有 3 种不同脂质体剂型供临床应用:两性霉素 B 脂质体剂型(Ambisome),两性霉素 B 脂质体复合物(Abelcet)和两性霉素 B 胶体分散剂(Amphocil)。其中,两性霉素 B 脂质体是用脂质体包埋两性霉素 B 的一种新剂型,可提高两性霉素 B 的疗效并降低毒性(尤其是肾毒性)。两性霉素 B 掺入脂质体后其凝聚状态发生改变,成为完全单一的单体。呈单体的两性霉素 B 缓慢地少量地释放入体内,集中于感染灶内以达到杀死真菌却不引起宿主毒性的目的。两性霉素 B 脂质体较两性霉素 B 对机体产生的血细胞毒性(溶血)降低达 70 多倍之多。

四、唑 类

唑类分为咪唑类和三唑类 2 种。咪唑类主要包括克霉唑、咪康唑、酮康唑、氟康唑等。近年来发展迅速的三唑类已逐渐取代咪唑类,如伊曲康唑已成为治疗深部真菌感染首选药。目前又有三唑类新药伏力康唑、泊沙康唑等相继上市,扩大了抗真菌谱和抗真菌活性。

1. 伊曲康唑(Itraconazole)

(1) 其他名称

美扶/斯皮仁诺/依康唑/伊康唑/依他康唑/亚特那唑

(2) 药理作用

作用机制和其他唑类一样,干扰麦角固醇的生物合成。伊曲康唑作用于真菌细胞色素 P-450 酶系统,此种酶系统参与羊毛固醇脱甲基而形成麦角固醇的过程,在伊曲康唑的作用下,麦角固醇不能合成,使真菌细胞膜的通透性增加,同时细胞壁的甲壳质合成也受到影响,真菌细胞内物质漏出,或受到宿主的细胞吞噬,而使真菌细胞死亡。本药对真菌细胞色素 P-450 酶系统亲和力强,选择性强,而对人类细胞色素 P-450酶系统亲和力差,故毒性较低。本品为广谱抗真菌药,抗真菌谱广且比酮康唑强。可抗大部分浅部、深部真菌,又对某些细菌和某些原虫有作用。本品对皮肤癣菌(毛癣菌、小孢子菌、絮状表皮癣菌),酵母菌(新型隐球菌、念珠菌、糠秕孢子菌),曲霉菌,组织胞浆菌,巴西副球孢子菌,某些镰刀菌,分支孢子菌,皮炎芽生菌等,具有高度抗菌活性。

(3) 体内过程

口服吸收好,本品几乎不溶于水,只是在胃酸的低 pH 值环境下可以离子化,故就餐时服用或餐后立即服用效果更好。空腹服用只吸收 50%,其

生物利用度降低 2/3。伊曲康唑血浆蛋白结合率高,只有 0.2%不结合而呈游离状态。在人体内广泛分布,但脑脊液、眼液、唾液中含量较低。伊曲康唑是一种高度嗜脂性的化合物,组织中的浓度高于血浆浓度,一般为 2～3 倍,脂肪中可达 20 倍。在胃中存在时间较长,脑内水平高于血浆浓度。$t_{1/2}$ 约 20 h。在肝内代谢,可代谢为有抗菌活性的羟基伊曲康唑。羟基伊曲康唑的血药浓度是原形药的 2 倍,约 35%的无活性代谢物和少于 1%的药物原形自尿中排出。本品单次给药后消除 $t_{1/2}$ 为 15～20 h,多次给药后半衰期可延长。肾功能不全对药物代谢无影响。

(4) 临床应用

用于治疗浅部真菌病,包括念珠菌阴道炎、口腔念珠菌感染、真菌性结膜炎、皮肤真菌感染(手足癣、体癣、股癣、甲癣、花斑癣);对深部真菌病如芽生菌病、球孢子菌病、荚膜组织胞浆菌病、副球孢子菌病、系统性念珠菌病、隐球菌脑膜炎和黄色酵母菌病等疗效好。

(5) 用法用量

① 每日 100 mg,餐时 1 次服,对浅表性真菌感染如体、股、手足癣疗程为 15 天,甲癣为 3 个月。② 每日 200 mg,餐时 1 次服,用于花斑癣、阴道念珠菌病及真菌性角膜炎,疗程分别为 7 天、14 天及 21 天。③ 每日 200～400 mg,餐时 1 次或分 2 次服,用于全身性真菌感染,疗程根据疗效来定。④ 短程间歇疗法:每次 200 mg,每日 2 次,连服 7 日为一疗程,停药 21 日,开始第 2 疗程。指甲癣服 2 个疗程、趾甲癣服 3 个疗程,治愈率分别为 97%和 69.4%。

(6) 不良反应

主要为恶心、食欲不振、头痛、胃部烧灼感、排尿困难等。

(7) 药物相互作用

① 由于抑制细胞色素 P-450,本品与环孢素同用时可使后者血药浓度升高,因此两药合用时需

监测环孢素的血药浓度。② H₂ 受体阻断剂、质子泵抑制剂因降低胃酸浓度，可减低伊曲康唑血药浓度。③ 与利福平、苯巴比妥、苯妥英钠合用时可能会降低本品的血药浓度。④ 本品不能与特非那定或阿司咪唑联用，可发生危及生命的心律失常（如尖端扭转型室速）。

（8）注意事项

① 有肝炎病史者，孕妇和哺乳期妇女，心、肾功能严重不全者禁用，对唑类药物过敏者禁用。② 儿童慎用，因小儿用本品的安全性尚未确定。③ 对获得性免疫缺陷综合征（AIDS）合并组织胞质菌病者，需用维持量以免复发。

（9）制剂规格

① 片剂：100 mg，200 mg。② 胶囊剂：100 mg。

五、丙 烯 胺 类

1. 特比萘芬（Terbinafine）

（1）其他名称

疗霉舒/疗霉素/特比萘酚

（2）药理作用

特比萘芬是广谱丙烯胺类抗真菌药。它可抑制真菌的角鲨烯环氧化酶，该酶是真菌细胞膜中麦角固醇合成中的关键酶之一，故本品可干扰麦角固醇的生物合成，使真菌细胞内角鲨烯过度堆积，麦角固醇的合成受阻，从而起到杀菌或抑菌的作用。特比萘芬不影响细胞色素 P‑450 酶系统，故不影响人类激素和相关药物代谢。本品具有广谱抗真菌活性，尤其对皮肤癣菌（红色毛发癣菌、须癣毛癣菌等）有较强的杀菌或抑菌作用；对丝状体、二形体和暗色孢科真菌、酵母菌、曲霉菌、皮炎芽酵母菌、光孢短柄帚霉菌、荚膜组织胞质菌、近平滑骰丝酵母等有杀菌作用；对申克孢子丝菌、白色念珠菌菌丝相、近平滑念珠菌和卵圆糠秕孢子菌等也有较强的抑菌作用。本品对皮癣菌、曲霉菌的活性比萘替芬、酮康唑、伊曲康唑、克霉唑、益康唑、灰黄霉素和两性霉素强。

（3）体内过程

口服吸收超过 70%，口服 250 mg 本品 2 h 后，血药峰浓度为 0.97 μg/ml，分布广泛。由于此药高度嗜脂性，在皮肤中浓度较高，高于血浆浓度，能很快地弥散至真皮‑真皮浅层‑角质层，从皮脂中进入毛发。脂肪组织内浓度高，而且降解缓慢。血浆蛋白结合率高达 99%。在肝内代谢，$t_{1/2}$ 为 16 h，缓慢地由脂肪释放至血流，以后再代谢而排出体外，主要由尿中排出，部分由粪便中排出，需要较长时间。

（4）临床应用

体、股癣、手、足癣的轻症外用 1% 特比萘芬霜剂。手足癣角化增厚型可内服。还可用于甲真菌病、头癣、孢子丝菌病。

（5）用法用量

口服给药：每次 250 mg，1 次/日（饭后服用为宜）。手、足癣为 2～4 周；体、股癣为 2 周；甲癣为 4～12 周，其中指甲癣 4～6 周，趾甲癣需 6～12 周。头癣为 4 周。肝、肾功能不全时剂量酌减。

（6）不良反应

① 本品耐受性好，少数人服药后有轻度恶心、胃部不适、腹胀、食欲不振、轻度腹痛、腹泻等消化道反应。② 偶见药物性皮炎、药疹，有时伴有关节痛和肌肉痛。③ 偶见氨基转移酶升高或粒细胞减少，一般停药后均能恢复。

（7）药物相互作用

① 肝药酶抑制药（如西咪替丁等）可抑制本品的血浆清除，抑制本品代谢。② 本品不宜与口服避孕药合用。

（8）注意事项

① 对本品或同类药物过敏者，严重肝、肾功能不全者禁用。② 肝、肾功能不全者慎用。

（9）制剂规格

① 片剂：125 mg，250 mg。② 乳膏剂：1%（10 mg/g）。③ 霜剂：1%。④ 胶囊剂：250 mg。

六、棘白菌素类

棘球白素类化合物是一类新的半合成环状脂肽抗菌药物,以细胞膜的麦角甾醇为作用靶位,通过非竞争性抑制 β-(1,3)-D-葡聚糖合酶而阻止真菌细胞壁合成,葡聚糖合酶是真菌细胞壁合成的关键酶,该酶被抑制增加了细胞壁的通透性而使细胞溶解。

卡泊芬净(Caspofungin)是在美国和欧洲批准上市的第一个棘球白素类抗真菌药物。卡泊芬净的抗菌谱涵盖白色念珠菌和曲霉菌。由于其独特的机制及作用靶位,吡咯类或多烯类耐药的真菌预期不会对卡泊芬净产生交叉耐药,它主要用于那些在使用两性霉素 B 或伊曲康唑治疗念珠菌病和侵袭性曲霉菌病失败的成年患者。口服卡泊芬净的生物利用度很低,所以该药必须通过静脉给药。与依非韦伦、奈韦拉平、利福平、地塞米松、苯妥英或者卡马西平合用时导致卡泊芬净的 AUC 减少,因此应酌情增加卡泊芬净剂量。当他克莫司和卡泊芬净合用时,他克莫司的 AUC 减少 20%,但是卡泊芬净的药物动力学没有改变。患者在同时接受卡泊芬净和环孢霉素 A 治疗时有明显的药物相互作用。最常见的药物相关性不良事件包括:发热、静脉炎和头痛。大部分不良反应轻微,而且可逆。严重药物相关不良事件包括肺浸润、高钙血症及过敏反应。最常见的药物相关性实验室不良事件包括血清碱性磷酸酶和/或转氨酶升高以及低钾血症。总的来说,

卡泊芬净相关的严重不良事件较为少见,也少有因药物相关不良事件而导致治疗中止。卡泊芬净可作为食管念珠菌病或侵袭性念珠菌病的首选药物,也可以作为侵袭性曲菌病的挽救治疗药物。

米卡芬净(Micafungin)是水溶性脂肽半合成衍生物,目前正在进行抗念珠菌的 Ⅲ 期临床试验。在人的血清和血浆浓度为 10%,20% 和 50% 条件下表现出对念珠菌良好的抗菌活性,用于治疗患癌症和 AIDS 的患者。阿尼芬净(Anidulafungin)对白色念珠菌、热带念珠菌、平滑念珠菌和克鲁斯念珠菌的抗菌活性优于伊曲康唑和氟康唑。

七、天然产物中的抗真菌成分

随着提取分离和结构鉴定技术的迅速发展,以及活性筛选过程的简化,利用培养基药物浓度稀释法和气相色谱、质谱联用等技术,从自然界发掘出的抗真菌资源已成为一个活跃的研究领域,包括萜类、酰胺类、醌类、香豆素类、皂苷、黄酮类等。现在可用于治疗真菌的植物有:大蒜、肉桂、丁香、茴香、珊瑚姜、姜黄和小檗碱等。另一些植物源的蛋白质可能具有抗真菌活性,如从玉米、亚麻、燕麦、高粱和小麦中提取的一种小分子蛋白质——Zeamalin 具有一定的抗真菌效力。但发现在具有高离子强度的血清中,它的活性显著减低,这并不排除它单独使用或与烟霉素联合使用,以治疗局部或黏膜真菌感染的可能性。在我国已广泛应用提取物治疗周身性真菌感染。

第二节 抗 病 毒 药

一、概　　述

病毒是人类主要的传染病原,传播极为广泛,

发病率高,病毒种类繁多。大多数病毒病尚无有效疫苗,不能控制流行,迫切需要药物治疗。1962 年发展了第一个抗疱疹病毒药物——碘苷,因毒性较大,只能外用滴眼,治疗疱疹病毒角膜炎。近年来

随着病毒学和分子生物学的发展,对病毒复制的特异酶,以及病毒复制周期和抗病毒药物的作用机制有所阐明,不断发现了选择性强、作用于病毒特异酶的抗病毒药物。多种病毒感染,如疱疹感染,乙型、丙型、庚型肝炎,出血热等病毒感染疾病已有一些治疗药物。虽然此类药物尚有一定毒性且不能根除病毒,但已显示出抗病毒药物的发展前景。

(一)病毒的繁殖过程

病毒只含一种核酸,即 DNA 或 RNA。它必须依赖于宿主细胞的代谢系统复制本身的核酸和蛋白质并装配成完整的病毒颗粒。从病毒感染宿主细胞到子代病毒从细胞中释放为一繁殖周期,包括病毒吸附于宿主细胞膜,继之穿入细胞,在胞内脱去蛋白质外壳,释放出感染性核酸,并进行生物合成(包括核酸的复制,转录与蛋白质合成),最后合成的核酸与蛋白质装配成子代病毒颗粒,释放后再感染新的细胞。因此,每一环节都可能作为目的靶点,以寻找每个复制环节的抑制药。

(二)抗病毒药的作用机制

病毒感染包括一系列独特的分子学过程,药物通过阻断或抑制其繁殖的不同阶段而发挥治疗作用,如:① 阻断病毒与宿主细胞受体的结合,即与病毒竞争细胞膜表面的受体,阻止病毒吸附于细胞表面,使其不能侵入细胞内,如免疫球蛋白、肝素。② 阻止病毒穿入细胞或脱壳,如盐酸金刚烷胺、金刚乙胺等,可改变细胞膜电荷而阻止病毒进入胞内或脱壳而抑制甲型流感病毒的复制。③ 抑制病毒的生物合成,病毒的复制在很大程度上倚赖于病毒编码酶(病毒核酸合成所必需的酶)及宿主的代谢系统,多数抗病毒药以病毒编码酶为靶点,在体内被病毒编码酶转化成活性抑制物,后者选择性地抑制病毒 DNA 的复制,如阿昔洛韦。又如阿糖腺苷

通过抑制病毒 DNA 聚合酶,阻碍 DNA 的合成。④ 产生增强宿主抗病能力的效应蛋白,病毒进入机体后诱导产生的干扰素,能激活宿主细胞的某些酶,从而抑制病毒蛋白质的合成。

(三)抗病毒药的分类

目前在临床应用的抗病毒药物有 20 余种。根据其化学类型分为:

1. 核苷类药物

从第一个抗病毒药碘苷诞生,至 2002 年底,临床用于抗病毒的核苷类药物已有 19 种。

2. 非核苷类抗病毒药

10 种已生产,其中抗艾滋病病毒 6 种,抗流感 2 种,抗疱疹和乳突瘤病毒 1 种,广谱 1 种。

3. 生物抗病毒药

① 天然 α、β、γ 干扰素。② 基因工程 α、β、γ 干扰素。

二、临床用药

(一)核苷类药物

核苷类药物按作用又可分为抗逆转录酶病毒药物,抗巨细胞病毒药物,抗肝炎病毒药物,抗疱疹病毒药物,抗流感病毒药物和抗人类免疫缺陷病毒药物。

1. 利巴韦林(Ribavirin)

(1) 其他名称
病毒唑/三氮唑核甙/三氮唑核苷
(2) 药理作用
① 抗病毒活性:在细胞培养内抗 RNA 病毒

作用强,流感病毒甲、乙型最为敏感;其次为乙型脑炎和西尼罗病毒、副流感病毒、麻疹病毒、呼吸道合胞病毒、拉萨热病毒、出血热汉坦病毒都敏感;肠道病毒,甲型肝炎病毒亦可被抑制;DNA 病毒敏感度较低。利巴韦林对逆转录病毒:鼠、猫白血病毒和艾滋病毒都有效。

② 作用机制:利巴韦林在红细胞中磷酸化,成为 $5'$-三磷酸,但人红细胞磷酸酶较弱,故其在红细胞内磷酸化需较长时间。利巴韦林的作用机制尚未完全阐明,目前认为其作用有:A. 抑制肌苷单磷酸脱氢酶(inosine monophosphate dehydrogenase,IMPDN):利巴韦林单磷酸是肌苷单磷酸脱氢酶的强抑制剂,抑制细胞鸟苷单磷酸的合成,降低细胞鸟苷三磷酸化,阻断病毒核酸合成。B. 利巴韦林三磷酸抑制流感病毒RNA 多聚酶而抑制病毒复制。C. 利巴韦林三磷酸抑制病毒 mRNA $5'$帽的合成,抑制转录酶,

从而抑制 DNA 和 RNA 病毒。其作用机制多方面,故抗病毒谱广。

(3)体内过程

利巴韦林可口服、静脉滴注、滴鼻和喷雾吸入。不同途径给药,吸收分布和药代动力学有很大不同。口服吸收快,$1 \sim 1.5$ h 血药浓度达高峰 $1 \sim 1.5$ mg/L,生物利用度为 45%,$t_{1/2}$ 为 $27 \sim 36$ h。人静脉注射 1 g 血浆高峰为 $22.8 \sim 25$ mg/L,500 mg 血药高峰为 $13 \sim 21$ mg/L。成人吸入雾化的利巴韦林很快沉着于呼吸道上皮细胞,包括鼻腔和肺泡,达到抑制流感甲、乙型和呼吸道合胞病毒的有效浓度,呼吸道和血药半衰期各为 2 和 9 h,主要经尿排泄。

(4)临床应用

见表 11-1。

(5)用法与用量

见表 11-1。

表 11-1 利巴韦林适应证与用法用量

疾　病	给药途径	剂量疗程	疗　效
流感甲、乙型	滴鼻	5 mg/ml q 2 h×1,q 6 h×3	缩短病程
流感或肺炎	气雾吸入	$20 \sim 60$ mg/ml $8 \sim 16$ h qd×5	缩短病程
副流感气管炎、肺炎 呼吸道合胞病毒气管炎、肺炎	气雾吸入	$20 \sim 60$ mg/ml $8 \sim 16$ h qd×5	减少合并症及死亡
拉萨热	静脉点滴 口服	2 g,1 g,q 8 h×10 2 g,1 g,q 6 h×10	减少死亡
流行性出血热	静脉点滴	0.5 g,bid×3 33 mg/kg×1 16 mg/kg q 6 h×4 8 mg/kg q 8 h×3	减轻症状,缩短病程 缩短病程减少死亡
阿根廷出血热	静脉点滴	34 mg/kg×1 17 mg/kg q 6 h×4 8 mg/kg q 8 h×6	减少病毒血症 降低干扰素滴度
甲型肝炎	口服	13 mg/kg/d×14	缩短病程
艾滋病、艾滋病综合征	口服	1 200 mg bid×3 300 mg/kg bid×11~54	暂时减少病毒血症 CD_4 淋巴细胞数增加
流行性结膜角膜炎	滴眼	5 mg/ml qid×3~5	缩短病程

（6）不良反应

① 较常见的不良反应主要为可逆性贫血，口服或静脉点滴都可发生，连续用药 1 周后即可检出血色素、红细胞数、红细胞比容下降，停药后缓慢回升，50 天后恢复。气雾吸入、滴鼻滴眼无明显刺激作用，很少引起贫血。治疗期间应密切注意患者血象，随时调整治疗剂量。② 较少见的不良反应有疲倦、头痛、失眠等，多见于应用大剂量者，以及食欲减退、恶心等。③ 吸入用药时偶见皮疹，医护人员可发生头痛、皮肤痒、皮红、眼周水肿。

（7）药物相互作用

与齐多夫定同用有拮抗作用，因本品可抑制齐多夫定转变成活性型的磷酸齐多夫定。

（8）注意事项

过敏者、孕妇或有可能怀孕的妇女禁用。老年人不宜使用本品。

（9）制剂与规格

① 片剂：20 mg，50 mg，100 mg。② 注射剂：1 ml：100 mg，2 ml：250 mg。③ 滴眼剂：8 ml：8 mg。④ 滴鼻剂：10 ml：50 mg。

2. 阿昔洛韦（Acyclovir，ACV）

（1）其他名称

爱尔新/阿昔洛维/阿昔诺韦/甘泰/洁罗维/克疱/丽珠克毒星/羟乙氧甲鸟嘌呤/沙威洛/舒维疗/沙威适患疗/水信克疱/无环鸟苷/无环尿苷

（2）药理作用

① 抗病毒活性：阿昔洛韦在细胞培养内对 5 种疱疹类 DNA 病毒有不同程度抑制作用，不同病毒对其敏感性顺序如下：单纯疱疹病毒 1 型＞2 型＞带状疱疹＞E－B 病毒＞巨细胞病毒。② 作用机制：阿昔洛韦对疱疹病毒及其 DNA 多聚酶无直接灭活作用，对单纯疱疹病毒有选择性抑制作用，而对细胞毒性小，其机制为阿昔洛韦在单纯疱疹病毒感染的细胞内，与病毒编码的特异性胸苷激酶

（thymidine Kinase，TK）结合，迅速转化为单磷酸，细胞鸟苷激酶再使之转化为二磷酸，其他细胞酶再转化为三磷酸与鸟苷三磷酸竞争，抑制疱疹病毒 DNA 多聚酶，和病毒 DNA 合成。由于阿昔洛韦无 3'－OH，故可阻断病毒 DNA 链的延伸。正常细胞无疱疹病毒激酶，细胞激酶磷酸化能力低于疱疹病毒胸苷激酶 100 倍以上，转化的阿昔洛韦单磷酸极少，对细胞 DNA 多聚酶和 DNA 合成影响甚微，故对细胞毒性小，选择性好。单纯疱疹 1，2 型和带状疱疹病毒都有胸苷激酶，作用和机制相似。E－B 病毒和巨细胞病毒都无胸苷激酶，E－B 病毒感染细胞内阿昔洛韦三磷酸很少，但 E－B 病毒 DNA 多聚酶对之高度敏感，而细胞 α－DNA 多聚酶则对之耐受，在对细胞无毒剂量下抑制 E－B 病毒和 DNA 多聚酶，作用较单纯疱疹弱，并有可逆性。巨细胞病毒敏感性差，其抑制浓度对细胞有毒。阿昔洛韦对嗜肝 DNA 病毒、乙型肝炎、土拨鼠和鸭乙型肝炎病毒的作用和机制尚未阐明，此类病毒无胸苷激酶，其 DNA 多聚酶不敏感，但被阿昔洛韦三磷酸抑制。

阿昔洛韦对疱疹病毒的潜伏感染和复发无明显效果，不能根除病毒。

（3）体内过程

注射后阿昔洛韦分布于肾、脑、皮肤、肺、肝和心脏，脑脊液可达 50％，脑组织约为 11％～33％，皮肤疱疹液和阴道分泌物中都可达到有效浓度。口服胃肠道吸收不好，生物利用度不高，多次服药血药高峰浓度与剂量呈直线关系。静脉滴注后阿昔洛韦大部分以原形自尿中排出。

（4）临床应用

① 单纯疱疹病毒感染：口服用于生殖器疱疹病毒感染初发和复发病例；对反复发作病例可用作预防。注射剂用于免疫缺陷者初发和复发性黏膜皮肤单纯疱疹病毒感染的治疗以及反复发作病例的预防；也用于单纯疱疹性脑炎治疗。② 带状疱疹：口服用于免疫功能正常者带状疱疹和免疫缺

陷者轻症病例的治疗。注射剂用于免疫缺陷者严重带状疱疹或免疫功能正常者弥散型带状疱疹的治疗。③ 免疫缺陷者水痘的治疗。④ 尚用于治疗乙型肝炎。⑤ 用于单纯疱疹性角膜炎。用其钠盐可治疗急性视网膜坏死。⑥ 局部用于单纯疱疹病毒所致的早期生殖器疱疹感染和免疫缺陷者自限性黏膜皮肤单纯疱疹的初发和复发病例。

（5）用法用量

口服本品可同时进食，对吸收无明显影响。

① 生殖器疱疹初治：口服给药，口服每次 200 mg，5 次/日，共 5～10 日；或口服每次 400 mg，3 次/日，共 5。生殖器复发性疱疹感染以口服间歇短程疗法给药有效。② 复发性感染的慢性抑制疗法：口服给药，每次 200 mg，3 次/日，共 6 个月。必要时剂量可加至 5 次/日，每次 200 mg，共 6～12 个月。③ 带状疱疹：口服给药，每次 800 mg，5 次/日，共 7～10 日。④ 水痘：口服给药，口服每次 20 mg/kg，4 次/日，共 5 日，出现症状立即开始治疗。⑤ 重症生殖器疱疹初治：静脉滴注，按体重每次 5 mg/kg（按阿昔洛韦计，下同），8 小时/次，共 5 日。⑥ 免疫缺陷者皮肤黏膜单纯疱疹或严重带状疱疹：静脉滴注，每次 5～10 mg/kg，8 小时/次，静滴 1 h 以上，共 7～10 日。⑦ 单纯疱疹性脑炎：静脉滴注，每次 10 mg/kg，8 小时/次，共 10 日。⑧ 乙型肝炎：静脉滴注，每次 7.5 mg/kg，2 次/日，药物溶于适量输液，维持滴注时间约 2 h，连续应用 10～30 日。⑨ 急性视网膜坏死：静脉滴注，每次按体重 5～10 mg/kg，3 次/日，隔 8 h 滴注一次，静滴 1 h 以上，连续给药 7～10 日。以后口服每次 800 mg，5 次/日，连续 6～14 周。⑩ 局部外用：按体表面积每 25 cm² 用油膏长 1.25 cm。局部用药，3 小时/次，6 次/日，共 7 日。⑪ 经眼给药：0.1% 溶液滴眼，1～2 小时/次或 4～6 次/日，或 3% 眼膏涂眼，4～6 次/日。

（6）不良反应

① 中枢神经系统：注射用药时常见轻度头痛，罕见昏迷、意识模糊、幻觉、癫痫等中枢神经系统症状。长期口服本品可出现头痛、晕眩等，少见失眠。② 消化系统：可出现轻度肝损害，表现为血清胆红素和碱性磷酸酶（AKP）的升高。短期用药时少见食欲减退；长期口服本品可出现恶心、呕吐、腹泻等。③ 内分泌/代谢：长期给药偶见月经紊乱。④ 少数患者可发生可逆性肾损害、肾小管结晶、肾功能减退。⑤ 皮肤：注射给药后常见注射部位的炎症或静脉炎、皮肤瘙痒或荨麻疹。口服给药后少见皮肤瘙痒。局部用药后可出现轻度疼痛、灼痛和刺痛（28%）、瘙痒（4%）、皮疹（0.3%）。长期用药时少见有痤疮。⑥ 眼：眼局部用药可出现浅层点状角膜病变、烧灼感、结膜充血、滤泡性结膜炎、眼睑过敏和泪点阻塞。⑦ 过敏反应：有时可见皮疹、荨麻疹、发热等过敏反应，停药即可消退。

（7）药物相互作用

① 本品静脉给药时与干扰素或甲氨蝶呤（鞘内）合用，可能引起精神异常，应慎用。② 本品静脉给药时与肾毒性药物合用可加重肾毒性，特别对肾功能不全者更易发生。③ 本品与丙磺舒竞争性抑制有机酸分泌，合用丙磺舒可使本品的排泄减慢，半衰期延长，从而导致体内药物蓄积。

（8）注意事项

① 交叉过敏：对更昔洛韦过敏者可能对本品也过敏。② 禁忌证：对本品有过敏史者禁用。

（9）制剂规格

① 片剂：200 mg。② 胶囊剂：200 mg。③ 滴眼剂：8 mg/8 ml。

3. 拉米夫定（Lamuvidine）

（1）其他名称

贺普丁/拉咪呋啶/雷米夫定/3TC

（2）药理作用

抗病毒活性。拉米夫定体外抑制艾滋病病毒 1,2 型（HIV-1,2）乙型肝炎病毒（HBV）逆转录酶，在人淋巴细胞和单核细胞内抑制 HIV-1,2 病毒逆转录酶活性,P-24 抗原和病毒核酸复制。对齐多夫定(ZDV)耐药病毒株也有效,并可减低对 ZDV 的耐药性。与 ZDV,去羟肌苷(DDI),司坦夫定(D4T)和 HIV 蛋白抑制剂或与 nevirapine 二联或与 ZDV,DDI 三联都有协同作用。毒性小,治疗指数高。HIV 对拉米夫定在体内体外产生耐药性。拉米夫定进入细胞内被细胞脱氧胞嘧啶激酶和细胞激酶磷酸化为活性 5′-三磷酸拉米夫定,降低 HBV-DNA 逆转录酶的活性,抑制 HBV-DNA 的合成;并可结合到新合成的 HBV-DNA 中,中止 DNA 链的延伸,抑制病毒 DNA 的复制。

(3)体内过程

本品口服给药后迅速经肠道吸收,达峰时间为 0.5～1 h,绝对生物利用度稳定在 80%～85%;食物能延缓本品的吸收,但不影响吸收的程度。本品给药后广泛分布于人体。当血药浓度小于 100 mg/ml 时,血浆蛋白结合率为 35%～50%;但血药浓度大于 100 mg/ml 时,血浆蛋白结合率小于 10%。本品还可通过血脑屏障进入脑脊液。本品在口服给药后 24 h 内,大约 90%以原形或/和大约 5%～10%以反式亚砜的形式从尿中排泄,其消除 $t_{1/2}$ 为 5～7 h。有肾功能损害的患者,本品在全身各系统的停留时间和清除半衰期都会延长。

(4)临床应用

①用于慢性乙型病毒性肝炎的治疗。②用于肝硬化伴活动性病毒复制的治疗。③用于防治肝移植时乙型肝炎病毒(HBV)的复发。④用于无症状 HBV 携带者的治疗及艾滋病的辅助治疗。

(5)用法用量

①艾滋病:成人每次 150 mg,2 次/日,与齐多夫定合用。对于体重不足 50 kg 的成年人,可每次 4 mg/kg,2 次/日,直到最高剂量每次 150 mg。②慢性乙型肝炎:每日 100 mg,疗程为 12 周。

(6)不良反应

①患者对拉米夫定有很好的耐受性,少有不良反应发生。常见有轻度头痛、头昏、恶心、呕吐、

腹痛、腹泻及上呼吸道感染样症状。一般服药早期短暂出现且很快自行缓解。偶有皮疹。②拉米夫定的长期应用存在耐药性问题。部分患者在长期接受治疗中可能出现 HBV 反跳,即患者的血清 HBV-DNA 重新变成阳性。

(7)制剂规格

片剂:100 mg。

(二)非核苷类抗病毒药

1. 金刚烷胺(Amantadine)

金刚烷胺是人工合成的饱和三环癸烷的氨基衍生物。

(1)药理作用

金刚烷胺是抗 RNA 病毒的抗病毒药。它并不直接抑制病毒的活性或抑制病毒的神经酰胺酶,但可阻止 RNA 病毒穿透宿主细胞。如果病毒已穿透宿主细胞,金刚烷胺能阻止病毒的脱壳和释放核酸,干扰病毒的早期复制。在组织培养中,金刚烷胺能防止几种类型的 RNA 病毒感染,包括黏液病毒、副黏液病毒和披膜病毒,它对体外弹状病毒也有效。然而在临床上仅对 A 型流感病毒有作用。在组织培养中,可观察到接触金刚烷胺的病毒株有耐药突变的现象,其耐药机制是 RNA 突变(包括 RNA 编码和 M2 蛋白)。临床上金刚烷胺没有抗 B 型流感病毒和副流感病毒的作用。

(2)体内过程

口服吸收良好,吸收不受食物的影响。达峰时间为 2.5～4 h。生物利用度为 86%～94%。蛋白结合率为 59%～67%。吸收后可分布于唾液、鼻腔分泌液中。本品可通过胎盘及血脑屏障。脑脊液中的浓度是同期血浆浓度的 75%。约 95%以原形经肾小球滤过和肾小管分泌排泄的,部分可被动再吸收,在酸性尿中排泄率可迅速增加。可经乳汁分泌。少量经粪便排泄。老年人和肾功能衰竭患者的清除率减少,$t_{1/2}$ 为 22.6～45 h。部分可经血

液透析清除。

（3）临床应用

主要用于亚洲甲-Ⅱ型流感病毒的预防，与灭活的 A 型流感病毒疫苗合用时可促使机体产生预防性抗体。预防用药可使 50% 以上免于此病毒感染。对已发病者可改善症状。有退热作用，在多种炎症、败血症、病毒性肺炎时与抗生素合用，退热作用比单用抗生素好。

（4）用法用量

① 成人：每次 100 mg，2 次/日。② 儿童：剂量酌减，1～9 岁小儿：每日 3 mg/kg，最大用量一日不超过 150 mg，疗程 3～5 天，最多 10 天。

（5）不良反应

① 较常见的有：幻觉、精神混乱，可能由抗胆碱作用所致，老年患者更易发生；情绪或其他精神改变，一般由中枢神经系统受刺激或中毒所致。② 较少见的有：排尿困难，由抗胆碱作用所致，以老年人为多；昏厥，常继发于直立性低血压。③ 极少见的有：语言含糊不清，或不能控制的眼球运动，一般是中枢神经系统兴奋过度或中毒的表现；咽喉炎及发热；可能因白细胞减少所致。④ 持续存在或比较顽固的有：A. 注意力不能集中、头晕或头晕目眩、易激动、食欲消失、恶心、神经质、皮肤出现紫红色网状斑点或网状青斑、睡眠障碍或噩梦（中枢神经系统受刺激或中毒）等较为常见。B. 视力模糊，便秘，口、鼻及喉干，头痛，皮疹，经常感到疲劳或无力，呕吐等较为少见或极少见。

（6）药物相互作用

① 抗胆碱药、抗组胺药、吩噻嗪类药或三环类抗抑郁药与本品合用，可加强阿托品样不良反应，特别是有精神混乱、幻觉及噩梦的患者。合用时需调整这些药物或本品的用量。② 中枢神经兴奋药与本品同用时，可加强中枢神经兴奋作用，严重者可引起惊厥或心律失常等不良反应。③ 与复方磺胺甲唑合用，由于减少了肾脏的清除，故可增加中枢毒性，如失眠、精神错乱。④ 氨苯蝶啶可增加金刚烷胺的毒性如激动、视幻觉。⑤ 本品与酒精同用，可加强中枢神经系统的不良反应，如头昏、头重脚轻、昏厥、精神混乱及循环障碍，故两者不宜合用。

（7）注意事项

① 因本品可随乳汁排泄，哺乳期妇女禁用。对胚胎有毒性且能致畸。② 逾量中毒的表现：惊厥（见于用 4 倍常用量时）、严重的情绪改变、严重的睡眠障碍或噩梦和其他精神改变。

（8）制剂规格

① 片剂：100 mg/片。② 胶囊剂 100 mg/粒。③ 糖浆剂：100 mg/ml。④ 复方金刚烷胺片：每片含金刚烷胺 0.1 g，氨基比林 0.15 g，氯苯那敏 3 mg。

（三）生物抗病毒药

干扰素（interferon）是一组由病毒或者其他诱生剂使生物细胞产生的分泌性糖蛋白，是一种有多种生物学功能的细胞因子，它的作用反映机体非特异性和特异性防御机制。分子量 2 万～16 万，无抗原性，不被免疫血清中和，也不被核酸酶破坏，但可被蛋白酶灭活。

1. 天然干扰素

根据诱生物质和细胞种类，目前已知可产生三类抗原性不同的天然干扰素，α、β 和 γ 干扰素。

（1）α 干扰素（IFNα）

病毒、感染细胞、外来细胞、肿瘤细胞、病毒膜等作用于白细胞中 B 淋巴细胞和巨噬细胞等，产生 α 干扰素，即白细胞干扰素，B 促分裂素作用于 B 细胞亦可以产生类似的干扰素。由于非等位基因编码变异，α 干扰素 Ⅰ 可以分为 15 种亚型，如 α-2a（23 位为赖氨酸、34 位为组胺酸）、α-2b（23 位为精氨酸、34 位为组胺酸）、α-2c（23 位及 34 位均为精氨酸)。

(2) β 干扰素(IFN β)

病毒或者其他核酸可使大多数体细胞(成纤维母细胞、上皮细胞和巨噬细胞)产生 β 干扰素,又称成纤维母细胞干扰素。有报告 β 干扰素有 4 种亚型。

α 干扰素和 β 干扰素又统称为 I 型干扰素。均可由病毒感染或应用多核苷酸后产生。

(3) γ 干扰素(IFNγ)

为免疫干扰素,T 促分裂素(T-mitogen)或其他抗原如植物血凝素等,作用于 T 淋巴细胞或者巨噬细胞,可以产生 γ 干扰素。亦称 II 型干扰素,其结构与 I 型不同。

2. 基因工程干扰素

采用基因工程技术,3 种干扰素及 α 干扰素亚型的基因已克隆成功,用大肠杆菌发酵提纯制备大量基因工程干扰素用于临床。基因工程干扰素为单基因型,天然干扰素则含有多种亚型,有主要成分和次要成分,在氨基酸的组成上两者也有所不同,功能上略有出入。这些干扰素常冠以"r",如 rIFNα-2b。它们的纯度均较高。

(1) 药理作用

① 有广谱抗病毒作用,有种族特异性。干扰素不能直接灭活病毒,它主要作用于细胞受体,使细胞内产生抗病毒蛋白,以阻断细胞内的病毒复制,其抗病毒的分子作用机制在于抑制病毒蛋白合成、转录、装配和释放。② 调节机体的免疫监视、防御和稳定功能,使 NK 细胞、Tc 细胞的细胞毒杀伤作用增强。③ 使吞噬细胞的活力增强。④ 诱导外周血液中单核细胞的 $2',5'$-寡腺苷酸合成酶的活性。⑤ 增加或诱导细胞表面主要组织相容复合物抗原的表达。⑥ 通过调动机体细胞免疫功能、促分化、抑制增殖及调控某些致癌基因表达,干扰素对迅速分裂的肿瘤细胞有选择性抑制作用,阻止肿瘤细胞生长、转移等。

(2) 体内过程

肌内或皮下注射,α 干扰素吸收率在 80% 以上,而 β 及 γ 干扰素的吸收率较低。一般在注射后 4～8 h 达峰浓度。口服被胃蛋白酶破坏。$t_{1/2}$ 为 4～12 h,个体差异很大,与所用剂量相关。血药浓度与疗效并不相关,但与毒性相关。本品大部分不与血浆蛋白结合,基本不能透过血脑屏障,可通过胎盘和进入乳汁。主要由肾小球滤过降解,部分在肝中降解。尿中原形排出很小。

(3) 临床应用

主要用于治疗晚期毛细胞白血病、肾癌、黑色素瘤、Kaposi 肉瘤、慢性粒细胞性白血病和中低度恶性非霍奇金淋巴瘤,其他曾用于骨肉瘤、乳腺癌、多发性骨髓瘤、头颈部癌和膀胱癌等。对疱疹和巨细胞病毒感染、慢性乙、丙、丁型病毒性肝炎也有效。

(4) 用法用量

① 皮下注射:第 1 周 300 万 U,每周 2～3 次,第 2 周每次加到 500 万～600 万 U,第 3 周加到 900 万～1 000 万 U。连续 6 周,8 周为 1 疗程。用于肝炎,200 万～500 万 U/m²,每日皮下注射 1 次;或隔日皮下注射 1 次,1 000 万 U/m²。② 口腔给药:1 片/日,连续用药半年。药片含于口内逐渐溶化,切勿咀嚼或吞下,完全溶化后含在口中 4～5 min,以便黏膜充分吸收。③ 喷雾、滴鼻:防治流行性感冒、上呼吸道感染,干扰素鼻内喷雾,每日 3 次,与黄芪联用可增强疗效。④ 肌内注射:治疗带状疱疹每日 100 万 U,连用 5 日。治疗肝炎每日 1 000 万 U,连用 1～2 周。抗肿瘤每日 100 万～300 万 U,1 周用 1～3 次。⑤ 局部涂敷:每日数次。⑥ 静脉滴注:抗肿瘤每日 100 万～300 万 U,一周用 1～3 次。艾滋病合并卡氏肉瘤每次 10 万～60 万 U,1 次/日。⑦ 局部注射:干扰素亦可局部注射(瘤周浸润)、腔内注射(癌性胸腔腹腔积液)或膀胱内灌注,请遵医嘱使用。

(5) 不良反应

① 偶有抑郁、呼吸困难、肝功能降低、白细胞

减少及过敏反应等。可有注射局部的肿痛。② 高剂量干扰素具有一般生物制剂反应,如发热、流感样症状,肌肉酸痛等,其次是轻度骨髓抑制。常见不良反应为发热,初次注射反应最强。纯品较粗,制剂反应轻。一般对肝、肾功能无影响,少数可有转氨酶、血肌酐升高。③ 全身乏力、不适,常见于老年患者,重症者少见。④ 长期大剂量应用时,偶见脱发,停药后恢复。

(6) 药物相互作用

① 吲哚美辛:可预防性减少干扰素寒战、发热等不良反应,并可增加干扰素水平。应用干扰素前可口服吲哚美辛 50 mg。② 对乙酰氨基酚:干扰素使对乙酰氨基酚代谢毒性产物不能解毒,因而合用可加重肝损害。③ 氨茶碱:干扰素降低氨茶碱体内清除率平均达 50%,合用有可能发生茶碱中毒。④ 泼尼松:可能降低干扰素生物活性。

(7) 注意事项

① 严重心、肝、肾功能不良,骨髓抑制者禁用。② 孕妇、哺乳期妇女慎用。过敏体质、白细胞及血小板减少者慎用。

(8) 制剂规格

① 注射剂:100 万 U,300 万 U,500 万 U。② 冻干粉针剂:100 万 U,300 万 U,500 万 U。③ 片剂(肝灵素,IMMULIN):每片 200 U 以上(为将 α 干扰素固化在淀粉基质上使之活性稳定)。④ 滴鼻剂:1 000～10 000 U/ml。⑤ 软膏剂:4 000 U。⑥ 气雾剂:8 000～12 000 U/ml。

(陈晓文　吴飞华　肖忠革)

参 考 文 献

1　李家泰.临床药理学.2 版.北京:人民卫生出版社,1999.

2　金有豫.药理学.5 版.北京:人民卫生出版社,2001.

3　王亚南.抗真菌药物研究进展.国外医药抗生素分册.2005,26:59-63.

4　曹琴,范伟,王凯伟.抗真菌药物的研究进展和临床应用.药学实践杂志.2003,21:225-228.

5　汤雁波,李卓荣.核苷类抗病毒药物研究进展.中国生化药物杂志.2004,25:44-47.

6　张政平.抗真菌药物研究进展.中国新药杂志.2004,13:106-110.

7　张伟霞,蔡卫民.Ⅰ型干扰素临床应用最新进展.中国药房.2006,17:145-147.

8　Johnson MD,Perfect JR. Caspofungin:first approved agent in a new class of antifungals. Expert Opin Pharmacother,2003,4:807.

9　Hann IM,Prentice HG. Lipid based amphotericin B:a review of the 10 years of use. Int J Antimicrob Agent,2001,17:161-169.

第十二章　镇　痛　药　物

世界卫生组织(1979年)和国际疼痛研究协会(1986年)为疼痛所下的定义是：疼痛是组织损伤或潜在组织损伤所引起的不愉快感觉或情感体验。1995年美国疼痛学会主席 James Campbell 提出将疼痛列为第五大生命体征。患者感受的疼痛可分为两类：即快痛和慢痛。快痛又称为剧痛，它是一种尖锐而定位清楚的刺痛，刺激时立即发生，撤除刺激后立即消失；慢痛又称为钝痛，它是一种定位不明确的"烧灼痛"，发生较慢，持续时间较长。

缓解疼痛的药物，按其作用机制、缓解疼痛的强度和临床用途可分为两大类：一类主要作用于中枢神经系统，缓解疼痛的作用较强，用于剧痛的药物，这类药物称为阿片类镇痛药，也称为成瘾性或麻醉性镇痛药；另一类药物的作用部位多在外周，其缓解疼痛的作用较弱，多用于钝痛，同时还具有解热、抗炎作用的药物，这类药物称为解热镇痛药。苯妥英钠和卡马西平是治疗癫痫的常用药物，但由于它们对于三叉神经痛及舌咽神经痛有良好的镇痛作用，是口腔科常用的镇痛药物，故也在本章节中加以介绍。

对于癌痛的止痛，世界卫生组织提出到2000年达到在全世界范围内"使癌症患者不痛"的目标，并建议实施癌痛治疗的三阶梯方法。所谓三阶梯方法就是对癌痛的性质和原因作出正确的评估后，根据癌症患者的疼痛程度和原因适当选择相应的镇痛药，即对轻度疼痛的患者应主要选用解热镇痛药(如阿司匹林、对乙酰氨基酚、布洛芬等)；若为中度疼痛者应选用弱阿片类药(如可待因、布桂嗪、曲马朵等)；若为重度疼痛者应选用强阿片类药(如吗啡、哌替啶、美沙酮、二氢埃托啡等)。在用药过程中要尽量选择口服给药途径；有规律地按时给药而不是按需(只在痛时)给药；按阶梯给药，止痛药的选择应由弱到强逐渐增加。药物剂量应个体化，需要时可加辅助药物，如解痉药、抗抑郁药或抗焦虑药等。

第一节　阿片类镇痛药

一、概　　述

阿片类镇痛药主要指以吗啡为代表的阿片类生物碱及其衍生物和具有相似药理作用的合成或半合成药物。本类药物通过激动中枢神经系统内的阿片受体，介导产生镇痛、镇静、镇咳、呼吸抑制、缩瞳或恶心及呕吐等作用。有的药物在化学结构上与吗啡相似，作用于阿片受体但不产生激动作用，因而可特异性拮抗吗啡等激动药的各种作用，故称为阿片受体拮抗药,如纳洛酮等。

阿片类镇痛药分为三类:① 阿片生物碱类镇痛药,如吗啡、可待因等。② 人工合成镇痛药,如哌替啶、芬太尼等。③ 具有镇痛作用的其他药,如曲马朵,布桂嗪等。它们在镇痛的同时,患者意识清醒,视觉、听觉和触觉等存在。

二、临 床 用 药

1. 吗啡(Morphine)

(1) 药理作用

① 中枢神经系统。A. 镇痛:吗啡是目前已知最有效的镇痛药,作用强,选择性高。皮下注射 $5\sim10$ mg 吗啡能明显减轻或消除各种锐痛和钝痛。其中对持续性、慢性钝痛的效力大于间断性锐痛。此外,由于吗啡还具有明显的镇静作用,能消除由疼痛引起的焦虑、紧张、恐惧等情绪反应,对疼痛的耐受力明显提高,更易耐受疼痛。B. 镇静:给药后,患者常出现嗜睡、理智障碍等。在安静环境中容易入睡,且易唤醒。C. 呼吸抑制:治疗量的吗啡就可引起呼吸频率减慢,潮气量降低,肺通气量减少。剂量增加,呼吸抑制的作用增强。但这种呼吸抑制作用可被中枢兴奋药拮抗。D. 镇咳:吗啡的镇咳作用较其他镇咳药强。对多种原因引起的咳嗽均有效,常用于病理性咳嗽。E. 其他:可引起瞳孔缩小,中毒时可产生针尖样瞳孔。此外还可以引起恶心、呕吐等。② 平滑肌兴奋作用:吗啡可提高胃肠平滑肌和括约肌的张力,蠕动减慢,食物推进受阻,引起便秘。吗啡可使腹泻的患者止泻;也可引起上腹部不适,甚至诱发胆绞痛。能使哮喘的患者诱发支气管痉挛。能增高膀胱的括约肌张力,产生收缩,导致排尿困难,尿潴留。③ 心血管系统:扩张阻力血管和容量血管,引起体位性低血压;扩张脑血管,颅内压升高。④ 其他:如促神经垂体释放抗利尿激素;抑制自然杀伤细胞的细胞毒作用等。

(2) 临床应用

① 镇痛:适应于急性剧痛,如严重创伤、战伤、烧伤等疼痛均可得到缓解。心肌梗死引起的剧痛,血压正常者可用吗啡止痛。其缺点是易成瘾。② 心源性哮喘:对于心源性哮喘,除了应用强心苷、氨茶碱及吸氧外,静脉注射吗啡可产生良好的效果。能迅速缓解患者的气促和窒息感,促进肺水肿液的吸收。其作用机制可能是:A. 扩张外周血管,降低了外周阻力。B. 其镇静作用又消除了患者的焦虑恐惧情绪,减少了心脏负荷,有利于肺水肿的消除。C. 降低了呼吸中枢对 CO_2 的敏感性,减弱了过度的反射性呼吸兴奋。若患者伴有休克、昏迷,严重肺部疾患或痰液过多时禁用。③ 止泻:常选用阿片酊或复方樟脑酊,用于急、慢性腹泻,可以减轻症状。如伴有细菌感染,应合用抗生素。

(3) 不良反应

治疗量的吗啡会有恶心、呕吐、呼吸抑制、嗜睡、眩晕、便秘、排尿困难、胆绞痛等不良反应的发生。大剂量易引起中毒反应,如昏迷、深度呼吸抑制等。连用 $3\sim5$ 天即可产生耐药性,连用一周可成瘾。成瘾者一旦停药则可出现兴奋、失眠、流泪、流涕、出汗、震颤、呕吐、腹泻、甚至虚脱、意识丧失等戒断症状。吗啡急性中毒原因是用量过大,临床表现为昏迷、瞳孔极度缩小、呼吸抑制、血压下降、发绀、尿少、体温下降,最后死于呼吸麻痹。应及时进行人工呼吸和给氧抢救。

(4) 禁忌证

吗啡禁用于呼吸抑制患者、脑外伤颅内高压、支气管哮喘、肺源性心脏病代偿失调、甲状腺功能减退、皮质功能不全、前列腺肥大、排尿困难等患者。

(5) 制剂规格

① 片剂:5 mg,10 mg。② 注射剂:0.5 ml:5 mg,1 ml:10 mg。注意:只有不含防腐剂的等渗灭菌溶液才可用作硬膜外或鞘内注射。

2. 可待因（Codeine）

（1）其他名称

甲基吗啡

（2）药理作用

可待因的镇痛作用仅为吗啡的 1/12；镇咳作用为其 1/4。持续时间与吗啡相似；镇静作用不明显。

（3）体内过程

口服易吸收，吸收率可达 60%。吸收后，大部分在肝代谢为无活性的产物，大约 10% 的可待因脱甲基后转变为吗啡。可待因本身对阿片受体的亲和力很低。

（4）临床应用

可待因在临床上多用于中等轻度疼痛的止痛，与解热镇痛药合用有协同作用。可待因也是典型的中枢镇咳药，常见于镇咳。

（5）不良反应

欣快感及成瘾性弱于吗啡。在镇静剂量时，对呼吸中枢抑制作用较轻，无明显的便秘、尿潴留及体位性低血压等的不良反应。

（6）制剂规格

① 片剂：15 mg，30 mg。② 注射剂：1 ml：15 mg，1 ml：30 mg。③ 糖浆剂：100 ml：0.5 g。

3. 哌替啶（Pethidine）

哌替啶又名杜冷丁（dolantin），是临床常用的人工合成镇痛药。其结构是苯基哌啶衍生物，虽与吗啡不同，但仍具有吗啡镇痛所需要的基本结构，即哌啶环中的叔胺氮相隔两个碳原子的季碳和与季碳相连的苯环。

（1）药理作用

① 中枢神经系统：与吗啡相似。皮下注射或肌内注射后 10 min 可产生镇静、镇痛作用，持续时间比吗啡短，仅 2～4 h。镇痛效力相当于吗啡的 1/10～1/8。约 10%～20% 患者用药后可有欣快感，但成瘾发生较慢，戒断症状持续的时间较短。哌替啶可消除紧张、焦虑、烦躁不安等疼痛引起的情绪反应，患者较易入睡，但睡眠浅而易醒。抑制呼吸的作用较弱，患者的潮气量减少而呼吸频率改变不明显，2 h 后逐渐减弱。呼吸中枢对 CO_2 的敏感性降低。对延脑的催吐化学感受区有兴奋作用。因能增加前庭器官的敏感性，故可引起恶心、呕吐和眩晕等。对咳嗽中枢抑制较轻。② 平滑肌：能中度提高胃肠道平滑肌及括约肌张力，减少推进性蠕动，但因作用时间短，故不引起便秘，也无止泻作用。能引起胆道括约肌痉挛，提高胆道内压力，但比吗啡弱。治疗量对支气管平滑肌无影响，大剂量则可引起收缩。③ 心血管系统：治疗量可致体位性低血压。由于抑制呼吸，也能使体内 CO_2 蓄积，脑血管扩张而致脑脊液压力升高。

（2）体内过程

本品口服或注射给药均可吸收，但注射吸收迅速，起效快，临床常注射给药。主要在肝脏代谢为哌替啶酸和具有中枢兴奋作用的去甲哌替啶，以后再以结合形式自尿中排泄，仅小量以原形排出。

（3）临床应用

① 镇痛：哌替啶对各种疼痛，如创伤性疼痛、手术后疼痛、内脏绞痛、晚期癌症的疼痛均有效。镇痛作用虽弱于吗啡，但成瘾性比吗啡轻，产生也较慢。对妊娠妇女的子宫常呈中等程度的兴奋作用，对妊娠晚期子宫正常收缩无明显影响，也不对抗催产素对子宫的作用，在分娩过程中给予治疗量以镇痛，镇静，不延迟分娩过程，对新生儿呼吸抑制较吗啡轻，有弱的局部麻醉作用。② 麻醉前给药及人工冬眠：哌替啶的镇静作用可消除患者术前紧张、恐惧情绪，减少麻醉药用量；与氯丙嗪合用组成冬眠合剂用于人工冬眠疗法。③ 心源性哮喘：在配合吸氧、强心药物治疗的情况下，本品可用于心源性哮喘及肺气肿。

（4）不良反应

治疗量哌替啶与吗啡相似，可致眩晕、出汗、恶心、呕吐、心悸及因体位性低血压而发生晕厥等。久用也可成瘾。剂量过大可明显抑制呼吸。偶可致震颤、肌肉痉挛、反射亢进甚至惊厥，中毒解救时可配合抗惊厥药。也可致心律失常等。

（5）禁忌证

与吗啡相同。

（6）制剂规格

① 片剂：50 mg,100 mg。② 注射剂：1 ml：50 mg,2 ml：100 mg。③ 糖浆剂：5 ml：50 mg。

4. 曲马朵（Tramadol）

（1）药理作用

为阿片受体激动药，其镇痛效力相当于吗啡的 $1/10 \sim 1/8$。口服易于吸收，起效迅速，生物利用度约 90%，$t_{1/2}$ 约 6 h。治疗剂量时不抑制呼吸，不影响心血管系统，也无致平滑肌痉挛作用，不发生便秘及排尿困难。

（2）临床应用

适用于中度及重度急慢性疼痛及外科手术疼痛，不宜于轻度疼痛。

（3）不良反应

和其他镇痛药相似，以出汗、头晕、恶心、呕吐、口干、疲劳等多见，偶有皮疹、血压降低等过敏反应。也有报道指出，曲马朵口服过量可致痫样发作。

（4）制剂规格

① 胶囊剂：50 mg。② 注射剂：2 ml：100 mg。

5. 布桂嗪（Bcinnazine）

（1）其他名称

强痛定

（2）药理作用

本品为速效镇痛药，镇痛作用为吗啡的 1/3，但比解热镇痛药强，为氨基比林的 $4 \sim 20$ 倍。对皮肤、黏膜、运动器官（包括关节、肌肉、肌腱等）的疼痛有明显的抑制作用，对内脏器官疼痛的镇痛效果较差。无抑制肠蠕动作用，对平滑肌痉挛的镇痛效果差。与吗啡相比，本品不易成瘾，但有不同程度的耐受性。

（3）临床应用

适用于三叉神经痛、牙痛、炎症性疼痛、神经痛、关节痛、外伤性疼痛、手术后疼痛以及癌症痛（属二阶梯镇痛药）等。

（4）用法用量

① 口服：成人每次 $30 \sim 60$ mg，每日 $90 \sim 180$ mg；小儿每次 1 mg/kg。② 皮下或肌内注射：成人每次 $50 \sim 100$ mg，$1 \sim 2$ 次/日。疼痛剧烈时用量可酌增。对于慢性中重度癌痛患者，剂量可逐渐增加。首次及总量可以不受常规剂量的限制。

（5）不良反应

① 用药后偶可有恶心、眩晕、头痛、困倦、黄视、全身发麻等，停药后即消失。② 本品引起依赖性的倾向与吗啡类药相比为低，据临床报道，连续使用本品，可耐受和成瘾，故不可滥用。

（6）注意事项

① 本品为国家特殊管理的第一类精神药品，必须严格遵守国家对精神药品的管理条例，按规定开写精神药品处方和供应、管理本类药品，防止滥用。② 医疗机构使用该药医生处方量每次不应超过 3 日常用量。处方留存两年备查。

（7）制剂规格

① 片剂：30 mg,60 mg。② 注射剂：1 ml：50 mg,2 ml：100 mg。

6. 二氢埃托啡（Dihydroetorphine）

（1）药理作用

本品为 μ 阿片受体激动剂，对 σ 和 κ 受体作用很弱，等效镇痛作用的剂量仅为吗啡的 $1/500 \sim 1/1\,000$。是临床应用的镇痛效能最强的药物。对胃肠道平滑肌有松弛作用。

（2）体内过程

口服首剂效应明显，止痛效果差。舌下用药或肌注，5～15 min 起效，持续 1～3 h。静注后 2～5 min 起效，维持 30～90 min。由于本品的有效剂量太小，目前尚无临床药物监测的有效方法。

（3）临床应用

① 适用于哌替啶、吗啡等无效的慢性顽固性疼痛和晚期癌症疼痛。与口服司可巴比妥 100 mg 或西地泮 5 mg 合用，可明显延长晚期癌症患者的止痛时间。对平滑肌痉挛引起的绞痛，如胰腺炎急性发作，胆石症，胆道蛔虫，泌尿系结石，胃肠痉挛等，不必与解痉药合用。② 用于诱导麻醉或静脉复合麻醉。③ 可用于内窥镜检查术前用药。

（4）不良反应

镇痛剂量时不良反应轻，有的患者可见呼吸变慢，嗜睡，卧床患者很少发生恶心，呕吐，用药后走动的患者易出现，不引起胃肠道平滑肌痉挛，没有便秘作用。个别老年患者可引起尿潴留。反复用药可产生耐受性，表现为止痛时间缩短，需提高剂量或增加用药次数。过量中毒症状为呼吸抑制（呼吸频率可慢达 3～4 次/min），瞳孔缩小，血压或心率变化不大，昏迷。呼吸抑制为致死原因，阿片类拮抗剂纳洛酮或烯丙吗啡均可有效对抗本品。有生理依赖性和较强的精神依赖性。

（5）制剂规格

① 片剂：20 μg。② 注射剂：1 ml：20 μg。

7．美沙酮（Methadone）

（1）药理作用

本品为 μ 型阿片受体激动剂。作用与吗啡相似。有蓄积作用，可能与高血浆蛋白结合率有关。重复使用可产生依赖，但戒断症状再现较慢，停药后 24～48 h 发作，程度较吗啡戒断者轻。本品除作镇痛药外，还可用于海洛因成瘾脱毒治疗。

（2）体内过程

口服吸收较好，药效为肌注的 1/2，约 1 h 起效，维持 6～8 h。血浆蛋白结合率约 90%，主要在肝脏代谢为去甲美沙酮和再去甲美沙酮，从尿中或粪便中排出，尿 pH 值对分布和清除影响较大，如尿 pH 值为 5.2 时，$t_{1/2}$ 为 19.5 h，分布容积为 3.51 L/kg，清除率每分钟为 2.1 ml/kg，尿 pH 值为 7.8 时，$t_{1/2}$ 为 42.1 h，分布容积为 5.24 L/kg，清除率每分钟为 1.5 ml/kg。当尿 pH 值保持在 6 以上时，主要经粪排出，尿 pH 值为 5.2 时，总服用量的 35% 经肾排出。在无尿患者，每日给予 40～50 mg，原形药及代谢产物可充分地从粪便排出，从而使血药浓度保持在所期望的水平。

（3）临床应用

用于各种剧痛，本品能够防治海洛因成瘾的戒断症状，有效时间长，本身的戒断症状较轻，戒断症状出现较慢。

（4）不良反应

恶心，呕吐，便秘，头晕，口干和抑郁等常见于用药后起床走动的患者，在等效镇痛作用下，呼吸抑制相对明显于吗啡，故不能静注给药。重复用药可致蓄积，加之个体差别大，故应在连续用药过程中经常根据患者反应调整用量。用于阿片成瘾者的替代治疗时，过量中毒的主要死因是肺水肿，不作为止咳药，不用于分娩止痛，以免影响产程和抑制胎儿呼吸，皮下注射对局部有刺激性，可致疼痛与硬结，故宜肌注。本品滥用程度与吗啡相同。

（5）相互作用

苯妥英钠和利福平可促进本品代谢，对维持疗法患者可引起戒断症状，用西咪替丁预防溃疡的患者，本品的镇痛作用增加。本品注射液与巴比妥盐类，氯化氨，肝素，氨茶碱，碳酸氢钠，硫黄嘧啶钠，硝基呋喃妥因钠等混合，可产生浑浊。

（6）制剂规格

① 片剂：5 mg，7.5 mg，10 mg。② 注射剂：

1 ml：5 mg，2 ml：7.5 mg，2 ml：10 mg。

8. 芬太尼（Fentanyl）

（1）药理作用

本品为 μ 型阿片受体激动剂，作用与吗啡相似，等效镇痛作用的剂量为吗啡的 1/80，起效快，静脉注射 100 μg 后 1 min 起效，4 min 达高峰，维持时间短（17 min～2 h）；肌内注射 100 μg 作用维持 1～2 h，$t_{1/2}$ 为 3～4 h。与血浆蛋白结合率为 84%，主要由肝脏代谢失活。

一般不单独用于镇痛，主要用于麻醉辅助用药和静脉复合麻醉，反复用药能产生吗啡样依赖。纳洛酮可对抗本品的各种作用。

（2）不良反应

不良反应较吗啡轻，偶见眩晕，恶心，呕吐和胆道括约肌痉挛。有弱拟胆碱作用，静注剂量过大或过快，可致胸壁肌强直和延迟性呼吸抑制。本品不宜与单胺氧化酶抑制剂合用，禁用于支气管哮喘，呼吸抑制和重症肌无力患者。

（3）制剂规格

① 注射剂：1 ml：50 μg，2 ml：100 μg。② 外用贴剂：2.5 mg，5 mg。

9. 喷他佐星（Pentazocine）

（1）药理作用

本品为阿片受体部分激动剂，作用于 k 型阿片受体，高剂量时有轻度拮抗吗啡的作用，主要用于镇痛，其镇痛效力为吗啡的 1/3，呼吸抑制作用相当于吗啡的 1/2，但剂量超过 30 mg 时，呼吸抑制程度并不随剂量增加而加重，故相对较安全，对胃肠道平滑肌的兴奋作用比吗啡轻。对心血管的作用与吗啡有别，高剂量时引起血压升高和心动过速，心肌梗死患者静注本品可增加主动脉和肺动脉压伴增加心脏做功。经常或反复使用本品，可产生吗啡样生理依赖性，但戒断症状比吗啡轻，依赖潜

力小是本品的最大优点。

（2）体内过程

口服吸收良好，1～3 h 达血药峰浓度，$t_{1/2}$ 为 2～3 h，由于首剂效应明显，生物利用度为 11%～32%，肌内注释液吸收良好，15～60 min 达血药峰浓度，血浆蛋白结合率约 60%。主要在肝脏代谢失活，60%～70% 以代谢物形式经尿排泄，小部分原形以尿排出。

（3）临床应用

适用于各种慢性疼痛，以口服用药为宜，以减轻不良反应，对严重疼痛的止痛效果不如吗啡，也可用于产科止痛，对胎儿呼吸抑制与哌替啶相当，因可能增加心脏负荷，故不适用于缓解心肌梗死时的疼痛。

（4）用法用量

① 口服：成人每次 25～100 mg，4 h 可重复 1 次，每日用量不超过 600 mg。6～12 岁儿童，每次 25 mg，4 h 可重复 1 次。② 肌内注射：成人每次 30～60 mg，必要时 3～4 小时/次，每日用量不超过 360 mg。12 岁以下儿童，每次最大剂量不超过 1 mg/kg。

（5）不良反应

最常见的为嗜睡，眩晕，恶心，呕吐和出汗。可引起视幻觉，噩梦，思维障碍和发音困难等，甚至癫痫大发作性抽搐，这些反应在治疗剂量范围内少见。本品可减弱吗啡的镇痛作用，但不对抗其呼吸抑制作用，且可诱发吗啡、海洛因依赖者的戒断症状，当对本品产生依赖性时，应逐渐减量至停药，不宜用美沙酮替代治疗。局部反复注射本品，可使局部组织产生无菌性脓肿，溃疡和瘢痕形成，故若采用注射给药，最好变换部位进行肌注，纳洛酮可对抗本品的呼吸抑制等作用。

（6）制剂规格

① 片剂：25 mg，50 mg。② 胶囊剂：25 mg。③ 注射剂：1 ml：15 mg。

第二节 解热镇痛药

解热镇痛药是一类具有解热、镇痛,而且多数还具有抗炎和抗风湿作用的药物,由于本类药物的化学结构和抗炎作用机制与肾上腺皮质激素不同,故又称为非甾体抗炎药(nonsteroidal anti-inflammatory drugs,NSAIDs)。此类药物的主要作用机制是抑制花生四烯酸环氧合酶,从而抑制二十碳烯酸衍生物的合成。尽管这类药物的镇痛作用弱于阿片类镇痛药物,但不产生呼吸抑制、耐受性及成瘾性等中枢不良反应,适用于轻、中度疼痛,对炎症引起的疼痛尤为有效,对中空脏器的疼痛效果不佳,对手术后的慢性疼痛有效。

根据化学结构可将解热镇痛抗炎抗风湿药分为如下几类:① 水杨酸类:阿司匹林、二氟尼柳等。② 苯胺类:对乙酰氨基酚等。③ 吡唑酮类:保泰松、羟布宗等。④ 吲哚类和茚乙酸类:吲哚美辛、舒林酸等。⑤ 芳基丙酸类:布洛芬、萘普生等。⑥ 芳基乙酸类:双氯酚酸钠等。⑦ 邻氨基苯甲酸类:甲芬那酸、甲氯芬那酸等。⑧ 烯醇类:替诺昔康等。⑨ 其他类:萘丁美酮等。

一、水 杨 酸 类

阿司匹林(Aspirin)

(1) 其他名称

乙酰水杨酸(acetylsalicylic acid)

(2) 药理作用

① 解热:阿司匹林能迅速、有效地降低人体的体温,如可使急性风湿患者于 $24\sim48$ h 内退热。解热镇痛作用的血药浓度为 $20\sim100$ μg/ml;一次服用解热镇痛剂量的水杨酸盐时,所产生的血浆药物浓度低于 60 μg/ml。中等解热剂量时就能增加氧耗量和代谢率。② 镇痛:阿司匹林对于身体浅表组织的低强度的、炎症性疼痛,尤其对头痛、肌肉痛、神经痛、关节痛和痛经均有良好的缓释作用,而对内脏性疼痛无效。长期应用无耐药性和成瘾性。③ 抗炎:阿司匹林的抗炎作用很强;抗炎作用的血药浓度为 150 μg/ml,对一般炎症疗效较好;对类风湿性关节性也可迅速消退关节炎症,减轻关节损伤。但欲产生理想的疗效,水杨酸浓度需高达 $150\sim300$ μg/ml,此时则易产生一系列不良反应。④ 抗血小板功能:小剂量阿司匹林就对血小板功能有强烈和长时间的抑制作用。

(3) 体内过程

口服后大部分在小肠吸收,小部分在胃吸收。血药浓度 $1\sim2$ h 达峰值,其血浆浓度低,在血浆中被酯酶水解为水杨酸。水解后以水杨酸盐的形式迅速分布至全身组织,也可进入关节腔及脑脊液,并可通过胎盘。水杨酸与血浆蛋白结合率高,可达 $80\%\sim90\%$。水杨酸经肝药酶代谢,大部分代谢物与甘氨酸结合,少部分与葡萄糖醛酸结合后,自肾排泄。

肝对水杨酸的代谢能力有限。口服小剂量阿司匹林(1 g 以下)时,按一级动力学代谢,血药 $t_{1/2}$ 约 $2\sim3$ h;但当阿司匹林剂量不小于 1 g 时,部分按零级动力学代谢,血药 $t_{1/2}$ 延长为 $15\sim30$ h。如剂量在增大,血中游离水杨酸浓度将急剧上升,可突然出现中毒症状。

阿司匹林血浆有效抗炎浓度为 $150\sim300$ μg/ml,中毒浓度大于 200 μg/ml。阿司匹林为弱酸性,故当急性中毒时,可用碳酸氢钠碱化尿液,减少肾小管对水杨酸盐的重吸收,以加速其排泄,降低血药浓度。

（4）临床应用

① 解热镇痛及抗风湿：有较强的解热镇痛作用，常用于感冒、流感等各种原因的发热及头痛、牙痛、肌肉痛、神经痛、痛经等慢性疼痛，但本品仅能缓解症状，不能治疗病因，故必要时需同时进行对因治疗。② 抗炎抗风湿：作用也较强，可使急性风湿热患者于 $24\sim48\,h$ 内退热，关节红、肿及剧痛缓解，血沉下降，患者主观感觉好转。由于控制急性风湿热的疗效迅速而确实，故也可用于鉴别诊断。对类风湿性关节炎也可迅速镇痛，消退关节炎症，减轻关节损伤，目前仍是首选药。③ 影响血栓形成：阿司匹林由于减少了血小板中 TXA_2 的生成，而具有抗血小板聚集及抗血栓形成的作用。但在高浓度时，阿司匹林也能抑制血管壁中 PG 合成酶，减少了前列腺素（prostacyclin PGI_2）合成。PGI_2 是 TXA_2 的生理对抗剂，它的合成减少可能促进血栓形成，因而建议采用小剂量（口服 $75\sim100\,mg/d$）用于防止血栓形成。临床可用于预防暂时性脑缺血发作、心肌梗死、人工心脏瓣膜、动脉漏或其他手术后的血栓形成。④ 其他：可用于治疗胆道蛔虫病以及因 X 线照射或放疗引起的腹泻。其粉末外用可治疗足癣。

（5）不良反应

短期服用不良反应少，长期大量应用则有不良反应。① 胃肠道反应：最为常见。口服可直接刺激胃黏膜，引起上腹不适、恶心、呕吐等。较大剂量口服（抗风湿治疗）可引起胃溃疡及不易察觉的胃出血（无痛性出血）；原有溃疡病者，可使症状加重。为减轻或避免以上反应，可采用饭后服药，将药片嚼碎，同服抗酸药如碳酸钙，或服用肠溶片等。内源性 PG 对胃黏膜有保护作用，如将 PGE_2 与阿司匹林同服，可减少后者引起的胃出血，其疗效与 PGE_2 的剂量成比例。② 凝血障碍：一般剂量阿司匹林就可抑制血小板凝集，延长出血时间。大剂量（$5\,g/d$ 以上）或长期服用，

还能抑制凝血酶原形成，延长凝血酶原时间，维生素 K 可以预防。严重肝损害、低凝血酶原血症、维生素 K 缺乏等均应避免服用阿司匹林。手术前一周应停用。③ 过敏反应：少数患者可出现荨麻疹、哮喘、血管神经性水肿、过敏性休克等过敏反应，其中哮喘多见，且多发于 30 岁以上的中年人，于服药数分钟后产生呼吸困难、喘息，严重者可致死，特称为"阿司匹林哮喘"。哮喘、鼻息肉及慢性荨麻疹患者禁用阿司匹林。④ 水杨酸反应：于风湿病治疗时多见引起慢性水杨酸盐中毒，表现为头痛，眩晕，恶心，呕吐，耳鸣，视、听力减退，总称为水杨酸反应，严重者可出现呼吸加快、酸碱平衡失调，甚至精神错乱。严重中毒者应立即停药，并静脉滴入含有碳酸氢钠的葡萄糖液，以碱化尿液加速水杨酸盐自尿排泄。⑤ 瑞夷（Reye）综合征：据国外报道患病毒性感染伴有发热的儿童或青年服用阿司匹林后有发生瑞夷综合征的危险，表现为严重肝功能不良合并脑病，虽少见，但可致死，宜慎用。

（6）相互作用

本品与非甾体类抗炎药同服，胃肠道不良反应增加，而疗效并不加强。本品与其他水杨酸类药物、口服抗凝药、磺脲类降糖药、巴比妥类、苯妥英钠、甲氨蝶呤等合用时，可增强他们的作用。本品若与糖皮质激素合用，可使胃肠出血加剧。

（7）制剂规格

① 片剂：$0.1\,g$，$0.2\,g$，$0.3\,g$，$0.5\,g$。② 肠溶片：$0.025\,g$，$0.05\,g$，$0.3\,g$，$0.5\,g$。③ 栓剂：$0.1\,g$，$0.3\,g$，$0.5\,g$。

二、苯 胺 类

1. 对乙酰氨基酚（Acetaminophen）

（1）其他名称

扑热息痛/泰诺林

（2）药理作用

本品为解热镇痛药,通过抑制前列腺素的合成而产生解热镇痛作用。本品镇痛作用较弱,无明显抗炎作用,对血小板功能无明显影响。

（3）体内过程

口服吸收迅速、完全,血药浓度 0.5～1 h 达高峰;本品约有 60％ 与葡萄糖醛酸结合;35％ 与硫酸及半胱氨酸结合。

（4）临床应用

适用于牙痛、炎症性疼痛、外伤痛、关节痛、神经痛等。口服:成人及 12 岁以上儿童每 8 h 服用 1 次,1～2 片/次,24 h 不得超过 6 片,使用时用水将片剂完整送服,不可将片剂咬碎或溶于水中服用。

（5）不良反应

① 一般剂量较少引起不良反应,对胃肠刺激小,不会引起胃肠出血。少数病例可发生粒细胞缺乏症、贫血、过敏性皮炎(皮疹、皮肤瘙痒等)、肝炎或血小板减少症等。② 长期大量用药,尤其是肾功能低下者,可出现肾绞痛或急性肾衰竭(少尿、尿毒症)或慢性肾衰竭(镇痛药性肾病)。

（6）注意事项

① 对本药过敏者禁用;肝肾功能不全者禁用。② 用阿司匹林或其他非甾体抗炎药诱发哮喘、鼻炎或荨麻疹的患者及活动期消化道溃疡患者禁用。有报告在因阿司匹林过敏发生哮喘的患者中,少数(<5％)用本品后发生轻度支气管痉挛性反应。③ 孕妇、哺乳期妇女及儿童应慎用。④ 应用本品对血糖、血清尿酸、尿 5-羟吲哚醋酸(5-HIAA)测定及肝功能试验会产生干扰。⑤ 不应与含有酒精的饮料、巴比妥类(如苯比妥)、卡马西平、抗病毒药齐多夫定及氯霉素同服。⑥ 与抗凝血药合用,可增强抗凝血作用,要调整抗凝血药的用量。

（7）制剂规格

① 片剂:0.1 g,0.3 g,0.5 g。② 胶囊剂:

0.3 g。③ 注射剂:1 ml:0.075 g,2 ml:0.25 g。④ 栓剂:0.15 g,0.3 g,0.6 g。

2. 复方对乙酰氨基酚（Compound paracetamol）

（1）其他名称

散利痛

（2）药理作用

对乙酰氨基酚和阿司匹林系通过抑制中枢神经系统的前列腺素的合成产生镇痛作用;解热作用系通过下视丘体温调节中枢而起作用。咖啡因为中枢兴奋药,能够收缩脑血管,减少其搏动的幅度,能增强镇痛效果。

（3）临床应用

适用于牙痛、炎症性疼痛、外伤痛、关节痛、神经痛等。

（4）用法用量

口服:成人 1～2 片/次。6 岁以上儿童每次 1/2～1 片,24 h 内可服 3 次,药片可以用水或饮料吞服。

（5）不良反应

偶见白细胞缺乏症,正铁血红蛋白血症和血小板减少症,以及厌食、恶心、呕吐、皮疹等其他过敏反应。

（6）注意事项

① 对本品某一成分过敏、肝肾功能不全、溶血性贫血者、孕妇及哺乳期妇女禁用,学龄前儿童不宜服用。② 应用巴比妥类(如苯比妥)或解痉药(如颠茄)的患者,长期使用本品时可致肝脏损害,故不应同服。③ 本品与氯霉素同用时可增强后者的毒性,故不应同服。④ 本品不宜长期或大剂量服用,服药期间应忌酒。

（7）制剂规格

片剂:每片含对乙酰氨基酚 0.126 g,阿司匹林 0.23 g,咖啡因 0.03 g。

三、吡唑酮类

保泰松（Phenylbutazone）

（1）药理作用

保泰松抗炎抗风湿作用强而解热镇痛作用较弱；其抗炎作用也是由于抑制 PG 生物合成所致。

（2）体内过程

口服吸收迅速、完全，2 h 达血药峰浓度。吸收后 98％与血浆蛋白结合，然后再缓慢释出，作用持久，血药 $t_{1/2}$ 为 50～65 h。本药主要由肝药酶代谢。

（3）临床应用

临床主要用于风湿性及类风湿性关节炎、强直性脊柱炎。较大剂量可减少肾小管对尿酸盐的再吸收，促进尿酸排泄，用于急性痛风。由于不良反应较多，已少用。

（4）用法用量

① 抗风湿：初次剂量每次 0.1～0.2 g，3 次/日，维持量每次 0.1 g，1～4 次/日，不超过 1 周。② 急性痛风：开始剂量 0.4 g，一次顿服，以后每 4 h 服 0.1 g，疗程 2～4 日。

（5）制剂规格

① 片剂：0.1 g。② 胶囊剂：0.1 g。

四、吲哚类和苯乙酸类

吲哚美辛（Indomethacin）

（1）其他名称

消炎痛

（2）药理作用

吲哚美辛为人工合成的吲哚衍生物。本品是较强的 PG 合成酶抑制药之一，有显著解热镇痛抗炎抗风湿的作用。

（3）体内过程

口服吸收迅速、完全，空腹服药 2 h 血药浓度达峰值，食物可延迟达峰时间。吸收后 90％与血浆蛋白结合。主要在肝代谢。60％从肾排泄，其中 10％～20％以原形药物排泄于尿中；33％从胆汁排泄，其中 1.5％为原形药物；少部分经粪便排出；在乳汁中也有排出。

（4）临床应用

对急性风湿性及类风湿性关节炎的疗效与保泰松相似，约 2/3 患者可得到明显改善。如果连用 2～4 周仍不见效者，应改用其他药。对关节强直性脊椎炎、骨关节炎也有效；对癌性发热及其他不易控制的发热常能见效。因不良反应较多，故仅用于其他药物不能耐受或疗效不显著的病例。

（5）用法用量

口服：开始时每次 25 mg，2～3 次/日，一般在早餐和晚餐后服药；可根据情况逐渐增量至 100～150 mg/d，分 3～4 次服。

（6）不良反应

30％～50％患者服用治疗量吲哚美辛后即可发生不良反应，约 20％患者因此停药，大多数反应与剂量过大有关。① 胃肠道反应：食欲减退、恶心、腹痛、上消化道溃疡（偶可穿孔、出血）、腹泻，还可引起急性胰腺炎。② 中枢神经系统：25％～50％患者有前额头痛、眩晕，偶见精神失常。③ 造血系统：可引起粒细胞减少、溶血、血小板减少、再生障碍性贫血等。④ 过敏反应：表现为瘙痒、荨麻疹、血管性水肿、脱发、呼吸困难、急性呼吸抑制、哮喘、血压急剧下降等。

（7）注意事项

① 孕妇、儿童、机械操作人员、精神失常、溃疡病、帕金森病及肾病患者禁用。② 本品与阿司匹林可有交叉过敏，可引起喘息。对于其他非甾体类抗炎药过敏者也可能对本品过敏。③ 用药期间应定期随访检查血象及肝肾功能。因本品可能导致角膜沉着、视网膜改变等，故长期用药者还应定期进行眼科检查。

（8）制剂规格

① 肠溶片剂：25 mg。② 胶囊剂：25 mg。

③ 栓剂：25 mg，50 mg，100 mg。④ 乳胶剂：100 mg/10 g，外用。

五、芳基丙酸类

1. 布洛芬（Ibuprofen）

（1）药理作用

具有较好的抗炎解热及镇痛作用，作用强度与阿司匹林大致相同。但抗炎作用更突出，可明显缓解关节或痛风的关节肿、痛症状，但无降低尿酸作用。它也具有抗血小板作用。

（2）体内过程

本品口服吸收迅速，1～2 h 血浆浓度达峰值，$t_{1/2}$ 约 2 h。血浆蛋白结合率为 99%，可缓慢地进入滑腔膜，并在此保持高浓度。99% 以代谢物自尿排出。

（3）临床应用

本品具有较好的抗炎解热及镇痛作用，临床上主要用于治疗风湿、类风湿性关节炎和轻、中度钝痛，如牙痛、头痛、痛经等。

（4）用法用量

治疗类风湿性关节炎和骨关节炎的常用剂量为 1 200～1 800 mg，每天最大剂量可达 3 200 mg，分次服用。维持治疗时也可减量服用。对于轻、中度疼痛，尤其是原发性痛经，通常为 400 mg，必要时 4～6 小时/次，还可外用。也可用于小儿急性上呼吸道感染等引起的发热，可按体重每日 20 mg/kg，分 3 次服。

（5）不良反应

其胃肠道反应较轻，易于耐受，但长期服用时仍应注意。可引起过敏反应如皮疹、哮喘等，与阿司匹林有交叉过敏。可引起视力模糊及中毒性弱视，一旦出现，应立即停药。

（6）制剂规格

① 片剂：0.1 g，0.2 g。② 胶囊剂（缓释）：0.3 g。

2. 萘普生（Naproxen）

（1）药理作用

本品具有解热镇痛，抗炎抗风湿作用，其镇痛作用约为阿司匹林的 7 倍。本品对血小板的黏附和聚集反应也有一定的抑制作用。

（2）体内过程

本品口服吸收迅速且完全，2～4 h 后，血药浓度达峰，$t_{1/2}$ 为 12～14 h，血浆蛋白结合率为 98%～99%，肝内代谢主要以代谢物和原形药物的形式自肾脏排出。

（3）临床应用

本品用于风湿性和类风湿性关节炎，对骨关节炎，强直性脊柱炎，急性痛风，运动系统（如关节、肌肉及腱）的慢性变性疾病以及轻、中度疼痛（如痛经、手术后的疼痛等）均有肯定疗效。

（4）用法用量

① 口服：治疗各种关节炎，每次 0.25 g，2 次/日；止痛，首次 0.5 g，必要时每 6～8 h 再服 0.25 g；解热，每次 0.25 g，2 次/日。② 注射给药：每次 0.1～0.2 g，1 次/日。③ 直肠给药：每次 0.25 g，2 次/日。

（5）不良反应

本品一般耐受良好，不良反应较轻，主要表现有胃肠道反应，如：恶心、呕吐、消化不良等，偶有视力模糊或视觉障碍、听力减退等，可见皮疹、荨麻疹等过敏反应。严重者可致肝功能损害、血象异常等。

（6）注意事项

① 阿司匹林或其他非甾体抗炎药过敏者对本品也常过敏。② 孕妇及哺乳期妇女、心功能不全或高血压、肾功能不全，哮喘患者等禁用。③ 老年人和青光眼患者慎用。④ 长期用药应定期监测肝肾功能、血象和进行眼科检查。

（7）相互作用

① 本品与水杨酸类药物同服，并不增强疗

效,反而有可能增强胃肠道的不良反应。② 本品与肝素、双香豆素等抗凝药物同用,加强抗凝作用,可出现出血倾向,并可能导致胃肠道溃疡。③ 与丙磺舒同用时,本品的血药浓度升高,$t_{1/2}$ 延长,可增加疗效,但不良反应也相应的增加。④ 本品可降低呋塞米的排钠和降压作用。⑤ 本品可抑制锂随尿排泄,使锂的血药浓度升高。⑥ 饮酒或与其他抗炎药(非甾体抗炎药或糖皮质激素类)同用时,胃肠道的不良反应增多,并有溃疡发生的危险。⑦ 碳酸氢钠可增加本品的吸收,其他抗酸药则降低其吸收。

（8）制剂规格

① 片剂:0.1 g,0.125 g,0.25 g。② 胶囊剂:0.125 g,0.2 g,0.25 g。③ 注射剂:2 ml:0.1 g,2 ml:0.2 g。④ 栓剂:0.25 g。

六、芳基乙酸类

双氯芬酸钠(Diclofenac sodium)

（1）药理作用

其镇痛作用为阿司匹林的 40 倍,解热作用为阿司匹林的 350 倍。

（2）临床应用

本品具有显著的解热镇痛抗炎抗风湿的作用。临床上主要用于治疗风湿、类风湿性关节炎和创伤、手术后疼痛等的镇痛。

（3）体内过程

本品口服易吸收,1~4 h 达峰值。血浆蛋白结合率 99%,血药 $t_{1/2}$ 为 1~2 h。在肝内代谢,经肾排泄,少量经胆汁和粪便排泄。

（4）用法用量

本品较安全,不良反应发生率约为 10%,其主要表现为:① 胃肠道反应:如胃不适、恶心、呕吐、腹泻等。② 中枢神经系统反应:如头痛、头晕、嗜睡、失眠、兴奋等。③ 过敏反应:如皮疹、血管神经性水肿等。④ 偶见严重的不良反应:如急性肾功

能不全等。

（5）注意事项

① 消化性溃疡和对本品有过敏者禁用本品。② 肝、肾功能不全者,孕妇和对限制钠盐摄入量的患者应慎用。③ 与糖皮质激素合用有可能增加不良反应。④ 长期服用本品或与其他高活性的非甾体抗炎药同时服用时,应监测肝、肾功能及血象作为预防措施。

（6）制剂规格

① 肠溶片:25 mg,50 mg。② 胶囊剂:75 mg,100 mg。

七、邻氨基苯甲酸类

甲芬那酸(Mefenamic acid)

（1）药理作用

本品具有解热镇痛抗炎作用,其镇痛和抗炎作用较阿司匹林强,抗炎作用不及保泰松,解热作用持续时间长。

（2）体内过程

本品口服吸收迅速,口服本品 1 g 后,血药浓度 2~4 h 达峰值。肝内代谢,主要经肾、胆汁排泄。

（3）临床应用

本品常用于腰痛、神经痛、牙疼、头痛、痛经、外伤及手术后疼痛。适用于 1 周内短期服用,以消除疼痛,本品对血管性头痛也可防治。

（4）用法用量

① 成人:口服首次剂量为 0.5 g,以后每次 0.25 g,3~4 次/日。② 小儿:每次 5 mg/kg,3 次/日,饭后服。用药不宜超过 1 周。

（5）不良反应

本品不良反应较多。① 较常见胃肠道反应:恶心、呕吐、消化不良,严重时可引起消化道溃疡和胃肠道出血。② 偶有过敏反应:如皮疹,荨麻疹等。③ 可见粒细胞缺乏、血小板减少和贫血等。

（6）注意事项

① 本品应在饭后或与食物同时服用,且疗程不超过7日。② 对于老年人本品应从小剂量开始服用。③ 对阿司匹林或其他非甾体抗炎药过敏者,对本品有交叉过敏反应。④ 消化性溃疡、支气管哮喘、肝肾功能不全等患者和孕妇及哺乳期妇女不宜使用本品。

（7）制剂规格

① 片剂:0.25 g,0.5 g。② 胶囊剂:0.25 g。

八、烯 醇 类

替诺昔康(Tenoxicam)

（1）药理作用

本品为苯并噻嗪类非甾体抗炎药,具有较好的镇痛、抗炎与解热作用。其抗炎作用比阿司匹林、布洛芬、甲芬那酸和萘普生均强,与吡罗昔康、双氯芬酸和吲哚美辛相似或稍强;镇痛作用与吡罗昔康相似;解热作用比对乙酰氨基酚弱。它的作用机制除抑制 COX 活性,阻抑 PG 合成外,还能抑制白细胞功能与氧自由基的作用。此外,本品还有抑制血小板聚集作用。

（2）体内过程

本品口服吸收完全,空腹口服本品约 $1\sim2.6$ h 后达峰,经肝脏代谢,自肾脏排出。$t_{1/2}$ 为 $60\sim75$ h。直肠给药易吸收,生物利用度为 80%。年龄、性别、肝肾功能和风湿病状态均不影响本品的生物利用度。

（3）临床应用

本品用于类风湿性和风湿性关节炎、强直性脊柱炎、退化性关节病,亦可用于关节外病变、扭伤、肩周炎、劳损、肌腱炎、滑囊炎、脚踝炎、坐骨神经痛、背痛及急性痛风等。

（4）用法用量

成人用药方法如下:① 口服治疗关节炎:每次 20 mg,1 次/日。直肠给药:塞入肛门,每次 20 mg,1 次/日。② 口服治疗急性痛风发作:开始每次 40 mg,1 次/日,第 3 日起,每次20 mg,1 次/日,连用 5 日或更长。需要长期治疗者,每日 10 mg 维持治疗。注射给药:每次 20 mg,1 次/日。

（5）不良反应

本品不良反应少而轻。常见的如下:① 胃肠道反应:胃部不适、恶心、腹胀,严重时可引起溃疡或出血。② 皮肤反应:偶见皮肤过敏、皮疹、瘙痒。③ 神经系统:头痛、头晕、耳鸣。④ 其他:肝肾功能改变,偶见血红蛋白和白细胞减少、粒细胞减少、轻度水肿、光敏性皮炎等。

（6）注意事项

① 对其他非甾体抗炎药过敏者、严重消化道溃疡或出血、严重肾衰竭、有出血倾向者、接受麻醉及手术的患者均禁用。② 肾功能不全者、妊娠及哺乳妇女、老年及儿童、糖尿病并发肾功能不良、心力衰竭、肝硬化患者均慎用。③ 长期用药应定期检查肝及肾功能。

（7）制剂规格

① 片剂:10 mg,20 mg。② 注射剂:2 ml:20 mg。③ 栓剂:20 mg。

九、其 他 类

萘丁美酮(Nabumetone)

（1）药理作用

本品为非酸性非甾体抗炎药的前体药,口服后甾体内代谢为 6-甲氧基-2-萘乙酸(6-MNA)活性成分,发挥抗炎、镇痛和解热作用。本品对COX-1和COX-2有同等抑制作用,抑制前列腺素合成;另外尚可减少中性粒细胞和单核细胞向炎性组织聚集,抑制一些破坏组织酶的活性。

（2）体内过程

吸收后其中大约 35% 迅速转化为 6-MNA,

与血浆蛋白结合率达 99％，在体内分布广泛，$t_{1/2}$ 约 24 h。6 - MNA 在肝内转化为非活性产物，80％经尿排除，10％经粪便排除。

（3）临床应用

① 各种急、慢性炎性关节病。② 软组织风湿病。③ 镇痛：手术后疼痛。

（4）用法用量

口服：每次 1 g，1 次/日，临睡前服。

（5）不良反应

① 消化系统：恶心、呕吐、消化不良、胃痛、胃烧灼感、腹泻、腹痛和便秘约 1％～3％。② 神经系统：头痛、头晕、耳鸣、多汗、失眠、嗜睡、紧张和多梦。③ 皮肤：皮疹和瘙痒，约 2.1％。

（6）注意事项

① 对有过敏史者禁用。② 在妊娠后 3 个月，哺乳期妇女不主张使用。③ 对有严重肝功能异常者禁用本品。

（7）制剂规格

① 片剂：500 mg。② 胶囊剂：250 mg。

第三节　　其他镇痛药物

1. 苯妥英钠（Phenytoin sodium）

（1）其他名称

大仑丁（Dilantin）

（2）药理作用

本品具有抗癫痫、抗心律失常、治疗外周神经痛的作用。因本品能稳定神经细胞膜电位，故对三叉神经痛，坐骨神经痛也有较好疗效。

（3）体内过程

口服吸收慢而不规则，达峰浓度时间可早于 3 h，也可迟于 12 h。不同制剂的生物利用度显著不同，且有明显的个体差异。由于本品呈强碱性（pH 值为 10.4），刺激性大，故不宜肌内注射。癫痫持续状态时可作静脉注射。血浆蛋白结合率为 90％。60％～70％在肝内质网中代谢为无活性的对羟基苯基衍生物，以原形由尿排出者不足 5％。消除速度与血药浓度有关。血药浓度低于 10 μg/ml 时，属一级动力学消除，$t_{1/2}$ 为 20 h，血药浓度增高时，则按零级动力学方式消除，$t_{1/2}$ 随之延长。本品代谢受肝药酶活性影响大，与影响肝药酶活性的药物合用时，血药浓度受影响大，且个体差异亦较大。

（4）临床应用

① 抗癫痫：本品是治疗大发作的首选药，也用于精神运动性发作，但对小发作无效，有时甚至使病情恶化。② 治疗外周神经痛：本品对三叉神经痛、舌咽神经痛和坐骨神经痛有一定的疗效。③ 抗心律失常：本品主要用于强心苷中毒时引起的窦性及室上性心动过速。

（5）用法用量

治疗疼痛（外周神经痛、三叉神经痛）：口服，每次 0.1～0.2 g，2～3 次/日。

（6）不良反应

① 胃肠道反应：如恶心、呕吐、胃痛和食欲不振等。② 中枢神经系统：当药物的血浆浓度大于 20 μg/ml，可引起共济失调、眼球震颤、运动障碍、眩晕等；当大于 40 μg/ml，可致精神错乱；50 μg/ml 以上出现严重昏睡以至昏迷。③ 血液系统：粒细胞缺乏、血小板减少、再生障碍性贫血等。应定期做血常规检查。④ 过敏反应：如皮疹亦较常见。⑤ 其他：偶见肝脏损害，应定期做肝功能检查。静脉注射过快时，可致心律失常、心脏抑制和血压下降，宜在心电图监护下进行。长期用药可致牙龈增

生,还可出现低血钙等。

（7）相互作用

① 本品为肝药酶诱导剂,能加速多种药物的代谢而降低药效,如皮质激素和避孕药等。② 苯巴比妥、卡马西平、多西环素等能诱导肝药酶活性,促进苯妥英钠的代谢,降低苯妥英钠的血浓度,减弱作用。

（8）制剂规格

① 片剂：50 mg,100 mg。② 粉针剂：0.1 g,0.5 g。

2. 卡马西平（Carbamazepine）

（1）其他名称

酰胺咪嗪

（2）药理作用

本品能降低神经细胞膜对于 Na^+ 和 Ca^{2+} 的通透性,使兴奋性降低,因此具有抗癫痫及抗外周神经痛作用。

（3）体内过程

口服吸收良好,约 2～6 h 达血药峰浓度。血浆蛋白结合率为 70%～80%。在肝中代谢为有活性的环氧化物。单次剂量口服给药后血浆中药物消除 $t_{1/2}$ 约为 36 h,而多次给药,由于本品对肝药酶的自身诱导作用,加速了自身代谢,使其 $t_{1/2}$ 平均缩短至 16～24 h,若同服有酶诱导作用的其他药物,其 $t_{1/2}$ 平均缩短至 9～10 h。本品主要以代谢产物从肾排泄,仅有 2%～3% 的药物以原形从尿中排泄。

（4）临床应用

① 抗癫痫：本品主要用于抗癫痫。对精神运动性发作有良好治疗,对大发作和部分性发作也为首选药之一,但对小发作及肌阵挛性发作的疗效差或无效。② 治疗外周神经痛：本品对三叉神经痛和舌咽神经痛有效,且其疗效优于苯妥英钠。③ 其他：本品还可用于治疗中枢神经性尿崩症及多尿症,预防及治疗躁狂抑郁症,亦可用于抗心律失常等。

（5）用法用量

治疗三叉神经痛,口服：每日 0.2～0.4 g,慢慢增加剂量至疼痛消失,用量可达每日 1.0～1.2 g,然后渐渐减少到维持量,一般每日 0.4～0.8 g,分次服用,疗程最短 1 周见效。

（6）不良反应

用药早期可出现多种不良反应,如头昏、眩晕、恶心、呕吐和共济失调等,亦可有皮疹、粒细胞减少和血小板减少等,少数严重的可出现再生障碍性贫血和肝损害等,故治疗期间应定期做血常规和肝功能检查。

（7）注意事项

① 本品的有效血药浓度为 6～12 μg/ml,用药期间应密切监测其血药浓度。② 与苯巴比妥、扑米酮合用,能使本品血药浓度降低。③ 中毒后,通常催吐以减少药物吸收,也可洗胃、药用炭吸附、导泻、利尿,对严重肾功能衰竭患者要采用血透析。必要时要采取气管插管,给氧,并保持呼吸道通畅。

（8）制剂规格

片剂：100 mg,200 mg。

（金 剑 肖忠革）

参 考 文 献

1 杨世杰. 药理学. 北京：人民卫生出版社,2005.

2 金有豫. 药理学.5 版. 北京：人民卫生出版社,2001.

3 史宗道. 口腔临床药物学.2 版. 北京：人民卫生出版社,2003.

4 杨藻宸. 药理学和药物治疗学. 北京：人民卫生出版社,2000.

5 杨藻宸. 药理学和药物治疗学. 北京：人民卫生出版社,2000.

6 汤光、李大魁. 现代临床药物学. 北京：化学工业出版社,2003.

7 文亚南. 吗啡皮下患者自控镇痛出现严重并症 4 例分析. 中国疼痛医

学杂志,2006,12：178.

8 邱红. 哌替啶致心律失常合并休克 2 例分析. 中国计划生育学杂志,2006.14：624.

9 石长青,杜薇,齐晓涟. 曲马朵口服过量致痫样发作. 药物不良反应杂志,2006,8：40-41.

10 施文,王永铭. 非甾体类抗炎药的不良反应研究进展. 中国临床药理学杂志,2003,19：57-62.

第十三章 局部麻醉药物

第一节 概 述

局部麻醉药（local anaesthetics）简称局麻药，是一类局部应用于神经末梢或神经干周围，能暂时、完全和可逆地阻断神经冲动的产生和传导，在意识清醒的条件下使局部痛觉等感觉暂时消失，而对组织无损伤性影响的药物。

可卡因是应用最早的局麻药，1860年从南美洲古柯树叶中提取，并首先进入临床，用作眼科麻醉药。虽然很快发现其具有强烈的中枢神经成瘾性，但由于没有其他可供选择的局麻药，故其在临床持续应用了30多年。自1905年普鲁卡因问世以来，相继合成了许多局麻药。1943年合成的利多卡因为最具代表性的经典局麻药。由于几乎所有局麻药的临床疗效与其对中枢神经系统和心血管系统的毒性呈平行关系，虽然之后又合成了多种局麻药，但是临床效果均不太令人满意。

一、化学结构与分类

局麻药主要通过化学合成而得，其基本化学机构由芳香环基-中间链-氨基组成。中间链为碳基，又可分为酯链（-CO-）和酰胺链（-NHC-）。根据中间链的不同，通常将局麻药分为两大类：酯类：包括普鲁卡因、丁卡因、可卡因；酰胺类：包括利多卡因、甲哌卡因、布比卡因、依替卡因、丙胺卡因及罗哌卡因。如根据局麻药物的作用时效和作用强度又可分为：① 短时效、低效能：如普鲁卡因、氯普鲁卡因。② 中时效、中效能：如利多卡因、甲哌卡因、丙胺卡因。③ 长时效、长效能：丁卡因、布比卡因、依替卡因和罗哌卡因。

二、药理作用

（一）局麻作用

局麻药可作用于神经，提高产生神经冲动所需的阈电位，抑制动作电位去极化上升的速度，延长不应期，甚至丧失兴奋性及传导性。局麻药作用与神经细胞或神经纤维的直径大小及神经组织的解剖特点有关。一般规律是：神经纤维末梢、神经节及中枢神经系统的突触部位对局麻药最为敏感；细神经纤维比粗神经纤维更易被阻断；对无髓鞘的交感、副交感神经节后纤维在低浓度即可显效；对有髓鞘的感觉和运动神经纤维需高浓度才能产生作用；对混合神经产生作用时，首先痛觉消失，依次为冷觉、温觉、触觉、压觉消失，最后是运动麻痹。行蛛网膜下隙麻醉时，首先阻断自主神经，继之按上述顺序产生麻醉作用。

（二）作用机制

神经动作电位的产生是由于神经受刺激时引起膜通透性的改变，产生 Na^+ 内流和 K^+ 外流。局麻药的作用是阻断电压门控性 Na^+ 通道（valtage-gated Na^+ channels），引起 Na^+ 通道蛋白质构象变化，促使非活化状态的 Na^+ 通道闸门关闭，阻断 Na^+ 通道，传导阻滞，从而产生局麻作用。除阻断 Na^+ 通道外，局麻药也能与细胞膜蛋白结合阻断 K^+ 通道，但产生这种作用常需高浓度，对静息电位无明显和持续性的影响。

三、临床应用方法

按局麻药的临床应用方式，局麻一般有以下 5 种类型：

（一）表面麻醉

表面麻醉（surface anaesthesia）是指将局麻药涂布于黏膜表面，穿透黏膜麻醉神经末梢产生无痛状态。用于眼、鼻、口腔、咽喉、气管、食管和泌尿生殖道黏膜等。常选用丁卡因等。

（二）浸润麻醉

浸润麻醉（infiltration anaesthesia）是将局麻药溶液注入皮下或手术视野附近的组织使局部神经末梢麻醉。根据需要可在溶液中加少量肾上腺素。它的优点是麻醉效果好，对机体的正常功能无影响；缺点是用量较大，麻醉区域较小，在做较大的手术时，因所需药量较大而易产生全身毒性反应。可选用利多卡因和普鲁卡因等。实际工作中，在口腔应用浸润麻醉注射的方式有：① 黏膜下和骨膜上或骨膜外浸润注射。② 骨膜下浸润注射。③ 牙周韧带浸润注射。④ 骨内和牙巢间隔浸润注射。⑤ 牙龈乳头浸润注射。

（三）传导麻醉

传导麻醉（conduction anaesthesia）是将局麻药注射于外周神经干附近，阻滞神经干传导功能，使其支配区组织达到麻醉的效果。阻断神经干所需的麻醉药浓度较麻醉神经末梢所需的浓度高，用量较小，麻醉区域较大。可选用利多卡因、普鲁卡因和丁哌卡因等。为延长麻醉时间，也可将布比卡因和利多卡因合用。

（四）蛛网膜下隙麻醉

蛛网膜下隙麻醉（subarachnoidal anaesthesia）又称脊椎麻醉或腰麻（spinal anaesthesia），是将局麻药注入腰椎蛛网膜下隙，麻醉该部位的脊神经根。首先被阻断的是交感神经纤维，其次是感觉纤维，最后是运动纤维。常用于下腹部和下肢手术。常用药物为利多卡因、丁卡因和普鲁卡因等。

（五）硬膜外麻醉

硬膜外麻醉（epidural anaesia）是注射局麻药于硬膜外腔中，使其沿着神经鞘扩散，穿过椎间孔阻断神经根。硬膜外麻醉用药量较腰麻大 5～10 倍，如误入蛛网膜下隙，可引起严重的毒性反应。硬膜外麻醉也可引起外周血管扩张、血压下降及心脏抑制，可应用麻黄碱防治。

四、体内过程

局麻药的体内过程不同于一般的常规给药，由于其给药都紧靠着作用部位，故并不需要通过血液循环的携带而到达作用部位。因此局麻药在体内的吸收、分布、代谢和排泄有其独特的特点,现简述如下。

(一)吸收

局麻药的吸收取决于给药局部的血液,由以下的因素决定。

1. 给药部位

局麻药体内吸收的速度和给药部位的血供成正比,吸收速度由快到慢依次为:气管内>肋间神经>骶丛>硬膜外>臂丛>坐骨神经>蛛网膜下隙。

2. 血管收缩剂的使用

加入肾上腺素或去氧肾上腺素可引起用药局部的血管收缩,从而延缓局麻药的吸收和下降毒性。血管收缩剂的作用在短效的局麻药中作用明显,如利多卡因中加入肾上腺素能使局麻时间延长至少50%。丁哌卡因由于其蛋白结合率高,作用时间长,故肾上腺素对布比卡因的作用时间无影响。

3. 局麻药的性质

局麻药本身性质的不同,其吸收也就不同。组织结合率高的局麻药,如依替卡因吸收的速度就慢;可卡因有明显的拟肾上腺素作用,可使局部的血供下降、吸收就减少;而普鲁卡因可使血管平滑肌松弛,局部血供增多,吸收就增加。

(二)分布

分布主要取决于各器官的吸收,由以下因素决定。

1. 组织灌注

起初的快速吸收相是由于局麻药在脑、肺、肝、肾和心脏等高灌流器官中的分布,随后出现的是局麻药向肌肉和肠等中灌流器官的相对缓慢的再分布。局麻药分布的动力,有依赖离子和非离子间的平衡的,也有通过载体的。

2. 组织/血分配系数

血浆蛋白结合率高的局麻药在血中的分配较多,在组织中分布少;而高脂溶性的局麻药在组织中的分布多。分布容积小的局麻药,如普鲁卡因和利多卡因等,药效消失快;分布容积大而且亲脂性高,如丁卡因,丁哌卡因等,不仅药效长而且中毒发生率高。

3. 组织的容量

肌肉组织量大,是局麻药最大的储存库。

(三)代谢与排泄

化学结构不同的局麻药具有不同的代谢和排泄过程。

1. 酯类

酯类局麻药主要由酯酶水解成对氨基苯甲酸和二乙氨基乙醇,其中对氨基苯甲酸与过敏反应有关。酯酶主要存在于血浆中,肝细胞内含量也大,脑脊液中甚微。因此注入蛛网膜下隙的酯类局麻药只有进入血液后才会被水解,有先天性胆碱酯酶异常的患者,酯类局麻药的代谢低,故局麻药中毒的机会增加。与其他的酯类局麻药不同,可卡因是部分在肝脏代谢,并有部分以原形从尿中排出。

2. 酰胺类

酰胺类局麻药一般由肝细胞内质网的酶分解,

经过 N-脱烃氨基等步骤,最终形成 2,6-二甲代苯胺,大部分随尿排出,少量进入胆汁和肝肠循环。代谢的速度各种药物不同,(吡咯卡因>利多卡因>丁哌卡因),但比酯类的药物代谢要慢得多,肝功能下降或肝血流量降低都将使代谢率降低,毒性增加。

五、不 良 反 应

局麻药物作用于局部可产生麻醉效果,但若局麻药应用不当,不仅会产生局部的不良反应,甚至还可能产生全身性的不良反应。

(一)局部不良反应

局部不良反应为局部组织或神经受高浓度局麻药的影响。局部皮肤或皮下组织因注入高渗性局麻药可致暂时性水肿,常用的低浓度局麻药不致影响局部伤口愈合。因局麻药均有较强的酸性,对血管或红细胞可产生不良作用。有可能导致血管炎或血管内血栓形成。高浓度还可以直接损伤神经。可用亚甲蓝 1~2 mg/kg 静注,使其还原成血红蛋白而恢复。

(二)全身性不良反应

1. 中枢神经系统毒性

局麻药对中枢神经系统的作用是先兴奋后抑制,初期表现为眩晕、惊恐不安、多言和焦虑,甚至发生神志错乱和阵挛性惊厥。中枢过度兴奋可转为抑制,之后进入昏迷和呼吸衰竭。中枢抑制性神经元对局麻药比较敏感,由于中枢神经系统的兴奋、抑制的不平衡而出现兴奋症状。

2. 心血管系统毒性

局麻药对心肌细胞膜具有膜稳定作用,吸收后可降低心肌兴奋性,使心肌收缩性减弱,传导减慢,不应期延长。多数局麻药可使小动脉扩张,血压下降,因此在血浓度过高时可引起心血管虚脱,突发心室纤颤导致死亡。特别是药物误入血管内更易发生。高浓度局麻药对心血管的作用常发生在对中枢神经系统的作用之后,但少数情况下较低剂量也可出现严重的心血管反应。丁哌卡因较易发生室性心动过速和心室纤颤,而利多卡因具有抗心律失常作用。

3. 局麻药中毒的处理

① 将患者平卧,头低位。② 及时供氧,可采用人工呼吸、纯氧加压呼吸或行紧急气管切开等。③ 静脉注射地西泮 10~20 mg 或静脉注射 2.5% 硫喷妥钠 50~100 mg,直至惊厥好转或停止。在使用地西泮和硫喷妥钠时应控制药物用量,以制止惊厥为原则。④ 如遇到心动过缓等心律失常时,可在保证供氧的情况下,静脉注射阿托品 0.5 mg 或麻黄碱 30 mg。

(三)过敏反应

过敏反应是在少量用药后立即发生类似过量中毒的症状,出现荨麻疹、支气管痉挛、喉头水肿、血压下降、心动过速和心律失常等症状。因此,用药前应仔细询问患者的药物过敏史和全身疾病史,一旦发生过敏反应,应立即停药,进行吸氧、补液,并适当应用肾上腺皮质激素、肾上腺素和抗组胺药等进行救治。

(四)特异质反应

又称高敏反应,患者对局麻药存在着较大个体差异。个别人对局麻药特别敏感,用量在常用剂量内或最大剂量的 1/2~2/3,就发生临床上早期的毒性反应,如头晕、寒战等,有时也与患者身体的功能状态有关,如饥饿、紧张、感冒等。因此在用药前和用药期间均应当询问患者的主客观反应,避免用药量过大过快,一旦发生眩晕等毒性反应症状,应立即停药,并给予相应处理。对一般高敏的患者用较低浓度和剂量的局麻药即可达到良好的麻醉效果。对过去发生过此种反应的患者,并非绝对不能应用,需细心观察小量应用后的反应。

六、局麻药的合理应用

用药前应仔细询问患者的药物过敏史和全身疾病史。

要掌握药物浓度和一次允许的最大剂量,可采用分次小剂量注射的方法。

必要时可以预防性给予抗惊厥药,如术前给予巴比妥类或安定类药物,有助于减少毒性反应的发生。

在应用局麻药物期间,应注意个体差异,如对一些重要器官退化的老年患者,应减少局麻药物的用量。

应熟悉所用局麻药物可能发生的不良反应,向患者告知使用局麻药物的风险,同时获得患者知情同意,并在具有抢救设施和抢救药品的情况下方可使用。

使用局麻药的同时应密切观察患者临床状况,一旦出现不良反应症状,应及时停药并进行相应的救治。

第二节　临　床　用　药

一、酯类局麻药

1. 普鲁卡因(Procaine)

(1) 其他名称

奴佛卡因(novocaine)

(2) 药理作用

本品是常用的局麻药之一,毒性较小。本药属短效酯类局麻药,亲脂性低,对黏膜的穿透力弱,一般不用于表面麻醉。本品适用于浸润麻醉、传导麻醉、蛛网膜下隙麻醉、硬膜外麻醉和神经官能症的治疗。本品若与肾上腺素联用,其麻醉维持时间可延长 20%。本品也可用于损伤部位的局部封闭。

(3) 体内过程

① 本品容易从注射部位迅速吸收,进入血液,药液血浓度升高,部分暂时和血浆蛋白结合。② 本品可在组织中蓄积,能较快地通过血脑屏障和胎盘。③ 本品在血浆中被酯酶水解,转变为对

氨苯甲酸和二乙氨基乙醇,对氨苯甲酸能对抗磺胺类药物的抗菌作用,故应避免本药与磺胺类药物同时应用。

(4) 不良反应

过量应用本品,可引起中枢神经系统和心血管反应。有时可引起过敏反应,故用药前应做皮肤过敏试验,但皮试阴性者仍可发生过敏反应。对本药过敏者可用利多卡因代替。

(5) 制剂规格

注射剂:2 ml:40 mg,10 ml:100 mg,20 ml:100 mg。

2. 丁卡因(Tetracaine)

(1) 其他名称

地卡因(dicaine)

(2) 药理作用

本品与普鲁卡因相比,脂溶性高,渗透力强,毒性和局麻作用均强 10 倍。能穿透黏膜,作用迅速,

1～3 min 显效,作用持续时间为 1～1.5 h,常用于表面麻醉,以 0.5%～1% 液滴眼,无角膜损伤等不良反应。本药也可用于传导麻醉、腰麻和硬膜外麻醉,但因其毒性大,一般不用于浸润麻醉。

（3）体内过程

本品经血浆胆碱酯酶水解为对丁氨基苯甲酸和二甲氨基乙醇,其水解速度较普鲁卡因慢 2/3,代谢缓慢,主要经肾排泄,仅极小量以原形随尿排出。

（4）制剂规格

① 注射液:5 ml:50 mg。② 粉针剂:15 mg,20 mg。③ 软膏剂:0.5%。④ 溶液剂:0.5%～2%。

3. 苯佐卡因（Benzocaine）

（1）临床应用

苯佐卡因用于皮肤和黏膜的表面麻醉,由于其难溶于水而难以吸收,故全身性毒性作用小,临床上常与其他药物如镇痛药、防腐剂、抗生素及抗真菌药等合用,可用于牙疼、喉疼、耳疼和肛周瘙痒症,在治疗日光性灼伤和轻度烧伤时临床上应用广泛。一般可将苯佐卡因制成乳膏、软膏、洗剂、溶液、气雾剂等剂型以适用于不同的临床适应证。苯佐卡因用于止痛和麻醉作用的浓度为 5%。

（2）制剂规格

① 软膏:5%～10%。② 气雾:20% 溶液。③ 凝胶:5% 或 20%。④ 栓剂:含苯佐卡因 0.2～0.3 g。

二、酰胺类局麻药

1. 利多卡因（Lidocaine）

（1）其他名称

赛罗卡因（xylocaine）

（2）药理作用

本品是目前应用最多的局麻药。以相同浓度与普鲁卡因相比,本品具有起效快、作用强而持久、穿透力强及安全范围较大的特点,局麻作用为普鲁卡因的 2～4 倍,同时本品无扩张血管及对组织的刺激性,可用于多种形式的局部麻醉,故有全能麻醉药之称。主要用于传导麻醉和硬膜外麻醉。对普鲁卡因等酯类局麻药过敏的患者可改用本品。本品尚具有抗心律失常的作用。

（3）体内过程

本品属酰胺类,在肝脏被肝微粒体酶水解失活,但代谢较缓慢,$t_{1/2}$ 为 90 min,作用持续时间为 1～2 h。

（4）不良反应

本品的毒性大小与所用药液的浓度有关,增加浓度可相应增加毒性反应。单用此药在反复应用后可产生快速耐受性。

（5）药物相互作用

本品与肌肉松弛药配伍使用,使肌肉松弛药作用增强,作用时间减弱,宜减少肌肉松弛药用量。巴比妥可促进本品代谢,作用减弱,两药配伍呼吸暂停发生率增多。本品与氧化亚氮等全麻药合用,作用加强,后者的剂量宜减少 10%～28%。

（6）制剂规格

① 注射剂:5 ml:100 mg,20 ml:400 mg。② 气雾剂:2.4%。③ 胶冻剂:2%,一般外用 4%。

2. 布比卡因（Bupivacaine）

（1）其他名称

丁哌卡因（marcaine）

（2）药理作用

属酰胺类局麻药。与利多卡因相比,毒性和局麻作用均强 4 倍。本品起效慢,其 0.25%～0.5% 溶液起效时间一般为 4～10 min,但持续时间长（5～16 h）,无快速耐受性。本品主要用于浸润麻醉、传导麻醉和硬膜外麻醉。

（3）体内过程

本品主要在肝脏代谢,代谢较慢,代谢产物为哌可二甲代苯胺,大部分由肾脏排泄,小量以原形随尿排出。

（4）不良反应

与等效剂量的利多卡因相比,可产生严重的心脏毒性,并难以治疗,特别在酸中毒、低氧血症时尤为严重。

（5）制剂规格

注射剂：5 ml：12.5 mg,5 ml：25 mg,5 ml：37.5 mg。

3. 罗哌卡因（Ropivacaine）

（1）药理作用

化学结构类似布比卡因。本品具有麻醉和镇痛的双重作用,起阻断痛觉的作用较强而对运动的作用较弱且时间短,对心肌的毒性比布比卡因小,有明显的收缩血管作用,使用时无需加入肾上腺素,适用于硬膜外,臂丛阻滞和局部浸润麻醉。它对子宫胎盘血流无影响,故适用于产科手术麻醉。

（2）体内过程

本品主要在肝脏代谢,经肝清除,少部分经肠和肾清除。

（3）不良反应

本品不良反应与其他长效酰胺类局麻药相似,用药过量或误入血管可能发生严重的全身中毒反应。

（4）制剂规格

① 注射剂：10 ml：2 mg,10 ml：7.5 mg,10 ml：10 mg,20 ml：2 mg,20 ml：7.5 mg,20 ml：10 mg。② 聚丙烯安瓿：10 ml,20 ml。聚丙烯输液袋：100 ml（2 mg/ml）,200 ml（2 mg/ml）。

4. 甲哌卡因（Mepivacaine）

（1）其他名称

卡波卡因（carbocaine）

（2）药理作用

本品属酰胺类局麻药,其化学结构和药理作用与利多卡因相似,作用较快且较持久。

（3）制剂规格

注射剂 1.8 ml：36 mg（含 1/100 000 肾上腺素）,20 ml：200 mg,20 ml：400 mg。

5. 阿替卡因（Articaine）

（1）药理作用

本品为酰胺类局麻药,麻醉起效时间快,对组织的浸润性强,通过黏膜下局麻即可完成一般手术过程（包括下颌磨牙的拔除）。其心肌抑制作用明显小于布比卡因,而与利多卡因相似。用于口腔局部注射麻醉剂,特别适用于涉及切骨术及黏膜切开的外科手术过程。

（2）制剂规格

注射剂：1.7 ml：68 mg（含肾上腺素 1/100 000）。

三、其他局麻药

达克罗宁（Dyclonine）

（1）药理作用

本品为氨基酮类局麻药,穿透力强,可通过皮肤或黏膜吸收,作用迅速而持久,强度和维持时间与普鲁卡因近似,毒性小,滴入结膜不致引起瞳孔缩小或扩大。

（2）制剂规格

① 溶液剂：0.5%～1%,0.5%。② 乳膏或软膏：1%。

（金 剑 肖忠革）

参 考 文 献

1 杨世杰. 药理学. 北京：人民卫生出版社,2005.

2 金有豫. 药理学. 5 版. 北京：人民卫生出版社,2001.

3 史宗道. 口腔临床药物学. 2 版. 北京：人民卫生出版社,2003.

4 杨藻宸. 药理学和药物治疗学. 北京：人民卫生出版社,2000.

5 汤光,李大魁. 现代临床药物学. 北京：化学工业出版社,2003.

6 尹音,王峰. 实用口腔药物学. 北京：人民卫生出版社,2006.

7 陈文彬,罗德诚. 临床药物治疗学. 3 版. 北京：人民卫生出版社,2004.

8 杨藻宸. 医用药理学. 4 版. 北京：人民卫生出版社,2005.

第十四章 糖皮质激素药

第一节 概　　述

肾上腺皮质由外向内依次分为：球状带、束状带和网状带三层，而糖皮质激素（Glucocorticoids）由束状带合成和分泌。糖皮质激素的作用广泛而复杂，且随剂量不同而变化。生理情况下所分泌的糖皮质激素主要影响物质代谢过程，而在药理剂量时，糖皮质激素除了影响物质代谢外，还有抗炎、免疫抑制和抗休克等广泛的药理作用。

一、体内过程

口服、注射均可吸收。口服可的松或氢化可的松后 $1\sim2\,h$ 血药浓度可达高峰。一次给药作用持续 $8\sim12\,h$。氢化可的松进入血液后约有 90% 与血浆蛋白结合，其中约 80% 与皮质激素转运蛋白（transcortin corticosteroid binding globulin，CBG）结合，CBG 在血浆中含量少，虽亲和力大（$3\times10^{-7}\,mol/L$），但结合容量仍小；另有 10% 与白蛋白结合，其血浆含量高，结合量大。CBG 在肝中合成，雌激素可促进其合成，妊娠期间或雌激素治疗时，血中 CBG 浓度增高而游离的氢化可的松减少，但通过反馈调节，可使游离型者恢复正常水平。肝、肾病时 CBG 合成减少，可使游离型增多。

吸收后，在肝分布较多。主要在肝中代谢，与葡萄糖醛酸或硫酸结合，与未结合部分一起由尿排出。氢化可的松的血药 $t_{1/2}$ 为 $80\sim144\,min$，但在 $2\sim8\,h$ 后仍具有生物活性，剂量大或肝、肾功能不全者可使 $t_{1/2}$ 延长；甲状腺功能亢进时，肝灭活皮质激素加速，使 $t_{1/2}$ 缩短。泼尼松龙因不易被灭活，$t_{1/2}$ 可达 $200\,min$。

可的松和泼尼松在肝内分别转化为氢化可的松和泼尼松龙而生效，故严重肝功能不全的患者只宜应用氢化可的松或泼尼松龙。与肝微粒体酶诱导剂如苯巴比妥、苯妥英钠等合用时需加大皮质激素的用量。

外用糖皮质激素类药物有氟氢可的松和氟轻松等。根据作用维持时间的长短可将其分为短效、中效和长效三类。短效有氢化可的松和可的松等；中效有泼尼松、泼尼松龙、甲泼尼松和曲安西龙（去炎松）等；长效有地塞米松和倍他米松等。

二、生理效应

（一）糖代谢

糖皮质激素能增加肝糖原、肌糖原含量并升高血糖。其机制为增加糖原异生，减慢葡萄糖分解为 CO_2 的氧化过程，减少周围组织对葡萄糖的利用。

（二）蛋白质代谢

糖皮质激素能促进肌肉、淋巴细胞、结缔组织和皮肤的蛋白质分解代谢增强，同化作用降低，因而出现负氮平衡。久用可致生长减慢、肌肉消瘦、皮肤变薄、骨质疏松、淋巴组织萎缩和伤口愈合延缓等。

（三）脂肪代谢

糖皮质激素能促进脂肪分解，抑制其合成。久用能增高血胆固醇含量，并激活四肢皮下的脂酶，使四肢脂肪减少，还使脂肪重新分布于面部、胸、背及臀部，从而出现满月脸、水牛背及向心性肥胖。

（四）水和电解质代谢

糖皮质激素也有较弱的盐皮质激素的作用，能潴钠排钾。还可增加肾小球滤过率和拮抗抗利尿素，故可利尿，过多时还可引起低血钙，长期用药将造成骨质脱钙。

三、药理作用

（一）抗炎作用

糖皮质激素具有强大的抗炎作用，能抑制多种原因所引起的炎症反应，如物理性（如烧伤、创伤）、化学性（如酸、碱）、感染性（如细菌、病毒）、免疫性（如各型变态反应）炎症等。在炎症早期，糖皮质激素因能增加血管紧张性、降低毛细血管通透性等，从而减轻渗出、水肿；同时能抑制白细胞浸润及吞噬反应，减少各种炎症因子的释放，从而改善红、肿、热、痛等症状；在后期可抑制毛细血管和成纤维细胞的增生，延缓肉芽组织生成，防止粘连及瘢痕形成，减轻后遗症。但必须注意，炎症反应是机体

的一种防御功能，炎症后期的反应更是组织修复的重要过程。因此，糖皮质激素在抑制炎症、减轻症状的同时，也降低机体的防御功能，可致感染扩散、阻碍创面愈合。

（二）免疫抑制作用

糖皮质激素对免疫过程的许多环节均有抑制作用。首先，抑制巨噬细胞对抗原的吞噬和处理。其次，破坏和解体敏感动物的淋巴细胞，使血中淋巴细胞迅速减少。再次，干扰淋巴组织在抗原作用下的分裂和增殖，阻断致敏 T 淋巴细胞所诱发的单核细胞和巨噬细胞的募集等，从而抑制组织器官的移植排斥反应和皮肤迟发型变态反应，对于自身免疫性疾病也能发挥一定的近期疗效。动物实验指出，小剂量主要抑制细胞免疫；大剂量则能抑制由 B 细胞转化成浆细胞的过程，使抗体生成减少，干扰体液免疫，原因可能与其选择性地作用于 T 细胞亚群，特别是与增强了 T_s 抑制 B 细胞的作用有关。但在人体迄今未证实糖皮质激素在治疗剂量时能抑制抗体产生。

（三）抗休克

大剂量的糖皮质激素类药物已广泛用于各种严重休克，特别是中毒性休克的治疗。其抗休克作用机制可能是：① 扩张痉挛收缩的血管和加强心脏收缩。② 降低血管对某些缩血管活性物质的敏感性，使微循环血流动力学恢复正常，改善休克状态。③ 稳定溶酶体膜，减少心肌抑制因子（myocardio-depressant factor，MDF）的形成。④ 提高机体对细菌内毒素的耐受力等。

（四）抗毒素作用

糖皮质激素对细菌外毒素没有任何作用，但有

强大的抗细菌内毒素的作用,可减少内源性致热原的释放,有较好的退热作用,极大地改善中毒症状。

(五) 其他作用

1. 血液与造血系统

糖皮质激素能刺激骨髓造血功能,使红细胞和血红蛋白含量增加,大剂量可使血小板增多和纤维蛋白原增加,缩短凝血酶原时间,促进中性白细胞数增多;但却降低其游走、吞噬、消化及糖酵解等功能,因而减弱对炎症区的浸润与吞噬活动。对淋巴组织也有明显影响。肾上腺皮质功能减退者,淋巴组织增生,淋巴细胞增多;而肾上腺皮质功能亢进者,淋巴细胞减少,淋巴组织萎缩。

2. 中枢神经系统

能提高中枢神经系统的兴奋性,出现欣快、激动、失眠等,偶可诱发精神失常。大剂量能致儿童惊厥。此外,能降低大脑的电兴奋阈,促使癫痫发作,故精神病患者和癫痫患者慎用。

3. 消化系统

糖皮质激素能使胃酸和胃蛋白酶分泌增多,提高食欲,促进消化,但大剂量应用可诱发或加重溃疡病。

4. 骨骼

长期大量应用糖皮质激素类药物可出现骨质疏松,特别是脊椎骨,故可有腰背痛,甚至发生压缩性骨折等。

5. 退热作用

用于严重的中毒性感染,常具有迅速而良好的退热作用。但在发热诊断未明前,不可滥用,以免掩盖症状使诊断发生困难。

四、临床应用

(一) 替代疗法

用于急、慢性肾上腺皮质功能减退症(包括肾上腺危象),脑垂体前叶功能减退及肾上腺次全切除术后。

(二) 严重感染或炎症

1. 严重急性感染

主要用于中毒性感染或同时伴有休克者,如中毒性菌痢、暴发型流行性脑膜炎、中毒性肺炎、重症伤寒、急性粟粒性肺结核、猩红热及败血症等,在应用有效的抗菌药物治疗感染的同时,可用糖皮质激素作辅助治疗。病毒性感染一般不用激素,因用后可降低机体的防御能力反使感染扩散而加剧。但对严重传染性肝炎、流行性腮腺炎、麻疹和乙型脑炎等,也有缓解症状的作用。

2. 防止某些炎症后遗症

如结核性脑膜炎、脑炎、心包炎、风湿性心瓣膜炎、损伤性关节炎、睾丸炎以及烧伤后瘢痕挛缩等,早期应用糖皮质激素可防止后遗症发生。对虹膜炎、角膜炎、视网膜炎等非特异性眼炎,应用后也可迅速消炎止痛、防止角膜混浊和瘢痕粘连的发生。

(三) 自身免疫性疾病及过敏性疾病

1. 自身免疫性疾病

风湿热、风湿性心肌炎、风湿性及类风湿性关节炎、全身性红斑狼疮、结节性动脉周围炎、皮肌炎、自身免疫性贫血和肾病综合征等应用糖皮质激素后可缓解症状。一般采用综合疗法，不宜单用，以免引起不良反应。

2. 异体器官移植排斥反应

异体器官移植手术后所产生的免疫排异性反应也可应用糖皮质激素。若与环孢素 A 等免疫抑制剂合用时，疗效更佳，并可减少两药的剂量。

3. 过敏性疾病

荨麻疹、花粉症、血清热、血管神经性水肿、过敏性鼻炎、支气管哮喘和过敏性休克等，此类疾病一般发作快，消失也快，一般应用肾上腺素受体激动药和抗组胺药治疗。对于病情严重或无效时，也可应用糖皮质激素辅助治疗，用于抑制抗原-抗体反应所致的组织损害和炎症过程。

（四）抗休克治疗

感染中毒性休克时，在有效的抗菌物治疗下，可及早、短时间突击使用大剂量糖皮质激素，见效后即停药；对过敏性休克，糖皮质激素为次选药，可与首选药肾上腺素合用，对病情较重或发展较快者，可同时静脉滴注氢化可的松；对心源性休克，须结合病因治疗；对低血容量性休克，在补液及补电解质或输血后效果不佳者，可合用超大剂量的糖皮质激素。

（五）血液病

可用于急性淋巴细胞性白血病、再生障碍性贫血、粒细胞减少症、血小板减少症和过敏性紫癜等的治疗。但停药后易复发。

（六）局部作用

对一般性皮肤病，如接触性皮炎、湿疹、肛门瘙痒、牛皮癣等都有疗效，宜用氢化可的松、泼尼松龙或氟轻松等局部应用。但对天疱疮及剥脱性皮炎等严重病例仍需全身用药。

（七）恶性肿瘤

糖皮质激素是控制晚期和转移性乳腺癌的重要药物。对于骨转移引起的严重疼痛、胸膜和肺转移引起的呼吸困难、肝转移引起的疼痛、脑转移引起的颅内压迫症状有一定的疗效。

（八）口腔治疗应用

糖皮质激素在口腔领域的应用其作用主要是减轻炎症反应的症状，临床适应证主要有口腔溃疡、糜烂、大疱类疾病、牙髓敏感症、颞下颌关节疼痛、放射造影后遗症、过敏反应等。

五、不 良 反 应

（一）长期大量应用引起的不良反应

1. 医源性肾上腺皮质功能亢进

也称类肾上腺皮质功能亢进综合征。因脂质代谢和水盐代谢紊乱所致，表现为满月脸、水牛背、向心性肥胖、皮肤变薄、痤疮、多毛、水肿、低血钾、高血压、糖尿病等。停药后可自行消退，必要时可采取对症治疗，如应用降压药、降糖药等治疗，并采用低盐、低糖、高蛋白饮食及加用氯化钾等措施。

2. 诱发或加重感染

因糖皮质激素抑制机体防御功能所致。长期应用常可诱发感染或使体内潜在病灶扩散，特别是在原有疾病已使抵抗力降低时，如白血病、再生障碍性贫血、肾病综合征等疾病的患者更易产生。还可使原来静止的结核病灶扩散、恶化。故结核病患者必要时应并用抗结核药。

3. 消化系统并发症

因可刺激胃酸、胃蛋白酶分泌增加及抑制胃黏液分泌,降低胃肠黏膜的抵抗力,故可诱发或加剧胃、十二指肠溃疡,甚至造成消化道出血或穿孔。对少数患者可诱发胰腺炎或脂肪肝。

4. 心血管系统并发症

长期应用糖皮质激素可引起高血压和动脉粥样硬化等。

5. 骨质疏松、肌肉萎缩、伤口愈合迟缓等

与激素促进蛋白质分解、抑制其合成及增加钙、磷排泄有关。骨质疏松多见于儿童、老人和绝经妇女,严重者可有自发性骨折。由于抑制生长激素的分泌和造成负氮平衡,还可影响儿童的生长发育。对孕妇偶可引起畸胎。

6. 其他

精神失常等。有精神病或癫痫病史者禁用或慎用。

(二)停药反应

1. 医源性肾上腺皮质功能不全

长期应用尤其是连续给药的患者,减量过快或突然停药时,由于皮质激素的反馈性抑制脑垂体前叶对 ACTH 的分泌,可引起肾上腺皮质萎缩和功能不全。多数患者可无表现。肾上腺皮质功能恢复的时间与剂量、用药期限和个体差异有关。停用激素后垂体分泌 ACTH 的功能需经 3～5 个月才恢复;肾上腺皮质对 ACTH 起反应功能的恢复约需 6～9 个月或更久。因此不可骤然停药。停药后也有少数患者遇到严重应激情况如感染、创伤、手术时可发生肾上腺危象,如恶心、呕吐、乏力、低血压、休克等,需及时抢救。这种皮质功能不全需半年甚至 1～2 年才能恢复。

2. 反跳现象

其发生原因可能是患者对激素产生了依赖性或病情尚未完全控制,突然停药或减量过快而致原病复发或恶化。常需加大剂量再行治疗,待症状缓解后再逐渐减量、停药。

六、禁 忌 证

糖皮质激素的禁忌证有:曾患或现患严重精神病和癫痫,活动性消化性溃疡病,新近胃肠吻合术,骨折,创伤修复期,角膜溃疡,肾上腺皮质功能亢进症,严重高血压、糖尿病、孕妇,抗菌药不能控制的感染如水痘、真菌感染等。当糖皮质激素的适应证与禁忌证并存时,应全面分析,权衡利弊,慎重决定。一般来说,病情危急的患者,虽有禁忌证存在,仍不得不用,待危急情况过去后,尽早停药或减量。

七、用 法 及 疗 程

应根据患者、病情、药物作用和不良反应特点来确定制剂、剂量、用药方法及疗程:

(一)大剂量突击疗法

用于严重中毒性感染及各种休克。氢化可的松首次剂量可静脉滴注 200～300 mg,每日量可超过 1 g,以后逐渐减量,疗程 3～5 天。对于休克,有人主张用超大剂量,每次静脉注射 1 g,4～6 次/日。大剂量应用时宜并用氢氧化铝凝胶等以防止急性消化道出血。

（二）一般剂量长期疗法

用于结缔组织病、肾病综合征、顽固性支气管哮喘、中心性视网膜炎、各种恶性淋巴瘤、淋巴细胞性白血病等。一般开始时用泼尼松口服 10～30 mg/d 或相应剂量的其他皮质激素制剂，每日 3 次，产生临床疗效后，逐渐减量至最小维持量，持续数月。

（三）小剂量替代疗法

用于垂体前叶功能减退、阿狄森病及肾上腺皮质次全切除术后。一般维持量，可的松 12.5～25 mg/d 或氢化可的松 10～20 mg/d。

（四）隔日疗法

糖皮质激素的分泌具有昼夜节律性，每日上午 8～10 时为分泌高潮（约 450 nmol/L），随后逐渐下降（下午 4 时约 110 nmol/L），午夜 12 时为低潮，这是由 ACTH 昼夜节律所引起。临床用药可随这种节律进行，即长期疗法中对某些慢性病采用隔日一次给药法，将一日或两日的总药量在隔日早晨一次给予，此时正值激素正常分泌高峰，对肾上腺皮质功能的抑制较小。隔晨给药法，以用泼尼松、泼尼松龙等中效制剂较好。一般不用长效的糖皮质激素，以免引起对下丘脑-垂体-肾上腺皮质轴的抑制。

八、合理应用原则

（一）严格掌握药物的适应证和禁忌证

（二）合理选择糖皮质激素类药物，足量足疗程

如：① 氢化可的松和地塞米松注射液，因其溶解度较好，发挥药效较快，常稀释后静脉滴注，主要用于危重患者的抢救。② 可的松，主要用于替代疗法。

（三）应逐步减量停药，以防引起旧病复发或出现肾上腺皮质功能不全

（四）及时应用其他辅助药物

如果需要长期使用糖皮质激素，应及时给予促皮质激素，以防肾上腺皮质功能减退，同时补钙、补钾，并限制钠盐的摄入量。

第二节 常用药物

1. 氢化可的松（Hydrocortisone）

（1）其他名称
皮质醇

（2）药理作用
属短效糖皮质激素类药物。超生理剂量具有抗炎、抗毒、抗休克、抗过敏、免疫抑制等作用。

（3）体内过程

口服吸收迅速完全，约 $1\sim2\,h$ 血药浓度达峰，一次给药维持 $8\sim12\,h$，其生物 $t_{1/2}$ 约为 $8\sim12\,h$，血浆 $t_{1/2}$ 为 $1.5\,h$。血浆蛋白结合率 90%，具有生物活性的游离型占 10%。也可经皮肤吸收，破损处吸收更快。主要经肝代谢，转化为四氢可的松和四氢氢化可的松，大多数代谢产物结合成葡萄糖醛酸酯，极少量以原形经尿排泄。

（4）临床应用

① 各种感染引起的中毒症状，对危重病例可改善一般情况，治疗休克。② 抢救各种原因引起的肾上腺皮质功能减低危象。③ 严重过敏状态，如过敏性休克、输液、输血反应，支气管哮喘持续状态。④ 皮肤科用于接触性皮炎、神经性皮炎、湿疹、皮肤瘙痒及小范围的银屑病等。⑤ 眼科用于外眼炎症如睑炎、角膜炎、结膜炎及巩膜炎等。⑥ 口腔科用于多种口腔黏膜病、过敏性疾病、颞下颌关节疼痛等。

（5）用法用量

① 静脉滴注：每日 $100\sim300\,mg$，稀释在生理盐水或 5% 葡萄糖 $500\,ml$ 中滴注。② 局部注射：1 次 $0.5\sim2\,ml$，相当于 $12.5\sim50\,mg$。

（6）不良反应

参阅糖皮质激素。

（7）注意事项

① 本品注射液为无菌稀释溶液，必须充分稀释至 $0.2\,mg/ml$ 后供静滴。② 有中枢神经系统抑制或肝功能不全者应慎用。③ 需要大剂量时，应改用氢化可的松琥珀酸钠。④ 肝功能衰竭者禁用。病毒性皮肤病和角膜溃疡者禁用。⑤ 合并细菌感染的皮肤病或眼病应与相应的抗菌药物合用。

（8）制剂规格

① 片剂：$4\,mg$，$10\,mg$，$20\,mg$。② 注射剂（醇型）：$2\,ml：10\,mg$，$5\,ml：25\,mg$，$20\,ml：100\,mg$。需用生理盐水或葡萄糖液稀释到 $0.2\,mg/ml$ 再作静注或静滴。③ 眼膏：$0.25\%\sim2.5\%$。④ 软膏：$0.5\%\sim2.5\%$。

2. 泼尼松（Prednisone）

（1）其他名称

强的松

（2）药理作用

为人工合成中效糖皮质激素类药物，具有较强抗炎、抗过敏等作用，为临床最常用的激素类药物，不良反应较少。促进蛋白质分解转变为糖，减少葡萄糖的利用，使血糖和肝糖原增加；钠潴留及促进钾排泄作用小。能增加胃酸分泌，增进食欲等。

（3）体内过程

口服易吸收，在体内需经肝脏将 11 位酮基还原为 11 位羟基，转化为泼尼松龙后发挥药理作用。其生物 $t_{1/2}$ 为 $60\,min$，血浆蛋白结合率约 70%，血浆 $t_{1/2}$ 约为 $200\,min$，游离和结合型代谢产物均随尿中排出，部分以原形排出，小部分可经乳汁排出。

（4）临床应用

① 各种急性的细菌感染和明显中毒症状及休克。② 自身免疫型疾病：如红斑狼疮等。③ 严重变态反应性疾病：如支气管哮喘、血管神经性水肿等。④ 肾上腺皮质功能不全。⑤ 器官移植的排斥作用。⑥ 白血病、恶性淋巴瘤等。⑦ 某些严重的皮肤病：如各类天疱疮、重型多型红斑、剥脱性皮炎、带状疱疹等。⑧ 口腔疾病：如药物过敏性口炎、糜烂型扁平苔藓、白塞综合征、严重腺周口疮等。

（5）用法用量

口服：起始剂量 1 次 $15\sim40\,mg$，必要时可增加到 $60\,mg$，分 $2\sim4$ 次；维持量每日 $5\sim10\,mg$。

（6）不良反应

参阅糖皮质激素。

（7）注意事项

① 本品需经肝代谢活化为氢化泼尼松后才能显效，故严重肝功能不良者不宜使用。② 长期应用本品的患者，在手术时及术后 $3\sim4\,d$ 内，常需增加剂量，以防皮质功能不全。③ 外科患者应尽量不用，以免影响伤口愈合。④ 消化性溃疡病、骨质

疏松症、精神病、重症高血压及水痘患者忌用。⑤ 充血性心力衰竭、糖尿病、肾功能不全、活动性肺结核、动脉硬化、急性传染病患者慎用。⑥ 用于细菌感染，必须与足量抗菌药物合用。⑦ 用药期间宜控制钠盐摄入量并同时补充氯化钾等。

（8）相互作用

可提高血管对升压药的敏感性；抑制免疫反应，不可与疫苗同时用；与噻嗪类利尿药合用更易产生低血钾；与免疫抑制药合用，溃疡及出血发生率增加；降低降血糖药物的利用；与洋地黄同用易发生洋地黄中毒；苯巴比妥、苯妥英钠可加速本品代谢，疗效降低；与吲哚美辛合用更易发生溃疡病。

（9）制剂规格

① 片剂：1 mg，5 mg。② 注射剂：1 ml：25 mg。

3. 泼尼松龙（Prednisolone）

（1）其他名称

强的松龙/氢化泼尼松

（2）药理作用

为中效糖皮质激素类药物。疗效与泼尼松相当，其抗炎、抗过敏等作用较强。但其盐皮质激素活性很弱，不适用于原发性肾上腺功能不全症的补充替代疗法。

（3）体内过程

口服易吸收，其结合率低于氢化可的松。其本身为活性形式，无需经肝转化即发挥其生物效应。口服后约 1～2 h 血药浓度达高峰，$t_{1/2}$ 为 200 min。游离的和结合型代谢产物自尿中排出，部分以原形排出，小部分可经乳汁排出。

（4）临床应用

本品的临床应用与泼尼松相同。适用于局部注射和全身给药。

（5）用法用量

① 口服：起始剂量按每日病情轻重缓急 15～40 mg，需要时可用到 60 mg，分次服用，病情稳定后应逐渐减量，维持量 5～10 mg。小儿开始用量每日按体重 1 mg/kg。② 肌内注射：1 日 10～40 mg，必要时可加量。③ 静脉滴注：每次 10～20 mg，加入 5% 葡萄糖注射液 500 ml 中，静脉注射用于危重患者，每次 10～20 mg，必要时重复。关节腔内或软组织注射混悬液 5～50 mg，用量依关节大小而定。

（6）不良反应

本品不良反应比氢化可的松（参阅肾上腺皮质激素）。

（7）注意事项

① 同泼尼松。② 孕妇忌用。③ 注射时应摇匀。④ 因其不需经肝代谢而起作用，故可用于肝功能不全的患者。

（8）制剂规格

① 片剂：1 mg，5 mg。② 注射剂（混悬）：5 ml：125 mg。

4. 地塞米松（Dexamethasone）

（1）其他名称

氟美松

（2）药理作用

本品为长效糖皮质激素药物。抗毒、抗炎、抗过敏、糖代谢作用均比泼尼松强，而盐皮质激素活性极弱。

（3）体内过程

口服易吸收，血浆蛋白结合率低，$t_{1/2}$ 约为 3 d，地塞米松磷酸钠或地塞米松醋酸酯肌内注射后，达峰浓度分别为 1 h 和 8 h。

（4）临床应用

① 治疗各种重症感染合并休克或明显中毒症状。② 降低颅内压，缓解脑水肿。③ 先天性肾上腺皮质增生时抑制垂体 ACTH 的分泌。④ 协助库欣综合征的诊断和鉴别诊断。⑤ 抗炎、抗过敏，如活动性风湿病、类风湿性关节炎、全身性红斑狼疮等结缔组织病、严重支气管哮喘、皮炎等多种过敏性疾病

等。⑥ 可用于预防新生儿呼吸窘迫综合征。⑦ 口腔科应用参见"泼尼松"及"氢化可的松"。

（5）用法用量

① 口服：开始 1 次 0.75～1.5 mg，2～4 次/日；维持量，每日 0.5～0.75 mg。② 肌内注射（醋酸地塞米松注射液）或软组织劳损时局部注射：1 次 8～16 mg，间隔 2～3 周 1 次。③ 静脉滴注地塞米松磷酸钠注射液：每次 2～20 mg，2～6 h 可重复给药，但不宜超过 72 h。④ 关节腔内注射：一般 1 次 0.8～4 mg，随关节腔大小而定，必要时 1～3 月后重复 1 次，但不可多用。

（6）不良反应

① 对下丘脑-垂体-肾上腺轴抑制作用较强，大剂量易引起库欣综合征。② 可诱发胃溃疡、糖尿病、骨质疏松、肌无力、精神症状及精神病等。

（7）注意事项

① 长期大量使用须注意观察血糖、血压及有无精神症状。② 局部用药也不宜久用。③ 注射时应摇匀。④ 本品钠潴留作用微弱，不宜用作肾上腺皮质功能不全的替代疗法，而主要用于抗炎抗过敏。

（8）制剂规格

① 醋酸地塞米松片剂：0.75 mg。② 地塞米松磷酸钠注射剂：1 mg/ml，2 mg/ml，5 mg/ml。

5. 曲安奈德（Triamcinolone acetonide）

（1）其他名称

曲安舒松

（2）药理作用

为长效糖皮质激素类药物。抗炎、抗过敏作用均比氢化可的松、泼尼松强而持久。

（3）体内过程

本品 $t_{1/2}$ 约为 300 min。血浆蛋白结合率比氢化可的松要小。肌注吸收缓慢，肌内注射后数小时内呈效，经 1～2 天达最大效应，作用可维持 2～3 周。

（4）临床应用

① 神经性皮炎、湿疹、牛皮癣等皮肤疾病。② 支气管哮喘。③ 关节痛、肩周炎、腱鞘炎、急性扭伤、慢性腰腿痛等。④ 眼科炎症。⑤ 口腔黏膜充血、糜烂面、溃疡、肉芽肿性唇炎、口腔黏膜慢性感染性疾病。

（5）用法用量

① 肌内注射：每周 1 次，20～100 mg。② 皮下或关节腔注射：用量酌情决定，一般为 2.5～5 mg。③ 皮损部位可分数个部位注射，每处剂量为 0.2～0.3 mg，每日剂量不超过 30 mg，一周总量不超过 75 mg。④ 外用：软膏、乳膏局部涂布。⑤ 滴眼剂：1～4 次/日。气雾剂：3～4 次/日。

（6）不良反应

比较少见。可有：① 荨麻疹、支气管痉挛。② 抑郁、厌食、体重下降。③ 长期使用于眼部可引起眼内压升高。④ 关节腔内注射可能引起关节损害。

（7）注意事项

① 与氯喹配伍可出现剥脱性红皮病。② 病毒性、结核性或急性化脓性眼病禁用。③ 孕妇不宜长期使用。④ 注射前药液需充分摇匀，注射部位不要太浅，以免局部肌肉萎缩。⑤ 不可静脉注射。⑥ 本品肌内注射用于全身性疾病显著优于口服皮质激素，每次肌注 40～80 mg 后，其作用可维持 20～30 d，且胃肠道的不良反应较口服皮质激素轻。

（8）制剂规格

① 注射剂：5 ml：50 mg，5 ml：200 mg。② 软膏、霜剂、滴眼液：0.5%。③ 气雾剂：0.1%。

6. 氟轻松（Fluocinolone acetonide）

（1）其他名称

肤轻松

（2）药理作用

为外用糖皮质激素，其疗效显著而不良作用

163

小,具有抗炎、止痒、抗增生及免疫抑制作用。

（3）体内过程

本品局部应用可经皮肤吸收,但吸收程度受多种因素的影响。吸收后与血浆蛋白结合,在肝内代谢后经肾排泄。

（4）临床应用

局部应用乳膏、软膏。涂敷于局部,适用于湿疹(特别是婴儿湿疹)、神经性皮炎、皮肤瘙痒症、接触性皮炎、牛皮癣、盘状红斑狼疮、扁平苔藓、外耳炎、日光性皮炎等。奏效迅速,低浓度(0.025%)即有明显效果。

（5）用法用量

涂于患处,2次/日。

（6）不良反应

较少。但久用或大面积应用,可诱发皮肤感染或加重感染性皮肤病变。

（7）注意事项

① 对皮肤病并发感染,需同时应用抗生素。② 皮肤病患者伴结核或细菌感染、病毒感染(如水痘等)时禁用。③ 避免大面积使用。④ 避免用于面部或其他暴露部分皮肤。⑤ 对孕妇安全性尚未确定。

（8）制剂规格

醋酸氟轻松软膏、乳膏剂:2.5 mg/10 g。

（金　剑　肖忠革）

参 考 文 献

1　金有豫. 药理学. 5 版. 北京:人民卫生出版社,2001.

2　史宗道. 口腔临床药物学. 2 版. 北京:人民卫生出版社,2003.

3　杨世杰. 药理学. 北京:人民卫生出版社,2005.

4　杨藻宸. 药理学和药物治疗学. 北京:人民卫生出版社,2000.

5　汤光,李大魁. 现代临床药物学. 北京:化学工业出版社,2003.

6　Yagiela, Dowd, Neidle. Pharmacology and Therapeutics for Dentistry. FifthEdition. America, 2004.

7　杜臻雁,唐福林. 糖皮质激素抗炎作用机制的研究进展. 中华医学杂志, 2006,86: 2 512 - 2 515.

8　钟连生,马道铭,陈志强. 糖皮质激素受体研究进展. 国外医学:皮肤性病学分册, 2005,31: 199 - 201.

第十五章　免疫调节药物

　　免疫调节药是 20 世纪 60 年代后发展起来的一类新的治疗药物。免疫治疗从调整机体免疫功能出发，纠正免疫异常，达到治病的目的，为肿瘤、慢性感染、自身免疫病、免疫缺陷及器官移植后的排异反应提供了新的治疗途径。

　　免疫调节药（imnunonodulator）是针对宿主的免疫状态和疾病过程发挥作用的药物，一般而言，免疫机制低下或缺损者对免疫治疗较为敏感，免疫增强剂往往只在免疫功能低下时才呈现作用。

　　多数作用于免疫系统的药物有正、反两方面的作用，一般将提高机体免疫反应的药物称为免疫增强药，抑制机体免疫反应的药物称为免疫抑制药。有些"适应原"样作用的药物，往往能将原来免疫反应低的加以提高，免疫反应高的予以降低，使机体的免疫反应水平朝着需要的方向转移，称为免疫调节药。免疫系统产生的内源性免疫调节物质如胸腺激素和细胞因子是免疫活性细胞发育、分化和功能的诱导剂，是一种补充疗法，称为免疫替代剂（immunosubstituent）。后者目前多数已经能通过基因工程大量制备并应用于临床。它们分别影响免疫应答反应中一种或多种环节而发挥免疫抑制或免疫增强作用。

第一节　免疫抑制药

　　免疫抑制药（immunosuppressive drugs）是最早应用的作用于免疫系统的药物。20 世纪 60 年代首次报道 6 - 巯基嘌呤能延长犬移植肾的存活时间，硫唑嘌呤与肾上腺皮质激素联合应用可防治移植器官的排斥反应。尽管当时异体肾移植的存活率不高（低于 50%），但免疫抑制药的使用对器官移植的成功发挥了重要作用，此后，抗淋巴细胞血清、环孢素的相继问世，扩大了免疫抑制药的应用范围，如用于治疗自身免疫性疾病。近年来，他克莫司、西罗莫西及麦考酚吗乙酯等新的免疫抑制药研制成功，进一步促进了免疫抑制药的临床应用。

一、免疫抑制药特点

　　免疫抑制药具有以下共同特点：

（一）选择性差

　　多数免疫抑制药既能抑制病理免疫反应，又能抑制正常免疫反应；既能抑制细胞免疫，又能抑制体液免疫。

（二）初次和再次免疫应答反应的抑制作用的强弱不同

由于免疫抑制药对处于增殖、分化期的免疫细胞作用强，对已经分化成熟的免疫细胞作用较弱。因此，免疫抑制药对初次免疫应答反应的抑制作用较强，而对于再次免疫应答反应的抑制作用较弱。

（三）不同类型的免疫病理反应对免疫抑制药的敏感性不同

例如Ⅰ型超敏反应对细胞毒素类药物不敏感，因为此类药物对已经形成的 IgE 无效。

（四）不同类型的免疫抑制药的作用发生在病理免疫反应的不同阶段

在给药时选择最佳给药时机，方可获得最佳免疫抑制作用。例如，硫唑嘌呤在抗原刺激后 24～48 h 给药，抑制作用最强，因为该药主要影响处于增殖期的淋巴细胞；而糖皮质激素在抗原刺激前 24～48 h 给药，免疫抑制作用增强，可能与其干扰免疫应答反应的感应期有关。

（五）多数免疫抑制药有非特异性抗炎作用

二、免疫抑制药的临床应用

免疫抑制药临床主要应用于治疗自身免疫性疾病和抑制器官移植的排异反应，只能缓解自身免疫性疾病的症状，而无根治作用。此类药物毒性较大，长期应用易导致严重不良反应。

治疗自身免疫溶血性贫血、特发性血小板减少性紫癜、肾病型慢性肾炎、类风湿性关节炎、系统性红斑狼疮、结节性动脉周围炎等自身免疫性疾病，首选糖皮质激素类。对此类药物耐受的患者，可加用或改用其他免疫抑制药。联合用药可提高疗效，减轻毒性反应，常用治疗方案是糖皮质激素类与抗增殖、抗代谢类免疫抑制药合用。

器官移植需长期用药，以防止机体对移植物产生排斥反应，常用环孢素和雷公藤总苷，亦可将硫唑嘌呤或环磷酰胺与糖皮质激素联合应用。在发生明显排异反应时，应在短期内使用大剂量，控制后即减量维持，以防用药过量产生毒性反应。

此类药物毒性较大，长期应用易导致严重不良反应，如诱发感染、恶性肿瘤或产生致畸作用。研究报道同种肾移植时，40% 的死亡病例是因感染所致。

三、免疫抑制药分类

免疫抑制药根据其化学成分或作用机制一般可分为 6 类：

（一）肾上腺糖皮质激素类

泼尼松、甲泼尼龙等。

（二）神经钙蛋白抑制剂

环孢素、他克莫司、西罗莫司、麦考酚吗乙酯等。

（三）抗增殖与抗代谢类

硫唑嘌呤、环磷酰胺、甲氨蝶呤等。

（四）抗体类

抗淋巴细胞球蛋白等。

（五）抗生素类

拉帕霉素等。

（六）中药有效成分

雷公藤总苷等。在本节中主要介绍神经钙蛋白抑制剂和抗增殖与抗代谢类的临床应用品种，其他免疫抑制药可参考本书有关章节。

四、临床用药

1. 硫唑嘌呤（Azathioprin）

（1）药理作用

硫唑嘌呤为嘌呤类抗代谢药，是 6-巯基嘌呤的衍生物。它通过干扰嘌呤代谢的所有环节，抑制嘌呤核苷酸合成，进而抑制细胞 DNA、RNA 及蛋白质的合成，发挥抑制 T、B 两类淋巴细胞及 NK 细胞的效应，故能同时抑制细胞免疫和体液免疫反应，但不抑制巨噬细胞的吞噬功能。T 细胞较 B 细胞对该药更为敏感，但不同亚群 T 细胞敏感性有差别。

（2）临床应用

主要用于肾移植排斥反应和类风湿性关节炎、全身性红斑狼疮等多种自身免疫性疾病的治疗。

（3）用法用量

口服。预防器官移植排异反应开始剂量为每日 3～5 mg/kg；治疗自身免疫性疾病以较小剂量开始，为每日 2～2.5 mg/kg；然后根据疗效和毒性情况调整剂量。用药时应对血常规和肝功常规监测。

（4）不良反应

① 血液系统反应：可出现白细胞及血小板减少，巨红细胞血症。严重者可出现骨髓抑制及再生障碍性贫血。② 消化系统反应：可出现恶心、呕吐、肝毒性症状等。③ 其他：可继发感染、脱发、口腔溃疡等。对生殖系统亦有一定影响。

（5）制剂规格

片剂：25 mg，50 mg，100 mg。

2. 环磷酰胺（Cyclophosphamide）

（1）药理作用

淋巴组织对氮芥类（尤其是环磷酰胺）烷化剂的细胞毒损伤作用敏感，该类药物能产生较强的免疫抑制作用，在对抗器官移植排斥反应及治疗以异常免疫反应为特征的非肿瘤疾病时，最常应用的即是环磷酰胺。它能杀伤抗原敏感淋巴细胞和处于增殖期的淋巴细胞，使血液循环中的淋巴细胞数量减少，抑制自然杀伤细胞的功能，增加机体对特异抗原的免疫耐受性，抑制体液和细胞免疫应答，阻止移植物的抗宿反应及机体的排斥反应。

（2）临床应用

适用于多种自身免疫疾病如坏死性肉芽肿、结节性多动脉炎等。长期服用可明显改善症状，控制疾病发展。与糖皮质激素合用治疗肾病综合征、系统性红斑狼疮也有一定效果。将环磷酰胺与糖皮质激素、抗淋巴球蛋白等合并用药可用于抗器官移植排斥反应，治疗移植器官的抗宿主病。

（3）用法用量

口服，每日 2 mg/kg。

（4）不良反应

① 骨髓抑制：为剂量限制性毒性，血小板很少受影响。② 恶心、呕吐：用药后数小时开始出现，可持续几日，静脉用药比口服易发生。③ 皮肤黏膜：常见可逆性脱发，通常在用药后 2～3 周发生；皮肤和指甲可变黑；黏膜炎少见。④ 膀胱损伤：出血性或非出血性膀胱炎，发生率为 5%～10%，停

药后可恢复,偶可持续存在,导致膀胱纤维变或致死。美司钠可预防膀胱炎的发生。⑤ 其他:常见免疫抑制、闭经和精子缺乏。超大剂量时可抑制抗利尿激素。罕见间质性肺纤维变,可能引起继发性肿瘤。

（5）制剂规格

① 片剂:50 mg。② 注射剂:100 mg,200 mg。

3. 甲氨蝶呤（Methotrexate）

（1）药理作用

为作用强大的免疫抑制剂,可抑制细胞免疫与体液免疫,对体液免疫作用更强,有抗排异作用,可用以防治迟发型超敏反应。多与该药对骨髓中淋巴干细胞、T 淋巴细胞及 B 淋巴细胞的抑制有关。

（2）临床应用

用于防治自身免疫病如类风湿性关节炎、系统性红斑狼疮、坏死性肉芽肿及牛皮癣等。

（3）用法用量

① 用于防治自身免疫病,口服,开始每周1次,每次 5～10 mg,渐增至每次 15～20 mg,每周1次,显效后改为每月1次。② 骨髓移植后抑制排斥反应,于移植后第 1、3、7、11、18 天各静脉注射1次,剂量 0.5 mg/kg,然后改为每周1次,共半年。

（4）不良反应

① 骨髓抑制:常见,白细胞在用后 6～10 日降至最低点,但恢复很快。② 恶心、呕吐:标准剂量时发生率较低。③ 皮肤黏膜:常见轻度口炎,此为达到最大耐受量的标志。大剂量 MTX 可导致融合性或出血性口腔溃疡及血性腹泻;红斑样皮疹、荨麻疹样皮肤色素改变较少;常见轻度脱发。④ 其他:肺纤维化少见,标准剂量下急性肝细胞损伤及肺炎罕见。

（5）制剂规格

① 片剂:2.5 mg。② 注射剂:5 mg。

4. 环孢素（Cyclosporin）

环孢素（环孢菌素 A,cyclosporin A,CsA）系从真菌的代谢产物中分离的中性环多肽,含 11 个氨基酸。1972 年发现其抗菌作用微弱,但有免疫抑制作用。1978 年起用于临床防治排异反应获满意疗效。1980 年环孢素化学全合成成功,因其毒性较小,是国际上最受重视的免疫抑制剂之一。本药溶于橄榄油中可以肌内注射。

（1）药理作用

环孢素对细胞免疫和胸腺依赖性抗原的体液免疫的选择性抑制作用较高。该药抑制抗原刺激所引起的 T 细胞信号转导过程,减弱 IL-1 和抗凋亡蛋白等细胞因子的表达。环孢素增加转化生长因子 β（transforming growth factor-β, TGF-β）表达。TGF-β 对 IL-2 刺激 T 细胞的增殖有强大抑制作用。环孢素或他克莫司与环孢素受体（cyclophilin）或他克莫司结合蛋白（FKBP）结合形成复合物,具有抑制神经钙蛋白（calcineurin）磷酸钙对活化 T 细胞核因子去磷酸化的催化作用,并抑制 NFAT 进入细胞核并阻止其诱导的基因转录过程。西洛莫司作用于 IL-2 受体的下游,也与 FKBP 结合,通过抑制 mTOR,抑制细胞增殖。

（2）体内过程

口服吸收慢且不完全,口服绝对生物利用度为 20%～50%,首过消除可达 27%,单次口服后 3～4 h 血药浓度达峰值。在血中约 50% 被红细胞摄取,4%～9% 与淋巴细胞结合,约 30% 与血浆脂蛋白和其他蛋白质结合,血浆中游离药物仅为 5% 左右,$t_{1/2}$ 为 14～17 h。大部分经肝代谢自胆汁排出,0.1% 药物以原形经尿排出。

（3）临床应用

环孢素主要用于器官移植后排异反应和自身免疫性疾病。① 器官移植:临床研究表明,环孢素可使器官移植后排异反应与感染发生率降低,存活率增加。近年主要用于肾、肝、心、肺、角膜和骨髓等组织器官的移植手术，以防止排异反应，常单独使用。新的治疗方案则主张环孢素与小剂量糖皮质激素联合应用。② 自身免疫性疾病：用于治疗大疱性天疱疮及类天疱疮，能改善皮肤损害，使自身抗体水平下降。环孢素为脂溶性，可局部用药治疗接触性过敏性皮炎，对牛皮癣亦有效。③ 其他：环孢素可治疗血吸虫病，对雌虫的作用较明显，还可防治某些植物病害，如苹果腐烂病。

（4）用法用量

① 口服给药：初始剂量每日 12～15 mg/kg，1～2 周后逐渐减量，一般每周减少初始剂量的 5%，维持量约为每日 5～10 mg/kg。对准备做移植手术的患者，在移植前 4～12 h 给药。② 静脉滴注：每日剂量约为 3～5 mg/kg，约相当于口服剂量的 1/3。先用氯化钠注射液或 5% 葡萄糖注射液稀释至 1∶20～1∶100，缓慢静脉滴注，时间应超过 2～6 h。对准备做移植手术的患者，在移植前 4～12 h 给药。

（5）不良反应

环孢素的不良反应发生率较高，其严重程度与用药剂量、用药时间及血药浓度有关，多具可逆性。① 肾毒性：肾毒性是该药最常见的不良反应，发生率为 70%～100%。急性与慢性肾毒性均可出现。用药时应控制剂量，并密切监测肾脏功能，若血清肌酐水平超过用药前 30% 时，即应减量或停用。② 肝损害：多见于用药早期，表现为高胆红素血症，转氨酶、乳酸脱氢酶、碱性磷酸酶升高。大部分肝毒性病例在减少剂量后可缓解。应用时注意定期检查肝脏功能。此外，还可引起厌食、恶心、腹泻等。③ 神经系统毒性：在器官移植或长期用药时发生，表现为震颤、惊厥、癫痫发作、神经痛、瘫痪、精神错乱、共济失调、昏迷等，减量或停用后可缓解。④ 诱发肿瘤：有报道器官移植患者使用该药后，肿瘤发生率可高达一般人群的 30 倍，用于治疗自身免疫性疾病时，肿瘤发生率亦明显增高。故应

用时应注意定期进行体格检查。⑤ 引起继发感染：长期用药可引起病毒感染、肺孢子虫属感染或真菌感染，病死率高。治疗中如出现上述感染应及时停药，并进行有效的抗感染治疗。⑥ 其他：引起嗜睡、多毛症、齿龈增生等，与氨基糖苷类抗生素合用时可加重肾脏毒性，与酮康唑或苯巴比妥类药物合用，可能使该药血药浓度升高，应予以注意。

（6）制剂规格

① 胶囊剂：25 mg，100 mg。② 注射剂：5 ml：250 mg，10 ml：500 mg，50 ml：50 mg。③ 口服液：5 ml：5 g，50 ml：5 g。

5. 他克莫司（Tacrolimus）

他克莫司（FK506）是一种强效免疫抑制剂，由日本学者于 1984 年从筑波山土壤链霉菌属（streptomyces tsukubaensis）分离而得，其化学结构属 23 元大环内酯类。

（1）药理作用

① 抑制淋巴细胞增殖：FK506 作用于细胞 G_0 期，能抑制不同刺激所致的淋巴细胞增殖，包括刀豆素、T 细胞受体的单克隆抗体、CD3 复合体或其他细胞表面受体诱导的淋巴细胞增殖等，但对 IL-2 刺激而引起的淋巴细胞的增殖无抑制作用。② 抑制 Ca^{2+}：依赖 T 和 B 淋巴细胞的活化。③ 抑制 T 细胞依赖的 B 细胞产生免疫球蛋白的能力。④ 预防以及治疗器官移植时的免疫排异反应。在多种动物的多种器官移植模型上观察到，本药能延长移植器官生存时间，具有良好的抗排异作用。⑤ 对多种实验性自身免疫性疾病具有治疗作用。

（2）体内过程

FK506 口服吸收快，吸收部位主要在肠道上段，胆汁对吸收无明显影响。T_{max} 为 0.5～3 h，$t_{1/2}$ 为 5～8 h，有效血药浓度可持续 12 h。在体内经肝细胞色素 P450　3A4 异构酶代谢后，经肠道排泄。

（3）临床应用

① 肝脏移植：FK506 对肝脏有较强亲和力，

并可促进肝细胞的再生和修复,用于原发性肝脏移植及肝脏移植挽救性病例,疗效显著。使用FK506治疗的患者,可降低急性排异反应的发生率和再次移植率,减少糖皮质激素的用量。② 其他器官移植:包括肾脏移植及骨髓移植等,取得了较好疗效。与环孢素相比,在减少急性排异反应的发生率、增加移植物存活率和延长患者生存期方面具有更大的优越性。

(4) 用法用量

① 肝脏移植患者:首次免疫抑制量为每日0.1~0.2 mg/kg,分2次口服。应于术后6 h即开始用药。不能口服者采用连续24 h静脉滴注,起始剂量为每日0.01~0.05 mg/kg。恢复期根据患者的排斥反应及对药物的耐受性调整剂量。② 肾脏移植患者:首次免疫抑制量为每日0.15~

0.3 mg/kg,分2次口服。应于术后6 h即开始用药。不能口服者采用连续24 h静脉滴注,起始剂量为每日0.05~0.1 mg/kg。恢复期根据患者的排斥反应及对药物的耐受性调整剂量。

(5) 不良反应

主要不良反应有:① 静脉注射FK506最常发生的是神经毒性,轻者可出现头痛、震颤、失眠、畏光、感觉迟钝等,重者可出现运动不能、缄默症、癫痫发作、脑病等,大多在减量或停用后消失。② 直接或间接地影响肾小球滤过率,可诱发急性或慢性肾毒性。③ 对胰岛细胞具有毒性作用,可导致高血糖。④ 大剂量应用时对生殖系统产生毒性。

(6) 制剂规格

① 胶囊剂:1 mg,5 mg。② 注射剂:1 ml:5 mg。

第二节　免疫增强药

免疫增强药(imnunopotentiating agents)主要用于增强机体的抗肿瘤、抗感染能力,和纠正免疫缺陷。此类药物能激活一种或多种免疫活性细胞,增强机体的非特异性和特异性免疫功能,使低下的免疫功能恢复正常,或具有佐剂作用,增强与之合用的抗原的免疫原性,加速诱导免疫应答反应;或代替体内缺乏的免疫活性成分,产生免疫替代作用;或对机体的免疫功能产生双向调节作用,使过高或过低的免疫功能趋于正常等。临床主要用于免疫缺陷性疾病、恶性肿瘤的免疫治疗以及难治性细菌或病毒感染。

一、免疫增强药分类

常用药物依照其来源不同可分为5类:① 微生物来源的药物有卡介苗(BCG)、短小棒状杆菌苗、溶血性链球菌制剂(OK432)、辅酶Q_{10}等。

② 人或动物免疫系统的产物有胸腺素、转移因子、免疫核糖核酸、干扰素、白介素等。③ 化学合成药物有左旋咪唑、异丙肌苷、羟壬嘌呤(NPT-15392)、聚肌胞苷酸(poly I:C)、聚肌尿苷酸(polyA:U)等。④ 真菌多糖类有香菇多糖、灵芝多糖等。⑤ 中药及其他类有人参、黄芪、枸杞、白芍、淫羊藿等中药有效成分,植物血凝素(PHA)、刀豆素A(ConA)、胎盘酯多糖等。

二、免疫增强药临床应用

(一)治疗免疫缺陷性疾病

该类疾病的共同特点是反复出现感染,联合应用免疫增强药与抗微生物药,可增强抗感染免疫力,提高疗效。胸腺素、白介素-2、转移因子、干扰素、异丙肌苷等用于治疗获得性免疫缺陷综合征（AIDS）、先天性无胸腺症、重症联合免疫缺陷病、毛细血管扩张性共济失调综合征（ataxia-telangiectasia syndrome）等以细胞免疫缺陷为主的疾病，有一定疗效。丙种球蛋白用于治疗先天性无丙种球蛋白血症等体液免疫缺陷性疾病。

（二）治疗慢性难治性感染

一些慢性细菌性、真菌性或病毒性感染，单用抗微生物药物难于控制时，可联合应用胸腺素、转移因子、异丙肌苷及干扰素诱导剂等免疫增强剂。

（三）肿瘤

肿瘤患者均不同程度地存在免疫功能缺陷，放射治疗和化学治疗均有免疫抑制作用。应用免疫增强药增强患者的免疫功能，减轻或防止放射治疗或化学治疗对免疫系统的损伤，可增强其疗效，降低肿瘤复发率，延长生存期。

三、临床用药

1. 卡介苗（Bacille calmette-guérin，BCG）

（1）药理作用

通过活化淋巴网状内皮系统，包括 T 细胞、巨噬细胞等，激发机体产生非特异性免疫效应。它可以增加 T 细胞的数量，增强抵抗抗原抗体复合物的封闭作用；活化辅助性 T 细胞，促进抗体的产生；激活 T 细胞释放淋巴因子，激活巨噬细胞，并聚集在反应部位；巨噬细胞又能活化 T 细胞，进一步发挥免疫效应。

（2）用法用量

皮内注射应用的规格为 0.75 mg/ml，划痕所用的为 50～75 mg/ml。具体方法：① 划痕：选取

上臂、腋下、胸前或腹股沟等处的皮肤，严格消毒后，用 8 号注射针头纵横各划 5 道，每道长约 5 cm，间隔 1 cm，交叉呈"棋盘"形；深度以划破皮肤表皮，达真皮浅层，稍有渗血为宜，然后将卡介苗稀释液迅速涂布于划痕线上。每周 1 次，4 次为 1 个疗程，第 2 个疗程间隔 2 周，总疗程为 10 个月。② 瘤内、瘤周、皮下注射法：每次 1 mg，每周 1 次，共 3 周。

（3）不良反应

① 局部反应：局部红肿、引流淋巴结肿大，有时发生皮肤结核或结核样反应的皮疹、结节红斑、局部瘢痕。② 全身反应：发热、寒战、肌酸痛、恶心、食欲不振等流感样症状；播散性卡介苗感染；持续发热、体质量下降；少数患者出现碱性磷酸酶或谷丙转氨酶轻度升高、黄疸，偶见狼疮性肝炎；过敏性反应表现为寒战、发热、溶血、血管内凝血、血压降低、少尿等。

（4）制剂规格

① 注射剂：1 ml，2 ml。② 混悬剂：1 ml：10 mg。

2. 短小棒状杆菌（Corynebacterum parvum，CP）

（1）药理作用

为无运动能力的革兰阳性菌。免疫机制为对单核巨噬细胞有强大而持久的激活作用，能激活 B 细胞增强各种抗原抗体的免疫应答；能抑制移植物抗宿主反应；能增强 NK 细胞的活力及通过补体传统及旁路途径激活补体系统。

（2）用法用量

① 皮下注射：每次 2～4 mg，每周 2～3 次。与平阳霉素联合应用序贯疗法，平阳霉素每日 8 mg 1 次。② 静脉给药：CP 4 mg/m²。③ 瘤内注射：可以连续给 10 日，平阳霉素总量达 80～83 mg，CP 12～15 mg。

（3）不良反应

① 局部反应：主要有注射部位疼痛，肿胀。

② 全身反应：多为高热、寒战、恶心、呕吐、血压升高、头痛等。

（4）制剂规格

注射剂：7 mg。

3. 溶血性链球菌制剂

（1）其他名称

日本生产称 OK‐432（商品名为 picibanil）/国产链球菌 722/又名沙培林（sapylin）

（2）药理作用

对肿瘤细胞有直接抑制和杀伤作用，但主要抗癌作用是活化宿主巨噬细胞，产生干扰素、白细胞介素及肿瘤坏死因子。

（3）用法用量

单独使用，或与手术、放疗、化疗配合使用。0.5 KE（1 KE 相当于 0.1 mg 干菌质量，约含 10^8 个细菌数），隔日 1 次，可皮下、肌内、静脉和瘤内注射，总剂量可在 1～5 KE 之间。

（4）不良反应

① 局部反应：为注射部位红肿、疼痛。② 全身反应：主要是发热，其次为倦怠、食欲不振、恶心、呕吐等。

（5）制剂规格

注射剂：2 KE。

4. 重组人干扰素 α‐2a（Recombinant interferon α‐2a）

（1）药理作用

直接抑制肿瘤的生长，调节机体的免疫应答能力，包括活化自然杀伤细胞（NK）、调节抗体的产生以及诱导组织相容性抗原。

（2）用法用量

① 毛状细胞白血病：300 万～10 000 万 U，肌注或皮下注射，每日 1 次，连用数周或数月后改为每周 3 次。② 高危黑色素瘤辅助治疗：2 000 万 U/m^2，静脉注射，每周 5 日，连用 4 周，后改为 1 000 万 U/m^2，皮下注射，每周 3 次，连用 48 周。③ 高剂量（研究性）：每次用量可达 5 000 万 U/m^2，静脉注射用量一般高于每次 1 000 万 U/m^2。

（3）不良反应

① 骨髓抑制：常见，但一般为轻度或中度，且为一过性，即使长期应用毒性也不会加重，大剂量用药时可增加感染的机会。② 恶心、呕吐：厌食、恶心常见，但呕吐偶见。③ 皮肤黏膜：皮疹、口干、口咽部炎症、皮肤干燥或瘙痒、部分脱发偶见至少见。④ 流感样症状：常出现疲倦、发热、寒战、肌肉疼痛，与剂量呈正相关。继续治疗或用扑热息痛可使症状减轻。⑤ 神经毒性：在周围神经系统有时可出现感觉异常或麻木；在中枢神经系统有低剂量时少见，剂量较高时可出现头痛、嗜眠症、焦虑、抑郁、精神错乱、幻觉、脑皮质功能不良以及情感不安定等。⑥ 普通症状：长期应用时出现疲倦、厌食、体质量下降等。⑦ 心血管毒性：轻度低血压发生率高，但很少出现临床症状，高血压、胸痛、心律失常罕见。⑧ 感染：有时可导致疱疹病毒的感染症状加重。⑨ 其他：有时可发生腿部痉挛、便秘、腹泻、嗜眠症、荨麻疹、热潮红、凝血机能障碍性疾病。⑩ 实验室检查：肝功能可有异常改变；有时可出现轻度蛋白尿、血清肌苷水平升高；偶发生高钙血症。

（4）制剂规格

注射剂：3×10^6 U，9×10^6 U。

5. γ‐干扰素（Interferon-gamma，INF‐γ）

（1）药理作用

具有直接的抗增殖作用，调整机体对肿瘤的免疫应答反应（包括有巨噬细胞的细胞毒性以及单核细胞介导的抗体依赖性的细胞毒效果），诱导肿瘤细胞表面的主要组织相容性复合物（MHC）族Ⅱ抗原。

（2）用法用量

每周皮下注射 1 次，剂量为 0.1～0.3 mg。

（3）不良反应

① 骨髓抑制：轻度或中度一过性骨髓抑制，长期使用不会加重。② 恶心、呕吐：厌食常见，呕吐发生率为10%。③ 皮肤黏膜：可出现轻度的脱发和口炎；口唇单纯疱疹和牛皮癣可被激活或加重。④ 流感样症状：常发生发热、寒战、肌肉痛和头痛，有自限性，用扑热息痛可减轻。⑤ 神经毒性：周围神经可出现轻度的感觉异常；中枢神经系统有时出现注意力下降、神经错乱、嗜眠症及眩晕，其发生率及程度与剂量有关，罕见惊厥。⑥ 全身症状：长期应用时可出现疲倦、厌食和体质量下降。⑦ 心血管毒性：可出现轻度的低血压，但常规剂量时极少出现临床症状。⑧ 实验室检查：肝功能可有异常改变；轻度蛋白尿发生率较高，有时血清肌酐水平升高；偶有高钙血症。

（4）制剂规格

注射剂：50万U，100万U，200万U。

6. 阿地白介素（Aldesleukin）

（1）其他名称

白介素-2/重组人白介素-2/安特鲁克/金路康

（2）药理作用

能够促进T细胞、自然杀伤细胞（NK）和淋巴因子激活的杀伤细胞（LAK）的有丝分裂，强化NK和LAK细胞的细胞毒作用，诱导产生γ-干扰素。

（3）用法用量

剂量应用范围较大：① 60万U/kg（22×10^6 U/m²），静脉注射15 min，每8 h 1次，在第1～5日内共用14次。第15～19日重复用药。如果有效，在第6～12周内重复。② 18×10^6 U/（m²·d），持续静脉注射，每日1次，连用5日，2周内重复。如果有效或稳定，重复给药6～12个周期。③ 22×10^6 U/m²，皮下注射或静脉注射15 min，每周用5日，连用2周。如果能耐受，每3～6周内重复。也有连续用药3日，合用低剂量环

磷酰胺静脉推注。④ 9×10^6 U/m²，持续静脉注射，第1～4日给药，用于黑色素瘤治疗时，与化疗（顺铂、长春碱、达卡巴嗪）及干扰素联合应用。

（4）不良反应

① 骨髓抑制：低剂量时少见，高剂量时常可出现贫血，而白细胞和血小板减少发生率很低。② 恶心、呕吐：常见。③ 皮肤黏膜：黏膜炎和荨麻疹性红斑发生率较高，脱发少见。④ 心血管毒性：常出现心律失常并与剂量有关；低血压的发生与剂量有关，但偶尔也发生在低剂量时；高剂量可致心肌损害；剂量较大时可引起毛细血管渗出综合征，导致肺水肿。⑤ 胃肠道毒性：厌食发生率较高；常见一过性的肝功能损害和低蛋白血症；有时可出现腹泻，但结肠穿孔罕见。⑥ 神经精神方面：常可出现精神状态发生变化，严重程度与剂量有关；头晕目眩的发生率较高；有时可出现视觉模糊及其他视觉异常；低剂量用药可发生罕见的惊厥。⑦ 肾功能损害：常出现可逆性的肾功能异常。⑧ 发热：可伴有或不伴有寒战，发生率较高，有时较严重。⑨ 其他：有时可出现肌肉、关节疼痛，不适和疲倦。体质量增加常见，尤其当用药剂量较大时。

（5）制剂规格

注射剂：0.1×10^6 U，0.5×10^6 U，1×10^6 U，2×10^6 U。

7. 左旋咪唑（Levamisole，LMS）

（1）药理作用

能使参与细胞免疫反应的细胞功能趋于正常，尤其是在末梢血T淋巴细胞和巨噬细胞功能低下时作用尤为明显，主要激活环核苷酸磷酸二酯酶，从而降低淋巴细胞和巨噬细胞内cAMP含量。对氟尿嘧啶有一定的增效作用。

（2）用法用量

① 对于头颈部恶性黑色素瘤及鳞状细胞癌，在肿瘤切除后，口服，每日150 mg，每周2次，可以服用6个月。② 与氟尿嘧啶同时开始使用，口服，每次

50 mg,3 次/日,每 2 周连用 3 日,连续应用 1 年;氟尿嘧啶用法为:每次静脉注射 450 mg/m²,连用 5 日,4 周后改为每周静脉注射 1 次,剂量不变。

(3) 不良反应

① 骨髓抑制:少见。② 恶心、呕吐:恶心常见,有时可出现呕吐。③ 皮肤黏膜:脱发及口炎少见。④ 其他:有时可出现真皮炎、疲倦及眩晕、头痛等神经毒性。

(4) 制剂规格

片剂(肠溶片):25 mg,50 mg。

8. 利妥昔单抗(Rituximab)

(1) 其他名称

抗 CD_{20} 单克隆抗体/美罗华/rituxan

(2) 药理作用

本药是一种基因重组(鼠和人)单克隆抗体:CD_{20} 人鼠嵌合性单克隆抗体,该抗体直接作用于 CD_{20} 抗原(CD_{20} 抗原存在于正常和恶性 B 淋巴细胞的表面,而恶性细胞表面 CD_{20} 表达数量多)。Rituximab 的 Fab 端与 B 淋巴细胞非霍奇金淋巴瘤的 CD_{20} 抗原结合,Fc 端的免疫功能介导 B 细胞产生溶解。

(3) 用法用量

缓慢静滴:375 mg/m²,初始速度为 50 mg/h,半小时后若无过敏或其他不良反应,可增加用药速度,最大速度限制在 400 mg/h。一般滴注 4~6 h。每周 1 次,连用 4 周。预先用乙酰氨基酚和苯海拉明可能减轻不良反应,但不宜用皮质激素。

(4) 不良反应

① 骨髓抑制:少见,B 淋巴细胞减少常见,少数患者伴有免疫球蛋白减少。感染发生率约30%,但严重感染少见。② 恶心、呕吐:恶心常见,但严重者罕见。呕吐偶见。③ 皮肤黏膜反应:瘙痒、皮疹、荨麻疹、盗汗偶见。严重的皮肤黏膜反应表现为 Stevens-Johnson 综合征、苔癣样皮炎、水疱大疱疹皮炎、中毒性表皮坏死溶解,但较罕见。

④ 其他:过敏反应常见,肌肉疼痛和关节疼痛偶见,腹泻及低血压偶见,出现肿瘤溶解综合征的患者可能导致肾功能损伤。

(5) 制剂规格

注射剂:10 ml:100 mg,50 ml:500 mg。

9. 重组人 5 型腺病毒注射液 H101

(1) 其他名称

安柯瑞

(2) 药理作用

本药为一种抗癌基因治疗药物,它利用肿瘤细胞内 p53 基因及其通路的变异识别肿瘤细胞,在肿瘤细胞中选择性复制,从而导致肿瘤细胞的裂解。

(3) 用法用量

本品与化疗药物同步使用,直接瘤内注射,每日 1 次,连续 5 天,21 天为 1 个周期,最多不超过 5 个周期。

根据肿瘤体积大小以及病灶的多少决定注射剂量,具体为:① 只有 1 个浅表病灶:如病灶最大径≤5 cm,注射 5.0×10^{11} VP/d;如病灶最大径≤10 cm,注射 1.0×10^{12} VP/d;如病灶最大径>10 cm,注射 1.5×10^{12} VP/d。② 有 2 个浅表病灶:如两病灶最大径之和≤10 cm,分别各注射 5.0×10^{11} VP/d;如两病灶最大径之和>10 cm,注射 1.5×10^{12} VP/d,根据病灶的大小按比例注射。③ 有 3 个或 3 个以上浅表病灶:注射 1.5×10^{12} VP/d,根据病灶的大小按比例注射。

(4) 不良反应

主要为注射局部反应如非感染性发热、白细胞粒细胞减少和包括寒战、头痛、肌痛、乏力在内的流感样症状。其他可能的不良反应有恶心、呕吐、腹泻、腹痛、支气管炎、胃肠炎、肝炎、膀胱炎和结膜炎,一般为自限性,停药后可自行恢复。

(5) 制剂规格

注射剂:0.5 ml(5.0×10^{11} VP)。

10. 重组人 p53 腺病毒注射液（Recombinant human ad-p53 injection）

(1) 其他名称

今又生/Gendicine

(2) 药理作用

本药为一种抗癌基因治疗药物，通过腺病毒感染将 p53 基因导入肿瘤细胞，表达 p53 蛋白，从而发挥抑制细胞分裂、诱导肿瘤细胞凋亡的作用，而对正常细胞无损伤。高表达的 p53 蛋白质能有效刺激机体的特异性抗肿瘤免疫反应，局部注射可吸引 T 淋巴细胞等肿瘤杀伤性细胞聚集在瘤组织。

(3) 用法用量

① 可局部（瘤内注射、胸腹腔灌注、介入等）或全身静脉给药：每周 1 次，每次 1 支（1×10^{12} VP），连续应用 6 周以上。② 瘤内注射：用适量生理盐水稀释后多点注射。③ 胸腹腔灌注：稀释至 100～1 000 ml，按常规灌注。④ 介入：与超液化碘油混合使用。⑤ 静脉滴注：稀释至 100 ml，30～60 min 内滴完。⑥ 与放疗、射频等联合：在放疗、射频等治疗前 2～3 日使用。⑦ 与化疗联合：与常规化疗联合使用。

(4) 不良反应

① 主要不良反应是轻/中度自限性发热，通常在用药后约 3 h 出现，持续 2～6 h 可自行缓解，多见于疗程开始时。② 少见不良反应有寒战、肌肉关节酸痛、全身不适、乏力、恶心、腹泻等。

(5) 制剂规格

注射剂：1×10^{12} VP。

11. 吉非替尼片

(1) 其他名称

易瑞沙/Iressa

(2) 药理作用

本药是一种选择性表皮生长因子酪氨酸激酶抑制剂，通过抑制该酶的作用抑制肿瘤细胞的生长

以及血管的生成，另外，还可以提高化、放疗以及激素治疗的抗肿瘤活性。

(3) 用法用量

推荐剂量为 250 mg，1 次/日，口服，空腹或与食物同服。当患者出现不能耐受的腹泻或皮肤不良反应时，可通过短期暂停治疗（最多 14 天）解决，随后恢复每天 250 mg 的剂量。

(4) 不良反应

① 恶心、呕吐：恶心多见，呕吐常见，但均为轻、中度。② 皮肤黏膜：皮肤反应多见，主要为轻、中度，可为疱疹性皮疹，在红斑的基础上有时伴皮肤干燥发痒；指甲异常常见；罕见中毒性表皮坏死松解症、多形红斑及过敏反应（包括血管性水肿和荨麻疹）；脱发常见；口腔炎和口腔溃疡常见。③ 肝功能损伤：肝功能异常常见，主要包括无症状的轻度或中度转氨酶升高。④ 其他：结膜炎、睑炎及弱视常见；常见出血，如鼻衄和血尿，但出血性膀胱炎少见；呼吸困难常见，间质性肺炎少见，但若出现则较严重；常见乏力、体质量下降、外周性水肿。

(5) 制剂规格

片剂：250 mg。

12. 恩度（Endostar）

(1) 其他名称

重组人血管内皮抑制素

(2) 药理作用

本品为一种新型血管内皮抑制类生物制品，是多重靶点作用的血管生成抑制剂，主要机制包括：与内皮细胞表面的 ATP 酶的相互作用，与血管抑素结合，阻断内皮上的 α5β1 的整联蛋白，阻断内皮细胞选择素，阻断金属蛋白酶 2、9 和 13 的活性，通过以上多条途径抑制肿瘤新生血管生成，从而达到抑制肿瘤增殖和转移的目的。

(3) 用法用量

静脉给药，将本品加入 250～500 ml 生理盐水中，匀速静脉点滴，滴注时间 3～4 h。与 NP 化疗

方案联合用药时,在治疗周期的第 1～14 日,每日给药 1 次,每次 7.5 mg/m²(1.2×10⁵ U/m²),连续给药 14 日,休息 1 周,再继续下一周期治疗。通常可进行 2～4 个周期治疗。

(4) 不良反应

① 心脏反应:用药初期少数患者可出现轻度疲乏、胸闷、心慌,大多对症处理后好转,不影响继续用药。常见的心脏不良反应有窦性心动过速、轻度 ST-T 改变、房室传导阻滞、房性早搏、偶发室性早搏,常见于有冠心病、高血压病史者。② 消化系统:偶见腹泻,肝功能异常,主要包括无症状性转氨酶升高、黄疸,主要为轻度及中度,罕见重度。此不良反应均为可逆。③ 皮肤及附件:过敏反应表现为全身斑丘疹,伴瘙痒。发热、乏力,多为中度。

(5) 制剂规格

注射剂:3 ml:15 mg。

(郭　伟　李生娇　肖忠革)

参 考 文 献

1　杨藻宸.医用药理学.4 版.北京:人民卫生出版社,2005.

第十六章 维生素类药与微量元素药

第一节 维 生 素 类 药

维生素是维持人体正常机能代谢的必需品。维生素的品种很多,仅有少数能在人体内合成,有些是由肠道内细菌合成,如维生素 D、维生素 K,而绝大多数则必须由食物中补充供给。人体对维生素的需要量很少,一般的日常膳食都可得到充分的供应,而不必再行补充。高热、妇女妊娠期、分娩后哺乳期等对维生素的需要量增加,以及长期使用广谱抗生素、胃肠功能紊乱导致维生素的吸收和利用障碍时才需要适当的补充,以防产生维生素缺乏症,引起相关疾病。如果不加限制地补充维生素,则反而可能危害身体。

维生素类药通常按其理化性质分为水溶性和脂溶性两大类。

一、脂溶性维生素

脂溶性维生素包括维生素 A、维生素 D、维生素 E 和维生素 K,不溶于水,溶于脂肪及脂性溶剂,故称为脂溶性维生素。在天然食品中脂溶性维生素常与脂质共存,在肠内吸收时也与脂质吸收密切相关,能以扩散被动方式穿过肌肉细胞膜的脂相,经胆囊从大便排出。当脂质吸收不良时,脂溶性维生素的吸收会减少,从而引起相应的缺乏症;长期吸收过量脂溶性维生素,也会对机体产生毒害作用。维生素 D、维生素 K 在体内合成,维生素 A、维生素 E 必须食物由供给。吸收后脂溶性维生素主要在肝贮存。

1. 维生素 A(Vitamin A)

(1) 其他名称

维生素甲/视黄醇/Retinol

(2) 药理作用

本品具有促生长,维持上皮组织如皮肤、结膜、角膜等正常功能的作用,并参与视紫红质(rhodosin)合成的作用,以增强视网膜感光力,参与体内许多氧化过程尤其是不饱和脂肪酸的氧化。维生素 A 在动物性食物如肝脏、蛋黄、乳汁中含量丰富,植物如胡萝卜、番茄等含有维生素 A 原(胡萝卜素),在体内可转变为维生素 A。维生素 A 的生理需要量每日约 30 U/kg,缺乏时,则生长受阻、皮肤粗糙、角膜软化,并发生干燥性眼炎及夜盲症。

(3) 体内过程

口服易吸收,乳剂比油剂吸收更好。食物中的脂肪、蛋白质与体内的胆酸盐和维生素 A 吸收有关,缺乏上述物质则吸收降低。吸收后直接储存于肝脏中,从肝脏释放的维生素 A 90%～95%与维生素 A 蛋白结合。当储存达饱和时给予大剂量的维生素 A 将超过结合能力,游离的维生素 A 增高是造成中毒的主要原因。几乎全部在体内代谢,其代谢产物由尿及粪便排出。哺乳期有部分维生素 A 分泌于乳汁中。

(4) 临床应用

① 治疗维生素 A 缺乏症如皮肤粗糙、干燥、角膜软化症、眼干燥症、夜盲症。② 用于各种维生素 A 需要量增加或摄入不足情况,如长期紧张、阻塞性黄疸等。

(5) 不良反应

长期大量服用(成人每日 50 000～500 000 U,持续数月)能引起维生素 A 过多症。慢性中毒表现为食欲不振、头痛、发热、腹痛、皮肤发痒、易激动、毛发脱落、骨膜增生性改变等。婴儿及儿童摄入大量(每日 10 000 U,数月后)较成人更易引起慢性中毒,除上述症状外,还可以有囟门膨起、颅内压增高、皮炎、复视、视盘水肿甚至失明。停药后大部分症状可于几周消失。急性中毒表现为口腔溃疡、齿龈出血、异常激动或骚动、惊厥、腹泻、头晕、嗜睡、复视、严重头痛、呕吐、唇及掌脱皮、婴儿颅内压增高、脑积水,停药后可逆转。严重中毒可造成死亡。

(6) 药物相互作用

① 新霉素、降胆固醇树脂(如考来烯胺等)、液状石蜡可减少维生素 A 的吸收。② 大剂量的维生素 A 可以对抗糖皮质激素的抗炎作用。③ 与口服避孕药同服时,可使血清中维生素 A 浓度升高。

(7) 用法用量

① 预防:2 000～4 000 U/d,1 次/日,口服。② 治疗:每次 25 000～50 000 U,3 次/日,口服。不能口服者每次 5 万～10 万 U,1 次/日,肌注。

(8) 制剂规格

① 胶囊剂:5 000 U,25 000 U。② 滴剂:50 000 U/ml,每瓶 25 ml,每瓶 50 ml。③ 注射剂:0.5 ml:25 000 U,1 ml:25 000 U。

2. 维生素 D(Vitamin D)

(1) 药理作用

维生素 D 有多种,以维生素 D_3(胆钙化醇,胆骨化醇)和维生素 D_2(骨化醇,钙化醇,CALCIFEROL,ERGOCALCIFEROL)最为重要,它们在体内作用完全相同。维生素 D 既是脂溶性维生素,又可看作体内分泌的激素。维生素 D 对钙磷代谢及小儿骨骼生长有重要影响。可促进小肠和肾小管钙吸收,维持血钙、磷的平衡,促进钙、磷存于骨中,使有机化合物的磷酸无机化。目前认为维生素 D 的作用与细胞内维生素 D 受体有关。此外维生素 D_3 对肿瘤生长也有一定的抑制作用。维生素 D 的生理需要量每日约为 400 U,缺乏时在儿童可导致佝偻病及手足痉挛,在成人导致骨软化和老年性骨质疏松症。

(2) 体内过程

维生素 D 肠道吸收后,与 α-球蛋白结合分布全身,大部分在肝脏贮存,需要时在肝中羟化成25-羟基胆骨化醇再在肾中进一步羟化成 1,25-二羟基胆骨化醇,然后发挥调节钙磷代谢的作用。维生素 D_3 在血浆中 $t_{1/2}$ 为 20～30 h,维生素 D 及其代谢物主要经胆汁随大便排出,部分(1.7%～3.6%)以代谢物形式从尿中排泄,也可由乳汁排出。

(3) 临床应用

本品主要用于防治缺乏维生素 D 而引起的佝偻病,骨质软化症(包括成人、孕妇及乳母)、婴儿手足搐搦症及甲状旁腺功能过低引起的低钙血症。也可防治龋齿和用于治疗骨折的辅助营养。

(4) 不良反应

长期大剂量服用可引起全身乏力、食欲不振、呕吐、腹泻、软组织异位钙化等。

(5) 药物相互作用

① 长期大量服用液状石蜡、新霉素、考来烯胺,均可减少维生素 D 的吸收。② 苯巴比妥类、苯妥英钠等肝药酶诱导药均能加速维生素 D 的代

谢，必要时可增加补充维生素 D。③ 与噻嗪类利尿药同时使用，可致高钙血症。④ 缓泻药可增加维生素 D 的排泄。

（6）用法用量

① 口服：每次 10 000 U，2～3 次/日。② 肌注：每次 300 000～600 000 U，2～4 周 1 次，连用 2～3 次。

（7）制剂规格

① 维生素 D_3：A. 片剂：1 万 U。B. 注射剂：1 ml：300 000 U，1 ml：600 000 U。② 维生素 D_2：A. 片剂：10 000 U，5 000 U。B. 胶丸：10 000 U，5 000 U。C. 注射剂：1 ml：200 000 U，1 ml：400 000 U。③ 维生素滴剂：2 400 U。

3. 维生素 E(Vitamin E)

（1）药理作用

维生素 E 是一种基本营养素，确切功能尚不明，属于抗氧化剂，可结合饮食中的硒，保护细胞膜及其他细胞结构的多价不饱和脂酸，使其免受自由基损伤；保护红细胞免于溶血，保护神经与肌肉免受氧自由基损伤，维持神经、肌肉的正常发育与功能。亦可能为某些酶系统的辅助因子。其对生殖功能、脂质代谢等均有影响，可使垂体前叶促性腺分泌细胞亢进，分泌增加，促进精子的生成和活动，增加卵巢功能，使卵泡增加，黄体细胞增大并增强黄体酮的作用；缺乏时可使动物生殖器官受损，不易受精或引起习惯性流产。还能改善脂质代谢，缺乏时可使动物的胆固醇、甘油三酯等的含量增加，导致动脉粥样硬化。大剂量的维生素 E 尚可促进毛细血管及小血管增生，并改善周围循环。有报道可改善糖尿病的代谢异常。

（2）体内过程

50%～80% 在肠道吸收（十二指肠），吸收需要有胆盐与饮食中脂肪存在，以及正常的胰腺功能。一般当脂肪吸收不良时，维生素 E 吸收亦受影响。与血浆 β-脂蛋白结合，贮存于全身组织，尤其是在脂肪组织中，贮存量可高达供 4 年所需。在肝内代

谢，经胆汁和肾排泄。

（3）临床应用

① 用于未进食强化奶粉或有严重脂肪吸收不良的母亲所生的新生儿、早产儿、低出生体重儿。早产儿及低出生体重婴儿常规应用本品，可预防维生素 E 缺乏引起的溶血性贫血，并可减轻由于氧中毒所致的球后纤维组织形成（可致盲）及支气管-肺系统发育不良。② 脂肪吸收异常等引起的维生素 E 缺乏症。③ 用于冠心病、高脂血症辅助治疗。④ 用于习惯性流产、先兆流产、不孕症及更年期障碍、外阴瘙痒症及外阴萎缩症。⑤ 用于进行性肌营养不良的辅助治疗。⑥ 下列情况维生素 E 的需要量增加：甲状腺功能亢进、吸收不良综合征伴胰腺功能低下（囊性纤维病）、肝胆系统疾病（肝硬化、胆道闭锁、阻塞性黄疸）、小肠疾病（乳糜泻、慢性吸收不良综合征、局限性肠炎）、胃切除术后、β 脂蛋白缺乏血症、棘红细胞增多症、蛋白质缺乏症。接受肠道外营养的患者、进行性体重下降、孕妇及乳母，需要量均增加。维生素 E 需要量与膳食中多价不饱和脂肪酸含量呈正相关。

（4）不良反应

长期应用或大剂量服用本品可引起血小板聚集、视力模糊、乳腺肿大、腹泻、头晕、流感样综合征、头痛、恶心及胃痉挛、乏力。

（5）药物相互作用

① 双香豆素与维生素 E 合用，抗凝血作用可能加强，可致低凝血酶原症。② 大量氢氧化铝可使小肠上段的胆酸沉淀，降低脂溶性维生素 E 的吸收。③ 铁剂可与维生素 E 结合，使之失效。缺铁性贫血补铁时对维生素 E 的需要量增加。④ 如食物中硒、维生素 A、含硫氨基酸不足时，或含有大量不饱和脂肪酸时，维生素 E 的需要量将大为增加，若不及时补充维生素 E，可能引起其缺乏症。⑤ 维生素 E 与雌激素并用时，诱发血栓性静脉炎的机会增加。

（6）用法用量

① 口服给药：成人常用量每次 10～100 mg，

2～3次/日。A. 间歇性跛行：每日300～600 mg，疗程3个月或更久。B. 缺血性中风：与阿司匹林联用，阿司匹林每日 325 mg，维生素 E 每日 400 mg，两药联用可提高防止缺血性卒中的效果。C. 可与水混合的维生素 E 口服制剂(dl - α 生育酚醋酸酯，d - α 生育酚聚乙二醇 1 000 琥珀酸酯)，对预防因脂肪吸收不良而致的维生素 E 缺乏有效，如胆酸减低时可给予上述制剂并合理加大用量。② 肌内注射：每次 5～10 mg。仅适用于棘红细胞增多症或吸收不良综合征。③ 儿童维生素 E 缺乏，治疗用量随缺乏程度而异。口服给药：常用量每日 1 mg/kg，早产儿每日 15～20 mg。慢性胆汁郁积的婴儿每日口服水溶性维生素 E 制剂 15～25 mg。

(7) 注意事项

① 对维生素 K 缺乏而引起的低凝血酶原血症及缺铁性贫血患者，应谨慎用药。② 孕妇摄入正常膳食时，尚未发现有确切的维生素 E 缺乏。维生素 E 能通过胎盘，新生儿仅获得母亲血药浓度的 20%～30%，故低出生体重婴儿，出生后可因贮存少而致维生素 E 缺乏。③ 大量维生素 E 可致血清胆固醇及血清甘油三酯浓度升高。

(8) 制剂规格

① 维生素 E 油注射液为淡黄色的澄明油状液体：1 ml：5 mg，1 ml：50 mg。② 维生素 E 胶丸：10 mg，50 mg，100 mg。

二、水溶性维生素

水溶性维生素包括 B 族维生素和维生素 C，是维持人体正常生理机能和物质能量代谢所必需的微量营养素。新鲜蔬菜和水果如橘、橙、番茄、菠菜、枣等均含维生素 C。维生素 B_1 广泛存在于谷类、肉类、豆类、干果等食物中，烹饪中可损失含量的 50%。维生素 B_2 广泛存在于乳类、鱼类、肉类、绿叶菜蔬及谷麦中，烹饪中仅少量损失。水溶性维生素摄入不足或过多，均会对人体造成不良影响甚至引发疾病。

1. 维生素 C(Vitamin C)

(1) 药理作用

维生素 C 参与抗体及胶原形成、组织修补(包括某些氧化还原作用)，苯丙氨酸、酪氨酸、叶酸的代谢，铁、碳水化合物的利用，脂肪、蛋白质的合成，为维持免疫功能，保持血管的完整，促进非血红蛋白铁吸收等所必需。此外维生素 C 还参与神经递质的合成、组织细胞间质的合成，并具有加速血液凝固、刺激造血功能，促使血脂下降，增加对感染的抵抗力，参与解毒等作用，且有抗组胺及阻止致癌物质(亚硝胺)生成的作用。

(2) 体内过程

胃肠道吸收，主要在空肠。分布以腺体组织、白细胞、肝、眼球晶体中含量较高。血浆蛋白结合率 25%。肝内代谢，代谢产物为草酸等。极少数以原形物或代谢物经肾排泄，当血浆浓度大于 14 μg/ml时，尿内排出量增多。可进入乳汁。可经血液透析清除。

(3) 临床应用

① 用于防治坏血病，也可用于各种急慢性传染性疾病及紫癜等辅助治疗。克山病患者发生心源性休克时，可用大剂量本品治疗。② 慢性铁中毒的治疗。③ 特发性高铁血红蛋白血症的治疗。④ 各种贫血、过敏性皮炎、口疮，可促进伤口愈合等。⑤ 用于肝硬化、急性肝炎和砷、汞、铅、苯等慢性中毒时肝脏的损害。

(4) 不良反应

① 快速静脉注射可引起头晕、晕厥。② 大量应用(每日用量 1 g 以上)可引起腹泻、皮肤发红发亮、头痛、尿频(每日用量 600 mg 以上时)、恶心、呕吐、胃痉挛。③ 过多应用维生素 C 咀嚼片可致牙釉质损坏。④ 动脉粥样硬化患者应用大剂量维生

素 C,可使血清胆固醇升高。

（5）药物相互作用

① 口服大剂量维生素 C 可干扰抗凝药(肝素，香豆素类)的抗凝效果,缩短凝血酶原时间。② 与维生素 K_3 配伍,因后者有氧化性,可产生氧化还原反应,使两者疗效减弱或消失。

（6）用法用量

① 慢性透析患者:口服,每日 100～200 mg。② 维生素 C 缺乏:口服,每次 100～200 mg,3 次/日,至少 2 周。③ 酸化尿:口服,每日 4～12 g,分次服用,1 次/小时。④ 特发性高铁血红蛋白血症治疗:口服,每日 300～600 mg,分次服用。⑤ 口疮:外用,将 1 片维生素 C(0.1 g)压碎,撒于溃疡面上,令患者闭口片刻,2 次/日,一般 3～4 次即可治愈。

（7）注意事项

① 本品可分泌入乳汁。② 如在突然供氧不足情况下,大量服用本品是危险的。

（8）制剂规格

① 片剂: 25 mg, 50 mg, 100 mg, 500 mg, 1 000 mg。② 泡腾片: 1 g , 0.5 g。③ 泡腾颗粒: 200 mg ④ 注射液: 2 ml: 0.1 g, 2 ml: 0.25 g, 5 ml: 0.5 g。

2. 维生素 B_1（Vitamin B_1）

（1）药理作用

维生素 B_1 结合三磷腺苷形成维生素 B_1 焦磷酸盐(二磷酸硫胺,辅羧酶),是碳水化合物代谢时所必需的辅酶;维生素 B_1 能抑制胆碱酯酶的活性,缺乏时胆碱酯酶活性增强,乙酰胆碱水解加速,致神经冲动传导障碍,影响胃肠、心肌功能。

（2）体内过程

胃肠道吸收,主要在十二指肠。吸收不良综合征或饮酒过多能阻止吸收。吸收后分布于各组织, $t_{1/2}$ 为 0.35 h。在肝内代谢,经肾脏排泄。

（3）临床应用

① 适用于维生素 B_1 缺乏的预防和治疗,如维生素 B_1 缺乏所致的脚气病或 Wernicke's 脑病。亦用于周围神经炎、消化不良等的辅助治疗。② 大量维生素 B_1 对下列遗传性酶缺陷病可改善症状:亚急性坏死性脑脊髓病(Leigh's 病)、支链氨基酸病(枫糖浆尿病　maple syrap urine disease)、乳酸性酸中毒和间歇性小脑共济失调。

（4）不良反应

在肾功能正常时,维生素 B_1 无毒性,不良反应罕见。注射用药有时发生过敏反应,偶有变态反应。表现为吞咽困难、皮肤瘙痒、(面、唇、眼睑)水肿、喘鸣、无力、心前区痛、心悸、呼吸困难、上腹痛、呕吐、红斑、面部皮肤脱屑、严重皮疹、心动过速、低血压、紫癜、半昏迷状态甚至过敏性休克、死亡。

（5）药物相互作用

① 阿司匹林与维生素 B_1 同时服用增加对胃黏膜刺激性。② 抗酸药、其他弱碱性药物(氨茶碱、氨基水杨酸钠等)和碱性药物(碳酸氢钠、枸橼酸钠)易与维生素 B_1 发生中和反应而使之失效,故不宜配伍。

（6）用法用量

口服给药:① 脚气病(轻型或重型维持量):每次 5～10 mg,3 次/日。② 维生素 B_1 缺乏症:每次 5～10 mg,3 次/日,至症状改善。③ 妊娠期由于维生素 B_1 缺乏而致神经炎:每日 5～10 mg。④ 嗜酒而致维生素 B_1 缺乏:每日 40 mg。

（7）注意事项

① 维生素 B_1 一般可由正常食物中摄取,较少发生单一维生素 B_1 缺乏。如有缺乏症状表现,使用复合维生素 B 制剂较宜。② 依地酸钙钠可防止维生素 B_1 降解(螯合作用),可作为维生素 B_1 溶液的稳定剂。

（8）制剂规格

① 片剂: 5 mg, 10 mg。② 注射液: 2 ml: 100 mg。

3. 维生素 B_2（Vitamin B_2）

（1）其他名称

核黄素

（2）药理作用

维生素 B_2 转化为黄素单核苷酸（flavine mononucleotide，FMN）和黄素腺嘌呤二核苷酸（flavine adenine denucleotide，FAD），均为组织呼吸的重要辅酶，在酶系统中起递氢的作用，参与糖、蛋白质、脂肪代谢，并能维持正常视觉功能。缺乏时，就影响机体的生物氧化，使代谢发生障碍。本品还可激活维生素 B_6，将色氨酸转换为烟酸，并可能对维持红细胞的完整性有关。

（3）体内过程

口服与注射均易吸收。口服后由胃肠道吸收，吸收部位主要在十二指肠，嗜酒可减少维生素 B_2 的吸收，吸收后分布到各种组织及乳汁，仅极少量贮于肝、脾、肾、心组织。蛋白结合率中等。$t_{1/2}$ 为 $66\sim84$ min。肝内代谢，经肾排泄。血液透析可清除维生素 B_2，但比肾排泄慢。

（4）临床应用

① 用于防治口角炎、唇干裂、舌炎、阴囊炎、角膜血管化、结膜炎、脂溢性皮炎等维生素 B_2 缺乏症。② 用于全胃肠道外营养及因摄入不足所致营养不良、进行性体重下降时补充维生素 B_2。

（5）不良反应

偶有过敏反应，大量应用可引起类似甲状腺功能亢进症状。

（6）药物相互作用

① 丙磺舒、泻药可减少维生素 B_2 吸收。② 甲氧氯普胺可降低维生素 B_2 吸收，不宜同服。③ 维生素 B_2 可使链霉素、红霉素、短杆菌素、碳霉素、四环素的抗菌活性下降。

（7）用法用量

口服给药：治疗维生素 B_2 缺乏：每次 $5\sim10$ mg，每日 $10\sim35$ mg；数日后减为补充膳食所需量，每日 $1\sim4$ mg。

（8）注意事项

① 服药后，尿中荧光测定儿茶酚胺浓度可呈假性增高，尿胆元测定呈假阳性。② 防治维生素 B_2 缺乏症，因常伴有 B 族其他维生素缺乏，故推荐应用复合维生素 B。

（9）制剂规格

① 片剂：5 mg。② 注射液：2 ml：1 mg，2 ml：5 mg，2 ml：10 mg。③ 长效维生素 B_2 注射液：1 ml：150 mg

4. 维生素 B_6（Vitamin B_6）

（1）其他名称

吡哆醇/羟基吡啶/Pyridoxine/Pyridoxinum/Pyridoxyine/Vit B_6

（2）药理作用

参与氨基酸及脂肪的代谢，刺激白细胞的生长，用于因大量或长期服异烟肼而引起的周围神经炎，减轻抗癌药和放射治疗引起的胃肠道反应（如呕吐）等。

维生素 B_6 在体内与 ATP 经酶作用生成具有生理活性的磷酸吡多醛和磷酸吡多胺。维生素 B_6 是某些氨基酸的氨基转移酶、脱羧酶及消旋酶的辅酶，作为辅酶对蛋白质、碳水化合物、脂类的各种代谢功能起作用，如脑中抑制性递质 γ-氨基丁酸的产生（谷氨酸脱羧形成），色氨酸转化为烟酸亦需维生素 B_6 参与。此外，磷酸吡多醛可参与亚油酸转变为花生四烯酸的过程。动物缺乏维生素 B_6 时可有动脉粥样硬化病变。

（3）体内过程

本品口服易吸收，主要在空肠。维生素 B_6 与血浆蛋白不结合，磷酸吡多醛与血浆蛋白结合完全。$t_{1/2}$ 长达 $15\sim20$ 天。摄入后在体内可直接或间接转化成吡多醛，其约 70% 经肝脏醛氧化酶氧化成 4-吡多酸由尿排出，仅少量以原形自肾脏排除。可经血液透析而排出。

（4）临床应用

① 适用于维生素 B_6 缺乏的预防和治疗,防治异烟肼中毒;也可用于妊娠、放射病及抗癌药所致的呕吐,脂溢性皮炎等。② 全胃肠道外营养及因摄入不足所致营养不良、进行性体重下降时维生素 B_6 的补充。③ 新生儿遗传性维生素 B_6 依赖综合征。

（5）不良反应

① 大量长期应用可发生抑郁症,消化性溃疡,高血糖,转氨酶升高,严重周围神经炎,表现为易激惹、癫痫样痉挛。内服可产生便秘、嗜睡、食欲不振。注射可产生剧烈头痛。② 单用维生素 B_6 或与维生素 B_{12} 合用可使寻常痤疮恶化或使痤疮性皮疹糜烂。

（6）药物相互作用

① 氯霉素,乙硫异烟胺,盐酸肼酞嗪,免疫抑制药包括肾上腺皮质激素、环磷酰胺、环孢素、异烟肼、青霉胺等药物可拮抗维生素 B_6 或增加维生素 B_6 经肾排泄,可引起贫血或周围神经炎。

（7）用法用量

① 维生素 B_6 依赖综合征:口服,开始每日 $30\sim600$ mg,维持量每日 50 mg,终身服用。② 维生素 B_6 缺乏症:口服,每日 $10\sim20$ mg,共 3 周,以后每日 $2\sim3$ mg,持续数周。③ 先天性代谢障碍病（胱硫醚尿症、高草酸盐症、高胱氨酸尿症、黄嘌呤酸尿症）:口服,每日 $100\sim500$ mg。④ 药物引起维生素 B_6 缺少:预防,口服,每日 $10\sim50$ mg(使用青霉胺),或每日 $100\sim300$ mg(使用环丝氨酸、乙硫异烟胺或异烟肼);治疗,口服,每日 $50\sim200$ mg,共 3 周,然后每日 $25\sim100$ mg。⑤ 遗传性铁粒幼细胞贫血:口服,每日 $200\sim600$ mg,共 $1\sim2$ 月,然后每日 $30\sim50$ mg,终身服用。⑥ ih、im 或 iv,每次 $50\sim100$ mg,qd。用于环丝氨酸中毒解毒,每日 300 mg 或以上;用于异烟肼中毒解毒,每 1 g 异烟肼给 1 g 维生素 B_6,iv。

（8）注意事项

① 药物对妊娠的影响:孕妇接受大量维生素 B_6,可致新生儿产生维生素 B_6 依赖综合征。② 药物对检验值或诊断的影响:尿胆元试验呈假阳性。③ 维生素 B_6 对下列情况,如痤疮及其他皮肤病、酒精中毒、哮喘、肾结石、精神病、偏头痛、经前期紧张、刺激乳汁分泌、食欲不振未能证实确实疗效。

（9）制剂规格

① 片剂:10 mg。② 缓释片:50 mg。③ 注射液:1 ml:50 mg,2 ml:100 mg。

5. 维生素 B_{12}（Vitamin B_{12}）

（1）其他名称

钴胺素/抗恶性贫血维生素/氰钴胺

（2）药理作用

维生素 B_{12} 为一种含钴的红色化合物,需转化为甲基钴胺和辅酶 B_{12} 后才具有活性。叶酸在体内必须经还原作用转变为二氢叶酸,然后在二氢叶酸还原酶作用下,转变成四氢叶酸。甲基钴胺能使四氢叶酸转化为 N5、N10-甲烯基四氢叶酸,后者在尿嘧啶脱氧核苷酸转化过程中具有供给"一碳基团"的作用。N5、N10-甲烯基四氢叶酸还原酶可催化 N5、N10-甲烯基四氢叶酸,使之还原为 N5-甲烯基四氢叶酸。在甲基钴胺参与下,N5-甲烯基四氢叶酸脱去甲烯基,再成为四氢叶酸,而甲烯基则转移给同型半胱氨酸以形成甲硫氨酸。这样体内必须维持足够量四氢叶酸,以供大量 DNA 合成。因此缺乏维生素 B_{12} 时,其对血液学影响与叶酸相似,即 DNA 合成受阻,导致巨幼细胞贫血。还可以导致甲硫氨酸和 S-腺苷甲硫氨酸的合成障碍,很可能是神经系统病变的原因之一。

奇数碳脂肪酸和某些氨基酸氧化生成的甲基丙二酰辅酶 A 转变为琥珀酰辅酶 A 必须有甲基丙二酰辅酶 A 变位酶和辅酶 B_{12} 参与。人体缺乏维生素 B_{12} 时,可引起甲基丙二酸排泄增加和脂肪酸代谢异常。如甲基丙二酸沉着于神经组织中,可能使之变性。

（3）体内过程

口服维生素 B_{12} 在胃中与胃黏膜壁细胞分泌的内因子形成维生素 B_{12}-内因子复合物。当该复合物进入至回肠末端时与回肠黏膜细胞的微绒毛上的受体相结合，通过胞饮作用进入肠黏膜细胞，再吸收入血液。口服后 8～12 h 血药浓度达到峰值；肌注 40 min 时，约 50% 吸收入血液。维生素 B_{12} 吸收入血液后即与转钴胺相结合，转入组织中。肝脏是维生素 B_{12} 的主要贮存部位。人体内维生素 B_{12} 贮存总量为 3～5 mg，其中 1～3 mg 贮于肝脏。主要经肾排出，除机体需求量外，几乎皆以原形随尿液排出。

（4）临床应用

主要用于治疗原发性或继发性内因子缺乏所致的巨幼细胞性贫血，热带性或非热带性口炎性腹泻，肠道切除后引起的盲端形成和小肠憩室以及短二叶裂头绦虫等肠道寄生虫所致维生素 B_{12} 的吸收障碍。

下列情况对维生素 B_{12} 的需求增加，可给予适当补充：哺乳、妊娠、长期素食者，吸收不良综合征、肝硬化及其他肝脏疾患者，反复发作的溶血性贫血、甲状腺功能亢进、慢性感染及恶性肿瘤患者。

（5）用法用量

① 维生素 B_{12} 缺乏症：肌内注射，起始一日 25～100 μg 或隔日 50～200 μg，共 2 周。如伴有神经系统表现，每日用量可增加至 500 μg。以后每周肌注 2 次，每次 50～100 μg，直到血象回复正常；维持量为每月肌注 100 μg。② 恶性贫血：口服维生素 B_{12} 无效，必须肌内注射，并终身使用。③ 维生素 B_{12} 不得静脉注射给药。

（6）不良反应

① 肌注偶可引起皮疹、瘙痒、腹泻以及过敏性哮喘，但发生率很低，极个别有过敏性休克。② 可引起低血钾及高尿酸血症。③ 长期应用可出现缺铁性贫血。

（7）药物相互作用

① 应避免与氯霉素合用，否则可抵消维生素 B_{12} 所引起的造血反应。② 氨基糖苷类抗生素，对氨基水杨酸类，抗惊厥药如苯巴比妥、苯妥英钠、扑米酮或秋水仙碱等，可以减少维生素 B_{12} 从肠道吸收。③ 与氯丙嗪、维生素 K、葡萄糖注射液等可发生配伍变化，不能混合在一起给药。

（8）注意事项

① 痛风患者如使用本品，由于加速核酸降解，血尿酸升高，可诱发痛风发作，应加注意。② 维生素 B_{12} 缺乏可同时伴有叶酸缺乏，如以维生素 B_{12} 治疗，血象虽能改善，但可掩盖叶酸缺乏的临床表现；对该类患者宜同时补充叶酸，才能取得较好疗效。③ 维生素 B_{12} 治疗巨幼细胞贫血，在起始 48 h，宜查血钾，以便及时发现可能出现的严重低血钾。

（9）制剂规格

① 片剂：25 μg。② 注射液为红色的澄明液体：1 ml：0.05 mg，1 ml：0.1 mg，1 ml：0.25 mg；1 ml：0.5 mg，1 ml：1 mg。

6. 烟酸（Nicotinic acid）

（1）药理作用

烟酸属于维生素 B 类，在体内转化为烟酰胺，再与核糖腺嘌呤等组成烟酰胺腺嘌呤二核苷酸（辅酶 I）和烟酰胺腺嘌呤二核苷酸（辅酶 II），是脂质氨基酸、蛋白、嘌呤代谢，组织呼吸的氧化作用和糖原分解所必需。烟酸可降低辅酶 A 的利用，通过抑制极低密度脂蛋白的合成而影响血中胆固醇的运载，大剂量可降低血清胆固醇和甘油三酯浓度。烟酸有周围血管扩张作用。摄入不足时引起烟酸缺乏，称为糙皮病（皮肤损伤、色素沉着、角化过度等症状。）

（2）体内过程

口服自胃肠道吸收，30～60 min 后血药浓度达峰值，广泛分布到各组织，可进入乳汁。肝脏代谢。治疗量时少量原形药和代谢物自尿排出,大剂量时,绝大部分原形药经肾排出。$t_{1/2}$约为 45 min,食物中色氨酸通过肠道细菌作用转换为烟酸。

（3）临床应用

用于预防和治疗因烟酸缺乏所引起的糙皮病等,也用作血管扩张药,治疗高脂血症。对于严格控制或选择饮食,或接受肠道外营养的患者,因营养不良体重骤减,妊娠期,哺乳期,以及服用异烟肼者,严重烟瘾、酗酒、吸毒者,烟酸的需要量均增加。

（4）用法用量

① 糙皮病：口服,每次 50～100 mg,每日 150～200 mg,如有胃部不适,宜与牛奶同服或进餐时服,一般同时服用维生素 B_1、B_2、B_6 各 5 mg。注射,肌注,每次 50～100 mg,5 次/日；静注,每次 25～100 mg,2 次/日或 1 日多次。③ 抗高血脂：口服,开始时每次 100 mg,3 次/日,4～7 日后可增加至每次 1～2 g,3 次/日。

（5）注意事项

① 下列情况慎用：动脉出血、糖尿病、青光眼、痛风、高尿酸血症、肝病、溃疡病、低血压。② 一般服用烟酸 2 周后,血管扩张及胃肠道不适可渐适应,逐渐增加用量可避免上述反应,如有严重皮肤潮红、瘙痒、胃肠道不适,应减小剂量。③ 给药过程中应注意检查肝功能、血糖。④ 烟酸在儿童中降血脂作用未经临床试验,2 岁以下小儿胆固醇为正常发育所需,不推荐应用烟酸降血脂。

（6）不良反应

① 烟酸在肾功能正常时几乎不会发生毒性反应。② 静脉注射可引起过敏反应,如皮肤红斑或瘙痒,甚至出现哮喘。③ 烟酸有血管扩张的作用,因此治疗量时可出现潮红、热感。特别在脸部和颈部,头痛,晕厥,用烟酰胺代替可无此不良反应。④ 大量烟酸可导致皮肤干燥、瘙痒、眼干燥、头晕、乏力、腹泻、恶心、呕吐、胃痛、厌食、消化性溃疡等。

⑤ 偶尔大剂量烟酸还可以至高血糖、高尿酸、心律失常、肝毒性反应。

（7）药物相互作用

① 异烟肼阻止烟酸与辅酶 1 结合,而致烟酸缺乏。② 烟酸与胍乙啶等肾上腺素受体阻滞剂型高血压药合用,其血管扩张作用协同增强,并可产生直立性低血压。

（8）制剂规格

① 片剂：50 mg,100 mg。② 注射剂：1 ml：50 mg,1 ml：100 mg,2 ml：20 mg,2 ml：100 mg,5 ml：50 mg。

7. 烟酸胺（Nicotinamide）

（1）其他名称

维生素 B_3

（2）药理作用

本品作用与烟酸相似。与核糖、磷酸、腺嘌呤等组成烟酰胺腺嘌呤二核苷酸和烟酰胺腺嘌呤二核苷酸磷酸,是脂质代谢、组织呼吸的氧化作用和糖原分解所必需。烟酰胺还有防止心脏传导阻滞和提高窦房结功能的作用。

（3）体内过程

口服自胃肠道吸收,肌注吸收更快,广泛分布到全身各组织,肝脏代谢。治疗量时少量原形药自尿排出,用量超过需要量时排泄增多。$t_{1/2}$ 约为 45 min。

（4）临床应用

用于预防和治疗因烟酸缺乏所引起的糙皮病等。也可用于防治心脏传导阻滞。

（5）用法用量

① 防治糙皮病：口服,每次 50～200 mg,每日 500 mg。注射,肌注或静注,每次 50～200 mg。② 防治心脏传导阻滞：静注,每日 300～400 mg,加入 10% 葡萄糖注射液中。

（6）不良反应

① 肌注可引起局部疼痛。② 个别有头晕、恶

心、食欲不振,可自行消失。

(7) 药物相互作用

① 烟酰胺与异烟肼拮抗作用,长期服用异烟肼,应适当补充烟酰胺。② 烟酰胺无扩张血管作用,高血压患者需要时可使用烟酰胺。

(8) 制剂规格

① 片剂:50 mg,100 mg。② 注射剂:1 ml:50 mg,1 ml:100 mg。

三、复合维生素及其他

1. 复合维生素 B(Compound vitamin B)

(1) 其他名称

复方维生素 B

(2) 药理作用

本品含多种 B 族维生素。维生素 B_1 结合三磷酸腺苷形成维生素 B_1 焦磷酸盐(二磷酸硫胺,辅羧酶),是碳水化合物代谢时所必需的辅酶;缺乏时,碳水化合物氧化受阻形成丙酮酸、乳酸堆积,并影响机体能量供应。维生素 B_1 能抑制胆碱酯酶的活性,缺乏时胆碱酯酶活性增强,乙酰胆碱水解加速,致神经冲动传导障碍,影响胃肠、心脏肌肉功能。维生素 B_2 转化为黄素单核苷酸(flavine mononucleotide,FMN)和黄素腺嘌呤二核苷酸(flavine adenine denucleotide,FAD),均为组织呼吸的重要辅酶,当缺乏时,影响机体的生物氧化,使代谢发生障碍。其病变多表现为口、眼和外生殖器部位的炎症。此外维生素 B_2 可激活维生素 B_6,可能对维持红细胞的完整性有关。维生素 B_6 在红细胞内转化为磷酸吡哆醛,作为辅酶对蛋白质、碳水化合物、脂类的各种代谢功能起作用。维生素 B_6 还参与色氨酸将烟酸转化成 5-羟色胺。烟酰胺在体内与核糖、磷酸、腺嘌呤形成烟酰胺腺嘌呤二核苷酸(辅酶Ⅰ)和烟酰胺腺嘌呤二核苷酸磷酸(辅酶Ⅱ),两者为脂质代谢、组织呼吸的氧化作用和糖原分解所必需。烟酰胺还有防治心脏传导阻滞和提

高窦房结功能的作用。泛酸钙是辅酶 A 的前体,为多种代谢环节中所必需,包括碳水化合物、蛋白质和脂类以及正常的上皮功能的维持。

(3) 临床应用

① 适用于营养不良、厌食、脚气病、糙皮病等。② 用作缺乏维生素 B 所引起的病症的辅助治疗。③ 可用于孕妇、妊娠期、哺乳期妇女等对维生素 B 需要量增加的患者。

(4) 用法用量

① 口服给药:片剂,成人,1～3 片/次,3 次/日。溶液剂,成人,每次 10～15 ml,3 次/日。② 肌内注射:成人每次 2 ml,1 次/日,或者视病情给予。③ 儿童:口服给药,1 片/次,2～3 次/日。

(5) 注意事项

① 孕妇接受大量维生素 B_6,可致新生儿产生维生素 B_6 依赖综合征。② 大剂量应用时可能使检验值和诊断受到干扰。

(6) 药物相互作用

① 氯霉素、环丝氨酸、乙硫异烟胺、盐酸肼酞嗪,免疫抑制剂包括肾上腺皮质激素、环磷酰胺、环孢素、异烟肼、青霉胺等药物可拮抗维生素 B_6 或增加维生素 B_6 经肾排泄,可引起贫血或周围神经炎。② 维生素 B_2 不宜与甲氧氯普胺、胃复安合用。

(7) 制剂规格

① 片剂:每片含维生素 B_1 3 mg、维生素 B_2 1.5 mg、维生素 B_6 0.2 mg、烟酰胺 10 mg、泛酸钙 2 mg。② 溶液剂:60 ml,100 ml,500 ml(每 1 ml 含维生素 B_1 0.8 mg、维生素 B_2 0.13 mg、维生素 B_6 0.16 mg、烟酰胺 0.48 mg、维生素 D 微量、牛磺酸 2 mg)。③ 注射液:2 ml(含维生素 B_1 20 mg、维生素 B_2 2 mg、维生素 B_6 2 mg、烟酰胺 30 mg)。

2. 施尼维他[Cernevit,powder for solution for injectiong(I. V.)]

施尼维他为含有水溶性维生素和脂溶性维生

素的 12 种复合维生素制剂。

（1）临床应用

作为胃肠外营养静脉注射液，可供成人和 11 岁以上儿童静脉补充维生素。适用于经胃肠道营养摄取不足者。

（2）用法用量

成人及 11 岁以上儿童，每天给药一支。用注射器取 5 ml 注射用水注入瓶中。所得溶液应通过静脉缓慢注射，或溶于等渗的盐水或 5％葡萄糖溶液中静脉滴注。本品可与那些已确定相容性和稳定性的碳水化合物、脂肪、氨基酸和电解质等肠外营养物混合使用。

（3）不良反应

① 静脉直接注射时，可在某些患者中观察到单独的血清谷丙转氨酶水平增高。② 由于本品含有维生素 B_1，某些过敏体质者可能会产生过敏反应。

（4）注意事项

① 必要时监测患者肝功能。② 对维生素 B_1 过敏者不得使用。③ 哺乳期妇女、新生儿、婴儿、11 岁以下的儿童不要使用本品。

（5）药物相互作用

① 本品含有盐酸吡哆醇，同左旋多巴合用会降低左旋多巴的药理活性。② 本品含有叶酸，同含有苯巴比妥、苯妥英、去氧苯巴比妥的抗癫痫药使用时会促进其肝脏代谢，降低此类药的血药浓度，需特别注意。同时应加强临床监控和血浆水平控制。在补充叶酸时和补充叶酸后调整抗癫痫药制剂的剂量。

（6）制剂与规格

每瓶含有：视黄醇棕榈酸盐（维生素 A_1），相当于视黄醇 3 500 IU；胆钙化醇（维生素 D_3）220 IU；消旋 α-生育酚（维生素 E）10.2 mg，相当于 α-生育酚 11 200 IU；抗坏血酸（维生素 C）125 mg；四水脱羧辅酶（维生素 B_1）5.8 mg，相当于硫胺素 3.510 mg；磷酸二水核黄素钠盐（维生素 B_2）5.5 mg，相当于核黄素 4.14 mg；盐酸吡哆醇 5.50 mg；钴胺素（维生素 B_{12}）0.006 mg；叶酸 0.414 mg；右旋泛酰醇 16.15 mg，相当于泛酸 17.25 mg；生物素 0.069 mg；尼克酰胺 46 mg；其他成分有甘氨酸、甘胺胆酸、大豆磷脂、氢氧化钠、盐酸。

表 16-1　其他临床常用维生素制剂

序号	药　名	剂型、规格	用途、用法用量
1	维生素 AD（鱼肝油）	丸剂：100 粒/瓶	适用于夜盲症、佝偻等维生素 A、维生素 D 缺乏症。成人 1 次 1 粒，一日 3～4 次。
2	硫辛酸（唐可停）	注射剂：0.6 g；每支 20 ml	适用于糖尿病周围神经病变引起的感觉异常。静脉注射应缓慢，最大速度为 50 mg/min 硫辛酸。本品也可加入生理盐水静脉滴注。
3	复方芦丁	48 粒/盒	主要用于脆性增加的毛细血管出血症，也用于高血压脑病、脑出血、视网膜出血、出血性紫癜、急性出血性肾炎、再发性鼻出血、创伤性肺出血、产后出血等的辅助治疗。口服：一次 1～2 片，每日 3 次。
4	食母生（干酵母）	每粒 200 mg，80 粒/瓶	防治营养不良、消化不良、食欲减退。防治 B 族维生素缺乏症，如脚气病、多发性神经炎、糙皮病等。口服给药：每次 0.5～4 g，每日 3 次。
5	呋喃硫胺（新-B1）	每粒 25 mg，100 粒/瓶	适用于维生素 B_1 缺乏的脚气病或 Wernicke 脑病的治疗。亦可用于维生素 B_1 缺乏引起的周围神经炎、消化不良等的辅助治疗。口服：一次 1～2 片，一日 3 次。

序　号	药　　　名	剂型、规格	用途、用法用量
6	多维片6(维康福)	60 粒/瓶	B族维生素缺乏的预防。1 片/次,q. d.
7	多维元素(小儿善存)	咀嚼片：每片 0.5 g,60 片/瓶	用于儿童生长期维生素的补充。 口服：1 片/日(3~12 岁生长期儿童),咀嚼后咽下。
8	腺苷钴胺	注射剂：每支 1 mg	用于巨幼细胞贫血,营养不良性贫血、妊娠期贫血、多发性神经炎、神经根炎、三叉神经痛、坐骨神经痛、神经麻痹。也可用于营养性神经疾患以及放射线和药物引起的白细胞减少症。肌内注射：一次 0.5~1.5 mg,一日 1 次。
9	复方维生素(若维)	每支 2 ml	适用于不能经消化道正常进食的患者,维生素 A、维生素 D、维生素 E、维生素 K 的肠外补充。
10	维他利匹特	注射剂：每支 10 ml	静脉补充脂溶性维生素。用于满足脂溶性维生素 A、维生素 D_2、维生素 K 的每日需要。静注,成人 10 ml/d,儿童 8 岁以下用量 0.1 ml/kg·d。加入 10% 英脱利匹特内,24 小时内输注完毕。本品因含维生素 K,能与香豆素抗凝剂发生作用,故不宜合用。
11	水乐维他	注射剂：每支 10 ml	静脉补充水溶性维生素。 静注,与脂肪乳或葡萄糖注射液混合均匀后,24 h 内输注完毕。
12	V佳林(复方水溶性维生素)	粉针剂：每瓶 0.5 g	本品为复方制剂,每瓶含：维生素 B_1 3 mg,维生素 B_2 3.69 mg,维生素 B_6 4.90 mg,维生素 B_{12} 5 μg,维生素 C 100.5 mg,烟酰胺 40 mg,泛酸钠 16.5 mg,生物素 60 μg,甘胺酸 300 mg,叶酸 0.4 mg。适用于水溶性维生素缺乏的预防和治疗。 临用前,加灭菌注射用水适量溶解,静滴。成人及 10 kg 以上儿童每次用量 1 瓶,体重低于 10 kg 的儿童常用剂量为每千克1/10瓶。
13	维生素 K_1	注射液：1 ml：10 mg	用于维生素 K 缺乏引起的出血,如梗阻性黄疸、胆瘘、慢性腹泻等所致出血,香豆素类、水杨酸钠等所致的低凝血酶原血症,新生儿出血以及长期应用广谱抗生素所致的体内维生素 K 缺乏。① 低凝血酶原血症：肌内或深部皮下注射,每次 10 mg,每日 1~2 次,24 h 内总量不超过 40 mg。② 预防新生儿出血：分娩前 12~24 h 给母亲肌注或缓慢静注 2~5 mg。也可在新生儿出生后肌内或皮下注射 0.5~1 mg,8 h 后可重复。

四、维生素的安全性

(一)脂溶性维生素的安全性

1. 维生素 A

急性毒性的症状包括腹痛、厌食、呕吐、视觉模糊、易激惹、头痛及新生儿和婴儿囟门突起。发生急性毒性的剂量在成人和儿童分别远大于 100 000 μg RE 和 10 000 μg RE。小于 6 个月的婴儿在一次剂量为 7 500~15 000 μg RE 时即可发生急性毒性,而大一些的婴儿(6 个月和 9 个月)能耐受30 000 μg RE 的剂量。

慢性毒性的症状包括皮肤干燥增厚、嘴唇干

裂、结膜炎、红色斑疹、脱发、骨密度下降、骨关节疼痛、慢性头痛、颅内高压和肝脏毒性。其中对眼睛、骨骼和肝脏的破坏作用可能是永久性的，而其他许多症状是可逆的。成人的慢性毒副作用通常发生在补充剂量大于 $7\,500\sim15\,000\ \mu g$ RE/d 的数周、数月或数年之后。

（1）骨毒性

流行病学资料表明，当膳食视黄醇的摄入量大于 $1\,500\ \mu g$ RE/d 时，绝经后妇女髋骨骨折的发病危险性（比膳食视黄醇的摄入量为 $500\ \mu g$ RE/d 时）增加了 1 倍。其他支持这一观点的流行病学研究表明在男性中情况类似。膳食中长期高水平摄入维生素 A，可降低骨密度，增加髋骨骨折的发病危险性，并且发生髋骨骨折的危险性与维生素 A 的暴露水平（包括在膳食摄入水平）呈逐级递增的关系。

（2）发育毒性（致畸性）

与维生素 A 有关的出生缺陷已有许多报道。1990 年以来，已有 7 项相关的流行病学研究（5 项病例对照研究和 2 项前瞻性研究）。其中 4 项研究未能发现维生素 A 的暴露与出生缺陷之间的关系，而另外 3 项研究在不同剂量水平发现有致畸作用。其中 Rothman 等的研究发现，膳食和补充剂中已形成的维生素 A 总摄入量大于 $4\,500\ \mu g$ RE/d 的孕妇所分娩的婴儿发生缺陷的危险性是摄入量$\leqslant1\,500\ \mu g$ RE/d 者的 3.5 倍；维生素 A 补充剂剂量$\geqslant3\,000\ \mu g$ RE/d 者与$\leqslant1\,500\ \mu g$ RE/d 者相比，前者所分娩的婴儿发生出生缺陷的危险性是后者的 4.8 倍。为谨慎起见，将 $3\,000\ \mu g$ RE/d 作为致畸性的阈值。并建议孕妇和准备怀孕的妇女在没有医生指导的情况下不要服用含有维生素 A 的膳食补充剂。

2. β-胡萝卜素

β-胡萝卜素除了在连续大剂量服用时可引起皮肤黄染外，未发现其他毒副作用。由于 β-胡萝卜素向维生素 A 的代谢转化过程受维生素 A 含量

的调节，即使在大剂量情况下也不表现出维生素 A 的毒性作用。未有孕前或孕期内高 β-胡萝卜素摄入水平引起生殖毒性和致畸性的报道。但近期的两项大规模补充试验，α-生育酚和 β-胡萝卜素防癌研究和心脏抗氧化剂研究发现，补充高剂量的 β-胡萝卜素（$20\sim30$ mg/d）可增加吸烟者和石棉接触者肺癌的发病危险性。

3. 维生素 D

摄入过量的维生素 D 可导致高钙血症和高钙尿症。维生素 D 可促进钙的吸收及骨的重吸收，引起钙在软组织中沉积、骨质弥散性脱矿质和不可逆的肾脏及心血管毒性。由于维生素 D 在肉芽肿组织中可无限制地转化为活性形式，因此结节病患者对维生素 D 异常敏感。虽然该疾病并不常见，但补充维生素 D 会对结节病患者产生潜在危险性。有研究提示补充中等剂量的维生素 D（$0.025\sim0.050$ mg/d）可增加易感者肾结石的形成。

4. 维生素 E

维生素 E 的毒性很低，很高剂量的维生素 E 可引起散发的毒副作用，包括头痛、疲劳、恶心、复视、虚弱、轻度肌酸尿和胃肠道不适。高剂量的维生素 E 可对其他脂溶性维生素（维生素 A、维生素 D、维生素 K）产生拮抗作用，并有抗血小板和抗凝作用。

5. 维生素 K

口服维生素 K 后引起毒性的报道相对较少。不同形式维生素 K 的毒性有明显差异。维生素 K 的水溶性形式（尤其是维生素 K_3）活性更强，高剂量时可导致氧化损伤、红细胞脆性增加及高铁血红蛋白的生成。给予早产儿高剂量的维生素 K_3 治疗颅内出血和肺出血，可引起高胆红素血症，造成早产儿尚未成熟的肝脏负担过重，发生

胆红素脑病和脑中毒。有报道称经皮注射维生素 K（多数是 K_1 的形式）可引起局部过敏反应，目前认为这是一种迟发性过敏反应。对于维生素 K_1 是否对人体白细胞中姐妹染色单体的交换产生影响仍有争议。

（二）水溶性维生素的安全性

1. 维生素 C

短期内快速、大剂量服用维生素 C 后最常见的临床不良反应是胃肠道反应。在一项逐步增加剂量的研究中，当给予健康志愿者的维生素 C 补充剂量达到 $3\,000 \sim 4\,000$ mg/d 时，大多数志愿者出现了腹胀、胃肠胀气、腹泻和短暂性绞痛等症状。其他的不良反应包括代谢性酸中毒、凝血素活性的改变和"条件需要性"坏血病（孕期摄入过量维生素 C 使其后代对维生素的需要量大于预期或推荐的每日摄入量）。

2. 硫胺

一般认为硫胺对人的毒性很小，有限的临床资料显示，硫胺引起的不良反应主要为中枢神经系统症状，包括头痛、兴奋性增强、失眠、脉搏加快、虚弱和颤抖等类似甲状腺亢奋的症状。不良反应都发生在很高的剂量，并且在停止摄入硫胺后症状消失。

3. 核黄素

高剂量摄入时会使尿液变黄但对人体无害。

4. 泛酸

对于红斑狼疮患者的非对照研究显示，泛酸复合物（泛酸钙或泛酸钠，泛醇）在很高剂量（在一些病例约 $10\,000$ mg/d，持续数年）未产生急性或慢性毒性反应，但可导致腹泻和胃肠道紊乱。

5. 尼克酸

尼克酸毒性报道主要见于使用尼克酸治疗高胆固醇血症的患者中。不良反应大多有剂量-反应关系，随着剂量减少或停止治疗，不良反应的症状也随之减退。急性毒性症状包括面部潮红、皮肤瘙痒、恶心、呕吐和胃肠道功能紊乱。另外，长期摄入高剂量的尼克酸（通常摄入 $3\,000$ mg/d 或更多）可出现黄疸、高血糖症、腹痛、血胆红素浓度升高、碱性磷酸酶和转氨酶浓度升高。在一些病例中，烟酸治疗的不良反应可表现为食欲不振、眼部症状、皮肤色素过度沉着及突发早期精神病等。

6. 维生素 B_6

维生素 B_6 的主要不良反应是神经损害。症状包括不稳定步态、口周麻木，接着是袜套样感觉缺失。停用吡哆醇后仍有症状加重。吡哆醇有很明显的背根神经节毒性。

7. 叶酸

叶酸在临床上被认为是较安全的。少数病例报道在口服叶酸后出现超敏反应，剂量大多大于等于 1 mg/d。间接不良作用可能是逆转了维生素 B_{12} 缺乏时的血液学信号和症状，从而掩盖了 B_{12} 引起的神经症状而影响治疗。

8. 维生素 B_{12}

通常认为维生素 B_{12}（钴胺素）的毒性很低。在一项对 64 名恶性贫血及其他类型维生素 B_{12} 缺乏症患者进行的长期干预试验中，口服 $0.5 \sim 1.0$ mg/d 的氰钴胺素 $10 \sim 70$ 个月（其中 42 名患者的治疗期大于 4 年）后，没有观察到不良作用。

第二节　微　量　元　素

一、概　述

人体是由 40 多种元素构成的，根据元素在体内含量不同，可将体内元素分为两类：其一为常量元素，占体重的 99.9%，包括碳、氢、氧、磷、硫、钙、钾、镁、钠、氯等 10 种，它们构成机体组织，并在体内起电解质作用；其二为微量元素，在医学领域，从人体的结构来看，占人体总重量万分之一以下者即为微量元素。微量元素在人体内含量甚微，总量不足体重的万分之五。现已知人体必需的微量元素包括铁、铜、锌、铬、钴、锰、镍、锡、硅、硒、钼、碘、氟、钒等，随着科学的进展，人们的认识不断扩大，这些微量元素的数目还会增加。

微量元素在体内含量虽然微乎其微，但却具有特殊的营养价值和生理功能，对人体健康起到重要的作用。现已引起人们的高度重视，成为现代医学研究的热门课题。微量元素作为酶、激素、维生素、核酸的成分，参与生命的代谢过程。从某种意义上说，比维生素对机体更重要。如果某种元素供给不足，就会发生该种元素缺乏症，可引起疾病或影响儿童正常发育；如果某种微量元素摄入过多，也可发生中毒。造成微量元素缺乏，导致代谢失调的因素有地理、膳食、环境等。

（一）药理作用

1. 在酶系统中起特异的活化中心作用，参与酶的合成和激活

微量元素使酶蛋白的亚单位保持在一起，或把酶作用的化学物质结合于酶的活性中心。铁、铜、锌、钴、锰、铝等，能和巯基、胶基、异吡唑基、氨基、羟基等配位基或分子基因相络合，形成络合物，存在于蛋白质的侧链上。

2. 在激素和维生素中起特异的生理作用，参与激素和维生素的合成

某些微量元素是激素或维生素的成分和重要的活性部分，如缺少这些微量元素，就不能合成相应的激素或维生素，机体的生理功能就必然会受到影响。如甲状腺激素中的碘和维生素 B_{12} 中的钴都是这类微量元素。

3. 输送元素的作用，构成体内重要载体及电子传递系统

某些微量元素在体内有输送普通元素的作用。如铁是血红蛋白中氧的携带者，没有铁就不能合成血红蛋白，氧就无法输送，组织细胞就不能进行新陈代谢，机体就不能生存。

4. 调节体液渗透压和酸碱平衡

微量元素在体液内，与钾、钠、钙、镁等离子协同，可起调节渗透压和体液酸碱度的作用，保持人体的生理功能正常进行。

5. 影响核酸代谢

核酸是遗传信息的携带者，核酸中含有相当多的铬、铁、锌、锰、铜、镍等微量元素，这些微量元素，可以影响核酸的代谢。因此，微量元素在遗传中起着重要的作用。

6. 调控自由基的水平，防癌、抗癌作用

有些微量元素，有一定的防癌、抗癌作用。如铁、硒等对胃肠道癌有拮抗作用；镁对恶性淋巴病和慢性白血病有拮抗作用；锌对食管癌、肺癌有拮抗作用；碘对甲状腺癌和乳腺癌有拮抗作用。

二、硒

微量元素硒是抗癌物质中效果最明显、抗癌力最强的元素。C. N. 施劳泽收集了世界 27 个国家和美国 19 个州的资料。发现食物中含硒量高和血硒水平高的地区，乳腺癌、结肠癌、前列腺癌以及白血病等的发病率很低。1965 年，香伯格报道，硒水平和癌症的死亡率呈负相关，尤其是胃肠系统和泌尿生殖系统的癌症。硒水平低往往发生在癌症的人群中。

硒是很好的抗氧化剂，是吞食自由基的最有效的物质，保护细胞膜不受自由基的破坏，保护细胞核和基因成分的完整性。硒在抑制由于多元不饱和脂肪酸在体内分解而引起的细胞癌变有很好的作用，硒还能阻断因化学致癌物诱发动物细胞癌变的发展过程。

硒还具有抗金属毒物的作用，能消除食物或环境中由于汞、铜、砷等污染而产生的毒性。硒能将这些致腐物转化为惰性化合物，通过尿道排出体外。

硒能启动谷胱甘肽过氧化的抗毒作用。这种酶是非常有效的吞噬自由基的抗氧化剂，与硒配合能取得理想的抗癌效果。硒与维生素 E 配合可提高抗氧化效果。

硒可以提高体液免疫（B 细胞和抗体水平），协助白细胞（淋巴细胞）和巨噬细胞消灭细菌和癌细胞。

目前硒制剂有硒卡拉胶胶囊。

三、锌

人体对锌的吸收主要在小肠内进行，然后与血浆中白蛋白或运铁蛋白结合，随血循环分布于各器官组织。其吸收机制是由胰腺参与的一种活性转移，即配位体与锌形成螯合物，从而加速其从小肠向细胞的转移。锌主要经尿液排泄，经粪便排泄的锌主要是食物中未被吸收的部分。一个健康人每天从尿液中排出的锌约为 0.3～0.5 mg，从汗液排出的锌通常是很低的，但是在长时间大量流汗的情况下其排泄可增加到 4 mg/d。

锌是酶的组成成分或酶的激活剂。已知体内有 70 多种含锌酶，如碳酸酐酶、RNA 聚合酶、细胞色素酶等。如人体液中有一种含锌酶-碳酸酐酶，这种物质在肺内能加速酸或碳酸块的分解，在组织里则能加快 CO_2 的排出，从而加速 CO_2 和 O_2 的交换，促进呼吸过程的进行。当体内缺锌时，这一生理过程可受到抑制。许多其他的酶也需要以锌作为激活剂。体内许多生理过程，如细胞分裂、蛋白质和核酸代谢、DNA 和 RNA 合成以及人体的免疫功能等都与锌有关。与锌有关的激素有胰岛素、生长素、性激素等。此外，锌在头发、皮肤及骨骼的生长和维生素 A 的代谢中也起一定的作用。目前，已有许多研究表明由锌缺乏所产生的一切生理障碍都是由于酶系统的生化变化而引起的。

锌是细胞生长、蛋白质合成、酶的产生和免疫系统所需的金属矿物质。有研究报告证实，患有食管癌、肺癌等癌症患者的血液中，锌的水平都比较低。这种低水平可能在细胞癌变前已存在，也可能是细胞癌变造成的后果。有不少试验证明，锌对接触化学致癌物的大鼠有抑制癌细胞生长的作用。

癌症免疫学家罗勃脱·古德指出，锌对 T 细胞是绝对必要的。而 T 细胞是杀伤癌细胞最主要的力量。锌能保持胸腺健康发育，从而培养和繁殖足够数量和活力的 T 细胞。一个健康的、平衡的 T 细胞免疫功能要依赖锌。摄锌量过高也会起抑制巨噬细胞的作用。当受到细菌感染时，要暂时避免服用锌制剂，以防止其抑制吞噬细胞的功能。

喝酒和食用多纤维食物还会消耗锌,降低锌水平。为了取得平衡,保持 T 细胞免疫功能,建议每日服用 25 mg 锌制剂。由于锌制剂能降低体内铜的水平,因而在服用 25 mg 锌制剂时服用 3 mg 铜制剂。

临床上常用的锌制剂有葡萄糖酸锌、复合蛋白锌。

1. 葡萄糖酸锌(Zinc gluconate)

(1) 药理作用

本品在体内解离成锌离子和葡萄糖酸。锌参与多种酶(如碳酸酐酶、DNA 及 RNA 聚合酶、乳酸脱氢酶、胸腺嘧啶核苷激酶、碱性磷酸酶、胰肽酶等等)的合成与激活,对蛋白质、核酸合成、肠道蛋白的吸收和消化发挥重要生理功能,促进生长发育;通过对味蕾中味觉素的合成及防止颊黏膜上皮细胞角化不全,维持正常食欲及味觉,增强吞噬细胞吞噬能力,趋化活力及杀菌功能;而且通过超氧歧化酶保持吞噬细胞内自由基水平,自由基能破坏微生物的细胞膜,发挥杀菌作用,加速创伤、烧伤、溃疡的愈合;对维生素 A 的代谢及视觉起重要作用;促进及维持性功能;稳定细胞膜,改善组织能量代谢及组织呼吸;锌离子能沉淀蛋白质,外用有收敛防腐作用,帮助肉芽组织形成。

(2) 体内过程

口服后主要由小肠吸收,血清锌浓度于 1 h 达峰值,约 2 h 后开始下降。能广泛分布于肝、肠、脾、胰、心、肾、肺、肌肉及中枢神经系统、骨骼等内。主要由粪便排泄,少量通过尿、乳汁排泄,妇女月经及其他失血也是丢失锌的重要途径。在含锌量相近的剂量下,本品的生物利用度约为硫酸锌的 1.6 倍。

(3) 临床应用

① 用于预防及治疗锌缺乏。② 用于小儿及青少年因缺锌引起的生长发育迟缓、营养不良、地图舌、厌食症、异食癖、复发性口腔溃疡、皮肤痤疮等。③ 用于治疗肝豆状变性。治疗肝豆状核变性时,应在进食前 1 h 或进食后 2 至 3 h 服用,服锌前一周停用青霉胺。④ 对老年缺锌者亦可用,用后可增强其免疫功能。

(4) 用法用量

本品不宜空腹服用,应在餐后服用,以减少胃肠道刺激。中国营养学会(1981)制定锌生理需要量为:1～6 月小儿锌元素 3 mg/d;7～12 月小儿 5 mg/d;1～10 岁小儿 10 mg/d;大于 11 岁～成人 15 mg/d,孕妇 20 mg/d;乳母 25 mg/d。

① 成人:口服给药,140～280 mg/d(以葡萄糖酸锌计),分次口服。预防用量参照生理需要量。② 儿童:口服给药,小儿按 0.5～1.0 mg/kg·d(以锌计算)计算给药,儿童 2～3 岁以 10 mg/d,3～4 岁以 12.5 mg/d,4～6 岁以 15 mg/d,6 岁以上以 20 mg/d(均以锌计)计算给药量,分 2～3 次饭后服。预防用量参照生理需要量。

(5) 不良反应

① 可见胃部不适、恶心、呕吐等消化道刺激症状,一般减少药量或停药后则不良反应可减轻或消失。② 血液系统:大剂量的补锌会导致铁粒幼红细胞性贫血,还可出现严重的淋巴细胞和多形核白细胞功能受损及明显的高密度脂蛋白减少而不伴明显临床症状。

(6) 注意事项

① 禁忌证:对制剂的任何成分过敏者、怀孕期、哺乳期妇女(国外资料)。② 慎用:青光眼、纯合性血色沉着病患者(国外资料)。③ 降低四环素、青霉胺、多价磷酸盐作用。④ 本品 350 mg 约相当于 50 mg 锌元素。

(7) 制剂规格

① 片剂:10.25 mg,35 mg,70 mg。② 胶囊:25 mg。③ 口服液:10 ml:10 mg。④ 颗粒剂:70 mg,0.1 g。

2. 甘草锌(Licorzinc)

(1) 药理作用

本品为补锌抗溃疡药。系自新疆产豆科植物甘草的根中提取得到的有效成分甘草酸与锌形成的盐,两者都是用途极其广泛的药物,其作用在许多方面有类似之处。甘草酸有抗溃疡作用,增加胃黏膜细胞的"己糖胺"成分,提高胃黏膜的防御力,延长胃上皮细胞的寿命,加速溃疡愈合;锌参与纤维细胞的分裂及胶原的合成,能促进胃黏膜分泌黏液,加强黏膜的屏障,有促进黏膜再生和加速溃疡愈合的作用,有类似前列腺素的细胞保护作用,是溃疡和创伤愈合一个重要的因素,锌的不足将妨碍溃疡的愈合。故两者结合对溃疡愈合可产生协同或相加的作用。

(2) 体内过程

据文献报道和生物利用度研究证明,锌在十二指肠和近端小肠内吸收,人体锌的主要排泄途径为肠道。本品动物灌胃后2 h出现血清锌峰浓度,约6 h恢复正常,不造成体内蓄积。与硫酸锌在体内吸收比较均无显著性差异,表明甘草提取物与锌结合不妨碍锌的吸收。长期服用本品对体内主要脏器微量元素的改变无影响,也不引起锌的蓄积。

(3) 临床应用

① 用于口腔、胃、十二指肠及其他部位的溃疡症;还可用于促进刀伤、创伤和烧伤的愈合。② 用于儿童厌食、异食癖(爱吃墙土、煤渣、蛋壳、肥皂等非食物东西)、生长发育不良、轻度贫血、容易感染、肠病性肢端皮炎及其他儿童、成人锌缺乏症。③ 用于青春期痤疮,保健补锌。

(4) 用法用量

① 消化性溃疡:成人,片剂每次0.5 g,颗粒剂每次10 g,3次/日,疗程4~6周。必要时可减半再服1个疗程巩固疗效。② 青春期痤疮、口腔溃疡及其他病症:成人,片剂每次0.25 g,颗粒剂每次5 g,2~3次/日。治青春期痤疮疗程为4~6周。愈后每天服药1次,片剂0.25 g,颗粒剂5 g,服4~6周,以减少复发。③ 儿童:10~30 mg/kg·d甘草锌(相当于元素锌0.5~1.5 mg),分次饭后服用。或小于1岁每次半片,2次/日;1~3岁1片/次,2~3次/日;3~5岁2片/次,2~3次/日;5~10岁2~3片/次,3次/日。治疗异食癖4~6周可见效,治疗发育迟缓需坚持用药2~3个月。

(5) 不良反应

① 在治疗胃肠溃疡中,由于用量较大,疗程较长,个别患者可能出现排钾潴溜钠和轻度浮肿的不良反应,但停药后症状可自行消失。② 治疗其他疾病时由于用量较小,较少出现不良反应。

(6) 药物相互作用

与四环素、氟哌酸、环丙氟哌酸等药物同时口服,可减低后者的活性。

(7) 注意事项

① 以下情况慎用:心、肾功能不全;重度高血压。② 在治疗胃溃疡中出现的不良反应,必要时可通过限制钠盐摄入量或加服氢氯噻嗪和枸橼酸钾或服小剂量螺内酯等对症处理,一般不影响继续用药。

(8) 制剂规格

① 片剂:250 mg(相当于锌12.5 mg),80 mg(相当于锌4 mg)。② 颗粒:1.5 g,5 g。③ 胶囊:0.25 g(相当于锌12.5 mg,甘草酸73.5 mg),0.5 g。

四、铁

琥珀酸亚铁

(1) 其他名称

速力菲

(2) 药理作用

铁是人体重要元素之一,参与血红蛋白的组成,在传递氧和参与人体代谢活动中起重要作用。铁为血红蛋白及肌红蛋白的主要组成成分。

血红蛋白为红细胞中氧的主要携带者。肌红蛋白系肌肉细胞贮存氧的部位,为肌肉运动时才能发挥作用。所以对缺铁患者积极补充铁剂后,除血红蛋白合成加速外,与组织缺铁和含铁酶活性降低的有关症状如生长迟缓、行为异常、体力不足、黏膜组织变化以及皮肤、指甲病变也均能逐渐得以纠正。

(3) 体内过程

铁剂以亚铁离子(Fe^{2+})形式主要在十二指肠降部及空肠近端吸收。非缺铁者口服铁的吸收率约为 $5\% \sim 10\%$,随着体内贮存量的缺乏,铁吸收量可成比例增加。饭后铁的吸收量约较空腹时减少 $1/3 \sim 1/2$。铁的每日排泄量,男性约 $0.5 \sim 1.0$ mg,女性因月经或哺乳,平均约 $1.0 \sim 1.5$ mg。经代谢的铁主要通过肾排泄,未被吸收的铁经肠黏膜细胞脱落部分从粪便排出,少量铁由胆汁、尿、汗液排出。

(4) 临床应用

用于缺铁性贫血症的预防及治疗。本品亦适宜孕妇、哺乳期妇女使用。中后期妊娠妇女铁摄入量减少,而需要量增加,此时是补铁最佳时期。预防剂量:孕妇每日口服 2 片即可。治疗剂量铁对胎儿和哺乳无不良影响。

(5) 不良反应

个别患者可出现恶心、呕吐、腹泻等。可适当减少服用量或停药。对铁过敏者及非缺铁性贫血者禁用。肝肾功能严重损害者禁用。血色病或含铁血黄素沉着症患者禁用。

(6) 药物相互作用

① 本品与磷酸盐类、四环素类及鞣酸等同服,可妨碍铁的吸收。② 本品可减少左旋多巴、卡比多巴、甲基多巴及喹诺酮类药物的吸收。③ 与维生素 C 同服,可增加本品吸收。

(7) 注意事项

① 本品宜饭后服用,服后忌茶,以免被鞣质沉淀而无效。② 胃与十二指肠溃疡、溃疡性结肠炎患者慎用,须注意服本品后大便颜色可能掩盖隐血症状。③ 酒精中毒、肝炎、急性感染、肠道炎症、胰腺炎患者慎用。④ 先预先告知患者,服本品后可使大便成黑色。

(8) 制剂规格

片剂:0.1 g。

（陈晓文　吴飞华　肖忠革）

参 考 文 献

1　杨科峰,蔡美琴.水溶性维生素安全性的临床研究.中国临床营养杂志,2004,12:284 - 288.

2　毛绚霞,蔡美琴.脂溶性维生素安全性的临床研究.中国临床营养杂志,2004,12:280 - 283.

3　林剑峰.必需微量元素锌营养研究进展.临床医药实践杂志,2004,13:887 - 889.

4　杨藻宸.药理学和药物治疗学.北京:人民卫生出版社,2000.

5　梁爱民,倪素贤,徐立.维生素类药物的不良反应.药学实践杂志,2001,19:188 - 189.

6　蔡东联,耿珊珊.脂溶性维生素的安全性.氨基酸和生物资源,2006,28:68 - 71.

7　吴晓燕,任江华,曾茂银.维生素 E 对组织因子及其抑制物在冠心病中的干预作用.临床心血管病杂志,2004,20:616 - 618.

8　Fairfield K M, Fletcher R H. Vitamins for chronic disease prevention in adults-clinical applications. JAMA,2002,287:127 - 129.

第十七章　镇静催眠药与抗焦虑药

能消除躁动与不安,缓和情绪激动,恢复安静的药物称镇静药(sedatives)。能促进和维持近似生理睡眠的药物称催眠药(hypnotics)。镇静药和催眠药之间并无本质区别,同一药物,在较小剂量时起镇静作用,小于镇静剂量时有抗焦虑作用,在较大剂量时则起催眠作用,因此统称为镇静催眠药与抗焦虑药。

第一节　苯二氮䓬类

一、概　　述

苯二氮䓬类多为1,4-苯并二氮䓬的衍生物。临床常用的有20余种。根据其$t_{1/2}$长短,可分为长效类、中效类和短效类。其中,长效类有地西泮、氟西泮;中效类有氯氮䓬和奥沙西泮;短效类有三唑仑。

(一)药理作用

1.抗焦虑作用

苯二氮䓬类在小于镇静剂量时即有良好的抗焦虑作用,显著改善紧张、忧虑、激动和失眠等症状。这可能是选择性作用于边缘系统的结果。主要用于焦虑症。对持续性焦虑状态宜选用长效类药物;对间断性严重焦虑患者宜选用中、短效类药物。临床常用地西泮和氯氮䓬。

2.镇静催眠作用

苯二氮䓬类缩短睡眠诱导时间,延长睡眠持续时间。本类药物对REM影响较小,停药后代偿性反跳较轻,由此引起的停药困难亦较小,是其优点之一。近年报道,苯二氮䓬类连续应用,则可引起明显的依赖性而发生停药困难,应予警惕。

由于本类药物安全范围大,镇静作用发生快而确实,且可产生暂时性记忆缺失,用于麻醉前给药,可缓和患者对手术的恐惧情绪,减少麻醉药用量而增加其安全性,使患者对术中的不良刺激在术后不复记忆。这些作用均优于吗啡和氯丙嗪。同理,临床也常用于心脏电击复律或内镜检查前给药。多用地西泮静脉注射。

3.抗惊厥作用

所有苯二氮䓬类药物都有抗惊厥作用,其中地西泮和三唑仑的作用尤为明显,临床用于辅助治疗破伤风、子痫、小儿高热惊厥和药物中毒性惊厥。地西泮是目前用作癫痫持续状态的首选药。对于其他类型的癫痫发作则以硝西泮和氯硝西泮的疗效较好。

4.中枢性肌肉松弛作用

对人类大脑损伤所致肌肉僵直有缓解作用,可缓解肌肉痉挛和肌张力增高等症状。肌肉松弛也有助于解除焦虑和诱导入睡。

（二）作用机制

放射配体结合试验证明，脑内的特异结合位点苯二氮䓬受体，其分布以皮质为最密，其次为边缘系统和中脑，再次为脑干和脊髓。这种分布状况与中枢抑制性递质 γ-氨基丁酸（GABA）的 GABA$_A$ 受体的分布基本一致。大量的研究工作提示认为，脑中苯二氮䓬受体从功能上是与 γ-氨基丁酸（GABA）的功能作用相联结。GABA 广泛分布于脑中，是一种与抑制功能有关的神经递质。当 GABA 受体激动时可以促使氯离子通道开启，使大量氯离子进入细胞内形成超极化，从而减少了（去极化）神经兴奋作用。电生理实验证明，苯二氮䓬类能增强 GABA 能神经传递功能和突触抑制效应；增强 GABA 与 GABA$_A$ 受体相结合的作用。

（三）药代动力学

苯二氮䓬类口服吸收良好，血浆蛋白结合率较高。其中地西泮的血浆蛋白结合率高达 99%。由于脂溶性很高，使之能迅速向组织中分布并在脂肪组织中蓄积。静脉注射时首先分布至脑和其他血流丰富的组织和器官。脑脊液中浓度约与血清游离药物浓度相等。随后进行再分布而蓄积于脂肪和肌组织中。其分布容积很大，老年患者更大。此类药物主要在肝药酶作用下进行生物转化。但多数药物的代谢产物（尤其是其 N-去甲基代谢物-去甲地西泮）具有与母体药物相似的活性，而其 $t_{1/2}$ 则比母体药物更长。例如氟西泮的血浆 $t_{1/2}$ 仅 2～3 h，而其主要活性代谢产物 N-去烷基氟西泮的 $t_{1/2}$ 却在 50 h 以上。连续应用长效类药物时，应注意药物及其活性代谢物在体内蓄积。苯二氮䓬类及其代谢物最终均与葡萄糖醛酸结合而失活，经肾排出。结构中含羟基者可直接与葡萄糖醛酸结合

而失活，这一途径较少受其他因素影响。结构上 7 位上有硝基者（如硝西泮）在生物化转化时，硝基还原为氨基，进一步乙酰化为乙酰氨基，这两种代谢物均无生物活性，且此代谢途径也较少受其他因素影响。但本类药物在体内的氧化代谢过程易受肝功能、老年和同时饮酒的抑制，使 $t_{1/2}$ 延长。

（四）不良反应

治疗量连续用药可出现头昏、嗜睡、乏力等反应，长效类尤易发生。大剂量偶致共济失调。过量急性中毒可致昏迷和呼吸抑制，但安全范围大，发生严重后果者少。静脉注射对心血管有抑制作用，治疗量口服则无此作用。同时应用其他中枢抑制药，吗啡和乙醇等可显著增强毒性。因可透过胎盘屏障和随乳汁分泌，孕妇和哺乳妇女忌用。本类药物虽无明显药酶诱导作用，但长期用药仍可产生一定耐受性，需增加剂量。久服可发生依赖性和成瘾，停药时出现反跳和戒断症状（失眠、焦虑、激动、震颤等）。与巴比妥类相比，本类药物的戒断症状发生较迟、较轻。

（五）特异解毒药

苯二氮䓬类药物急性中毒时可采用氟马西尼解毒，它是选择性的中枢性苯二氮䓬受体拮抗药。急性中毒时，初次静注 0.3 mg，如在 60 s 内未达到要求的清醒程度，可重复注射，直至患者清醒或总量已达 2 mg。如又出现倦睡，可静滴 0.1～0.4 mg/h。氟马西尼亦可用于逆转苯二氮䓬类的中枢镇静作用（如麻醉后的苏醒）。

二、临床用药

1. 地西泮（Diazepam）

（1）其他名称
安定

（2）药理作用

地西泮为长效类苯二氮䓬类，具有良好的抗焦虑、镇静、催眠、抗惊厥和肌肉松弛作用。小剂量应用时有抗焦虑作用，效果优于巴比妥类药物。加大剂量时有催眠作用，它所诱导的睡眠近似生理性睡眠。目前临床将其作为治疗癫痫持续状态的首选药物。此外，对健康人或肌张力增高的患者有肌肉松弛作用，可能由于地西泮具有抑制性神经递质或阻断兴奋性突触传递而抑制多突触和单突触反射，也可能直接抑制运动神经和肌肉功能。地西泮对呼吸、循环功能有轻微的抑制作用。在治疗剂量时可以干扰记忆通路的建立，从而影响近事记忆。

（3）体内过程

口服后吸收迅速、完全，30～90 min 血药浓度达峰值。儿童期其高峰出现比较早，老年人则出现延迟。直肠给药后血药浓度仅为口服同等剂量的 50%。肌内注射后吸收缓慢而不规则，血药浓度仅为口服同等剂量的 60%。静脉注射后数分钟即出现困倦及构音不清，如不缓慢给药则很易过量。如同时口服 10% 的酒类可减低地西泮的吸收率，但吸收总量不变；如口服高浓度的酒类，如 50% 酒精则会增加其吸收率。地西泮与血浆蛋白结合紧密。在体内消除缓慢，经肝脏代谢后和葡萄糖醛酸结合，由肾脏排出。

（4）临床应用

本品适用于焦虑状态，兴奋不安，神经衰弱，或单纯失眠；术前给药以减少焦虑和紧张，也可起基础麻醉的效能，静注可用于全麻的诱导；用于抗惊厥和治疗癫痫；治疗酒精依赖戒断综合征，可以解除激动、震颤、幻觉或震颤性谵妄等症状；缓解局部肌肉或关节炎症所引起的反射性肌肉痉挛、上运动神经元病变、手足徐动症和僵人综合征的肌肉痉挛，以及颞颌关节病变引起的面肌痉挛；还可用于治疗家族性、老年性震颤和特发性震颤，治疗高血压的辅助药物，治疗紧张性头痛。

（5）用法用量

口服给药：① 抗焦虑：每次 2.5～10 mg，2～4 次/日。② 镇静：每次 2.5～5 mg，3 次/日。③ 催眠：5～10 mg，睡前服。④ 急性酒精戒断：第 1 日每次 10 mg，3～4 次/日，以后按需减少到每次 5 mg，3～4 次/日。⑤ 老年或体弱患者应减量。口服可自每次 2～2.5 mg，1～2 次/日开始，逐渐按所需用量递增。肌注或静注的用量减半。静注宜缓慢。

（6）不良反应

① 较常见的不良反应为嗜睡、头昏、乏力等；大剂量可有共济失调、震颤（多见于老年人）。② 较少见的不良反应为精神迟钝、视物不清、便秘、头昏、口干、头痛、恶心或作呕、排尿困难、构音不清、颤抖。③ 罕见的不良反应有过敏反应、肝功能受损、肌肉无力、粒细胞减少等。个别患者发生兴奋、多语、睡眠障碍甚至幻觉，停用后上述症状很快消退。④ 有成瘾性，但戒断症状轻微。

（7）药物相互作用

① 与钙离子通道拮抗药合用，可使血压下降加重。② 与普萘洛尔合用时，可导致癫痫发作的类型和（或）频率改变，应及时调整剂量，包括普萘洛尔在内的血药浓度可能明显降低。③ 异烟肼可抑制本品的清除，导致本品血药浓度增高。

（8）注意事项

① 孕妇、妊娠期妇女、新生儿禁用。在妊娠 3 个月内，本药有增加胎儿致畸的危险，孕妇长期服用可成瘾，使新生儿呈现撤药症状：激惹、震颤、呕吐、腹泻；妊娠后期用药影响新生儿中枢神经活动。分娩前及分娩时用药可导致新生儿肌张力较弱，应禁用。本品可分泌入乳汁，哺乳期妇女应避免使用。新生儿不易将本品代谢为无活性的产物，可产生中枢神经的持久抑制。② 对其他苯二氮䓬类药过敏者，对本品也可能过敏。

（9）制剂规格

① 片剂：2.5 mg，5 mg。② 膜剂：2.5 mg。

③ 注射剂：2 ml：10 mg。

2. 奥沙西泮（Oxazepam）

（1）其他名称

去甲羟安定/去甲羟基安定/舒宁

（2）药理作用

奥沙西泮是氯氮草、地西泮的主要代谢产物之一，为中效类苯二氮草类。结构和药理作用与氯氮草及地西泮相似。

（3）体内过程

口服吸收较差，约 4 h 后血药浓度达峰值。血药 $t_{1/2}$ 为 3～21 h，血浆蛋白结合率高达 97%。在肝内不进行羧化或脱甲基，迅速与葡萄糖醛酸结合成为无活性的代谢产物，并由肾脏排出，因此比较安全，老年人及肝病患者可以服用。肾功能不全时表观分布体积及 $t_{1/2}$ 延长，故肾功能不全者慎用。本品能通过胎盘屏障，并能从乳汁中检出。

（4）临床应用

① 治疗各种焦虑性障碍，其抗焦虑和抗惊厥作用较强。② 协同治疗伴随抑郁症的焦虑状态。③ 解除急性酒精戒断综合征的症状。④ 也用作神经症（旧称神经官能症）、失眠及癫痫的辅助治疗药物。

（5）用法用量

① 抗焦虑、镇静催眠、急性酒精戒断症状：每次 15～30 mg，3～4 次/日。② 一般性失眠：15 mg，睡前服。③ 老年人、体弱患者抗焦虑治疗时开始用小剂量，每次 7.5 mg，3 次/日，按需增至 15 mg，3～4 次/日。

（6）不良反应

毒性比氯氮草及地西泮低。较常见萎靡不振，以老年体弱者为多。少见视物不清、头昏、头痛、恶心、呕吐、排尿不畅、口齿不清、疲倦无力、嗜睡及共济失调等。恶心、头昏等反应，减量或停药后可自行消失。罕见白细胞减少、过敏反应、肝功能受损、记忆障碍、兴奋、失眠、幻觉、视力变化、肌痉挛、红斑狼疮等。

（7）药物相互作用

① 与西咪替丁合用时，可以抑制本药的中间代谢产物，从而使清除减慢，血药浓度升高。② 普萘洛尔与本药合用时可导致癫痫发作的类型和（或）频率改变，普萘洛尔的血药浓度可能明显降低，故应及时调整剂量。③ 与卡马西平合用时，由于诱导了肝微粒体酶，卡马西平和（或）本药的血药浓度均下降，清除 $t_{1/2}$ 缩短。

（8）注意事项

① 对其他苯二氮草类药过敏者，对本品也可能过敏。② 孕妇、哺乳期妇女；卟啉病患者；6 岁以下儿童禁用。③ 对本药耐受量小的患者初始剂量宜小。出现呼吸抑制和低血压时，常提示已超量。④ 避免长期大量使用而导致成瘾。长期使用本类药，停药前应逐渐减量，不要骤停。癫痫患者突然停药可导致癫痫发作。⑤ 用量达 2 g 以上可致急性中毒，出现动作失调、言语含糊不清、嗜睡、易惊醒、重者昏迷和呼吸抑制。没有特效的拮抗药，过量或中毒时，宜及早进行对症处理和一般支持治疗，包括催吐或洗胃，以及呼吸和循环方面的支持疗法。如有异常兴奋，不能用巴比妥类药，以免中枢性兴奋加剧或延长中枢神经系统的抑制。

（9）制剂规格

片剂：15 mg。

3. 三唑仑（Triazolam）

（1）其他名称

甲基三唑氯安定/氯甲三唑安定/三唑苯二氮草/三唑林

（2）药理作用

三唑仑为短效类苯二氮草类，主要作用为镇静和诱导睡眠，特别是对入睡困难者疗效明显。可能通过刺激网状上行激活的抑制性递质 γ-氨基丁酸（GABA）的受体，增强了皮质和边缘系统觉醒的抑制和阻断。作用优于氟西泮。其睡眠作用较地西泮强 45 倍,镇静作用强 10 倍,肌肉松弛作用强 30 倍。三唑仑诱导睡眠的特点是:① 缩短入睡时间。② 延迟快速动眼睡眠的开始,但不减少其所占睡眠的总比率。③ 减少第 4 期睡眠但增加总的睡眠时间。④ 减少夜间醒觉的次数。⑤ 睡眠的质量与对照组一样良好。⑥ 没有快速动眼期的重现。但在许多研究中报道有失眠的复发。

(3) 体内过程

三唑仑经消化道吸收迅速而完全,血药浓度于 2 h 达峰值。蛋白结合率高,约为 90%,分布容积 0.8~1.8 L/kg,清除率为每分钟 6.2~8.8 ml/kg,且不同性别及年龄等均未见显著差异。$t_{1/2}$ 为 1.5~5.5 h。本品主要在肝脏代谢,大部分以代谢产物经肾脏排泄,其主要代谢产物几乎没有安眠作用,排泄 $t_{1/2}$ 也短于 4 h。多次服用很少积蓄,治疗中断后很快排除。

(4) 临床应用

本品诱导睡眠较快,适用于入睡困难的患者,为短程催眠药,醒后宿醉作用轻微。也用于麻醉前给药。

(5) 用法用量

① 失眠症:每次 0.25~0.5 mg,睡前服。首次剂量 0.25 mg 或更少,如同所有的药物一样,应该给予最小的有效剂量。② 老年人及体弱者初次用量减半,用 0.125 mg,直到出现疗效,也可按需增加至耐受量,加量到 0.25 mg。

(6) 不良反应

头晕、头痛、倦睡较多见,恶心、呕吐、头昏眼花、语言模糊、动作失调则较少见。逆行性遗忘较其他苯二氮䓬类更易发生。部分患者长期服用可出现认知力和记忆力下降,机敏动作可轻度受累。极少数人出现反常反应、精神抑郁或焦虑。肝内胆汁郁滞也可能与使用三唑仑有关,但与发病的关系还未最终确定。

(7) 药物相互作用

① 本品与其他易成瘾药合用时,成瘾的危险性增加。② 与其他镇静催眠药、镇痛药、麻醉药、抗组胺药、单胺氧化酶 A 型抑制药和三环类抗抑郁药合用时,可彼此相互增效,加强镇静作用。③ 本品与钙离子通道拮抗药合用时,可发生低血压。④ 本品与红霉素合用,可抑制本品在肝脏的代谢,导致血药浓度升高。⑤ 异烟肼可抑制本品清除过程,引起血药浓度升高。

(8) 注意事项

① 对本品过敏者、急性闭角型青光眼患者、重症肌无力患者、有自杀倾向和有滥用毒品史的患者、有严重肝病者禁用。② 长期服药者应定期检查肝功能及血常规。③ 服药期间,避免从事危险作业。④ 避免长期大量使用而成瘾。长期用药者,停药前应逐渐减量,不要骤停,否则易出现失眠反跳或撤药反应。

(9) 制剂与规格

片剂:0.125 mg,0.25 mg。

第二节　巴比妥类

一、概　述

巴比妥类(barbiturates)为巴比妥酸在 5 位碳原子位上进行取代而得的一组中枢抑制药。其进入脑组织的速率主要取决于脂溶性。硫喷妥钠脂溶性高,易通过血脑屏障而进入脑组织,静脉注入 1 min 脑内浓度即达高峰,故适于静脉麻醉。而苯巴比妥钠在血浆 pH 值较高的条件下部分解离,故脂溶性较低,进入脑组织速率较慢,需 15 min 左右才出现中枢神经抑制作用。

表 17 - 1　巴比妥类药物分类及用途

亚　类	药物	显效时间（小时）	作用维持时间（小时）	主要用途
长效	苯巴比妥 巴比妥	0.5～1 0.5～1	6～12 6～8	抗惊厥 镇静催眠
中效	戊巴比妥 异戊巴比妥	0.25～0.5 0.25～0.5	3～6 3～6	抗惊厥 镇静催眠
短效	司可巴比妥	0.25	2～3	抗惊厥镇静催眠
超短效	硫喷妥	iv立即	0.25	静脉麻醉

（一）药理作用

巴比妥类是普遍性中枢抑制药。随剂量由小到大,相继出现镇静、催眠、抗惊厥和麻醉作用。巴比妥类药物在诱导睡眠的同时可伴随心血管和呼吸功能的抑制,在常规剂量下,仅出现血压轻度下降和呼吸稍慢,和生理睡眠时相似。但有报道提出在睡眠剂量时因干扰了体温调节中枢可使体温轻度下降,因释放抗利尿激素导致尿量也下降。加大剂量时可出现呼吸抑制,心肌收缩减慢,血管平滑肌松弛。10 倍催眠量时则可抑制呼吸,甚至致死。

巴比妥类在非麻醉剂量时主要抑制多突触反应,减弱异化,增强抑制。此作用主要见于 GABA 能神经传递的突触。它增强 GABA 介导的 Cl^- 内流,减弱谷氨酸介导的除极。但与苯二氮䓬类不同,巴比妥类是通过延长氯通道开放时间而增加 Cl^- 内流,引起超极化。较高浓度时,则抑制 Ca^{2+} 依赖性动作电位,抑制 Ca^{2+} 依赖性递质释放,并且呈现拟 GABA 作用,即在无 GABA 时也能直接增加 Cl^- 内流。

此类药物需用至镇静剂量时才显示抗焦虑作用。由于本类药物的安全性远不及苯二氮䓬类,且较易发生依赖性,因此,目前已很少用于镇静和催眠。其中只有苯巴比妥和戊巴比妥仍用于控制癫痫持续状态;硫喷妥偶尔用于小手术或内镜检查时作静脉麻醉。

（二）药代动力学

巴比妥类药物易自胃肠道吸收或由肌注局部吸收。但其中各种药物的吸收、分布、蛋白结合、代谢速率以及组织定位、作用持续时间、肾脏排泄均和脂溶性密切相关。如苯巴比妥从胃肠道吸收很慢,蛋白结合率低,且代谢很慢,约 30% 的口服量以原形从尿内排出,过滤后有少量从肾小管回收。巴比妥脂溶性更低,约 60%～90% 原形由尿中排出。其进入血脑屏障的速率更受脂溶性的影响。例如硫喷妥钠静注后立即产生麻醉效应;而苯巴比妥静注后 10～15 min 才能出现效果。

除了脂溶性外,巴比妥类电离作用在其分布和排泄方面也起作用。尤其当药物的 pKa 和生理性 pH 值相似时特别重要,如苯巴比妥的 pKa 是 7.3,pH 值的微小变化很影响其电离。血浆的碱性化促使苯巴比妥从组织移向血浆;尿的碱性化增加药物的排泄。

巴比妥类药物的代谢主要在肝脏进行,最后与葡萄糖醛酸结合由尿内排出。患有严重肝病者可明显延缓巴比妥类药物的清除率。肾功能不全可使异戊巴比妥蓄积。新生儿异戊巴比妥的血药 $t_{1/2}$ 为成人的 2～5 倍。老年人清除也慢。

巴比妥类药物可诱导肝脏微粒体代谢酶而加速其代谢。用药 1～2 周即可增加肝微粒体酶的产生而导致耐药性。患有间歇性卟啉症,如同时服用巴比妥类药物或其他诱导肝微粒体酶的药物将产生危象。巴比妥类药物如与抗凝药并用,则抗凝药的代谢将大大增加。某些药物可强化巴比妥类药物的作用,如乙醇,抗组胺药物和其他镇静、催眠剂。巴比妥类药物也能加速其他药物的代谢,如苯妥英钠、睾酮、洋地黄毒苷、氢化可的松、黄体酮、氯霉素等。

(三) 不良反应

催眠剂量的巴比妥类可致眩晕和困倦,精细运动不协调,偶可致剥脱性皮炎等严重过敏反应。中等量即可轻度抑制呼吸中枢,严重肺功能不全和颅脑损伤致呼吸抑制者禁用。患间歇性卟啉症者禁用。肺和肝病者慎用。有严重肝病者,苯巴妥是唯一可选用的本类药物,因其大部分不经代谢而由肾脏排出。

巴比妥类连续久服可引起习惯性,突然停药易发生"反跳"现象。此时,快动眼睡眠时间延长,梦魇增多,迫使患者继续用药,终至成瘾。成瘾后停药,戒断症状明显,表现为激动、失眠、焦虑,甚至惊厥。

(四) 药物相互作用

全麻药、中枢性抑制药或单胺氧化酶抑制药等与巴比妥类药合用时,可相互增强效能。

巴比妥类药与口服抗凝药合用时,可降低抗凝药的效应,由于肝微粒体酶的诱导,加速了抗凝药的代谢,应定期测定凝血酶原时间,以调整抗凝药的用量。

肝功能有损害时,巴比妥类药有可能增加或减弱苯妥英钠的效应,需定期测定其血药浓度而调整用量。与卡马西平和琥珀酰胺类药合用时,可使这些药物的清除 $t_{1/2}$ 缩短而血药浓度降低。

巴比妥类药与口服避孕药或雌激素合用,可降低避孕药的避孕效果,因为巴比妥类药物对肝酶的诱导可使雌激素代谢加快。

巴比妥类药与皮质激素、洋地黄类(包括地高辛)、土霉素或三环类抗抑郁药合用时,可降低这些药的效应。

巴比妥类药与灰黄霉素合用可影响后者的吸收而降低其疗效,小量多次服用更优。

巴比妥类药与奎尼丁合用时,增加奎尼丁的代谢而减弱其作用,应按需调整奎尼丁用量。

避免和乙醇并用,可增强巴比妥类药的中枢抑制作用。

二、临床用药

1. 苯巴比妥(Phenobarbital)

(1) 其他名称

鲁米那

(2) 药理作用

本品为长效巴比妥类药物。苯巴比妥钠为苯巴比妥的钠盐,常作注射用药,具有镇静、催眠、抗癫痫、抗惊厥作用。本品为肝微粒体酶诱导药,可诱导肝微粒体葡萄糖醛酸转移酶,促进胆红素与葡萄糖醛酸结合,使血浆内胆红素浓度降低,故可用于治疗新生儿脑核性黄疸症。本品所具有的肝药酶诱导作用,不仅加速自身的代谢,还可加速其他多种药物的代谢。

(3) 体内过程

口服易由消化道吸收,服后 $0.5 \sim 1$ h 起效,作用持续时间平均为 $6 \sim 12$ h。注射苯巴比妥钠易被吸收,静注 15 min 起效。本品脂溶性低,吸收慢,进入脑组织慢,故作用慢。吸收后分布于体内各组织内,脑组织内浓度最高,骨骼肌内药量最大,并能透过胎盘。血液中的苯巴比妥约 $40\%(20\% \sim 45\%)$ 与血浆蛋白结合。一般 $2 \sim 18$ h 血药浓度达峰值。有效血药浓度为 $10 \sim 40$ $\mu g/ml$,超过 40 $\mu g/ml$ 即可出现毒性反应。约 65% 被吸收的苯巴比妥在肝脏内代谢,转化为羟基苯巴比妥,大部分与葡萄糖醛酸或与硫酸盐结合,而后经肾随尿排出,有 $27\% \sim 50\%$ 以原形从尿中排出。$t_{1/2}$ 成人为 $50 \sim 144$ h,小儿为 $40 \sim 70$ h,肝、肾功能不全时 $t_{1/2}$ 延长。

（4）临床应用

① 镇静：如焦虑不安、烦躁、甲状腺功能亢进、高血压、功能性恶心、小儿幽门痉挛等症。② 催眠：偶用于顽固性失眠症，但醒后往往有疲倦、思睡等后遗效应。③ 抗惊厥：常用其对抗中枢兴奋药中毒或高热、破伤风、脑炎、脑出血等病引起的惊厥。④ 抗癫痫：用于癫痫大发作及局限性发作的防治，也可用于癫痫持续状态。对小发作疗效差，对精神运动性发作则往往无效。⑤ 麻醉前给药。

（5）用法用量

口服给药，极量 1 次 250 mg，1 日 500 mg。老年人或虚弱患者应减量，常用量即可产生兴奋、精神错乱或抑郁。① 催眠：30～100 mg，晚上 1 次顿服。② 镇静：每次 15～30 mg，2～3 次/日。③ 抗惊厥：每日 90～180 mg，可在晚上 1 次顿服，或 30～60 mg，3 次/日。④ 抗高胆红素血症：每次 30～60 mg，3 次/日。⑤ 抗癫痫：一般每次 30 mg，3 次/日；或 90 mg 睡前顿服；或按 30 mg、30 mg、60 mg 3 次服用。

（6）不良反应

① 服药后次晨有头晕、嗜睡、无力、困倦、恶心、呕吐等后遗症。久用可产生耐受性和依赖性，且可致蓄积中毒。② 少数患者可出现皮疹、剥脱性皮炎、血管神经性水肿、哮喘、药热等过敏反应，应立即停药治疗。

（7）注意事项

① 肝、肾功能严重障碍，支气管哮喘、呼吸抑制，卟啉病，对本品过敏者禁用。② 抑郁症、肺功能不全、老年患者、有药物滥用史者慎用。③ 长期服用苯巴比妥可产生耐药性，并且容易形成依赖性，此时突然停药可出现撤药综合征。如抗癫痫，若突然停药可促发癫痫持续状态。故长期服用本品时不可突然停药，应逐渐减量，以免导致癫痫发作或癫痫持续状态。

（8）制剂规格

① 片剂：15 mg，30 mg，100 mg。② 粉针剂：50 mg，100 mg，200 mg。③ 注射剂：1 ml：0.1 g，2 ml：0.2 g。

2. 异戊巴比妥（Amobarbital）

（1）其他名称

阿米妥

（2）药理作用

为中效巴比妥类催眠药。因剂量不同而表现为镇静催眠、抗惊厥、抗胆红素血症等不同作用。

（3）体内过程

口服易由胃肠道吸收，服后 15～30 min 起效。肌注也容易吸收，分布于体内各组织中及体液里，在脑、肾、肝有较高浓度。本品的脂溶性高，易通过血脑屏障，且作用出现较快。在肝脏内代谢，约有 50% 转化成羟基异戊巴比妥。约 61% 与血浆蛋白结合。$t_{1/2}$ 一般为 14～40 h。达峰时间随给药途径而异，个体差异大。主要与葡萄糖醛酸化合物结合后经肾脏排出，极少量（小于 1%）以原形随尿排出。本品在体内无蓄积作用。

（4）临床应用

主要用于催眠、镇静、抗惊厥（小儿高热惊厥、破伤风惊厥、子痫、癫痫持续状态）以及麻醉前给药。

（5）用法用量

口服给药：极量 1 次 200 mg，1 日 600 mg。① 催眠：100～200 mg，睡前顿服。② 镇静：每次 30～50 mg，2～3 次/日。③ 老年人或体弱者需减量。

（6）不良反应

偶有过敏，重者可出现皮肤和黏膜红斑、发疹、坏死性结膜炎、知觉异常、精神功能低下、发音困难、运动失调、昏迷等。化验可见卟啉尿、蛋白尿、低血钾、大细胞性贫血等。发生率较多的还有笨拙或行走不稳、眩晕或头昏、嗜睡或醉态。发生率较少的有腹泻、头痛、关节或肌肉疼痛、恶心、呕吐、语言不清等。

(7) 注意事项

① 禁用于以下情况：严重肺功能不全、肝硬化、血卟啉病史、贫血、哮喘史、未控制的糖尿病、过敏等。② 下列情况慎用：轻微脑功能障碍（MBD）症、低血压、高血压、贫血、甲状腺功能低下、肾上腺功能减退、心肝肾功能损害、高空作业、驾驶员、精细和危险工种作业者。③ 本药可通过胎盘，妊娠期长期服用，可引起依赖性及致新生儿撤药综合征；由于维生素 K 含量减少可能引起新生儿出血；妊娠晚期或分娩期应用，由于胎儿肝功能尚未成熟引起新生儿（尤其是早产儿）的呼吸抑制；用于抗癫痫可能产生胎儿致畸。哺乳期应用可引起婴儿的中枢神经系统抑制。在以上情况下，应尽量避免使用本药。④ 久用能成瘾：不可连用，连用者一旦停药有撤药症状，故停药时需逐渐减量。

(8) 制剂规格

① 片剂：100 mg。② 胶囊剂：100 mg。③ 注射用粉针剂：100 mg，250 mg。

3. 硫喷妥钠（Thiopental sodium）

(1) 其他名称

硫戊巴比妥钠/潘托撒

(2) 药理作用

超短作用的巴比妥类药，静脉注射能在几秒钟内促使中枢神经的活动立即处于不同程度的抑制状态，迷睡或全麻。镇痛作用较差。硫喷妥钠可引起心输出量降低。

(3) 体内过程

硫喷妥钠的脂溶性高，静注后通过血脑屏障，进入脑内出现全麻。随后再分布到全身脂肪中。$t_{1/2}\alpha$ 相为（8.5±6.1）min（一次量，快）或（62.7±30.4）min（蓄积后，慢）；$t_{1/2}\beta$ 相一般为（11.4±6.0）h，可随年龄而增加。主要经肝代谢，几乎全部经生物转化成氧化物而排出，仅极微量以原形随尿排出。

(4) 临床应用

① 全麻诱导，作用时效短，但起效快。由于镇痛效能不显著，因此极少单独应用。但可反复小量静注，用于复合全麻。② 控制惊厥，静注起效快，但不持久。对症治疗还得借助于苯二氮䓬类药或苯妥英钠。③ 纠正全麻药导致的颅内压升高。

(5) 用法用量

耐受性的个体差异大，用药需个体化。① 静脉注射：一般用于全麻诱导，其次用于促使颅内压下降或控制惊厥。常用量按体重每次 3～5 mg/kg，至多不超过 6～8 mg/kg。静注时应先用小量（0.5～1.0 mg/kg），证明患者无耐药性，才注入足量，耐药性大则用量可酌增。② 静注给药总量，全麻过程中按体重不得超过 20 mg/kg，即成人不超过 1.0 g。作为全麻维持，每小时量至多按体重 10 mg/kg，即成人 0.5 g。全麻不足应加用其他全麻药，吸气内氧化亚氮的浓度为 67% 时，硫喷妥钠用量可减少 2/3。总用量过大，不仅苏醒延迟、烦躁乱动多，而且不平顺。③ 静脉滴注，一般用 5% 葡萄糖注射液稀释至 0.2%～0.4% 溶液，滴速以 1～2 ml/min 为度。

(6) 不良反应

① 血容量不足或脑外伤时，容易出现低血压和呼吸抑制，甚至心搏骤停。心血管病、休克低血压、重症肌无力以及呼吸困难、气道堵塞或支气管哮喘等患者，尤其是衰弱者，给药后呼吸抑制、呼吸暂停或血压骤降、心输出量降低的发生率增高，常显示病情危急。② 全麻诱导过程中，麻醉偏浅而外来刺激过强，包括喉镜、使用气管内插管等刺激会出现顽固的喉痉挛。③ 有少数病例可出现不寻常的反应，如神智持久不清、兴奋乱动、幻觉、颜面和口唇或眼睑肿胀、皮肤红晕、瘙痒或皮疹、腹痛、全身发抖或局部肌肉震颤、呼吸不规则或困难，甚至出现心律失常。临床文献已有 10 余例因此而致死。是否应归入对药物过敏所致，尚有争论。

(7) 药物相互作用

① 与钙通道阻滞药合用，可引起严重血压下

降。② 与其他中枢性抑制药合用,可引起过度中枢抑制,同时还可伴有呼吸微弱或暂停,血压下降和苏醒迟延。③ 与大量氯胺酮合用,可出现低血压、呼吸慢而浅,两者均应减量。

（8）注意事项

① 巴比妥类药存在着交叉过敏。② 禁忌证:急性、间歇发作或非典型卟啉症时卟啉合成中的酶诱导以及临床征象均可因使用本品而加剧。结肠或(和)直肠出血、溃疡或肿瘤侵犯时,禁止经直肠给药。③ 本品溶液为碱性,与硫酸阿托品、氯化筒箭毒碱、氯化琥珀胆碱等混合即发生沉淀。④ 静

注本品逾量没有特效的拮抗药,使用一般中枢性兴奋药常无效,而应尽快进行对症治疗,防止脑缺氧。首先呼吸道务必通畅,可有效地进行人工呼吸,其次用恰当的升压药和补液解除低血压;心功能抑制时给予强心药;经肠道给药时即应作清洗灌肠,当药物尚残留在体内时要尽快使其转化降解代谢而后排泄。⑤ 由于药液碱性强,曾多次导致深部无菌性坏死,无特殊理由不宜肌内注射。

（9）制剂规格

注射用粉针剂:500 mg,1 000 mg(含无水碳酸钠 6%)。

第三节 其他镇静催眠药

1. 水合氯醛(Chloral hydrate)

是一种相对安全和有效的催眠药。其总的效果和巴比妥类区别不大,也无止痛作用,但有一定抗惊厥作用。用量加大后抑制呼吸,故也不宜用作麻醉前给药,因此,本品仅仅限于用作睡眠诱导剂。口服易吸收,用于催眠,约 15 min 起效,维持 6~8 h。吸收后在红细胞、肝和肾内很快还原成三氯乙醇,后者具有催眠作用。然后三氯乙醇又和葡萄糖醛酸结合,由肾脏排出,小部分由胆汁排出。水合氯醛的另一代谢产物为三氯乙酸,其血药 $t_{1/2}$ 长达 4 天,因此每晚服药可有蓄积作用。它可从血清白蛋白结合部位代替其他酸性药物,如华法林,而增强其抗凝效应。因此切忌和抗凝剂并用。和乙醇合用时将增强抑制作用,并可出现血管扩张、血压降低和心动过速,故应避免和乙醇并用。此药不缩短快动眼睡眠的时间,停药时也无代偿性快动眼睡眠时间延长。对胃有刺激性,须稀释后口服。也可由直肠给药,多用于治疗癫痫持续状态。久服也可引起耐受性、依赖性和成瘾性。

2. 佐匹克隆(Zopiclone)

（1）其他名称

奥贝舒欣

（2）药理作用

佐匹克隆是环吡咯酮类衍生物,属于化学结构异于现存催眠类药物的新一类化合物,为短效镇静催眠药物。但药理作用与苯二氮䓬类相似,作用于相同受体。佐匹克隆可以缩短睡眠潜伏期,增加睡眠期并减少夜间觉醒次数。佐匹克隆可延迟 REM 睡眠的发生,但并不减少总 REM 时间,缩短睡眠 1 期,延长睡眠 2 期。服用佐匹克隆 4 周以上未见耐药性。

（3）体内过程

佐匹克隆吸收迅速、完全,1.5~2 h 后血药浓度达峰值,生物利用度大于 75%,无明显首剂效应。无性别差异。可迅速分布于全身。血浆蛋白结合率较低,约为 45%,且无饱和现象,故蛋白结合置换引起的药物相互作用较少。经肝脏代谢,其 N-氧化物有药理活性,最后自肾脏排出,少量自粪

便排出。$t_{1/2}$ 约为 5 h。老年人肝脏代谢降低，$t_{1/2}$ 延长。肝硬化者代谢减慢，应调整其剂量。

（4）临床应用

适用于治疗失眠症，尤其适用于不能耐受次晨残余作用的患者。

（5）用法用量

① 成人每次 7.5 mg，临睡前服。② 肝功能不全者或慢性呼吸功能不良患者每次 3.75 mg，临睡前服；加至 7.5 mg 必须慎重。③ 老年人和体弱者每次 3.75 mg，临睡前服；必要时可加至 7.5 mg。

（6）不良反应

不良反应与剂量及患者的敏感性有关。偶见日间嗜睡、口苦、口干、肌无力、遗忘、醉态。有些人出现异常的易怒、好斗，易受刺激或精神错乱，头痛、乏力，长期服药后突然停药会出现戒断症状（因药物 $t_{1/2}$ 短故出现较快），可能有较轻的激动、焦虑、肌痛、震颤、反跳性失眠及噩梦、恶心及呕吐，罕见较重的痉挛，肌肉颤抖，神志模糊（往往继发于较轻的症状）。过量可致昏睡或昏迷，但比一般苯二氮䓬类轻，毒性亦小。

（7）药物相互作用

① 加重中枢神经系统抑制剂（如酒精、抗组胺镇静剂、抗惊厥药或精神病药物）的中枢神经系统抑制作用。② 与神经肌肉阻滞药（筒箭毒、肌松药）或其他中枢神经抑制药合用，可增强镇静作用。③ 合用对肝药酶（特别是细胞色素 P450）有抑制作用的药物如西咪替丁或红霉素，可增加本品的吸收并加快催眠效果，应予以监测。特别是对老年患者。

（8）注意事项

① 对药物或药物中成分过敏者；重症肌无力患者；睡眠呼吸暂停综合征及严重肝功能不良的患者；曾对酒精和（或）镇静药物有异常反应的患者；15 岁以下儿童禁用。② 服药期间，严禁同时饮酒或饮含酒精的饮料。③ 如有严重嗜睡和（或）协调性不良，提示可能为药物不耐受或剂量

过大。服用过量的药物可出现熟睡甚至昏迷，应对症治疗。

（9）制剂与规格

片剂：7.5 mg。

3. 酒石酸唑吡坦（Zolpidem tartrate）

（1）其他名称

思诺思/乐坦

（2）药理作用

唑吡坦是与苯二氮䓬相关联的咪唑吡啶类催眠剂。研究表明由于其能选择性拮抗 GABA - ω1 受体（BZ1）结合，因此有明显的镇静作用，并具有轻微的抗焦虑、肌肉松弛和抗惊厥作用。人体研究表明唑吡坦能缩短睡眠潜伏期，减少夜间醒觉次数，增加总的睡眠时间，提高睡眠质量。从脑电图的结果上看其与苯二氮䓬类作用不同。夜间睡眠时间试验研究显示唑吡坦能延迟睡眠的第 Ⅱ 期、第 Ⅲ 期及第 Ⅳ 期（深睡眠期）。服用推荐剂量的唑吡坦，不影响 REM 睡眠总时间。

（3）体内过程

口服唑吡坦生物利用度约为 70%，最大血药浓度达峰时间为 0.5～3 h。血浆蛋白结合率约为 92%。唑吡坦肝脏代谢，主要在尿（约 60%）和粪便（约 40%）中排泄，其排泄物为非活性代谢物。无肝酶诱导作用，平均血药清除 $t_{1/2}$ 为 2.4 h。

（4）临床应用

用于治疗偶发性，暂时性和慢性失眠症。患者必须在临睡前服用。唑吡坦的治疗时间应尽可能短，最短为数天，最长不超过 4 周。对偶发性失眠而言，治疗时间应限制在 2～5 天之内。对于短暂性失眠而言，治疗时间不应超过 2～3 周。

（5）不良反应

常见的不良反应包括：意识模糊、精神病样反应、头晕、眩晕、共济失调、头痛、嗜睡、警觉度降低、肌力减弱、复视等。在治疗剂量下可出现顺行性遗忘，随药量增加出现的危险也增加。一些患者在顺

行性遗忘的同时还有行为障碍。还有可能出现习惯性、依赖性及反跳性失眠。

（6）药物相互作用

① 阿片类药物，巴比妥类：联用可增加呼吸抑制的危险，过量时有致死的可能。② 其他中枢神经抑制药：具有镇静作用的抗抑郁药、H1 抗组胺药、抗焦虑药、抗精神病药、可乐定及萨利多胺（反应停），若与这些药物联用增加呼吸抑制的危险。同时，由于损害警觉度，合并使用者驾车或操作机械可能产生危险。③ 氯氮平：联用增加循环衰竭的危险及导致呼吸/心跳骤停。

（7）注意事项

① 下列情况下禁用本药：对唑吡坦或其中任何一种成分过敏者；严重的呼吸功能障碍者；严重的肝功能障碍者；睡眠呼吸暂停综合征；十五岁以下儿童；哺乳期的妇女；肌无力患者；先天性半乳血糖症，葡萄糖和半乳糖吸收不良或乳糖酶缺陷者。② 临床上不应与酒精合并使用，由于损害警觉度，合并使用者驾车或操作机械可能产生危险。故服药期间应避免饮酒或服用含有酒精的药物。

（8）制剂与规格

片剂：10 mg。

第四节　抗焦虑药物

焦虑状态主要表现为主观感觉不安、烦躁、多虑、恐惧或心境抑郁，时常伴随产生心悸、多汗、呼吸窘迫、手脚发凉或尿频等植物神经功能异常。焦虑状态多见于若干类型的神经症，也常见于许多心身疾病、更年期综合征，伴随躯体病症的心理障碍、人格障碍或处境性的应激反应。

人类寻求药物来解脱焦虑的历史悠久。20 世纪就使用了溴化物，后来使用了巴比妥类等镇静药物。20 世纪 50 年代后，巴比妥的蓄积中毒和依赖问题逐渐缩小了其医疗范围，被丙二醇类衍化物甲丙氨酯所取代。利眠宁的问世为崭新的、疗效卓著的苯二氮䓬类抗焦虑药物创造了开端。

苯二氮䓬类抗焦虑药物适用于急慢性焦虑状态和各种类型神经症、躯体病症伴发的焦虑症、更年期综合征、各类疾病伴发的焦虑状态，以及手术前后的不安激动等。苯二氮䓬类药物之间的联合应用并不能提高疗效，反而会引起药物蓄积，招致更多的不良反应。故一般只选用它们中的一种药物来开展治疗。对急性焦虑发作可口服作用时间短的奥沙西泮。对需要治疗一个阶段的慢性焦虑

可选用排出较缓慢的安定或甲氨二氮䓬（利眠宁），对焦虑伴随睡眠障碍者可选用三唑仑或氟西泮等。治疗中应配合心理治疗。

因为焦虑多为发作性，故任何药物疗程不应冗长，苯二氮䓬抗焦虑药一般使用期限不超过 6 周。若需继续使用时，中间需停药两周，再重复进行治疗。这样可以减少药物的耐受性，防止产生药物依赖性。对较长时期用药者（4 周以上），应徐缓撤药，在 1 周之内撤毕。

苯二氮䓬类抗焦虑药可以加强酒精及其他中枢神经抑制药物的作用。同样可以加强抗精神病药物或抗抑郁剂的中枢镇静作用，故一般不应与上述药物伍用。对孕妇或老龄以及对其他药物依赖者应慎用。

其他抗焦虑药还包括丁螺环酮、谷维素、盐酸依替福辛、氯美扎酮、甲丙氨酯、苯佐他明等。

丁螺环酮，选择性 5-HT$_{1A}$ 受体的部分激动药，降低 5-HT 释放量，不直接影响 GABA$_A$ 受体。在解除焦虑症状时不产生显著的镇静、催眠或致遗

忘等。它与苯二氮䓬之间无交叉耐受性，不良反应较少、药物依赖性也较低。

谷维素作用于间脑的自主神经系统与分泌中枢，能调节自主神经功能，激活与自主神经有关的下背侧丘脑及大脑边缘系统，减少内分泌平衡障碍，改善精神神经失调症状，稳定情绪，减轻焦虑及紧张状态，并能改善睡眠。谷维素主要用于自主神经功能失调（包括胃肠神经官能症、心血管神经官能症）、周期性精神病、脑震荡后遗症、精神分裂症等有较好的疗效。对更年期综合征、月经前期紧张症等，也有一定疗效。服后偶有胃部不适、恶心、呕吐、口干、皮疹、瘙痒、乳房肿胀、油脂分泌过多、脱发、体质量迅速增加等反应，但停药后均可消失。胃及十二指肠溃疡患者慎用。

（陈晓文　吴飞华　肖忠革）

参 考 文 献

1　李家泰. 临床药理学. 2 版. 北京：人民卫生出版社，1999.

2　金有豫. 药理学. 5 版. 北京：人民卫生出版社，2001.

3　司天梅，李森强，舒良. 艾司佐匹克隆的临床研究进展及应用. 中国新药杂志，2006，15：145 - 148.

4　Davies M，Glen N J，Derry J M C，et al. Characterization of the interaction of zopiclone with γ - aminobutyric acid type A receptors. Mol Pharmacol，2000，58：756 - 762.

5　边颖，蔡毅，黄玉荣. 酒石酸唑吡坦的主要药效学实验研究. 天津医科大学学报，2003，9：216 - 218.

6　崔海瑛，张祥建. 临床易混淆的概念及诊治技巧（十）——苯二氮䓬类药物中毒的常见临床表现及治疗. 中国全科医学，2006，9：1 053.

第十八章　促凝血药与止血药

第一节　概　述

血液从血管或心腔逸出，称为出血（hemorrhage）。出血有生理性出血和病理性出血。前者如正常月经的子宫内膜出血；后者多由日常生活中可能发生的组织损伤、血管病变及出血性疾病等引起。正常生理情况下，人体血管内的血液一直保持畅流状态，不致出血、凝血、血栓形成或栓塞，这取决于机体内凝血和抗凝血、纤溶和抗纤溶这两对矛盾系统的动态平衡。当该平衡失调时，就会引起出血或形成血栓栓塞性疾病。人体正常的止血功能主要是通过毛细血管、血小板、血浆中凝血因子和抗凝血因子等多方面的协同作用来实现的。当组织损伤、小血管破裂时，血管壁反射性收缩，血流受阻，因而起到暂时止血的作用；血小板黏性增强，容易黏附于受损血管内膜，发挥聚集和释放反应，形成血小板血栓，黏合小的破裂；同时触发凝血过程，各种凝血因子相继被激活而产生一系列酶促反应，形成凝血酶原激活物，使凝血酶原变成凝血酶，最终形成纤维蛋白，而达到止血作用。

当出血不能用加压、结扎、缝合、电凝等控制时，常需加用止血药和促凝血药。止血药和促凝血药是指能加速血液凝固，抑制纤维蛋白溶解，或降低毛细血管通透性而使出血停止的药物。按其作用机制可分为：① 促进凝血因子活性的止血药，如维生素 K 类、新凝灵、血凝酶、硫酸鱼精蛋白等。其能促使肝脏合成凝血酶原和其他凝血因子，或能提高它们的活性，或能促进凝血因子的释放，加速血液凝固。② 抗纤维蛋白溶解药，如氨基己酸、氨甲苯酸、氨甲环酸、抑肽酶等。这类药物主要作用于纤维蛋白溶解系统，抑制纤溶活性。主要用于高纤溶性出血。③ 作用于血管的止血药，如酚磺乙胺、卡巴克络等。这类药物直接作用于血管平滑肌，降低毛细血管通透性，从而产生止血效果。④ 局部止血药，如凝血酶、吸收性明胶海绵等。此类药物仅用于外伤或手术后渗血的局部止血。⑤ 含凝血因子的制剂，如人凝血因子Ⅷ、凝血酶原复合物等。这些制剂是从健康人或动物血中分离提纯，经冻干处理而得，含有各种凝血因子，常作为替代或补充疗法，防治先天性或获得性凝血因子缺乏所致的出血。⑥ 中草药制剂及中成药，如三七粉（片）、云南白药等。

第二节　促进凝血因子活性的止血药

1. 维生素 K 类（Vitamin K）

维生素 K 是一组具有萘醌结构的物质,有天然的和人工合成的 4 种:维生素 K_1 和维生素 K_2 是天然的,其中维生素 K_1 广泛存在于绿叶植物和谷类中,维生素 K_2 是人体肠道细菌的代谢产物,维生素 K_1、维生素 K_2 是脂溶性维生素,口服后需经胆汁协助吸收;维生素 K_3、维生素 K_4 为人工合成,是水溶性维生素,其吸收不需胆汁的协助。维生素 K_1、维生素 K_3、维生素 K_4 为临床常用制剂,它们进入人体后的生理功能基本相似。

（1）其他名称

维生素 K_1:植物甲萘醌

维生素 K_3:甲萘醌/2-甲基-1,4-萘二酮

维生素 K_4:甲萘氢醌/2-甲基-1,4-萘二醇/乙酰甲萘醌

（2）药理作用

维生素 K 是肝脏合成凝血因子 Ⅱ、Ⅶ、Ⅸ 和 Ⅹ 所必需的物质,这些因子上的谷氨酸残基必须在肝微粒体系统羧化酶的作用下形成 9～12 个 γ-羧谷氨酸,才能与钙离子结合,并连接磷脂表面和调节蛋白,从而使这些因子具有凝血活性。在羧化反应中,氢醌型维生素 K 被转化为环氧化物,后者在 NADH 作用下再还原为氢醌型,重新参与羧化反应。维生素 K 缺乏或环氧化物还原受阻,可引起这些凝血因子合成障碍或异常,导致血液凝固迟缓,引起出血。此外,维生素 K 还能促进纤维蛋白原形成纤维蛋白,对能量及合成代谢也有良好的影响。

（3）体内过程

维生素 K_1、维生素 K_2 是脂溶性维生素,口服后需经胆盐乳化,在小肠吸收;维生素 K_3、维生素 K_4 是水溶性维生素,口服后可直接被肠黏膜吸收进入血液循环。本品在肝内代谢,大部分经胆汁及尿排出,但存在肝肠循环。用药数日后才能使凝血酶原恢复正常。

（4）临床应用

适用于几种常见的维生素 K 缺乏导致凝血因子 Ⅱ、Ⅶ、Ⅸ、Ⅹ 形成障碍所致的出血性疾病,如阻塞性黄疸或瘘瘘患者,因胆汁分泌不足导致维生素 K 吸收障碍、早产儿及新生儿肝维生素 K 合成不足、广谱抗菌素滥用抑制肠道细菌合成维生素 K,肝疾病引起凝血酶原和其他凝血因子的合成减少等所引起的出血。口服香豆素类或水杨酸过量引起的出血。

（5）用法用量

维生素 K_1:一般常作肌内注射,每次 10 mg,1～2次/日或视病情需要而定。通常 24 小时内总剂量不超过 40 mg。严重出血时缓慢静注,注药速度不超过 5 mg/min;用于抗凝血药过量所致的出血,剂量可增至 50～100 mg。预防新生儿出血,首剂 0.5～1 mg 肌注或静脉注射,以后视病情每 8 小时给药 1 次。预防新生儿出血,在孕妇分娩前12～24 小时内 1～5 mg 肌注或缓慢静脉注射。

维生素 K_3:临床上仅用于轻度出血的患者。口服,每次 2～4 mg,3 次/日。肌内注射,每次 2～4 mg,每日 4～8 mg。预防新生儿出血:可在产前 1 周给孕妇肌内注射,每日 2～4 mg。

维生素 K_4:本品常用于轻症患者或预防性用药,口服,每次 5 mg,2～3 次/日。

（6）不良反应

本品毒性低,偶可发生过敏反应。静脉注射过

快时,可出现面部潮红、出汗、胸闷、支气管痉挛、心动过速、紫绀,甚至血压急剧下降,危及生命。一般多作肌内注射。口服可发生恶心、呕吐等胃肠道反应。对红细胞缺乏葡萄糖-6-磷酸脱氢酶的特异质患者,可诱发溶血性贫血;新生儿或早产儿由于酶系统不成熟且排泄功能不良,使用过大剂量(>5 mg/d)容易引起高胆红素血症或氧化损伤性溶血。

(7) 相互作用

① 本品与苯妥英钠混合 2 小时后可出现颗粒状沉淀,与维生素 C、维生素 B_{12}、右旋糖酐混合,溶液会发生混浊。② 口服抗凝剂(如双香豆素类)可拮抗本品作用。③ 水杨酸类、磺胺类、奎宁、奎尼丁等也可影响维生素 K 的效应。

(8) 注意事项

① 患者肝功能损伤时,本品疗效不明显,盲目加量可加重肝损伤。② 本品对肝素引起的出血倾向无效。③ 外伤出血无需使用本品。④ 维生素 K 可通过胎盘,故对临产孕妇应尽量避免使用。⑤ 当维生素 K 依赖因子缺乏而发生严重出血时,在短期内常不易产生疗效,可采用先输注新鲜血液、血浆或凝血酶原复合物。

(9) 制剂规格

① 维生素 K_1 片剂:10 mg。② 维生素 K_1 注射液:1 ml:2 mg,1 ml:10 mg。③ 维生素 K_3 片剂:2 mg,4 mg。④ 维生素 K_3 注射液:1 ml:2 mg,1 ml:4 mg。⑤ 维生素 K_4 片剂:2 mg,4 mg,5 mg。

2. 硫酸鱼精蛋白(Protamine sulfate)

鱼精蛋白是从鲑鱼类新鲜成熟精子中提取的一种低分子碱性蛋白,制成硫酸盐供药用。

(1) 药理作用

本品具有强碱性基团,在体内可与强酸性的肝素结合,形成稳定复合物,使其失去抗凝活性。本品尚具有轻度抗凝血酶原激酶作用,但临床一般不用于对抗非肝素所致的抗凝作用。本品作用迅速,静注后 1 分钟即可发挥止血效应,作用持续约 2 小时。

(2) 临床应用

本品主要用于肝素过量所致的出血。此外,心血管手术、体外循环、血液透析应用肝素者,结束时应用本品以中和体内残存肝素。

本品给药剂量取决于需中和的肝素量。每 1 mg 鱼精蛋白可拮抗 100 U 肝素。由于肝素在体内降解迅速,在注射肝素后 30 分钟,每 100 U 肝素,只需用鱼精蛋白 0.5 mg。本品每次用量不超过 50 mg(5 ml),缓慢静注。由于本品自身具有抗凝作用,因此 2 小时内(即本品作用有效持续时间内)不宜超过 100 mg。除非另有确凿依据,不得加大剂量。

(3) 不良反应

① 本品快速静注可引起低血压、心动过缓、胸闷、呼吸困难等。② 本品注射后可引起恶心呕吐、面红潮热及倦怠,如作用短暂,无需治疗。③ 偶有过敏,对鱼过敏者易发生荨麻疹、血管神经性水肿等不良反应。因此,鱼过敏者应慎用本品。

(4) 相互作用

本品与头孢菌素及青霉素有配伍禁忌,切忌同时注射。

(5) 注意事项

① 本品仅供静注,应缓慢给药。给药后即需作凝血功能检查。② 对血容量偏低患者,宜纠正后再用本品,以防周围血循环衰竭。③ 本品能被血液所灭活,当其应用于中和大剂量肝素时,可发生肝素"反跳"现象,这种并发症需要额外注射鱼精蛋白。

(6) 制剂规格

硫酸鱼精蛋白注射液:5 ml:50 mg,10 ml:100 mg。

3. 血凝酶(Reptilase)

(1) 其他名称

蛇凝血素酶/蝮蛇血凝酶/立血止/蛇毒促凝血酶/巴曲酶(曾用名)

（2）药理作用

本品作用于纤维蛋白原，促进其降解生成纤维蛋白Ⅰ单体，进而交联聚合形成难溶性纤维蛋白，促进凝血。本品不影响血液的凝血酶原数目，因此使用本品后无血栓形成的危险。

（3）临床应用

本品用于需减少流血或止血的各种医疗情况，如：外科、内科、妇产科、眼科、耳鼻喉科、口腔科等临床科室的出血及出血性疾病。手术前用药，可减少出血倾向，避免或减少手术或手术后出血。本品 1 ml 含 1 个 Klobusitzky 凝血单位（KU），肌注后，止血效应在 15 分钟后开始，持续 24～28 小时。静注后，止血效应在 5～10 分钟后达到高峰。

（4）用法用量

① 术前预防出血：手术前半小时肌注 1 KU，或术前 15 分钟静注 1 KU，即可应对可能的大出血。② 消化道出血、肺出血、肾出血、癌肿出血、肝病出血等：同时静注及肌注各 1 KU 便可减少出血，然后每 24 小时肌注 1 KU 至出血停止为止，通常情况下治疗 3 日即可。③ 妇科经血过多：每日肌注 1 KU，通常 3 日即可正常或经血减少。④ 与维生素 K 合用治疗新生儿出血：一般疗程 2 日，每日肌注 0.2～0.5 KU。

（5）不良反应

本品剂量过大时，可引起纤维蛋白原降低，血液黏滞度下降。

（6）注意事项

有血栓或栓塞史者以及 DIC 导致的出血患者禁用。除非紧急出血，孕妇不应使用本品。血液中缺乏血小板或某些凝血因子时，宜在补充血小板、凝血因子或输注新鲜血液的基础上再用本品。

（7）制剂规格

注射用血凝酶：1 KU。

4. 新凝灵（Ethylenediamine diacetu-rate）

（1）其他名称

双乙酰氨乙酸乙二胺/双乙酰氨乙酸乙二酯/新抗灵/合成 1 号止血剂

（2）药理作用

本品是我国自行合成的新型止血药，能促使凝血酶原形成凝血酶，继而使纤维蛋白原变成不溶性纤维蛋白，产生止血作用；使血小板破裂，促进其释放二磷酸腺苷（ADP）和其他促凝血因子，加速血液凝固；增强毛细血管的抵抗力，降低毛细血管的通透性，从而减少出血。

（3）临床应用

适用于消化道出血、眼鼻出血、妇科出血、痔疮出血、外科出血等情况下的止血，但对血小板数量极少和严重肝功能不良的出血以及咯血效果不佳。

（4）用法用量

① 肌内注射：每次 200 mg，每日 1 或 2 次。② 静脉注射：每次 200～400 mg，每日 1 或 2 次，以 25％葡萄糖溶液 20 ml 稀释后注射。③ 静脉滴注：每次 200～600 mg，以 5％葡萄糖溶液 250～500 ml 稀释后应用。

（5）不良反应

本品不良反应少见，偶有脱发、皮疹、药热、恶心、呕吐、腹泻等。用药过量可致组织和器官出血等。

（6）相互作用

本品与阿司匹林、水杨酸钠、保泰松、安妥明、右旋甲状腺素、部分氨基糖苷类抗生素、水合氯醛、氯霉素、扑热息痛、奎尼丁、奎宁、甲磺丁脲、氯丙嗪等合用时，效应增强；与巴比妥类、导眠能、非那宗、维生素 K、利福平、皮质激素等合用时，效应减弱。

（7）制剂规格

2 ml：200 mg。

第三节　抗纤维蛋白溶解药

1. 氨基己酸（Aminocaproic acid）

（1）其他名称

氨己酸/6-氨基己酸

（2）药理作用

本品能竞争性抑制纤溶酶原的激活，保护纤维蛋白不被纤溶酶所降解和溶解，最终起到止血的作用。高浓度时，对纤维蛋白溶酶还有直接抑制作用。

（3）临床应用

本品主要用于预防和治疗纤溶性出血，如脑、肺、子宫、膀胱、前列腺、尿道、肾上腺、甲状腺等外伤或手术出血。术中早期用药或术前用药，可减少手术中渗血，并减少输血量。本品可局部应用：术后膀胱出血可用 0.5% 溶液冲洗；拔牙后可用 10% 溶液漱口和蘸药的棉球填塞伤口；亦可用 5%～10% 溶液纱布浸泡后敷贴伤口。

（4）用法用量

① 静脉滴注：初始量 4～6 g，以 5%、10% 的葡萄糖溶液或生理盐水 100 ml 稀释，15～30 分钟内滴完；维持量每小时 1 g，维持时间视病情而定，每日量不超过 20 g，可连用 3～4 日。② 口服给药：每次 2 g，每日 3 或 4 次，依病情服用 7～10 日或更久。③ 儿童口服给药：每次 0.1 g/kg，每日 3 或 4 次，依病情服用 7～10 日或更久。

（5）不良反应

偶见腹泻、腹部不适、结膜出血、鼻塞、恶心、呕吐、早搏、头晕、皮疹、全身不适等。一般反应轻微，停药后即消失。静脉给药速度过快时，可有低血压、心率失常等反应。大剂量长期给药，氨基己酸可能导致肌肉损害，还可能发生肾脏衰竭。

（6）相互作用

服用避孕药或雌激素的妇女，应用 6-氨基己酸可增加血栓形成的倾向。

（7）注意事项

① 本品排泄较快，须持续给药，否则有效血药浓度迅速降低。② 本品不能阻止小动脉出血，术中如有活动性动脉出血，仍须结扎止血。

（8）制剂规格

① 氨基己酸片：0.5 g。② 氨基己酸注射液：10 ml：2 g，20 ml：4 g。

2. 氨甲苯酸（Aminomethylbenzoic acid）

（1）其他名称

对氨甲基苯甲酸/止血芳酸

（2）药理作用

本品能竞争性抑制纤溶酶原在纤维蛋白上的吸附，防止其激活，保护纤维蛋白不被纤溶酶所降解和溶解，最终达到止血效果。本品尚能直接抑制纤溶酶活力，减少纤溶酶激活补体的作用，从而达到防止遗传性血管神经性水肿的发生。本品止血作用较氨基己酸强 4～5 倍，且排泄慢，毒性较低。

（3）体内过程

本品口服后胃肠道吸收率为 (69±)2%。服药后 3 小时血药浓度即达高峰值。口服后 8 小时血药浓度已降到很低水平；静脉注射后有效血药浓度可维持 3～5 小时。口服 24 小时后，给药总量的约 36% 以原形随尿排出，静注则排出约 63%，其余为乙酰化衍生物。

（4）临床应用

本品主要用于因原发性纤溶过度所引起的出

血,包括急性和慢性,局限性和全身性的高纤溶出血,如癌肿、白血病、妇产科意外、严重肝病出血等。此外,尚适用于链激酶或尿激酶过量引起的出血。

（5）用法用量

① 静脉注射：每次 0.1～0.3 g,用 5% 葡萄糖注射液或 0.9% 氯化钠注射液 10～20 ml 稀释,1 日最大用量 0.6 g。② 口服给药：每次 0.25～0.5 g,2～3 次/日,每日不超过 2 g。③ 儿童静脉注射：每次 0.1 g,用 5% 葡萄糖注射液或 0.9% 氯化钠注射液 10～20 ml 稀释。

（6）不良反应

不良反应少见。偶有头昏、头痛、腹部不适。

（7）相互作用

① 本品与口服避孕药或雌激素合用,有增加血栓形成的危险。② 本品与其他凝血因子（如因子Ⅸ）等合用,有形成血栓的可能。

（8）注意事项

本品不能与青霉素、输注血液配伍使用。有血栓形成倾向者（如急性心肌梗死）或有血栓栓塞病史者慎用。本品不宜用于弥散性血管内凝血所致的继发性纤溶性出血,以防进一步血栓形成。前列腺或尿路手术患者不宜使用该药。

（9）制剂规格

① 氨甲苯酸片：125 mg,250 mg。② 氨甲苯酸注射液：5 ml：50 mg,10 ml：100 mg。

3. 氨甲环酸（Tranexamic acid）

（1）其他名称

反-对氨甲基环己烷羧酸/止血环酸

（2）药理作用

本品能竞争性抑制纤溶酶原的激活,保护纤维蛋白不被纤溶酶所降解和溶解,最终起到止血的作用。高浓度时,对纤维蛋白溶酶还有直接抑制作用。氨甲环酸的作用较 6-氨基己酸强 7～10 倍,较氨甲苯酸强 2 倍。因氨甲环酸在组织中抗纤溶活性较 6-氨基己酸、氨甲苯酸高而持久,

排泄慢、半衰期长,且毒性反应轻,故较后者应用广泛。

（3）临床应用

本品适用于全身或局部纤溶亢进所致的各种出血,如外科大手术出血、妇产科出血等。此外,亦可用于反复性鼻出血、眼外伤出血、消化道出血、肺出血、扁桃体切除术后出血、蛛网膜下复发性出血、凝血因子Ⅷ或Ⅸ缺乏的血友病患者拔牙后或口腔手术后的出血等。术中早期用药或术前用药,可减少术中渗血,并减少输血量。

（4）用法用量

① 口服给药：每次 0.25～0.5 g,每日 0.75～2 g。② 静脉注射或滴注：每次 0.25～0.5 g,每日 0.75～2 g。静脉注射以 25% 葡萄糖溶液稀释,静滴以 5%～10% 葡萄糖溶液稀释。治疗原发性纤维蛋白溶解所致出血时,剂量可酌情加大。

（5）不良反应

偶见腹泻、恶心、呕吐等,一般反应轻微,停药即消失。因本品可进入脑脊液,静脉给药速度过快时,可有视力模糊、头痛、头晕、疲乏等中枢神经系统症状。

（6）相互作用

本品与青霉素或尿激酶等溶栓剂有配伍禁忌；口服避孕药、雌激素或凝血酶原复合物浓缩剂与本品合用,有增加血栓形成的危险。

（7）注意事项

本品不宜用于治疗活跃的血管内凝血或纤维蛋白沉着的患者,以防血栓的进一步形成。有血栓形成倾向或有栓塞性血管病史患者禁用或慎用。本品可进入脑脊液,过量可致颅内血栓形成。慢性肾功能不全时用量应酌减。

（8）制剂规格

① 氨甲环酸片：125 mg,250 mg。② 氨甲环酸胶囊：250 mg。③ 氨甲环酸注射液：2 ml：100 mg,5 ml：250 mg。

4. 抑肽酶(Aprotinin)

(1) 其他名称

胰蛋白酶抑制剂/抑肽酸/抑胰肽酶

(2) 药理作用

本品为广谱的蛋白酶抑制剂,能可逆地抑制各种激肽释放酶、胰蛋白酶、糜蛋白酶、纤维蛋白溶酶、血浆及组织中血管舒缓素的活性。本品抑制游离的纤溶酶,也可抑制用链激酶进行溶栓治疗时形成的中间体——纤维蛋白溶酶链激酶复合物。其抗纤溶作用基于对过分激活的纤溶酶活性的直接抑制作用,因此能保护 V、VIII 因子及血浆中的 α_2-球蛋白。抑肽酶还具有阻断参与纤维蛋白溶解过程中的激肽生成、保护血小板的功能。

(3) 体内过程

本品静脉注射后迅速分布至细胞外液,由肾细胞溶酶体代谢失活而随尿液排泄,$t_{1/2}$ 约 10 h。

(4) 临床应用

本品适用于创伤或手术后局部或全身纤溶亢进性出血;弥漫性血管内凝血(DIC)引起的继发性纤溶亢进症;尿路手术后出血;急性出血性、坏死性、水肿性胰腺炎及慢性胰腺炎急性发作;蛋白水解酶活力增高引起的十二指肠、小肠瘘不愈;急性心肌梗死;术后预防肠粘连等。

(5) 用法用量

过敏反应试验剂量:每次 1 万单位(KU)静注,10 分钟后无反应方可进行治疗。

静注或静滴,要根据病情调节剂量。① 治疗出血:首剂用量 5 万单位(KU),缓慢静注或短时静滴(最大滴速 5 ml/min),维持量每 2 小时 5 万单位(KU),直到出血被控制。儿童用量为每日 2 万单位(KU)/kg。② 急性胰腺炎:每次 5 万～10 万单位(KU),每日 5 万～20 万单位(KU),缓慢静注(不超过 2 ml/min)。每日维持量为 20 万～400 万单位(KU)。③ 妇产科出血:首剂 10 万单位(KU),以后每小时 2 万单位(KU),直至出血停止。④ 预防术后肠粘连:在手术切口闭合前直接腹腔内注入 2 万～5 万单位(KU),注意切勿与伤口接触。

(6) 不良反应

偶有过敏反应发生。注射速度不宜过快。偶有恶心、发热、血管痛等,多次注射可发生静脉炎及脉搏加快等。

(7) 相互作用

本品对血栓溶解剂有剂量依赖的抑制作用。本品禁止与其他药物配伍输注,尤其不能与 β-内酰胺类抗生素合用。

(8) 注意事项

对本品过敏者、妊娠或哺乳期妇女禁用。在使用过程中如出现过敏反应,应立即停药,进行急救。本品加到肝素化血液中会延长全血的凝血时间,用本品高剂量治疗时会延长激活全血凝血时间(ACT),因而影响肝素水平,故推荐 ACT 保持在 750 s 以上。

(9) 制剂规格

① 抑肽酶注射液:5 ml:5 万 KU,5 ml:10 万 KU,10 ml:10 万 KU,10 ml:20 万 KU,50 ml:50 万 KU。② 粉针剂:1 万 KU,5 万 KU,10 万 KU,50 万 KU。

第四节　作用于血管的止血药

1. 酚磺乙胺(Etamsylate)

(1) 其他名称

羟苯磺乙胺/氢醌磺乙胺/止血敏

(2) 药理作用

本品能降低毛细血管通透性,使血管收缩,出血时间缩短。本品还能增加血液中血小板数量,增强血小板聚集性和黏附性,促进血小板释放凝血活性物质,缩短凝血时间。静注后1 h作用达高峰,作用4～6 h。本品易从胃肠道吸收。

(3) 临床应用

用于防治各种手术前后的出血,也可用于血小板减少性紫癜以及血管因素及其他原因引起的出血,如脑出血、胃肠道出血、泌尿道出血、眼底出血、齿龈出血、鼻衄等。

(4) 用法用量

① 肌内注射或静脉注射,每次0.25～0.5 g,每日总量0.5～1.5 g;静脉滴注,每次0.25～0.75 g,2～3次/日,稀释后滴注。② 预防手术出血:术前15～30 min肌注或静滴0.25～0.5 g,必要时2小时后再注射0.25 g,每日总量0.5～1.5 g。③ 口服给药:每次0.5～1 g,3次/日。④ 儿童,口服给药:按体重10 mg/kg给药,3次/日。

(5) 不良反应

可出现恶心、头痛和皮疹。有报道静脉注射后可出现暂时性低血压。本品毒性低,偶有静脉注射后发生过敏性休克的报道。

(6) 相互作用

与维生素K合用,可增强其止血效果,但不可与氨基己酸注射液混合使用,以免中毒。右旋糖苷抑制血小板聚集而拮抗本品的凝血作用。

(7) 注意事项

高分子血容量扩张剂,应在本品之后使用,不能在本品之前使用。

(8) 制剂规格

① 酚磺乙胺片:0.25 g,0.5 g。② 酚磺乙胺注射液:2 ml:0.25 g,5 ml:0.5 g,5 ml:1 g。

2. 卡巴克络(Carbazochrome)

(1) 其他名称

安络血/安特诺新/肾上腺色素缩氨脲/肾上腺色素缩氨酸/肾上腺色腙/卡络柳钠

(2) 药理作用

本品为肾上腺素的氧化衍生物,能增强毛细血管对损伤的抵抗力,稳定血管及其周围组织的酸性黏多糖,降低毛细血管的通透性,增强受损毛细血管的收缩作用,从而缩短止血时间。

(3) 临床应用

主要用于毛细血管通透性增加所致的出血,如特发性紫癜、视网膜出血、胃肠出血、鼻衄、咯血、血尿、痔出血等。对大量出血和动脉出血疗效较差。本品也可用于局部止血,且能被组织吸收,故适用于不易缝合及结扎的脏器如肝、脾出血和其他手术或创伤出血。

(4) 用法用量

① 口服:每次2.5～5.0 mg,2～3次/日;严重病例每次5～10 mg,2～4小时/次。② 肌内注射:每次5～10 mg,2～3次/日,出血缓解后改口服;严重出血者每次10～20 mg,2～3小时/次。③ 局部用药:将止血棉切成所需要的大小形状,敷于出血处,按压至少1 min,待止血后缠上绷带。

(5) 不良反应

本品毒性低,大剂量使用可产生水杨酸样反应,如恶心、呕吐、头晕、耳鸣、视力减退等。还可引起精神紊乱及异常脑电活动。

(6) 相互作用

抗组胺药、抗胆碱药的扩血管作用可影响本品的止血效果,如合并用药,应加大本品剂量。维生素C能降低毛细血管的通透性和脆性,故本品不宜与维生素C合用。本品可降低氟哌啶醇等抗精神病药物的效应,合用时应调整氟哌啶醇等的剂量。本品对抗癫痫药可能有拮抗作用,有癫痫病史患者慎用。

(7) 注意事项

对水杨酸过敏者禁用。有癫痫及精神病史患者慎用。

(8) 制剂规格

① 卡巴克络片:2.5 mg,5 mg。② 卡巴克络注射液:1 ml:5 mg,2 ml:10 mg。

第五节 局部止血药

1. 凝血酶 (Thrombase)

（1）其他名称

凝血素

（2）药理作用

本品是从牛或猪血中提取的凝血酶原，能直接作用于血液中的纤维蛋白原，促使其转变为纤维蛋白，加速血液的凝固，达到止血的目的。

（3）临床应用

适用于不易结扎的小血管、毛细血管以及实质性脏器出血的止血；用于外伤、手术、口腔、耳鼻喉、泌尿、妇产科以及消化道等部位的止血。① 局部止血：用灭菌生理盐水溶解本品成 50～1 000 U/ml 的药液，喷雾或灌注于创面，或以明胶海绵、纱条蘸本品贴敷于创面，也可直接撒本品干粉于创面。② 消化道止血：用适量生理盐水溶解本品，使成 50～500 U/ml 的溶液，口服或灌注，每次用量 50～2 000 U，1～6 小时/次。根据出血部位和程度，适当增减浓度、用量和次数。

（4）不良反应

偶可致过敏反应，应及时停药。外科止血中应用本品曾有致低热反应的报道。

（5）相互作用

① 本品受热或遇酸、碱、重金属盐会导致活力下降而失去作用。② 为提高上消化道出血的止血效果，宜先服一定量制酸剂中和胃酸后口服本品，或同时静脉给予抑酸剂。③ 本品还可用磷酸盐缓冲液（pH 值 7.6）或冷牛奶溶解。如用阿拉伯胶、明胶、果糖胶、蜂蜜等配制成乳胶状溶液，可提高凝血酶的止血效果，并可适当减少本品用量。

（6）注意事项

① 本品严禁做血管内、肌内或皮下注射，如误入血管，可导致血栓形成、局部坏死，危及生命。② 本品必须直接与创面接触，才能起到止血作用。③ 冷冻干燥的干粉制剂稳定性好，制成溶液后很快失活，应临用时新鲜配制。

（7）制剂规格

凝血酶无菌冻干粉末：100 U，200 U，500 U，1 000 U，2 000 U，5 000 U，10 000 U。

2. 吸收性明胶海绵 (Absorbable gelatin)

（1）其他名称

明胶海绵/吸收性明胶止血海绵

本品为局部止血药，是白色或微黄色轻软而多孔的海绵状物，吸湿性强，可吸收其本身质量的 50 倍水或 48 倍血液。贴敷于创面时，吸入大量血液，促使血小板破裂，释放出大量凝血因子，而促使血液凝固。本品还有支架作用，使血块不易脱落而达到止血作用。

（2）临床应用

本品用于外科手术中不能缝合或结扎的中度出血，在扁桃体切除、拔牙等手术中用于暂时性填塞创面，以防继发性出血。

（3）用法用量

先将创面的渗血拭净，立即将本品贴敷于渗血创面，再用干纱布压迫几分钟，即可止血。

（4）不良反应

在吸收过程中可能引起炎症反应，但比羊肠线轻。

（5）注意事项

本品不能控制动脉和静脉出血。禁用于耳和眼部手术。

（6）制剂规格

① 2 cm×2 cm×0.5 cm。② 6 cm×2 cm× 0.5 cm。③ 6 cm×6 cm×1 cm。④ 8 cm×6 cm ×0.5 cm。

第六节　含凝血因子制剂

1. 人凝血因子Ⅷ（Human coagulation factor Ⅷ）

（1）其他名称

第八凝血因子/冻干人抗血友病球蛋白/冻干人凝血因子Ⅷ/海莫莱士/抗甲种血友病因子/抗血友病球蛋白/抗血友病因子/浓缩第八因子/浓缩凝血因子Ⅷ

（2）药理作用

本品是从新鲜冻干健康人血浆或新鲜血浆中分离、提纯、冻干、浓缩而得，是一种大分子量的糖蛋白复合物。主要成分为凝血因子Ⅷ（抗甲种血友病因子）及少量纤维蛋白原。在内源性凝血过程中，凝血因子Ⅷ是凝血因子Ⅸ的辅助因子，能在血小板表面参与促使凝血酶原向凝血酶转化的过程，从而使凝血过程正常进行。血浆凝血因子Ⅷ活性的正常均值为 100%（正常范围为 50%～200%）。甲型血友病患者血浆凝血因子Ⅷ活性水平低于 5%，重型低于2%。静脉每输注人凝血因子Ⅷ 1 U/kg，能使血浆凝血因子Ⅷ水平升高 2%～2.5%。

（3）临床应用

本品对缺乏人凝血因子Ⅷ所致的凝血机能障碍具有纠正作用。主要用于防治甲型血友病和获得性凝血因子Ⅷ缺乏所致的出血及这类患者的手术出血治疗。

（4）用法用量

① 轻度至中度出血：单一剂量 10～15 U/kg，将凝血因子Ⅷ水平提高到正常人水平的 20%～30%。② 较严重出血或小手术：需将凝血因子Ⅷ水平提高到正常人水平的 30%～50%，通常首次剂量 15～25 U/kg；如需要，每隔 8～12 小时给予维持剂量 10～15 U/kg。③ 大出血：危及生命的出血如口腔、泌尿道及中枢神经系统出血或重要器官如颈、喉、腹膜后的出血，首次剂量 40 U/kg，然后每隔 8～12 小时给予维持剂量 20～25 U/kg。疗程由医生决定。④ 手术：只有当凝血因子Ⅷ抑制物水平无异常增高时，方可考虑择期手术。手术开始时血液中凝血因子Ⅷ浓度需达到正常水平的60%～120%。通常在术前按 30～40 U/kg 给药。术后 4 天内凝血因子Ⅷ最低应保持在正常人的60%，接下去的 4 天减至 40%。⑤ 获得性凝血因子Ⅷ抑制物增多症：应给予大剂量的凝血因子Ⅷ，一般超过治疗血友病患者所需剂量 1 倍以上。

（5）不良反应

可出现寒战、恶心、头晕或头痛，有时可出现过敏或溶血反应。

（6）相互作用

本品禁与其他药物同用。

（7）注意事项

① 在大量反复应用本品时，应注意过敏和溶血反应及肺水肿。② 本品溶解后应立即使用，输液器必须带有滤网终端装置，以除去药液中可能存在的细小微粒，滴速一般宜每分钟 60 滴。输液用具为 1 次使用，不得反复使用。③ 本品对缺乏凝血因子Ⅸ所致的乙型血友病或缺乏凝血因子Ⅺ所致的丙型血友病无效。④ 本品仅用于静脉注射或静脉滴注。⑤ 本品应保存于 2℃～8℃干燥处，切勿冻结。

（8）制剂规格

人凝血因子Ⅷ注射剂：50 U，100 U，200 U，400 U。

2. 凝血酶原复合物（Prothrombin complex concentrates，PCCS）

（1）其他名称

人凝血酶复合物/未激活的浓缩凝血酶原复合物/血浆凝血因子

（2）药理作用

本品包含凝血因子Ⅱ、Ⅶ、Ⅸ及Ⅹ。凝血因子Ⅸ参与内源性凝血系统，在凝血因子Ⅺa及Ca^{2+}存在下，使其转化为凝血因子Ⅸa，进而促进凝血酶原转化为凝血酶。乙型血友病为遗传性凝血因子Ⅸ缺乏症，其轻、中及重型血浆凝血因子Ⅸ浓度各为正常的5％以上、1％～5％之间及小于1％。给予凝血因子Ⅸ使其血浆浓度维持在正常值的25％～40％为止血所必需。凝血因子Ⅶ参与外源性凝血系统，在凝血因子Ⅹa和Ⅸa存在下使其转化为凝血因子Ⅶa，并与组织因子共同活化凝血因子Ⅹ。当凝血因子Ⅶ缺乏时，补充本品亦可预防及治疗出血。本品治疗甲型血友病出血的机制尚不清楚，但其中的凝血因子可绕过凝血因子Ⅷ而直接活化凝血因子Ⅹ，进而促进凝血酶的生成。香豆素类药物及茚满二酮抑制维生素K合成，从而影响凝血因子Ⅱ、Ⅶ、Ⅸ及Ⅹ的活化。给予本品可克服其抗凝作用。

（3）临床应用

① 本品主要用于预防和治疗凝血因子Ⅱ、Ⅶ、Ⅸ及Ⅹ缺乏导致的出血，如乙型血友病、严重肝病及弥漫性血管内凝血（DIC）等。② 本品也可用于逆转抗凝剂如香豆素类及茚满二酮等诱导的出血。③ 对已产生凝血因子Ⅷ抑制性抗体的甲型血友病患者，使用本品对其出血也有预防和治疗的作用。

（4）用法用量

① 乙型血友病：预防自发性出血，可给予20～40 IU/kg，每周2次静脉注射。治疗出血，对轻至中度出血，可给予25～55 IU/kg，或使用足以将凝血因子Ⅸ血浆浓度提高到正常浓度20％～40％的剂量，静脉注射，1次/日，使用1～2日。严重出血则需给予60～70 IU/kg，或将凝血因子Ⅸ血浆浓度提高到正常浓度20％～60％的剂量，10～12小时/次，连续2～3日。围手术期止血，拔牙前1小时给予50～60 IU/kg，或使用足以将凝血因子Ⅸ血浆浓度提高到正常浓度的40％～60％的剂量。若术后仍有出血，可重复此剂量。其他手术前1小时给予50～95 IU/kg，或使用足以将凝血因子Ⅸ血浆浓度提高到正常浓度的25％～60％的剂量。术后每12～24小时重复此剂量静脉注射，至少持续7日。② 甲型血友病：已产生凝血因子Ⅷ抗体的患者，预防及控制出血可给予75 IU/kg静脉注射。必要时12小时后再重复使用。③ 凝血因子Ⅶ缺乏症：为控制围手术期出血，术前可给予足以提高凝血因子Ⅶ血浆浓度到正常浓度的25％的剂量。术后每4～6小时重复1次，必要时持续7日。④ 抗凝剂诱发的出血：严重病例必要时可给予1 500 IU，并同时加用维生素K。

（5）不良反应

本品一般无不良反应，快速滴注时可引起发热、潮红、头疼等不良反应。偶有报道因大量输注导致弥漫性血管内凝血（DIC）、深静脉血栓、肺栓塞等。

（6）相互作用

本品不可与其他药物合用。

（7）注意事项

本品仅用于静脉注射或静脉滴注。对本品过敏者不能使用本品。除肝病出血患者外，一般在用药前应确诊患者是缺乏凝血因子Ⅱ、Ⅶ、Ⅸ及Ⅹ，方能对症下药。

（8）制剂规格

凝血酶原复合物注射剂：20 ml：200 IU，30 ml：300 IU，40 ml：400 IU。

第七节 中药止血药

三七片

（1）功能主治

本品具有散瘀止痛、消肿定痛之功效。用于咯血、吐血、便血、衄血、外伤出血、跌打淤血、淤血腹痛、痈肿疼痛、产后血运、崩漏等。

（2）用法用量

口服，每片 0.25 g，4～12 片/次；每片 0.5 g，2～6 片/次。

（3）不良反应

少见。

（4）注意事项

孕妇忌服，儿童慎用。肝肾功能异常者禁用。

（5）制剂规格

每片含三七：0.25 g，0.5 g。

云南白药

（1）药理作用

① 止血：明显促进大鼠及家兔的血小板聚集，增强血小板的活化百分率及血小板表面糖蛋白的表达。能缩短大鼠及家兔的凝血时间、伤口出血时间及凝血酶原时间，对家兔动脉血管有明显的收缩作用。② 活血化瘀：抑制大鼠静脉血栓形成，缓解高分子右旋糖酐造成大鼠的微循环障碍，降低大鼠全血黏度，改善血液的血流状态，加快小鼠耳郭微循环血流速度。有一定的对抗大鼠毛细血管急性血栓形成的作用，不会出现血管内异常凝血。

本品尚具有一定的抗炎及愈伤作用。

（2）功能主治

本品具有化瘀止血、活血止痛、解毒消肿之功效。用于跌打损伤，淤血肿痛，吐血、咳血、便血、痔血、崩漏下血，手术出血，疮疡肿毒及软组织挫伤，闭合性骨折，支气管扩张及肺结核咳血，溃疡病出血，以及皮肤感染性疾病。

（3）用法用量

① 刀、枪、跌打诸伤，无论轻重，出血者用温开水送服；淤血肿痛与未流血者用酒送服；妇科各症，用酒送服；但月经过多、红崩用温开水送服。毒疮初起，服 1 粒，另取药粉用酒调匀，敷患处；如已化脓，只需内服。其他内出血各症均可内服。② 口服，1～2 粒/次，4 次/日（2～5 岁按 1/4 剂量服用；6～12 岁按 1/2 剂量服用）。③ 外敷：药粉用酒调敷。凡遇较重之跌打损伤可先服保险子 1 粒，轻伤及其他病症不必服。

（4）不良反应

偶有过敏反应。

（5）注意事项

孕妇忌用，过敏体质忌用。服药 1 日内，忌食蚕豆、鱼类及酸冷食物。外用前务必清洁创面。

（6）制剂规格

胶囊剂：0.25 g/粒，32 粒/瓶，保险子 2 粒。

（陈慧瑾　肖忠革）

参 考 文 献

1　杨藻宸. 药理学和药物治疗学. 北京：人民卫生出版社，2000.

2　Katzung B G. Basic and clinical pharmacology. 8ed. McGraw-Hill，2001.

第十九章 抗变态反应药

变态反应是指人体接受抗原刺激后,免疫反应性异常增高所引起的组织损伤或生理紊乱。变态反应一般分为4型,即I型(速发型)、II型(细胞毒型)、III型(抗原-抗体复合型)、IV型(迟发型)。变态反应性疾病的预防和治疗,范围广泛,方法繁多。但总体上可归为两类,即特异性防治和非特异性防治。

特异性防治是指阻断或避免特异性过敏原对患者的刺激和对患者进行脱敏治疗,是一种治本的方法。但治疗过程复杂且见效缓慢。非特异性防治是指预防和消除变态反应造成的各种病理效应,系对症治疗,是一种治标的方法。但治疗过程简单,见效迅速,仍是本病最主要的防治手段。

非特异性防治药物种类较多,根据药物作用的机制可分为以下几类。

1. H$_1$受体阻断药

是目前临床应用最广泛的非特异性防治药物,它能与组胺竞争效应细胞上的组胺 H$_1$ 受体,表现出较强的抗组胺作用。

2. 抑制过敏活性介质释放的药物

其作用系稳定肥大细胞膜,阻止组胺或其他过敏反应介质释放,如色甘酸钠、酮替芬等。

3. 抑制抗原抗体反应的药物

如肾上腺皮质激素类、免疫抑制剂等。

4. 改善变态反应休克组织、器官病理生理反应的药物

包括平滑肌解痉剂,如异丙肾上腺素、沙丁胺醇等;减轻过敏所致水肿的药物,如萘唑林、钙剂等。

5. 组胺脱敏剂

采用小剂量组胺稀释液对患者进行反复递增注射,以提高患者对组胺的耐受性。

6. 其他

包括组胺酶和组胺酶促进剂,拮抗过敏性反应物质的药物等,但尚未在临床使用。

本章主要介绍 H$_1$抗组胺药物及抑制过敏活性介质释放的药物。其他药物可参见本书有关章节。

第一节 组胺 H$_1$受体阻断药

一、概 述

组胺(histamine)是广泛存在于人体组织的自身活性物质。组胺主要含于组织中肥大细胞及嗜碱性粒细胞中。肥大细胞颗粒中的组胺常与蛋白质结合,物理或化学等刺激能使肥大细胞脱颗粒,导致组胺释

放。组胺与靶细胞上特异受体结合,产生生物效应。组胺受体各亚型受体的分布及效应见表19-1。

表 19-1　组胺受体分布及效应

受体类型	所在组织	效　应	阻断药
H_1	支气管,胃肠,子宫等平滑肌	收缩	苯海拉明、异丙嗪、氯苯那敏等
	皮肤血管	扩张	
	心房,房室结	收缩增强,传导减慢	
H_2	胃壁细胞	分泌增多	西咪替丁、雷尼替丁等
	血管	扩张	
	心室,窦房结	收缩增强,心率加快	
H_3	中枢与外周神经末梢	负反馈性调节组胺合成和释放	thioperamide

尽管组胺药理作用广泛,但很少作为治疗药物应用于临床,只作实验诊断用药。而其受体阻断药与组胺受体结合后,表现出较强的抗组胺作用,在临床上有重要的治疗价值。根据对组胺受体选择性的不同,此类药物可分为 H_1、H_2、H_3 受体阻断药。其中 H_1、H_2 受体阻断药已在临床广泛应用,而 H_3 受体阻断药目前仅用作实验工具药。

人工合成的 H_1 受体阻断药多具有乙基胺的共同结构。乙基胺与组胺的侧链相似,对 H_1 受体有较强亲和力,但无内在活性,故能竞争性阻断之。

(一) 药理作用

1. 抗外周组胺 H_1 受体效应

H_1 受体被激活后,能通过 G 蛋白而激活磷脂酶 C,产生三磷酸肌醇（IP_3）与二酰基甘油（DG）,使细胞内 Ca^{2+} 增加,蛋白激酶 C 活化,从而使胃、肠、气管、支气管平滑肌收缩。同时又释放血管内皮松弛因子（EDRF）和 PGI_2,使小血管扩张,通透性增加,H_1 受体阻断药可拮抗这些作用。对组胺

引起的血管扩张和血压下降,H_1 受体阻断药仅有部分拮抗作用,因 H_2 受体也参与心血管功能的调节。

2. 中枢作用

治疗量 H_1 受体阻断药有镇定与嗜睡作用。作用强度因个体敏感性和药物品种而异,以苯海拉明、异丙嗪作用最强,第二代 H_1 受体阻断药特非那定因不易通过血脑屏障几乎无中枢抑制作用。苯茚胺略有中枢兴奋作用。它们引起中枢抑制可能与阻断中枢 H_1 受体有关,个别患者也出现烦躁失眠。此外还有抗晕、镇吐作用,可能与其中枢抗胆碱作用有关。

3. 其他作用

多数 H_1 受体阻断药有抗乙酰胆碱、局部麻醉和奎尼丁样作用。

(二) 体内过程

多数 H_1 受体阻断药口服吸收良好,2～3 h 达血药高峰,作用持续 4～6 h。药物在肝内代谢后,经尿排出。肝病可使药物作用时间延长。特非那定口服后 1～2 h 达血药高峰,$t_{1/2}$ 为 4～5 h,然而因其代谢产物尚有活性,作用持续 12～24 h 以上。

(三) 临床应用

1. 变态反应性疾病

本类药物对由组胺释放所引起的荨麻疹、花粉症和过敏性鼻炎等皮肤黏膜变态反应效果良好。对昆虫咬伤引起的皮肤瘙痒和水肿也有良效。对药疹和接触性皮炎有止痒效果。对慢性过敏性荨麻疹与 H_2 受体阻断药合用效果比单用好。但对支气管哮喘、过敏性休克无效。

2. 晕动病及呕吐

苯海拉明、异丙嗪、布可立嗪、美可洛嗪对晕动病、妊娠呕吐以及放射病呕吐有镇吐作用。防晕动病应在乘车、船前 15～30 min 服用。

（四）不良反应

常见镇静、嗜睡、乏力等，故服药期间应避免驾驶车、船和高空作业。少数患者则有烦躁、失眠。此外尚有消化道反应及头痛、口干等。美克洛嗪可致动物畸胎，妊娠早期禁用。局部外敷可致皮肤过敏。特非那定大剂量或长期应用，可能发生 QT 期间延长，产生尖端扭转型室性心动过速。

二、常用药物

1. 苯海拉明（Diphenhydramine）

（1）其他名称

苯那君/苯那坐尔/二苯甲氧乙胺/可他敏

（2）药理作用

本品为乙醇胺的衍生物。本品的抗组胺效应不及异丙嗪，作用持续时间也较短，镇静作用与异丙嗪类似。① 抗组胺作用：可与组织中释放出来的组胺竞争效应细胞上的 H_1 受体，消除各种由组胺释放引起的过敏症状，减弱组胺对支气管、鼻、皮肤、胃肠道血管的反应，亦有轻度抑制平滑肌收缩的作用，从而阻止过敏发作。② 中枢抑制作用：有镇静、减轻眩晕、恶心、呕吐等作用。③ 镇咳作用：可直接作用于延髓的咳嗽中枢，抑制咳嗽反射。④ 本品还有局麻、镇吐等抗 M-胆碱样作用及降低毛细血管渗出、消肿、止痒等作用。

（3）体内过程

本品可口服或注射给药，吸收快而完全，血浆蛋白结合率 98%。口服后经胃肠吸收，生物利用度为 50%。15～60 min 起效，血药浓度为 5 μg/ml，解离度（K_a）为 9.0，在肺、脾、肾、肝、脑和肌肉中浓度最高，分布容积（V_d）为 3～4 L/kg。3 小时达药峰浓度，作用可维持 4～6 h，在体内的生物 $t_{1/2}$ 为 4～10 h。本品由肝脏代谢，大部分水解生成二苯基甲醇，然后再与葡萄糖醛酸结合，经尿、大便、汗液排出。24 小时内大部分药物从尿中排出，其中仅有少量为原形药物。可由乳汁排出一部分。

（4）临床应用

① 用于皮肤黏膜的过敏，如荨麻疹、血管神经性水肿、过敏性鼻炎、肛门瘙痒症、外阴瘙痒症、药疹或黄疸时的瘙痒及其他皮肤瘙痒症，对虫咬症和接触性皮炎也有效。② 用于急性过敏反应，可减轻输血或血浆所致的过敏反应。③ 用于晕动病的防治，有较强的镇吐作用，常与东莨菪碱合用预防晕动症。也可用于防治放射病、手术后呕吐及药物引起的恶心呕吐。④ 用于帕金森病和锥体外系症状。⑤ 用于催眠和术前给药。⑥ 用于牙科局麻，当患者对常用的局麻药高度过敏时，1% 苯海拉明液可作为牙科用局麻药。⑦ 用于镇咳，作为一种非成瘾性止咳药适用于治疗感冒或过敏所致咳嗽。⑧ 亦用于失眠、梅尼埃病、瘢痕疙瘩。

（5）用法用量

本品可口服、肌内注射及局部应用，但因有刺激性，故不能皮下注射。① 口服给药：咳嗽，3 次/日，每次 25～50 mg，饭后服。治疗失眠，25～50 mg，睡前服。氯氮平引起的流涎：每次 50 mg，1 次/日，服药 2 周。防治晕动病，宜在旅行前 1～2 小时，最少 30 分钟前服用，一般每次 25～50 mg。② 肌内注射：每次 20 mg，1～2 次/日。③ 局部注射：口腔手术麻醉，1% 苯海拉明溶液，局部浸润注射。瘢痕疙瘩，瘢痕内注射，每次 20～40 mg，1 周 2 次，5 周为 1 个疗程（用高液压瘢痕注射器）。④ 静脉滴注：用于梅尼埃病，按体重计算 1～1.3 mg/kg，加 10% 葡萄糖液 250 ml，滴注速度为

0.35～0.4 mg/min,1 次/日,疗程 3 日。⑤ 滴鼻：滴鼻可治疗过敏性鼻炎,常与麻黄素配伍使用。3 次/日,每次每侧鼻孔 1～2 滴。⑥ 局部应用：用于局部皮肤涂抹,1～2 次/日。⑦ 儿童口服给药用糖浆剂,一般每次 5 ml,2～3 次/日,饭后服。

（5）不良反应

① 较多见的不良反应为头晕、头痛、呆滞、嗜睡、口干、共济失调、恶心、呕吐、食欲不振、倦乏、痰液变稠、上腹不适等,其中尤以嗜睡和困倦乏力使患者生活质量下降,不能进行正常社交与工作,特别是影响驾驶、操纵机器、高空作业、操作电脑等。停药或减药后,这些反应即自行消失。② 少见呼吸困难、胸闷、咳嗽、肌张力障碍等。有给药后发生牙关紧闭并伴喉痉挛的报道。③ 偶可引起皮疹、粒细胞减少。长期应用（6 个月以上）,可引起贫血、溶血或造血功能障碍,尤其不宜长期经注射给药。

（6）相互作用

① H₂ 组胺受体阻断药（西咪替丁等）与本品联用可增强抗过敏疗效,全面地阻滞组胺效应。② 巴比妥类药和磺胺醋酰钠：本品可短暂影响这些药的吸收。③ 抗胆碱酯酶药：本品可拮抗胆碱酯酶抑制药的缩瞳作用。

（7）注意事项

① 对其他乙醇胺类药高度过敏者,对本品也过敏。② 禁忌证：狭角型青光眼、胃肠道或泌尿生殖系统梗阻的患者,重症肌无力患者,驾驶车辆、管理机器及高空作业者,新生儿和早产儿,哺乳期妇女等。

（8）制剂规格

① 片剂：12.5 mg,25 mg,50 mg。② 注射剂：1 ml：20 mg。③ 乳膏剂：20 g。

2. 氯苯那敏（Chlorphenamine）

（1）其他名称

扑尔敏/氯非那敏

（2）药理作用

作为组织胺 H₁ 受体拮抗剂,本品能对抗过敏反应（组胺）所致的毛细血管扩张,降低毛细血管的通透性,缓解支气管平滑肌收缩所致的喘息,本品抗组胺作用较持久,也具有明显的中枢抑制作用,能增加麻醉药、镇痛药、催眠药和局麻药的作用。本品主要在肝脏代谢。

（3）体内过程

口服吸收较慢,服后 2.5～6 h 血药浓度达高峰。首剂效应明显,生物利用度较低,为 25%～50%。体内分布广,可通过血脑屏障进入中枢,血浆蛋白结合率为 70%。大部分在肝内代谢,原形药物及失活代谢产物主要随尿排出,排出量与尿 pH 值和尿量有关。体内过程的个体差异大,$t_{1/2}$ 为 2～43 h。儿童服用后,吸收较成人快而完全,消除也较快,故 $t_{1/2}$ 较短。

（4）临床应用

本品适用于皮肤过敏症：荨麻疹、湿疹、皮炎、药疹、皮肤瘙痒症、神经性皮炎、虫咬症、日光性皮炎。也可用于过敏性鼻炎、药物及食物过敏。

（5）用法用量

口服：成人,1 片/次,1～3 次/日。

（6）不良反应

主要不良反应为嗜睡、口渴、多尿、咽喉痛、困倦、虚弱感、心悸、皮肤瘀斑、出血倾向。

（7）注意事项

① 对本品过敏者禁用。② 高空作业者、车辆驾驶人员、机械操作人员工作时间禁用。

（8）制剂规格

① 片剂：4 mg。② 注射剂：1 ml：10 mg,2 ml：20 mg。

3. 特非那定（Terfenadine）

（1）其他名称

丁苯哌丁醇/得敏功/敏必治/敏迪/司立泰/叔哌丁醇/泰芬纳啶/特西利

（2）药理作用

为 H_1 受体拮抗药,具有特异的外周 H_1 受体拮抗作用,有抗 5 - 羟色胺、抗胆碱和抗肾上腺素能的作用,可轻度扩张支气管。本品及其代谢物不能通过血脑屏障,因而基本上无中枢神经系统的不良反应,这可能与本品的脂溶性低,较少与神经细胞亲和有关。定量脑电图测定结果表明,口服本品剂量高达 200 mg 也不引起任何中枢神经系统反应。成人单次口服 600 mg(治疗剂量的 10 倍)仍耐受良好。

（3）体内过程

特非那定 60 mg,每日 2 次口服后,H_1 受体拮抗作用出现于用药后 1~2 h,服药后的 3~4 h 达最大效应。药效可维持 12 h。特非那定常规口服 60 mg,每日 2 次,1 周之后,起效时间可提前至用药后 1 h,药效维持时间可延长至 24~48 h,说明此药在多次服用后有一定的积蓄作用。本品在消化道吸收良好,蛋白结合率 97%,有明显的首剂效应,其代谢产物为石碳酸及哌哔嗪,代谢产物仍具有抗组胺活性。在志愿受试者服用 60 mg 特非那定后半小时血浆中即可测到此药,至 2 h 达药峰浓度,其后开始以 3.4~20.4 h 的双相半衰期降解。本品吸收后约 99% 经肝脏被代谢,主要经胆汁随粪便排泄,由尿、汗液及哺乳期妇女的乳汁中亦可排出一部分。

（4）临床应用

适用于由 IgE 介导的各种变态反应性疾病,如急慢性荨麻疹、冷性荨麻疹、过敏性鼻炎、枯草热、血管性水肿、皮肤划痕症、接触性皮炎、异位性皮炎、光敏性皮炎、过敏性结膜炎、花粉变态反应、昆虫变态反应、食物过敏、药物过敏、过敏性喉水肿及过敏性咳嗽等。

（5）用法用量

本品应在饭后服用。口服,每次 60 mg,2 次/日。

（6）不良反应

① 偶见头痛、胃肠功能紊乱和皮疹,镇静作用和口干现象不明显。大剂量可引起心律失常。② 少数患者偶见用药中出现精神忧郁、心悸、失眠、肝功能失常、月经失调、肌肉关节痛、出汗、尿频、视力障碍、皮肤感觉异常等。一般于停药后均可自然缓解。③ 用药期间在极少数患者可出现对本药的过敏症状,主要表现为皮疹或皮痒,应及时停药并采取对症处理。④ 近年来国外有报道服用本药后患者出现心律失常,心电图 QT 间期延长,甚至出现心跳骤停及猝死,主要由于本药有心肌毒性作用引起,多见于超量用药或肝功能不正常的患者。

（7）相互作用

① 本品不宜与克拉霉素、红霉素(口服及全身性用药)、交沙霉素或其他大环内酯类抗生素合用,亦不宜与伊曲康唑、酮康唑(口服)等抗真菌药物合用。② 本品不宜与胺碘酮、阿司咪唑、苄普地尔、溴苄胺、丙吡胺、卤泛群、喷他脒、奎尼丁类、索他洛尔、司巴沙星、舒托必利、长春胺等可能引起心律失常的药物同用,因合并用药时更易发生心肌毒性反应,导致尖端扭转型室性心动过速(torsade de pointes)。

（8）注意事项

① 禁忌证:对特非那定及其药物添加剂有过敏史者,有心脏病、心律不齐或正在使用抗心律失常药者禁用。3 岁以下儿童、孕妇及乳母最好避免用本药。② 慎用:肝肾功能不全的患者应慎用。汽车驾驶员、从事危险机器操作者慎用。③ 有报道患者在服用特非那定期间出现支气管痉挛、意识障碍、脱发、失眠、肝功异常、转氨酶升高等,虽尚未证实此类症状肯定与服用本药有关,但只要出现上述症状,应立即停药,并监测心脏功能,防止尖端扭转型室性心动过速的发生。④ 本品不能超量服用,成人每日剂量应控制在 120 mg 之内。

（9）制剂规格

① 片剂:60 mg。② 混悬剂:5 ml:30 mg。

4. 氯雷他定(Loratadine)

（1）其他名称

克能敏/开瑞坦

（2）药理作用

本品为高效、作用持久的三环类抗组胺药，为选择性外周 H_1 受体拮抗剂。可缓解过敏反应引起的各种症状。

（3）临床应用

适用于缓解过敏性鼻炎有关的症状，如喷嚏、流涕、鼻痒，以及眼部痒及烧灼感。口服药物后迅速缓解鼻和眼部症状及体征。本品亦适用于减轻慢性荨麻疹及其他过敏性皮肤病的症状及体征。

（4）用法用量

① 口服。成人及 12 岁以上儿童：1 次/日，1 片/次。② 2～12 岁儿童：体重＞30 kg：1 次/日，1 片/次。体重＜30 kg：1 次/日，0.5 片/次。

（5）不良反应

在每天 10 mg 的推荐剂量下，本品未见明显的镇静作用。常见不良反应有乏力、头痛、嗜睡、口干、胃肠道不适，包括恶心、胃炎以及皮疹等。罕见不良反应有脱发、过敏反应、肝功能异常、心动过速及心悸等。

（6）注意事项

① 对本品中的成分过敏或特异体质的患者禁用。② 对本品中的成分过敏或特异体质的患者禁用。妊娠期及哺乳期妇女慎用。③ 在皮试前约 48 h 应中止使用本品，因抗组胺药能阻止或降低皮试的阳性反应发生。④ 当本品性状发生改变时禁用。⑤ 儿童必须在成人监护下使用。⑥ 请将此药品放在儿童不能接触的地方。

（7）相互作用

① 同时服用酮康唑、大环内酯类抗生素、西咪替丁、茶碱等药物，会提高氯雷他定在血浆中的浓度，应慎用。其他已知能抑制肝脏代谢的药物，在未明确与氯雷他定相互作用前应谨慎合用。

② 如正在服用其他药品，使用本品前请咨询医师或药师。

（8）制剂规格

片剂：10 mg。

5. 地氯雷他定（Deslonatadine）

（1）其他名称

恩理思

（2）药理作用

地氯雷他定片是一种非镇静性的长效组胺拮抗剂，具有强效、选择性的拮抗外周 H_1 受体的作用。口服后，地氯雷他定片被有效地拒于中枢神经系统之外，因此可选择性地阻断外周组胺 H_1 受体。

大量体外（主要是人体组织细胞）和体内研究表明，除抗组胺作用外，地氯雷他定片还显示出抗过敏和抗炎作用。这些研究表明地氯雷他定片可以抑制过敏性炎症初期及进展期的多个环节，包括：炎症细胞因子 IL-4、IL-6、IL-8、IL-13 的释放；重要的炎症趋化因子的释放，如 RANTES（正常 T 细胞表达和分泌的活性调节因子）；多形核嗜中性粒细胞激活时产生的活性氧自由基；嗜酸性粒细胞黏附及趋化作用；黏附分子如选择蛋白 P 的表达；组胺，前列腺素 PGD2，白三烯 LTC4 的 IgE 依赖性释放。

地氯雷他定不易透过中枢神经系统。在推荐剂量 5 mg/d 下嗜睡反应发生率不超过安慰剂，也不影响智力操作性能。地氯雷他定与酒同服并不增加酒精所引起的行为能力的损害或嗜睡。无论单独服用还是与酒同服，地氯雷他定组和安慰剂组在精神运动试验方面均无显著差别。

（3）体内过程

地氯雷他定口服后吸收较好，约 3 h 后达到血药峰浓度，$t_{1/2}$ 约为 27 h。地氯雷他定可与血浆蛋白中等程度结合。

（4）临床应用

用于快速缓解过敏性鼻炎的相关症状，用于缓解慢性特发性荨麻疹的相关症状，并可减少荨麻疹的数量及大小。

（5）不良反应

最常见不良反应为疲倦、口干和头痛。严重肾功能不全患者慎用。

（6）制剂规格

片剂：5 mg。

6. 咪唑斯汀（Mizolastine）

（1）其他名称

皿治林

（2）药理作用

咪唑斯汀具有独特的抗组胺和抗过敏反应炎症介质的双重作用。体内和体外药理学试验均表明咪唑斯汀是一种强效的、高选择性的组胺 H_1 受体拮抗剂。在利用过敏反应动物模型进行的实验中，咪唑斯汀还可抑制活化的肥大细胞释放组胺以及抑制嗜中性粒细胞等炎性细胞的趋化作用。同时咪唑斯汀还抑制变态反应时细胞间黏附性分子-1的释放。药理试验显示咪唑斯汀具有抗炎活性，这可能与其具有抑制 5-脂肪氧合酶的作用有关。人体内进行的组胺诱导的风团和红斑研究显示，给予本品 10 mg 后，其抗组胺作用迅速、强效（4 h后抑制 80％症状）和持久（24 h）。长疗程给药后，未发生耐药现象。临床前及临床研究均表明咪唑斯汀在抗组胺剂量下没有抗胆碱能作用和镇静作用。咪唑斯汀剂量超过治疗量 10～20 倍时，仅出现对心脏复极化的影响。

（3）体内过程

口服后吸收迅速，血药浓度达峰时间中值为 1.5 h，生物利用度约为 65％，药代动力学呈线性，平均消除半衰期为 13 h，血浆蛋白结合率约为 98.4％。

在肝功能损害的患者体内，咪唑斯汀的吸收减慢，分布相延长，药时曲线下面积增加 50％。

咪唑斯汀主要在肝脏通过葡萄糖醛酸化进行代谢，其他代谢途径之一是通过细胞色素 P450 3A4 酶形成羧基化代谢产物。本品的代谢产物均无药理活性。

（4）临床应用

本品是长效的组胺 H_1 受体拮抗剂，适用于成人或 12 岁以上的儿童所患的荨麻疹等皮肤过敏症状，季节性过敏性鼻炎（花粉症）及常年性过敏性鼻炎。

（5）用法用量

口服：成人包括老年人及 12 岁以上儿童，推荐剂量为 1 片/次，1 次/日。

（6）不良反应

偶见困意和乏力。罕见口干、腹泻、腹痛（包括消化不良）或头痛。

（7）注意事项

有严重的肝功能损害、晕厥病史、严重的心脏病或有心律失常病史、明显或可疑 QT 间期延长或电解质失衡特别是低血钾患者禁用。怀孕期及哺乳期不建议使用。老年患者可能对咪唑斯汀潜在的镇静作用和对心脏复极化作用较为敏感，慎用。

（8）相互作用

① 本品不应与咪唑类抗真菌药（如酮康唑）或大环内酯类抗生素（如红霉素、克拉霉素或交沙霉素）合用。② 与肝氧化酶CYP3A4 的强效抑制剂或底物（西咪替丁、环孢霉素、硝苯地平等）合用应谨慎。

（9）制剂规格

片剂：10 mg。

6. 西替利嗪（Cetirizine）

（1）其他名称

二盐酸西替利嗪/仙特明

（2）药理作用

动物实验证明西替利嗪是一种 H_1 受体拮抗剂，无抗胆碱能或抗 5-羟色胺作用，在药理活性剂量内，西替利嗪无镇静作用亦不引起行为变化，这可从西替利嗪不能通过血脑屏障解释。

在人体药理学研究中已证实，西替利嗪可抑制外源性组胺的作用。这种抑制能力迅速产生。西替利嗪也能抑制如由 48/80 在体内释放的内源性组胺的作用。最后，西替利嗪可抑制由参与变态反应的 VIP（肠血管活性肽）及 P 物质、神经肽所引起的皮肤反应。

西替利嗪可抑制由组胺介导的皮肤速发相变态反应,同时还可明显地减少与迟发性皮肤变态反应相关的炎性细胞(如嗜酸性粒细胞)的移动及炎性介质的释放。

西替利嗪明显降低哮喘患者对组胺的支气管高反应性,西替利嗪降低由特异过敏原所引起的变态反应。心理测验或脑电图测定显示,西替利嗪无任何中枢神经作用。

(3) 体内过程

口服二盐酸西替利嗪在 5~60 mg 剂量范围内,血浆浓度水平和给药剂量呈线性关系。血浆消除半衰期大约为 10 h,在每天服用 10 mg,连续服用 10 天二盐酸西替利嗪后,未发现蓄积。稳态血药浓度峰值约为 300 ng/ml,给药后 (1 ± 0.5) h 内达峰。西替利嗪和血浆蛋白结合牢固,血浆蛋白结合率为 $(93\pm0.3)\%$,西替利嗪的代谢无首剂效应,给药剂量的 2/3 以原形药物由尿液排出。西替利嗪的吸收不受进食影响。西替利嗪的溶液剂、胶囊和片剂的生物利用度相仿,个体间的吸收非常一致。

肾功能损害的患者:轻度肾功能损害的患者(肌肝清除率大于 40 ml/min),与健康志愿者相比,其西替利嗪药代动力学参数相仿。中度肾功能损害患者的西替利嗪血浆半衰期较肾功能正常者增加 3 倍,药物清除率较肾功能正常者低 70%。西替利嗪难以通过血液透析清除,因此中度或重度肾功能损害患者必须调整给药剂量。

肝功能损害的患者:患有慢性肝脏疾病的患者(肝细胞、胆汁淤积、胆汁性肝硬化)在单剂量给药 10 mg 或 20 mg 西替利嗪后,与健康受试者比较,血药半衰期延长了 50%,药物清除率下降 40%。对肝功能损害患者,只有在患者同时具有肾功能不全症状时,才需要调整给药剂量。

(4) 临床应用

季节性鼻炎、常年性过敏性鼻炎的对症治疗以及非鼻部症状结膜炎,过敏引起的瘙痒和荨麻疹症状。

(5) 不良反应

偶有报道患者有轻微和短暂的不良反应,如头痛、头晕、嗜睡、激动不安、口干、肠胃不适。在测定精神运动功能的客观实验中,本品的镇静作用和安慰剂相似。罕有报道过敏反应。

(6) 制剂规格

片剂:10 mg。

第二节　过敏活性物质阻释药

此类药物作用在于稳定抗原抗体所作用的靶细胞——肥大细胞或嗜碱性细胞,抑制其过敏介质的释放,故亦有靶细胞稳定剂或膜保护剂之称。其作用机制是抑制肥大细胞的磷酸二酯酶,提高细胞内的 cAMP 水平,稳定肥大细胞膜,使钙离子流入减少从而防止脱颗粒,抑制过敏反应物质如组胺、慢反应物质(SRS－A)、嗜酸性细胞趋化因子(ECF－A)等化学介质的释放,达到防止或减轻支气管平滑肌痉挛、血管渗透性增加及黏膜水肿等症状。本类药物

不能直接扩张支气管平滑肌,也不能拮抗组胺等过敏物质引起的变态反应,临床上以预防作用为主。

1. 酮替芬(Ketotifen)

(1) 药理作用

兼有很强的组胺 H_1 受体拮抗作用和抑制过敏反应介质释放的作用,与色甘酸钠类似具有稳定肥大细胞的作用。可用于各种过敏性疾病及哮喘的预防,但不用于哮喘的急性发作。

（2）体内过程

本品口服后经胃肠道基本完全吸收，存在肝脏首关代谢，生物利用度只有 50%，口服后 2～4 h 血药浓度达峰值，主要以非活性代谢产物和少量原形药物的形式经尿排泄，最终消除半衰期为 21 h。

（3）临床应用

用于预防成人及儿童支气管哮喘和其他过敏性疾病的发作。对外源性哮喘的疗效比内源性更为明显，对已经发作的急性哮喘无效，对哮喘持续状态也无帮助，服药数月后才能达到最大的疗效。

（4）用法用量

① 成人：口服，1 mg/次，2 次/日，为避免早期不良反应可先服用半量，1～2 周后增至全量。② 儿童：口服，2 岁以上儿童，体重 40 kg 以上者，同成人剂量，40 kg 以下者酌减。

（5）注意事项

本品对已经发作的急性哮喘无效，对持续状态的哮喘也无帮助，服药数月后才能达到最大的效果，少于 4 周的治疗基本无效，因此在酮替芬开始用药后至少 2 周，仍要继续原有的治疗措施。

（6）不良反应

主要有嗜睡、倦怠、口干、头晕、头痛、刺激食欲、体重增加、中枢兴奋等。镇静和迟钝的发生率为 5%～27%，一般较轻且为一过性，数天后自行消失，极少需停药，在用药的初期，中枢神经活动处于抑制状态，禁止驾车船或操作精密仪器。

（7）相互作用

① 有报道与口服降糖药合用，可引起血小板计数可逆性下降。② 与中枢神经抑制药如乙醇、镇静催眠药等合用，可增加中枢抑制作用。

（8）制剂规格

片剂：1 mg。

2. 色甘酸钠（Sodium cromoglicate）

（1）药理作用

色甘酸钠为抗过敏药，用于预防过敏反应的

发生，虽然其确切的作用方式尚不清楚，但普遍认为它是通过稳定肥大细胞膜而阻止了过敏反应介质从致敏的肥大细胞中释放出来，其本身没有抗组胺作用，因此不具有支气管扩张的功能。

（2）体内过程

口服后吸收极少，生物利用度只有 1%，微粉喷雾剂经口给药时，可有 8%～10% 的药物到达肺，被迅速吸收并以原形药物经尿和胆汁排出，经鼻给药时有少于 7% 的药物被吸收，其他大部分药物被吞咽后以原形药物形式经粪便排出。静脉给药后消除半衰期为 20～60 min，口服或吸入给药后消除半衰期大约为 80 min。

（3）临床应用

用于预防哮喘及过敏性鼻炎。

（4）用法用量

① 支气管哮喘：成人，干粉喷雾吸入，每次 20 mg，4 次/日；症状减轻后，2～3 次/日；维持量每日 20 mg。儿童，干粉喷雾吸入，5 岁以上儿童用量同成人。只用于预防，对已经发作的哮喘无效，不适用于减轻急性哮喘的症状，包括哮喘持续状态。必须按时按量用药，至少 4 周无效，方可更换他药。② 过敏性鼻炎：成人，干粉鼻吸入，每次每个鼻孔 5～10 mg，3～4 次/日；2% 或 4% 溶液滴鼻或喷雾，每次用药量约含色甘酸钠 5 mg，6 次/日。③ 药物过敏：成人，口服，每次 200 mg，4 次/日，饭前口服。儿童，口服，2 岁以上儿童，每次 100 mg，4 次/日。如 2～3 周疗效不显著，剂量可增加。但每日不应超过 40 mg/kg，症状控制后应减量。④ 滴眼：2% 或 4% 滴眼剂滴眼，每日数次。

（5）不良反应

① 本品耐受性良好，不良反应通常是一过性的。② 干粉吸入时可能有直接的刺激作用，导致支气管痉挛、气喘、咳嗽、鼻腔充血和咽喉刺激。某些刺激作用系由处方中的其他成分所致，而非药物本身。③ 恶心、头痛、头晕、关节痛和肿胀也有报

道。用药数周后,有时可见哮喘加重、皮疹等不良反应。严重过敏反应罕见。

(6) 注意事项

① 本品对哮喘急性发作和哮喘持续状态无效。② 停药时应逐渐减量,以防止因突然停药而致哮喘复发。③ 采用本品治疗时可部分替代激素药物,停药时则应注意恢复原有的激素疗法。④ 对哮喘只起预防作用,保持规律用药非常重要。⑤ 对本品过敏者慎用。⑥ 孕期及哺乳期妇女慎用。⑦ 肝肾功能减退者应减量。

(7) 制剂规格

① 气雾剂:每揿含色甘酸钠 3.5 mg。② 胶囊剂:20 mg。③ 软膏剂:5%～10%。④ 滴眼剂:2%,4%。

3. 曲尼司特(Tranilast)

(1) 药理作用

本品有稳定肥大细胞和嗜碱性细胞细胞膜的作用,阻止其脱颗粒,从而抑制组胺、5-羟色胺等过敏反应物质的释放。

(2) 体内过程

口服给药 2～3 h 血药浓度达峰值,24 h 明显降低,48 h 在检出限度之下。主要代谢产物是 4-脱甲基曲尼司特的硫酸结合物及葡萄糖醛酸结合物。主要经尿排出。半衰期为 8.6 h 左右。

(3) 临床应用

用于过敏性哮喘和过敏性鼻炎。

(4) 用法用量

① 成人:口服,每次 100 mg,3 次/日。② 儿童:口服,每日 5 mg/kg,分 3 次服用。

(5) 不良反应

① 肝脏:偶见肝功能异常,注意观察,必要时减量或停药。② 胃肠:有时有食欲不振、恶心、呕吐、腹痛、腹胀、便秘、胃部不适。③ 血液:有时红细胞和血红蛋白量下降。④ 精神神经系统:有时有头痛、嗜睡,偶尔有失眠、头昏、全身疲倦等症状。⑤ 过敏症:有时有皮疹,偶见全身瘙痒等症状,此时应停药。⑥ 泌尿系统:偶见膀胱刺激症状,此时应停药。⑦ 其他:偶见心悸、浮肿、面部潮红、鼻衄、口腔炎等症状。

(6) 制剂规格

胶囊剂:100 mg。

(陈晓文　肖忠革)

参 考 文 献

1　李家泰. 临床药理学. 2 版. 北京:人民卫生出版社,1999.

2　金有豫. 药理学. 5 版. 北京:人民卫生出版社,2001.

3　翁谢川,郑建全,李立君. 组胺 H_1 受体阻断药及其对心脏影响的研究进展. 国外医学:药学分册,2003,30:14-17.

4　方治平,刘小康,肖逸等. 盐酸西替利嗪的抗组胺作用. 中国药学杂志,2001,36:244-248.

5　Ten Eick A P, Blumer J L, Reed M D. Safety of antihistamines in children. Drug Saf,2001,24:119-147.

6　Kaliner M A. H_1-antihistamines in the elderly. Clin Allergy Immunol,2002,17:465-481.

7　Paakkari I. Cardiotoxicity of new antihistamines and cisapride. Toxicol Lett,2002,127(1-3):279-284.

8　Simons F E. Advances in H_1-antihistamines. N Engl J Med,2004,351(21):2 203-2 217.

第二十章 消 毒 防 腐 药

药物作用的选择性是药物的基本特征。大多数抗微生物感染的药物都有较好的选择性作用,如只对致病微生物起抑制或杀灭作用,而对人体无明显毒性。但有一类药物却例外,这就是消毒防腐药。这类药物对病原微生物和机体组织的选择性较差,在杀灭或抑制病原微生物的同时,对机体也会产生腐蚀性或刺激性作用。因而多用于皮肤、黏膜、器械、环境的消毒与灭菌,以及某些体表感染或炎症的治疗,而不作全身用药。在口腔临床医疗中,由于口腔疾病的特点,此类药物应用非常广泛,如感染根管、拔牙创口、窝洞的消毒、牙周炎等的治疗。因此,对口腔医生来说,有必要掌握和了解这些药物的理化特性和作用特点,以更好地为临床治疗服务。

第一节 概 述

一、基本概念

(一)消毒药

消毒药(disinfectants)是指能迅速杀灭病原微生物的药物。如甲醛、新洁尔灭等。大多数消毒药通常只能杀灭细菌繁殖体,而不能破坏芽孢。一种消毒剂并不一定能杀灭所有微生物,但能减少微生物的数量,使其不致损害机体健康或影响易腐蚀物品的质量。

(二)防腐药

防腐药(antiseptics)是指能抑制微生物生长繁殖的药物。如麝香草酚、硼酸等。这类药物对组织的刺激性较小,多用于局部抗感染或炎症的治疗。

实际上,这两类药物并无严格的区分,而主要决定于药物浓度和作用时间。例如,低浓度的消毒药有时只有抑菌作用,而高浓度的防腐药作用时间较长时则可杀灭微生物。

二、作用特点

消毒防腐药种类繁多,有酚类、醛类、酸类、卤化物、氧化剂、表面活性剂、金属化合物及染料等。这些药物尽管在药理作用方面各有差异,但均具有以下作用特点:① 无严格的抗菌谱。对各种细菌、病毒、真菌都有不同程度的抑制或杀灭作用。② 对病原微生物和机体组织无明显的选择性,故一般不做全身用药。③ 低浓度时药效差,而高浓度时往往对组织产生一定的刺激性。

三、作用机制

由于消毒防腐药的种类较多,故作用机制也非常复杂。现总结归纳如下：

（一）破坏菌体蛋白

许多药物如酚类、醛类、重金属盐类均可使菌体蛋白凝固变性而抑制或杀灭病原微生物。

（二）干扰酶系统

微生物体内含有许多具有重要功能的酶、脱氢酶等。一些药物可影响这些酶的活性，干扰微生物的代谢功能而呈抑菌或杀菌作用。例如，戊二醛在低浓度时可抑制脱氢酶的活性。

（三）与细胞内成分结合

有的药物具有特殊的化学基团可与细胞内的一些成分结合，从而妨碍了细菌的生长繁殖。如戊二醛的两个自由的醛基（—CHO）可与细菌蛋白质上的巯基（—SH）和氨基（—NH$_2$）结合。含氯消毒剂中 Cl$^-$ 可与菌蛋白质中的氨基结合而起杀菌作用。

（四）氧化作用

药物通过释放出新生氧，氧化菌体细胞中含半胱氨酸的巯基酶，干扰酶的活性而杀菌。这类药物主要有过氧化氢、高锰酸钾、含氯化合物等。

（五）作用于细胞膜

药物通过破坏细胞或降低膜的表面张力来改变膜的通透性，使细胞内物质外渗或药液侵入细胞内引起细胞的破裂或溶解而呈现抑制或杀灭微生物的作用。如酚类、酸、碱、含氯化合物。

（六）脱水作用

通过改变渗透压使微生物细胞脱水，抑制微生物的生长。如消毒乙醇。

四、影响药物作用的因素

除了药物自身的因素外，消毒防腐药的作用还受下列因素的影响。

（一）药物浓度和作用时间

药物浓度高，作用时间长，其消毒灭菌的效果好，但对组织的刺激性也大。反之，则又往往达不到灭菌消毒作用。

（二）溶媒的作用

药物在不同的溶媒中表现对微生物与机体组织作用的差异性。如苯酚的水溶液杀菌力强，但对组织的刺激性与腐蚀性也大；而苯酚的甘油溶液杀菌作用与刺激性均弱。碘的乙醇溶液杀菌作用大于其甘油溶液，但刺激性也大。

（三）环境因素

① 有机物：作用部位的脓、血、炎性渗出物常可降低消毒防腐药的药效。这主要是大多数有机物均为蛋白质，可与药物产生作用，降低了药物对微生物的浓度；有机物也可在微生物的表面形成保护层，妨碍了药物与微生物的接触，或迟缓了药物作用。因此，在临床治疗时，一定要注意清除药物作用部位的脓、血及炎性渗出物，以获得较好的消毒效果。② pH 值：pH 值可改变药物的溶解度、解离度和分子结构，同时也可影响微生物的生长繁殖。例如季铵盐类消毒药的杀菌作用随 pH 值升高而显著加强；苯甲酸在碱性环境下作用减弱；含氯消毒剂随 pH 值降低杀菌作用增强等。③ 温度和湿度：温度升高，药物的杀菌作用增强。季铵盐类化合物在 37℃时所需药物浓度是 20℃时所需浓

度的 1/2，即可达到同样的杀菌效果。药物在液体状态下有较大的渗透性，水分过多或过少均会影响药物对微生物的作用。例如环氧乙烷杀灭芽孢最适宜的湿度为 33%，高于或低于此值时都较难达到杀灭芽孢的目的。

（四）微生物种类

不同种类的微生物对药物的敏感性有差异。如病毒对酚不敏感，而对碱类则很敏感；革兰阳性菌比革兰阴性菌对药物的敏感性高；生长繁殖的细菌易受药物影响，而芽孢则较难杀灭。

（五）药物的相互作用

如非离子表面活性剂可以降低季铵盐类消毒药的作用；阴离子表面活性剂可减弱季铵盐和氯己定的药效；次氯酸盐可被硫代硫酸钠所中和。

由于口腔的组织学和解剖学特点，因此，对用于治疗口腔疾病的消毒防腐药有一定的要求，如渗透性强，能渗入到牙釉质中钙化较差的部位以及牙本质小管；对牙髓、牙周及口腔软组织的刺激性要小；杀菌力强，组织相容性好；有利于软组织和骨组织再生。

第二节　酚　　类

酚类消毒剂种类较多，口腔治疗中应用广泛。最早用于消毒的是苯酚，为煤焦油的提取物。天然酚毒性大，刺激性和腐蚀性强，现已为人工合成的酚所替代。后来发现卤化的酚或甲酚能增强杀菌力，减少毒性。因而在苯酚的基础上研究合成了大量酚的衍生物。

在酚和酚的衍生物中，羟基构成了酚分子活性的本质。不同的基团进入酚环中，能在不同的方面改变这种活性。例如，烷基能影响水和非水相的分布比例，减低表面张力，决定酚衍生物的抗菌作用。卤素亦有相似的效果，随着取代的卤族原子数的增加，卤素可促进酚衍生物的电离，以增加溶液的酸性。

酚类药物的杀菌机制如下：① 高浓度时可裂解并穿透细胞壁，使菌蛋白凝集沉淀。② 低浓度或高分子的衍生物可使细菌的氧化酶、去氢酶、催化酶等主要酶系统失去活性。③ 能降低溶液表面张力，增加细胞渗透性，使菌体内含物逸出。④ 溶于细胞类脂体中，与蛋白质的氨基反应。⑤ 酚衍生物中的某些烃基与卤素，有助于降低溶液表面张力，卤素还可促进衍生物电离以增加溶液的酸性。

1. 苯酚（Phenol）

苯酚最初自煤焦油中发现，因呈酸性，故又称为石炭酸（carbonicacid）。为无色针状结晶，见光或空气中可氧化成淡红色或更深颜色。味辛，具芳香臭。能溶于水，溶液呈酸性。易溶于乙醇、氯仿、乙醚、甘油等有机溶媒中。

（1）药理作用

酚对细菌繁殖体、真菌及某些种类的病毒有杀灭作用。常用浓度对病毒、芽孢无效。酚的水溶液杀菌作用强于其甘油溶液，但刺激性与腐蚀性也大，故临床多与樟脑酚共同研磨使用。樟脑酚混合物易透过细胞膜，生物利用度高，抗菌力强，同时可缓慢释放出苯酚，能达到持续消毒灭菌之目的。临床应用时，其浓度不宜超过 2%。酚溶液对感觉神经末梢有麻痹作用，能止痒止痛，对组织穿透力强。

（2）临床应用

① 3%～5% 水溶液主要用于器械、用具和排泄物的消毒，通常与其他药物配伍使用。② 口腔科中的樟脑苯酚溶液、甲醛甲酚溶液、碘酚等用于

牙髓止痛、消炎、根管消毒、髓腔封药等。③ 0.5％～1％水溶液和2％软膏用于皮肤瘙痒、消炎。④ 1％～2％甘油溶液滴耳,治疗耳道炎。

(3) 不良反应

局部使用高浓度的苯酚溶液(5％)对组织有较强腐蚀性。高浓度苯酚外用可引起组织损伤,皮肤或黏膜蛋白凝固变白,局部烧灼感、麻木,神经末梢麻痹,组织坏死。

2. 甲酚(Cresol)

甲酚又称煤酚,为苯酚的烷基衍生物。无色结晶状,有酚臭,遇光或空气中变色。甲酚有3种异构体,即邻位甲酚、间位甲酚、对位甲酚。甲酚能溶于有机溶媒中但难溶于水,故多用肥皂液乳化,称之为媒酚皂溶液,即来苏儿(Lysol)。

(1) 药理作用

甲酚局部抗菌作用较苯酚大3倍,而毒性与腐蚀性较苯酚小。对细菌繁殖体、结核杆菌、真菌、亲脂性病毒均有一定的杀灭能力,但对细菌的芽孢则作用较弱。

(2) 临床应用

① 甲酚溶液:2％溶液可用于手、皮肤消毒;0.5％～1％溶液用于黏膜消毒;0.2％～1％溶液用于阴道冲洗。② 煤酚皂溶液:俗称来苏儿。其组成为甲酚500 ml,植物油300 ml,氢氧化钾63 g,乙醇50 ml,蒸馏水加至1 000 ml。本品中肥皂有助溶、净化作用,可增强甲酚杀菌力,有机物存在时亦不降低其药效。煤酚皂溶液具有抗菌谱广、杀菌去污力强、作用快、渗透性好的优点。药典规定煤酚皂溶液中甲酚含量为48％～52％。临床主要用于金属器械的消毒。③ 甲醛甲酚溶(formocresol,简称F.C.):甲醛与甲酚按比例配成的混合溶液。具有杀菌、镇痛、消炎等作用。常用于感染根管消毒。

(3) 不良反应

大量误服可致休克死亡。慢性中毒可引起消化及神经系统紊乱、皮疹、尿毒症。据报道,误服来苏儿引起患者出现溶血反应、高铁血红蛋白血症,可能是药物直接氧化红细胞之故。

3. 对氯酚(Parachlorocresd)

对氯酚为酚的卤化物,有对氯酚和邻氯酚。为白色或淡红色结晶,具酚臭,溶于水,易溶于醇、甘油、氯仿、乙醚。在酸性条件下作用强,遇光和长期放置色泽加深。

(1) 药理作用

酚被卤化后,杀菌作用增强,作用比酚大3～4倍。对氯酚比邻氯酚杀菌作用更强;与苯酚相比,溶解性比酚小,其毒性作用小。

(2) 临床应用

临床主要用于表面消毒。口腔治疗中常将对氯酚与樟脑共研后使用,用于根管消毒。5％～20％樟脑对氯酚甘油溶液用于口腔黏膜感染时局部涂布。

(3) 不良反应

与苯酚相似。

4. 麝香草酚(Thymol)

麝香草酚为无色晶状粉末,有芳香臭。难溶于水,易溶于乙醇、乙醚、橄榄油、氯仿等有机溶媒中。能与多种有机物,如樟脑、薄荷脑等混合或研磨,液化成低熔混合物。

(1) 药理作用

口服可吸收,在体内约有50％以麝香草醌形式与葡萄糖醛酸和硫酸结合的代谢产物由尿排出。对真菌、放线菌有较强抑制作用,对革兰阳性菌作用较弱,杀菌力比酚强,而对组织刺激小,毒性为酚的1/10。具有防腐镇痛及牙本质脱敏等作用。

(2) 临床应用

本品除用于防腐外,其油溶液常用于治疗真菌属和放线菌性皮肤病,内服可作驱钩虫药和治疗肺脏放线菌病。牙科上可作牙本质过敏症治疗及根管消毒剂、牙髓干尸剂、镇痛剂、盖髓剂以及根管充填剂等的主药。

(3) 不良反应

误服吸收后可出现恶心、腹泻、眩晕及心力衰竭等症状。

5. 木馏油（Creosote）

木馏油为木焦油中提取的酚的混合剂，主要成分为愈创木酚（60%～90%）、甲酚和木馏油酚。具特异臭及烧灼味，为无色或黄色油状液体。微溶于水，能与有机溶媒混合。

（1）药理作用

杀菌作用比酚大 2～3 倍，刺激性小于酚；能使感觉神经末梢麻痹，故有镇痛作用。

（2）临床应用

可用于治疗慢性皮肤病，如湿疹及牛皮癣，以及慢性呼吸道疾病（支气管炎）的祛痰。口腔上可用于窝洞、感染根管的消毒及作为盖髓剂、牙髓镇痛剂的成分。

（3）不良反应

全身吸收后不良反应与苯酚相似，较轻微。

6. 丁香酚（Eugenol）

丁香酚为丁香油之主要成分，含量在 80% 以上。为无色或淡黄色的澄清液体，有强烈的芳香臭，微溶于水，可溶解于 70% 乙醇及氢氧化钠溶液中，能与乙醇、乙醚、氯仿及冰醋酸混合。25℃ 以下避光保存。

（1）药理作用

杀菌作用与酚相似，有镇痛及局部缓和的麻醉作用。

（2）临床应用

常用丁香油作窝洞消毒剂与牙髓镇痛剂。与氧化锌调成糊状，可作深龋的安抚或口腔局部用药的底衬剂。

（3）不良反应

有一定刺激性，可直接损害组织，造成接触性黏膜炎及引起过敏反应等不良反应。一旦出现过敏反应，应急处理方法为：立即去除封药，并反复用双氧水、生理盐水冲洗直至去净为止。全身用药：轻者可给予氯苯那敏 4 mg，口服，3 次/日；阿司咪唑 10 mg，口服，2 次/日；维生素 C 200～400 mg，口服，3 次/日；泼尼松 5 mg，口服，3 次/日；10% 葡萄糖酸钙 10～20 ml 加维生素 C 0.5 g，静脉注射。反应较重者可用 5% 葡萄糖液 500 ml、地塞米松 10 mg、维生素 C 1.0 g，1 次/日，静脉滴注，同时配合口服抗组织胺药。对有呼吸困难者，应依据病情及时给予支气管解痉药及吸氧治疗。一般经上述治疗 3～4 天可痊愈。

7. 间苯二酚（Resorcinol）

间苯二酚又名树脂酚，为白色或类白色的针状粉末。易溶于水、乙醇、醚及甘油中。

（1）药理作用

抗菌作用为苯酚的 1/3，但刺激性和毒性远较苯酚低。

（2）临床应用

可配成溶液、软膏或糊剂治疗各种皮肤病，如湿疹、牛皮癣和真菌性皮肤病，兼有防腐、止痒、破坏角质作用。

为牙科治疗中塑化液的主要成分，可作为根管塑化药物。

（3）不良反应

少见，禁与亚硝酸乙酯醑、铁盐、苛性碱配伍。

第三节 醛 类

醛由醇脱氢而得，易氧化变成脂肪酸。醛类药物杀菌作用强，应用甚广。口腔治疗中常用的醛类药物有甲醛、多聚甲醛及戊二醛。

1. 甲醛（Formaldehyde）

甲醛又名蚁醛，是一种具有强烈刺激性气味的无色气体，分子式为 HCHO，在常温下凝聚为固体的甲醛聚合体，易溶于水和乙醇。

（1）药理作用

甲醛作为消毒剂应用已有近百年的历史。对各种微生物均有高效杀灭作用，包括细菌繁殖体、芽孢、分支杆菌、真菌和病毒。甲醛杀菌机制如下：① 阻止细菌核蛋白的合成，抑制细胞分裂。② 通过竞争反应，抑制细菌胞质的基本代谢物甲硫氨酸的合成，从而导致细菌死亡。③ 高浓度甲醛可使菌体蛋白凝固、沉淀而呈脱水作用。

（2）临床应用

临床用于消毒时，主要用甲醛的水溶液。4%～10%的甲醛可用于器械、环境的消毒。10%的甲醛溶液用于固定组织标本及保存病菌与血清等。37%～40%的水溶液即福尔马林，用于解剖及组织病理标本的防腐。由于甲醛水溶液具有极强烈的刺激性气味，故目前已逐渐被其他消毒剂所取代。在口腔治疗中，甲醛常与酚配成甲醛甲酚溶液用于根管的消毒。

（3）不良反应

甲醛对眼、鼻、呼吸道等有强烈刺激性，严重时可引起流泪、咳嗽、吞咽困难、喉痉挛、气喘等症状；偶可致过敏反应。对皮肤、黏膜也有强烈刺激性，浓溶液可使皮肤变白硬化。误服或吸入高浓度的甲醛后可刺激口腔、咽喉、产生消化道黏膜坏死，出现剧痛、呕吐、呕血、血性腹泻、血尿，甚至还可出现中枢神经系统症状、意识丧失等，严重的可出现中枢抑制、循环衰竭，最终导致死亡。对吸入中毒者，应给予吸氧或淡的氨气吸入。黏膜等的损伤可用2%碳酸氢钠溶液冲洗。经消化道中毒者，一般宜采用0.1%氨水洗胃以中和甲醛。

2. 多聚甲醛（Paraformaldehyde）

多聚甲醛为甲醛的聚合体，聚合度 n 为 6～100。甲醛含量在 95% 以上。

（1）作用特点

为白色无定形粉末，常温下难溶于水或乙醇，高温下迅速解聚。室温下则缓慢解聚，释放出甲醛，故药效维持时间长，刺激性小，渗透性强。

（2）临床应用

可用于室内熏蒸消毒。口腔治疗中常作牙髓失活剂、干尸剂中的主要成分。不同浓度的多聚甲醛其作用有差别，低浓度（小于 10%）时护髓，20%～40%可干尸，40%以上可使牙髓失活。

（3）不良反应

少见，偶可致过敏反应。

3. 戊二醛（Glutaradehyde）

戊二醛为一种五碳双醛化合物。市售戊二醛的含量为 25%～50%（质量/体积），是无色或淡黄色的油状液体，味苦，有弱甲醛气味。挥发度低，溶于水和醇，其水溶液呈弱酸性，在酸性条件下保持相对稳定。分子式为 $C_5H_8O_2$。

（1）药理作用

戊二醛具有广谱抗菌作用和强大消毒效能，对细菌繁殖体、芽孢、病毒及真菌等均有良好的杀灭作用。其作用机制是通过结构中两个自由的醛基（—CHO）与细菌蛋白的—SH 或—NH_2 作用，影响蛋白质合成。也可通过影响细菌生长繁殖所需的酶及细胞壁而杀灭细菌。戊二醛在碱性环境下杀菌力增强，但稳定性下降。与甲醛相比，其抗菌力强，作用可靠，毒性、腐蚀性小，血清存在下几乎不降低其杀菌力，为一理想外用消毒剂。

（2）临床应用

① 用于各种器械的浸泡消毒。目前临床应用最多的是强化酸性戊二醛（sonacide），是在 2%的戊二醛溶液中加 0.25%聚氧乙烯酯醇醚，大大提高了戊二醛的稳定性，又保持了良好的杀菌活性。② 戊二醛气体可用于室内的密闭熏蒸消毒。③ 口腔可用于根管消毒及牙髓病治疗。据研究报道，戊二醛

用于根管治疗在许多方面优于甲醛：一是能与根管内残留物质形成不可逆的结合，有利于固定；二是对根尖周组织无刺激性或很少有刺激性；三是戊二醛能使牙本质软化，使根管的机械预备变得更为方便。

（3）不良反应

常用浓度对皮肤、黏膜有刺激性，可致接触性皮炎或过敏反应；其蒸气对眼、鼻、呼吸道等有刺激性，严重时可引起咳嗽、吞咽困难、喉头痉挛、支气管炎及肺炎，反复吸入可引起哮喘。误服后造成消化道黏膜强刺激、坏死、溃疡，引起剧痛、呕吐，严重的可出现咯血、便血、血尿、尿闭、酸中毒、眩晕、抽搐和循环衰竭等。

第四节　酸　　类

酸类包括无机酸与有机酸，均具有不同程度的防腐、消毒作用。酸类的抗菌作用是基于离解度即氢离子浓度。主要活性部分为阴离子与非离解的分子。无机酸包括盐酸、硫酸、硝酸等为强酸，刺激性与腐蚀性极大，故临床不作消毒防腐药应用。但在弱酸中有许多良好的杀菌剂，多为有机酸，如醋酸、丙酸、水杨酸、苯甲酸等。这类药物在口腔治疗中也经常使用。

1. 硼酸（Boric acid）

硼酸为无色光亮的鳞片或轻质的白色粉末，触之有腻滑感，在空气中很稳定，能溶于水、醇，易溶于甘油，分子式是 H_3BO_3。

（1）药理作用

能抑制微生物与细菌的生长，杀菌作用弱，属防腐剂。对组织刺激性小，几乎无毒，皮肤不吸收，故只作外用，禁止内服。

（2）临床应用

$1\%\sim2\%$ 溶液可冲洗眼、口腔、阴道、膀胱、子宫等，或用于皮肤病的湿敷；$5\%\sim10\%$ 乙醇溶液或硼酸软膏可用于创伤或皮肤病的治疗；2% 溶液在口腔上用于拔牙后创口、口内炎症的含漱。

（3）不良反应

外用一般毒性小，若用于大面积损伤处，吸收后可发生急性中毒，早期症状包括呕吐、腹泻、皮疹、中枢神经系统先兴奋后抑制、脑膜刺激和肾损害，严重者出现循环衰竭。由于吸收后排泄缓慢，反复吸收亦可引起蓄积导致慢性中毒，出现厌食、乏力、精神错乱、皮炎、秃发和月经紊乱等。

2. 苯甲酸（Benzoic acid）

苯甲酸又称安息香酸，为白色有光的鳞片或针状结晶，质轻，有弱安息酸的臭味。难溶于水，易溶于乙醇、氯仿和醚中，具挥发性。

（1）药理作用

苯甲酸有局部刺激与防腐作用，尤其对真菌效果更佳。在酸性溶液中防腐作用较强，碱性条件下作用降低。

（2）临床应用

一般常用浓度为 $0.1\%\sim0.3\%$，外用与水杨酸等配合的复方制剂可治疗霉菌感染。口腔可用于拔牙创伤，口腔溃疡时的含漱与洗净。

3. 枸橼酸（Citric acid）

枸橼酸又名柠檬酸，通常含一个结晶水，为无色半透明的结晶或白色的颗粒，或为白色结晶性粉末。无臭、味酸，在干燥空气中微风化，在潮湿的空气中微潮解。易溶于水、醇、醚。水溶液不稳定，易被真菌分解。

（1）药理作用

具有缓泻和一定的抗菌作用。口腔科临床用

饱和溶液,利用其酸性脱钙和轻度腐蚀处理牙根面,显示如下的作用:① 使牙本质小管脱钙后扩大,有利于诱导钙化形成牙骨质钉,使牙骨质与牙本质形成机械性、分子型、细胞性结合。② 牙本质表面暴露的胶原纤维与龈瓣内新生的胶原纤维发生联结。③ 降解根面内毒素,有利于成纤维细胞附于根面,促进牙龈附着。④ 脱钙后的牙本质能诱导间叶细胞分化,形成造骨细胞和造牙本质细胞,从而加速牙骨质和牙槽骨的沉积,有利于包埋新形成的牙周纤维。

(2) 临床应用

口腔临床通常用其近50%的饱和溶液(pH 值为1),可作牙周手术中根面处理。

(3) 不良反应

为低毒性药物,若反复大量饮用含枸橼酸的饮料可引起牙酸蚀症。

(4) 注意事项

浓溶液亦有刺激性。

第五节　碱　类

在口腔治疗中,主要使用的碱类药物有氢氧化钙与硼砂等。通过在组织中解离出 OH^- 离子而起抑菌或杀菌作用。某些强碱如氢氧化钠,虽有良好的杀微生物作用,但能溶蛋白质,对机体组织腐蚀性较强,故临床不作治疗药物。

1. 氢氧化钙(Calcium hydroxide)

氢氧化钙俗称熟石灰,为白色粉末,难溶于水,呈强碱性(pH＝12),分子式是 $Ca(OH)_2$,易吸收空气中的 CO_2 与 H_2O 而生成 $CaCO_3$,宜密闭保存。

(1) 药理作用

本品具有抑制细菌生长,中和炎性分泌物作用。口腔治疗中常用氢氧化钙作生物性护髓药物,主要通过抑菌消炎,减少酸性分泌物对牙髓的刺激,促进牙本质细胞层的碱性磷酸酯酶的活力,促进磷酸钙沉积,使初步软化脱矿的牙本质重新矿化,使牙本质修复,对活髓有保护作用。

(2) 临床应用

主要用于口腔牙髓病治疗,作生物性盖髓剂与根管充填的主药。此外亦可用作窝洞的垫底材料及牙颈部和根面的脱敏剂。

(3) 不良反应

由于其具有强碱性,故对细胞有一定毒性,如用作盖髓剂时,都可能损害牙髓细胞,抑制牙髓的呼吸。

2. 硼砂(Borax)

硼砂即天然硼酸钠,又名焦硼酸钠。分子式为 $Na_2B_4O_7 \cdot 10H_2O$,为无色半透明的结晶或白色结晶粉末,能溶于水及甘油,不溶于醇。在较热及干燥空气中易风化。本品有多种水合物,常用硼砂含10分子结晶水,水溶液呈碱性。

(1) 药理作用

本品在水溶液中水解后,释放出 OH^- 而起抑菌作用。故防腐作用较弱,但对组织无刺激性,毒性极低。

(2) 临床应用

1%～2%水溶液用于口腔含漱,有防腐除臭之效。复方硼砂溶液(朵贝液)可作口炎、鹅口疮等的消毒含漱。冰硼散(含冰片、硼砂、朱砂、元明粉)可用于消炎止痛,亦可用于口腔、咽喉感染。

(3) 不良反应

参见硼酸。用于大面积创伤、烧伤或表皮剥落处,易发生吸收蓄积中毒。

3. 碳酸氢钠(Sodium bicarbonate)

为白色粉末,无臭、味咸。在潮湿空气中逐渐分解,放出二氧化碳,生成碳酸钠。能溶于水(1∶11),不溶于乙醇、乙醚等,水溶液呈弱碱性。

(1)药理作用

具有弱碱性,能中和酸。水溶液含漱,能解除和分解残留凝乳或糖类,使口腔呈弱碱性环境,抑制真菌生长。

(2)临床应用

① 2%～4%水溶液含漱,可用于口腔白念珠菌感染。② 亦可与过氧化氢溶液交替使用,减少不良反应。

(3)不良反应

无毒性腐蚀性,局部使用不良反应少见。全身吸收过量会影响酸碱平衡失调。

第六节　卤素及其他化合物

卤素包括氟、氯、溴、碘 4 种元素。常温下氟、氯为气态,溴为液态,碘为固体。其熔点、沸点、颜色、比重均随原子序数的加大而递增,而挥发性及水中溶解度则随原子序数的加大而逐渐降低。

氯、碘及其化合物用作消毒剂已有一百多年的历史,广泛应用于医疗、饮水、公共卫生等各个方面。氟与溴由于反应性强、杀菌作用弱,又有较强的毒性与腐蚀性,故临床不作消毒防腐药应用。

1. 次氯酸钠(Sodium hypochrite)

次氯酸钠为白色结晶状粉末,性质不稳定。一般用其水溶液,在碱性环境中较稳定。

(1)药理作用

次氯酸钠与水反应生成的次氯酸,具有氯的强杀菌和强氧化漂白作用。

$$NaOCl + H_2O \longrightarrow NaOH + HOCl$$

其作用机制主要通过在水中形成次氯酸,作用于菌体蛋白,使蛋白质变性。由于次氯酸分子小,不带电荷,故易侵入细胞内与蛋白质发生氧化作用或破坏细菌的磷酸脱氢酶,使糖代谢失调而导致细菌死亡。

次氯酸钠和氢氧化钠共同作用,对组织有强大的溶解性,对蛋白质、结缔组织和黏膜均可溶解。次氯酸的杀菌作用受一些因素的影响。如非解离型的 HOCl 的杀菌力大于解离型的 OCl;而 pH 值越高,解离型越少,故杀菌作用下降。反之,pH 值下降时,即在酸性条件下,次氯酸杀菌力大。此外,有机物存在时杀菌作用减弱。在 5.25% 浓度时,其药效不受有机物影响。

(2)临床应用

一般而言,3%的溶液有杀菌作用,浓度低于3%时,其药效不理想。在口腔治疗中,5.25%浓度的次氯酸钠与 3%的双氧水交替使用是目前最理想的根管冲洗剂。两者合用时主要有以下优点:① 杀菌作用增强。② 次氯酸钠对根管内的残留物质有强大的溶解作用,而双氧水局部使用后可产生大量气泡,故有利于清除根管内残留物质。不良反应少见,但浓度过高时可引起根尖周组织的损害。

(3)不良反应

浓溶液对局部组织有腐蚀性。本品与胃酸接触,立即释放出次氯酸,对胃黏膜刺激腐蚀引起恶心、呕吐、疼痛,严重者血压降低、谵语和昏迷。吸入次氯酸气状烟雾可引起咳嗽和窒息,刺激呼吸道黏膜,重者可引起肺水肿等,一旦误服,可立即给予水、牛奶等缓和刺激,再以制酸药或1%硫代硫酸钠溶液处理。

2. 氯亚明(Chloramine)

氯亚明又名氯胺T。属于氯化磺酰胺类化合物,由次氯酸与胺、酰胺或亚酰胺反应产生。本品为白色微黄晶粉,含有效氯24%～26%,性质稳定,易溶于水。水溶液呈碱性,稳定性差,可缓慢释放出有效氯而失效。

（1）药理作用

为一广谱杀菌消毒药物,对细菌繁殖体、病毒、真菌孢子及细菌芽孢均有杀灭作用。药效维持时间长,对组织刺激性小,大量有机物存在时其药效不受影响,但在碱性条件下杀菌力下降。其作用机制主要是与水反应生成次氯酸,放出活性氯而杀菌。氯亚明亦可能有直接杀菌作用。

（2）临床应用

0.5%～1%溶液用于食具和各种器皿的消毒;1.0%～0.5%溶液用于眼、耳、鼻及口腔黏膜的冲洗;2%溶液可用于根管、窝洞的消毒冲洗。

（3）不良反应

局部应用不良反应少见,全身吸收会引起急性中毒,出现呕吐、发绀、循环障碍、呼吸衰竭等症状,严重者摄取后几分钟内死亡。急救办法:除对症治疗外,可用亚硝酸钠和硫代硫酸钠直接解毒。

3. 碘及含碘制剂

碘(Iodine)为有金属光泽的黑色结晶,臭特殊。能生成紫色蒸气挥发,常温下呈固态,难溶于水和醇,易溶于醋酸、氯仿等溶剂中。

（1）药理作用

抗菌谱广,对各种病原微生物、细菌、病毒、芽孢、霉菌等均有良好杀灭作用。其作用机制通过对微生物细胞蛋白直接碘化、氧化使蛋白变性沉淀。结合碘还可继续渗透至菌体蛋白深部,并抑制微生物代谢酶系统而杀菌。碘的杀菌作用易受pH值、有机物、温度等因素的影响。pH值升高及有机物存在时杀菌力下降。

碘与组织蛋白结合较弱,游离的碘可向组织渗透,高浓度的碘可使组织产生腐蚀性坏死。此外,碘亦有良好的感觉麻痹性止痛作用。对改善病灶血液循环,促进愈合,缓解炎症症状具有临床意义。

（2）临床应用

含碘药剂在临床广泛用于皮肤、黏膜、器械等的消毒。口腔上用于治疗机械刺激或感染引起的急性根尖周炎以及亚砷酸引起的腐蚀性牙龈炎、牙周膜炎、边缘性牙龈炎等。主要有消毒、镇痛和消炎作用。

（3）不良反应

长期服用含碘的制剂,可出现精神抑郁、神经过敏、失眠、阳痿和黏液性水肿。碘中毒可出现头痛、唾液腺肿大、结膜炎、喉头炎、气管炎、发热、无力等症状;碘过敏者呈现轻度红斑、痤疮样疹、荨麻疹、化脓性或出血性疹等。服用过量碘可引起急性中毒症状,对消化道刺激腐蚀引起呕吐、腹泻、腹痛,1～3天后出现血尿。可因发生循环衰竭、喉头水肿窒息、吸入性肺炎或肺水肿而致死,致死量约为2～3 g。

碘的主要制剂有:① 碘酊（tincture of iodine）:本品为碘和碘化钾的乙醇溶液,具有强大的杀菌作用,常用其2%～5%浓度的溶液对手术区皮肤消毒。因对组织刺激性大,以免生成碘化高汞对机体产生更大的刺激性和腐蚀性。碘酊涂布后,即可用70%的乙醇洗擦。对碘过敏者禁用。② 碘甘油(Iodine glycerin):含1%碘的甘油溶液具有刺激性小,腐蚀性、作用缓和持久等特点。可用于黏膜部位如牙龈感染、咽喉炎等。③ 台氏液(Tyricle's solution):由碘、碘化锌、甘油和蒸馏水组成。具有杀菌、消炎、止敏、腐蚀等作用。对黏膜有刺激性。主要用于龈炎、牙间乳头炎、冠周炎、牙周袋的消炎,可腐蚀瘘管上皮,亦可用于牙根管的消毒。

4. 碘仿(Iodoform)

碘仿为黄色而有光泽的结晶性粉末,有特殊臭味,触摸时有滑腻感,难溶于水,易溶于醇、氯仿、甘油等有机溶媒中。遇热及光可游离出碘使色泽加深,故宜贮存于密闭瓶中避光保存。

(1) 药理作用

碘仿本身无杀菌作用,溶于组织液后,缓慢释放出碘而呈现杀菌、防腐之功效。本品对组织无刺激性,并能减少创面渗出液,保持创面干燥,促进肉芽组织生长及创面愈合。

(2) 临床应用

本品广泛用于创面消毒。10%的碘仿甘油或软膏、碘仿粉可用于化脓性炎症、肉芽性创伤的局部涂布。碘仿亦用于口腔治疗中根管、感染拔牙窝、手术后上颌窦感染的治疗。采用粉剂散布,碘仿纱条充填给药。

(3) 不良反应

长期大面积创面上应用,碘吸收可引起全身中毒症状。局部创面敷用,其总量不超过 2 g。偶见过敏者,可出现红斑皮疹,严重者可引起头痛、嗜睡、昏迷等。碘蒸气在空气中最大限量为 0.6 mg/L。

5. 碘伏(Iodophors)

本品又名聚维酮碘,碘伏是碘与表面活性剂的不定型络合物。其水溶液呈棕黑色,可缓慢释放出碘,故应避光保存。

阳离子、阴离子或非离子均可作为碘伏的表面活性剂,但以非离子型表面活性剂最好,比较稳定。表面活性剂主要起载体与助溶作用。常用的表面活性剂有聚维酮、聚乙氧基乙醇等。

(1) 药理作用

碘伏为广谱高效消毒药物。对多种细菌均有强大的杀灭效果,较高浓度时能杀灭细菌芽孢及各种病毒。对皮肤黏膜无刺激,毒性低。其作用机制主要是通过持续缓慢释放出活性碘而呈杀菌作用。

(2) 临床应用

由于碘伏既有强大杀菌效能,又有安全无毒及对金属器械无腐蚀性等优点,故在国外已广泛取代新洁尔灭、过氧乙酸等杀菌剂,广泛用于食品及各种器械、用具的消毒。

(3) 不良反应

① 因本品较碘的刺激性小,目前临床手术区域及手的消毒基本已被本品所代替。② 创面过大者不宜使用。③ 全身吸收后引起高钠血症、代谢性酸中毒、肾损害等,对严重烧伤或大面积裸露部位不宜使用。④ 局部可致刺激或过敏,碘过敏患者慎用。⑤ 对大面积破损创面、肾功能不全、甲状腺功能异常者慎用。

第七节 氧 化 剂

氧化剂本身具有还原作用,与有机物相遇时放出新生态氧,通过氧化菌体内的活性基团而呈杀菌效应,口腔治疗中使用的氧化剂主要有过氧化氢及高锰酸钾等。

1. 过氧化氢(Hydrogen peroxide)

本品又名双氧水,分子式为 H_2O_2,临床治疗中常用其 3%的水溶液,溶液澄清透明,无臭或类似臭氧味,性质不稳定,易分解成氧和水。

(1) 药理作用

过氧化氢溶液为强氧化剂,在过氧化氢酶的作用下迅速分解释放出新生态而发挥抗菌作用。对革兰阳性菌、螺旋体敏感,对厌氧菌效果较佳。因作用时间短,且易受有机物影响,故杀菌作用较弱,局部使用后产生气泡,有利于清除脓块、血块及坏死组织。

(2) 临床应用

过氧化氢溶液具有消毒、防腐、除臭及清洁作用。3%的溶液常用于冲洗创面、溃疡、窦道、耳内脓液等,特别适用于厌氧菌感染的伤口。1%～3%溶液用于扁桃体炎、口腔炎、白喉坏死性龈炎等含漱;亦可用作牙窝、龋窝洞的清洗消毒。3%的溶液与5.25%次氯酸钠交替应用为目前最理想的根管化学冲洗剂。

(3) 不良反应

高浓度对皮肤及黏膜有刺激灼伤,形成"白痂"。3%溶液为酸性液,对黏膜亦有一定刺激,长期含漱会引起牙面脱钙或出现舌乳头肥大等不良反应。

2. 高锰酸钾(Potassiam permangants)

本品为暗紫色柱状结晶,易溶于水,与有机物相遇、加热或在酸碱条件下均发生氧化反应。

(1) 药理作用

为强氧化剂,遇有机物即起氧化反应,产生生态氧,呈现消毒、杀菌作用。其杀菌力比过氧化氢强,但易为有机物所减弱。锰离子能与蛋白结合形成蛋白盐类复合物,故低浓度时有收敛作用,高浓度时具有刺激性和腐蚀性。因无离子氧释出,故不出现气泡,而无机械清洗作用。

(2) 临床应用

1%～5%的水溶液用作收敛剂;0.1%溶液洗涤创伤;0.02%～0.5%溶液用于含漱;0.01%～0.02%溶液用于食物或药物中毒时胃冲洗;0.0125%溶液用于阴道冲洗或痔疮坐浴等。口腔治疗中,使用0.2%～1%溶液作拔牙前口腔消毒剂,霉菌症、牙龈炎、鹅口疮等口腔感染的消毒剂。

(3) 不良反应

误服后出现中毒症状如恶心、呕吐、黏膜水肿,甚至引起肝、肾、心血管系统损害,出现循环衰竭等,最小致死量为5～10 g。高浓度溶液、结晶或稀溶液反复使用亦会引起局部组织着色及腐蚀性灼烧等。

第八节　表面活性剂

表面活性剂(surface active agents)又称去污剂或清洁剂,能降低液体表面张力,特别是通过改变油类和水之间的表面张力,有利于乳化。乳化后的油污易于除去,故有清洁作用。根据其长链烷基在水溶液中电离所产生的离子类型,可分为阳离子、阴离子、两性离子、非离子表面活性剂等。有不同程度的乳化、分散、发泡、去污等功能,用途广泛,临床上主要使用阳离子表面活性剂。

阳离子表面活性剂的分子中具有活性阳离子烷基基团,它由N原子与4个烷基组成季铵盐。在水溶液中能解离出带电荷的季铵盐阳离子,又称季铵盐杀菌剂。

阳离子表面活性剂具有抑菌与杀菌作用。它能定向排列在菌体细胞与其周围的介质面上,使界面活化,从而明显降低了细胞表面张力。它使脂肪乳化,破坏了细胞膜的正常功能,导致胞液外渗、药液内渗,也阻碍了酶系统的功能,呈现杀菌作用。

阳离子表面活性剂抗菌谱广,显效快,而对组

织无刺激性,能杀灭多种革兰阳性菌、革兰阴性菌、病毒及霉菌等。但对绿脓杆菌、芽孢作用较弱。其杀菌作用可被有机物、血浆及阴离子表面活性剂降低。故阳离子表面活性剂与阴离子表面活性剂不可同时应用。临床常用的阳离子活性剂有以下几种。

1. 氯己定(Chlorhexidine)

本品又名洗必泰(hibitane),为白色或几乎无色的结晶性粉末,味苦,通常用其盐类。其中以水溶性好的葡萄糖酸盐为最佳。

(1)药理作用

氯己定抗菌作用较强,抗菌谱广,对革兰阳性菌效佳,对绿脓杆菌和真菌有效。对结核杆菌及细菌芽孢仅有抑制作用。其作用机制主要是:① 迅速吸附于细菌表面,破坏细胞膜,使胞质成分渗漏。② 抑制细菌脱氢酶的活性。③ 高浓度时可凝聚胞质成分,氯己定能抑制菌斑的形成。这主要是由于氯己定与牙齿表面的有机、无机成分有高度亲和力;亦可抑制葡聚糖合成,并能与羧磷灰石、葡萄糖、酸性蛋白等作用,使之较长时间停留在牙面上,发挥抑制菌斑形成的作用。

(2)临床应用

氯己定是临床应用较广的外用消毒剂之一。0.02%水溶液浸泡(3 min)用于器械环境的消毒;0.12%～0.2%氯己定溶液用于口腔含漱,具有明显抑制牙齿表面及牙根部连接部位的菌斑。2%水溶液、1%凝胶局部涂擦牙齿,均可获得良好的抗菌作用。

(3)不良反应

氯己定毒性低、刺激性小,过敏反应少见。偶见接触性皮炎,高浓度溶液对眼结膜有刺激性。但长期使用后会出现牙齿、舌变黑,味觉失调。少数患者可引起口腔黏膜剥脱,一般停药后可自愈。高浓度的药液作膀胱冲洗,可引起血尿。偶尔也有过敏性皮炎和休克发生。

2. 苯扎溴铵(Benzalkonium bromide)

又名新洁尔灭,本品低温下逐渐呈蜡状固体,易溶于水,水溶液呈碱性反应,具有特殊芳香臭,性质稳定,刺激性小,渗透力强。

(1)药理作用

新洁尔灭对化脓性病原菌、肠道菌及部分病毒有较好的杀灭能力,对结核杆菌与真菌的杀灭效果不好;对细菌芽孢一般只能起到抑菌作用。

(2)临床应用

0.05%～0.1%水溶液用于外科手术前洗手,0.1%作皮肤消毒;0.01%～0.05%作黏膜消毒;0.1%用于各种器械消毒。

(3)不良反应

毒性低、无刺激性。偶见变态反应性黏膜炎、接触性皮炎等。亦有报道以3%溶液灌肠数分钟后引起恶心、冷汗,导致死亡,以及用作阴道冲洗引起死亡的病例报道。

3. 度米芬(Domiphen bromide)

又名消毒宁,本品为白色或微黄色结晶性片剂或粉剂,味微苦而带皂味。常温下能溶于水或乙醇,溶解度均为50%。性质稳定,宜避光保存。

(1)药理作用

为广谱消毒剂,对化脓性病原菌、肠道菌及部分病毒有效,对结核菌与真菌的杀灭效果较差,对细菌芽孢仅有抑制作用。一般认为,对革兰阳性菌的杀灭作用比革兰阴性菌强,毒性较小。

(2)临床应用

可用于皮肤消毒(0.5%)、创伤感染湿敷(0.02%)及器械贮存消毒(0.5%水溶液加0.5%亚硝酸钠)。含有度米芬0.5 mg的喉片可用于咽喉炎、扁桃体炎。

(3)不良反应

可引起接触性皮炎。

4．地喹氯铵（Dequalinium chloride）

本品为白色或微黄色粉末，味苦，微溶于水和乙醇，难溶于氯仿，见光易变质。

（1）药理作用

对革兰阳性菌、革兰阴性菌、白念珠菌、奋森螺旋菌、毛发癣菌等有较好抗菌作用。

（2）临床应用

可用于牙龈炎、口炎、咽喉炎等的治疗。片剂，含服，1～2片/次，每日可多次服用。

（3）不良反应

局部应用可引起静脉曲张、湿疹、生殖器溃疡、组织坏死。

第九节　金属化合物与染料

临床上可作消毒防腐药物应用的金属化合物主要有汞、银、锌等重金属盐类，其中银、锌盐类曾经在牙科治疗中应用较广，用作窝洞、根管、牙本质消毒剂及牙本质脱敏剂防龋剂等，不过，由于这些药物的不良反应以及治疗上存在的缺点，现在已很少使用。

用于消毒防腐的染料主要有利凡诺、吖啶黄、普鲁黄、甲紫、复红等，均具水溶性。其抗微生物的作用机制是：能在细胞表面高浓度蓄积引起细胞周围氧化还原电位的改变，使细胞内外平衡失调，导致微生物的呼吸、代谢系统障碍。

1．硝酸银（Silver nitrate）

本品为白色结晶状，无臭、味苦，易溶于水，难溶于醚、甘油。遇光渐渐析出灰色或黑色的金属银或氧化银。

（1）药理作用

硝酸银为无机银化合物，为强电介质，解离度大。银离子与菌体蛋白质结合成蛋白银沉淀而呈杀菌作用。同时可游离出硝酸，故浓度高时具有表面腐蚀作用，低浓度有收敛、防腐作用。

（2）临床应用

10%～20%硝酸银溶液局部涂布于牙齿的邻接面上有预防蚀作用，40%硝酸银牙面涂布，用于治疗牙本质过敏症，但因使牙面变黑，故不用于前牙。20%～50%用于阿复弗他溃疡、烧伤等。

2．硝酸铵银（Silver ammoniacal nitrate）

本品由硝酸银、氢氧化铵反应而成的银铵络盐，常用其水溶液，故称氨硝酸银。

（1）药理作用

本品与硝酸银相比，易被还原，对软组织渗透性好，刺激性小，作用缓和持久，能缓慢释放出银离子，呈现抗菌作用。

（2）临床应用

主要用于口腔治疗。其水溶液局部涂布，用于防龋、抑制龋蚀、根管消毒等。如用离子导入方式给药，疗效更佳。

3．氟化氨银（Diammine silver fluoride）

本品由氟化银与氢氧化铵或氧化银与氟化铵作用而成，是口腔治疗中的一种新药。

（1）药理作用

具有氟、银的双重药理作用，氟与牙釉质中的羟磷灰石反应生成氟化钙（CaF_2），从而改变牙釉质结构晶型，促进钙化，有利于增强牙釉质的耐溶性，银离子进入牙本质小管，与造牙本质细胞质突起等有机物结合，形成蛋白银沉淀，闭锁牙本质小管，银离子与菌体蛋白结合成蛋白银沉淀而呈现杀菌作用。此外，氟化氨银具有抑制菌斑和抗蛋白分解作用，因此具有良好的防龋作用。

（2）临床应用

主要用于防腐龋、抑制继发龋、根管治疗及保护牙髓、抗牙本质过敏等。

4. 依沙啶（Ethacridine）

本品为黄色结晶状粉末，无臭，具有收敛性，味苦，能溶于水，微溶于醇，性质不稳定，宜避光保存。

（1）药理作用

本品具有强抗菌力，对各种化脓菌均有效。特别对链球菌、葡萄球菌、淋球菌效佳。对机体组织无刺激性，毒性小，在血清等存在下不减弱其作用，局部应用无不良反应。对表皮深部有显著消毒防腐作用。其作用机制主要是通过在细菌细胞表面高度蓄积，引起细胞周围氧化还原电位的改变，使细胞内外平衡失调，导致微生物的呼吸、代谢系统障碍而呈抑菌或杀菌作用。

（2）临床应用

主要用于黏膜创伤消毒，0.1%～0.2%水溶液用于局部化脓性创伤消毒。0.05%～0.1%溶液冲洗化脓性创面或含漱。

5. 龙胆紫（Methy violet）

本品又名甲紫，为深绿紫色颗粒性粉末，臭极微，易潮解结块，刺激性小，渗透性大。

本品对 G 菌及真菌有效，1%～2%溶液用于皮肤、黏膜化脓性感染及口腔、阴道霉菌感染。2%溶液局部涂布治疗口腔念球菌感染引起的鹅口疮。

6. 碱性品红（Fuchsin）

本品又称复红、洋红等。为带闪光的绿色结晶，或黑色有光泽结晶性粉末，溶于水、乙醇呈深红色溶液。

本品对革兰阳性菌及某些真菌有效。主要用于皮肤真菌感染。口腔中用作牙菌斑染色剂。

本品禁忌与氧化剂、还原剂配伍。

（肖忠革）

参 考 文 献

1　尹音，王峰.实用口腔药物学.北京：人民卫生出版社，2006.

2　张文福.医学消毒学.北京：军事医学科学出版社，2002.

第二十一章　口腔颌面部肿瘤的化学药物治疗

随着肿瘤细胞生物学、细胞动力学、分子生物学、免疫学等学科的不断发展和抗癌药物的药代动力学、作用机制研究的不断深入,恶性肿瘤的化学治疗(简称化疗)已成为治疗恶性肿瘤的重要手段之一。其疗效正由姑息疗法或手术、放疗的辅助疗法发展成为恶性肿瘤的根治性治疗手段和方法。目前,化疗在口腔颌面部恶性肿瘤的治疗中占有重要地位,是口腔颌面部恶性肿瘤综合治疗中不可或缺的一部分,本章主要介绍有关口腔颌面部肿瘤的化疗药物。

第一节　化疗药物的分类及临床应用原则

一、化疗药物的分类

按照化学成分不同可分为:① 烷化剂类。② 抗代谢类。③ 抗生素类。④ 植物类。⑤ 激素类。⑥ 其他。

根据抗肿瘤药物对细胞周期的作用及其对增殖期和休止期细胞的敏感性不同,分为:① 细胞周期非特异性药物。② 细胞周期特异性药物。细胞周期非特异性药物可作用于细胞增殖周期的各期,对休止期细胞亦有作用,主要为一些烷化剂类和抗生素类药物;细胞周期特异性药物只能影响增殖期的细胞,对休止期细胞不敏感,主要通过抑制DNA的合成和有丝分裂而抑制细胞的增殖。

根据抗肿瘤药物作用的生化机制可分为:① 干扰核酸生物合成药。② 直接影响DNA结构与功能药。③ 干扰转录过程和阻止RNA合成药。④ 干扰蛋白质合成与功能药。⑤ 影响激素平衡药。

三种分类方法各有利弊,临床常常综合应用。

二、临床应用原则

大多数化疗药物遵循一级动力学规律,即治疗时无论肿瘤细胞的数目是多少,化疗药总是杀灭固定比例的肿瘤细胞。实际工作中,由于各种因素的影响,对于不同类型的肿瘤或患同一类型肿瘤的不同个体,在化疗方案和化疗疗效上都会有所差异,但无论如何,掌握化疗的临床应用原则是十分重要的。

(一)综合治疗原则

目前,恶性肿瘤的治疗已经进入了综合治疗时代,对于不同的肿瘤,由于病理类型不同、肿瘤分期不同等,治疗计划也有所不同,化疗应该遵循循证化,按照综合治疗的计划,有步骤、合理地在特定的阶段进行。

方案。

（二）个体化治疗原则

化疗药物的种类和剂量的应用,除参考药物的剂量规定和不良反应外,还应该根据患者的不同情况,如年龄、全身情况及主要脏器的功能等做到科学地增减药量,而不应片面追求足量与限量;有条件的单位应该结合肿瘤药物敏感试验确定用药

（三）联合用药原则

由于联合化疗的疗效好,不良反应小,目前已经基本取代了单药治疗而被广泛应用。联合用药时必须考虑到细胞动力学、药物的作用周期以及药物不良反应的叠加等做到合理使用,以增加疗效、减小毒性。

第二节　头颈部肿瘤的化疗药物

一、烷化剂类抗肿瘤药物

1. 氮芥（Chlormethine）

（1）其他名称

盐酸氮芥/恩比新/HN_2

（2）药理作用

本品为最早应用的烷化剂,氮芥为一双(氯乙)胺化合物($R = CH_3$),经释放 Cl,分子间环化,形成不稳定的乙亚胺离子后打开环链,形成具有活性的碳离子,随即与 DNA-鸟嘌呤的 N-7 反应生成 7-烷鸟嘌呤,N-7 则可再转变为季胺 N,它是具有双功能基团的烷化剂,尚可进行第二个环化再产生一个碳离子,与另一条互补 DNA 链上的鸟嘌呤形成链间交叉联结。通过在体内形成乙烯亚胺基化合物,与体内酶系统和核蛋白起作用而影响核酸代谢,特别影响 DNA 的合成,抑制细胞有丝分裂。

（3）用法用量

6 mg/m^2,第 1、8 日静注,每 4 周 1 次;腔内用药剂量为 8～16 mg/m^2。

（4）不良反应

① 骨髓抑制:为剂量限制性毒性。白细胞在

用药后 1 周降至最低点,3 周内可恢复正常。② 恶心、呕吐:常见,用药后 3 h 内出现,可持续 4～8 h。③ 皮肤黏膜:外渗后导致严重的疼痛、炎症和坏死,斑丘疹少见。④ 其他:常见注射血管的静脉炎或血栓形成以及闭经和精子缺乏。罕见严重过敏反应,可能引起继发性肿瘤。

（5）制剂规格

注射剂:1 ml:5 mg,2 ml:10 mg。

2. 卡莫司汀（Carmustine）

（1）其他名称

卡氮芥/BCNU

（2）药理作用

本品为亚硝脲类抗肿瘤药,其代谢物通过烷化剂作用及氨基甲酰化作用,干扰 DNA、RNA 和蛋白质的合成及功能。抗瘤谱广,脂溶性高,易于透过血-脑屏障。对细胞增殖各期都有作用,非增殖细胞不敏感。

（3）用法用量

200～240 mg/m^2,静注,持续 30～45 min,每 6～8 周 1 次,常分次给药,分 2～3 日以上给药。累计用药剂量不宜超过 1 000 mg/m^2,以减小肺毒

性和肾毒性。剂量超过 600 mg/m² 的大剂量用药，需干细胞解救治疗。

（4）不良反应

① 骨髓抑制：迟发性及双相性，白细胞最低点在 3～6 周，连续用药有累积毒性。② 恶心、呕吐：常见，用药后 2 h 出现，可持续 4～6 h。③ 皮肤黏膜：由于药物中含有酒精，可出现面部潮红及注射部位烧灼感，常见皮肤色素沉着。④ 其他：肝毒性少见，一旦发生较严重。低剂量时很少发生肺纤维化，超过 1 000 mg/m² 时发生率显著提高。剂量低于 1 000 mg/m² 时罕见肾毒性。有可能导致继发性肿瘤。

（5）制剂规格

注射剂：100 mg。

3. 美法仑（Melphalan）

（1）其他名称

苯丙氨酸氮芥/癌克安/溶肉瘤素

（2）药理作用

本品为双功能的烷化剂类细胞毒性药物，由 2 个双二氯乙烷基族中的一个形成带正离子的中间产物，与脱氧核糖核酸中的硫鸟嘌呤第 7 氮的共价结合产生烷化，从而阻止 DNA 复制。

（3）用法用量

口服：① 8 mg/m²，第 1～4 日，每 4 周重复。② 10 mg/m²，第 1～4 日，每 6 周重复。③ 3～4 mg/m²，连续口服 2～3 周后改为每日维持量 1～2 mg/m²。

（4）不良反应

① 骨髓抑制：剂量限制性毒性，白细胞最低点在用药后 14～21 日。② 恶心、呕吐：少见。③ 皮肤黏膜：脱发、皮炎及口炎等少见。④ 其他：罕见导致急性非淋巴细胞性白血病，肺纤维变极少见。

（5）制剂规格

① 片剂：2 mg。② 注射剂：20 mg，40 mg。

4. 苯丁酸氮芥（Chlorambuci）

（1）其他名称

留可然/瘤可宁/氯氨布西

（2）药理作用

本品为一种芳香氮芥的衍生物，作为双功能的烷基化剂，能产生烷基化作用。本药能在螺旋形脱氧核酸的两索间产生交互连锁，从而妨碍 DNA 的复制。本药的代谢牵涉四碳酸侧链的 β-氧化作用，主要代谢产物的血浆浓度出现于服药后 2～4 h，其终末半衰期较苯丙酸氮芥长，可明显促成苯丙酸氮芥的烷基化活动。

（3）用法用量

每日口服 3～4 mg/m²，直到出现疗效或发生骨髓抑制，需要时维持量为每日口服 1～2 mg/m²；30 mg/m²，每 2 周口服一次（通常与泼尼松联用，泼尼松剂量为每日口服 80 mg/m²，连用 1～5 日）。

（4）不良反应

① 骨髓抑制：为剂量限制性毒性，可能为延迟性反应。② 恶心、呕吐：少见。③ 皮肤黏膜：皮疹少见。④ 其他：常见闭经和精子缺乏，发热少见，罕见肝功能异常和肺纤维化，可引起继发性肿瘤。

（5）制剂规格

片剂：1 mg，2 mg。

5. 环磷酰胺（Cyclophosphamide）

（1）其他名称

环磷氮芥/癌得星/CTX

（2）药理作用

环磷酰胺在体外无活性，在体内经肝细胞色素 P450 氧化、裂环生成中间产物醛磷酰胺后经血循环转运到肿瘤细胞内，醛磷酰胺在癌组织中很快分解出有强大作用的磷酰胺氮芥。此产物对癌组织毒化作用强，属于细胞周期非特异性药物，与 DNA 发生烷化，形成交叉连结，影响 DNA 功能，抑制肿瘤细胞的生长繁殖。

（3）用法用量

$1\,000\sim1\,500\ mg/m^2$，静注，每 $3\sim4$ 周 1 次；$400\ mg/m^2$，口服第 $1\sim5$ 日，每 $3\sim4$ 周重复；$60\sim120\ mg/m^2$，每日口服。

（4）不良反应

参见本书第十五章。

（5）制剂规格

① 片剂：$50\ mg$。② 注射剂：$100\ mg$，$200\ mg$。

6. 异环磷酰胺（Ifosfamide）

（1）其他名称

环磷氮芥/和乐生/宜佛期酰胺/匹服平/IFO

（2）药理作用

本品为环磷酰胺异构体，作用机制类似于环磷酰胺，即细胞亲核中心的烷基化，在于激活磷酸异恶唑，主要干扰 DNA - DNA 交叉链的形成。本药为一种前体药物，由肝药酶激活而转变为抗癌物质及其代谢产物。

（3）用法用量

$1.2\ g/m^2$，静注（时间超过 $30\ min$），连续 5 日，每 $3\sim4$ 周 1 次，通常与其他药物联合，美斯纳 $120\ mg/m^2$ 每日持续输注，直至 IFO 末次量用后 $16\ h$；$3.6\ g/m^2$，静滴（$4\ h$），连用 2 日，通常与其他药物联用注射，美斯纳 $750\ mg/m^2$，在 IFO 前即刻以及 IFO 开始用后第 4、$8\ h$ 静注；IFO 高剂量为每疗程 $14\ g/m^2$，6 日内给予。美斯纳剂量也相应增加。

（4）不良反应

① 骨髓抑制：同 CTX。② 恶心、呕吐：常见于未进行标准抗呕吐治疗时。③ 皮肤黏膜：脱发常见，常规剂量时罕见黏膜炎和皮炎。④ 出血性膀胱炎：是剂量限制性毒性，除非用美斯纳进行膀胱保护，否则很常见。即使应用美斯纳保护，发生率也为 $5\%\sim10\%$。⑤ 其他：常见不育症，肝功能

不良及静脉炎少见，偶可出现中枢神经系统毒性和肾功能损害，罕有发热。

（5）制剂规格

注射剂：$0.2\ g$，$0.5\ g$，$1\ g$，$2\ g$。

7. 洛莫司汀（Lomustine）

（1）其他名称

环己亚硝脲/罗氮芥/CCNU

（2）药理作用

亚硝脲类抗肿瘤药，药理作用与卡氮芥相似。

（3）用法用量

$100\sim130\ mg/m^2$，口服，每 $6\sim8$ 周重复，周累积剂量不应超过 $1\,000\ mg/m^2$，以避免肺及肾毒性。

（4）不良反应

① 骨髓抑制：同卡氮芥。② 恶心、呕吐：用药后 $3\sim6\ h$ 出现，可持续 $24\ h$。③ 皮肤黏膜：口炎及脱发罕见。④ 其他：剂量低于 $1\,000\ mg/m^2$ 时，肺纤维化、肾毒性、肝毒性少见。有可能导致继发性肿瘤。

（5）制剂规格

胶囊剂：$40\ mg$，$50\ mg$，$100\ mg$。

8. 尼莫司汀（Nimustine）

（1）其他名称

盐酸嘧啶亚硝脲/宁得朗

（2）药理作用

亚硝脲类抗肿瘤药，主要作用机制是使细胞内 DNA 烷化而使 DNA 低分子化，以抑制 DNA 合成。

（3）用法用量

$2\sim3\ mg/kg$，静注，根据第一次用药后周围血常规情况决定第 2、3 次用药。

（4）不良反应

同卡氮芥。

（5）制剂规格

① 胶囊剂：$10\ mg$，$50\ mg$。② 注射剂：$25\ mg$，$50\ mg$。

二、抗代谢类抗肿瘤药物

1. 氟尿嘧啶(Fluroracil)

(1) 药理作用

本品为尿嘧啶的类似物,也是核糖核酸的组成成分之一,在细胞内转变为5-氟尿嘧啶脱氧核苷酸而抑制脱氧胸苷酸合成酶,阻止脱氧尿苷酸甲基化为脱氧胸苷酸,从而影响DNA的合成。另外,5-氟尿嘧啶在体内转化为5-氟尿嘧啶核苷后,也能掺入RNA中干扰蛋白质合成,因此对各期细胞都有作用。

(2) 用法用量

① 500 mg/m²,静注,第1~5日,每4周重复。② 450~600 mg/m²,静注,每周1次。③ 200~400 mg/m²,每日持续性静脉滴注。④ 1 000 mg/m²,每日1次,连续4日,持续静脉滴注,每3~4周重复。⑤ 450 mg/m²,静脉注射,在亚叶酸钙20 mg/m²静脉注射后用药,1次/日,连用5日,每4周重复。

(3) 不良反应

① 骨髓抑制:为剂量限制性毒性。在末次用药后10~14日白细胞降至最低点,第21日恢复。② 恶心、呕吐及其他胃肠道反应:常见,但不严重。大剂量用药或持续用药或联合亚叶酸钙用药可出现腹泻。③ 皮肤黏膜:口炎是严重毒性的早期症状,也可出现食管炎、直肠炎及腹泻;脱发少见;有时面部、手及输注的静脉部位皮肤出现色素沉着;持续输注时,常出现"手-足综合征",即疼痛、红斑样脱皮、手掌及足底皮肤皲裂。④ 其他:神经毒性罕见,有时易流眼泪。

(4) 制剂规格

① 片剂:50 mg。② 注射剂:5 ml:125 mg,10 ml:250 mg。

2. 吉西他滨(Gemcitabine)

(1) 其他名称

健择/双氟脱氧胞苷

(2) 药理作用

本品为胞嘧啶衍生物,可与DNA链末端结合一个核苷酸,使DNA链停止延长,抑制DNA多聚过程;另外,双氟脱氧胞苷可抑制核苷酸还原酶,抑制DNA合成。

(3) 用法用量

① 800~1 000 mg/m²,静注持续30 h以上,每周1次,连用7周。休息1周后进行下一周期,每周1次,连用3周,每4周重复。② 1 000~1 250 mg/m²,静注持续30 h以上,每周1次,连用2~3周,每3~4周重复。该药常与顺铂联合应用,应用顺序为先健择,再顺铂。

(4) 不良反应

① 骨髓抑制:为剂量限制性毒性,尤其血小板下降为其特点之一。② 恶心、呕吐:常见,但不严重。③ 皮肤黏膜:偶可见脱发及可逆性皮疹。④ 其他:常见血清转氨酶和碱性磷酸酶暂时性升高、轻度蛋白尿和血尿、非感染性发热等,轻度流感样症状和嗜睡偶见。

(5) 制剂规格

注射剂:0.2 g,1 g,2 g。

3. 巯嘌呤(Mercaptopurine)

(1) 其他名称

6-巯基嘌呤/乐疾宁/6-MP

(2) 药理作用

本药是嘌呤类似物,此药在细胞内首先通过3个不同的代谢途径(包括巯嘌呤甲基转移酶、黄嘌呤氧化酶和次黄嘌呤-鸟嘌呤磷酸核糖转移酶)转化为不同的巯基核苷代谢物。巯嘌呤核苷酸进一步代谢形成巯基鸟嘌呤核苷酸。6-MP的抗肿瘤作用主要是通过巯基鸟嘌呤核苷酸整合入DNA和RNA模板,使细胞死亡。

(3) 用法用量

单药应用时,100 mg/m²,口服,1次/日;与MTX联用时,口服50~90 mg/m²,口服,1次/日。

（4）不良反应

① 骨髓抑制：常见，通常为轻度。② 恶心、呕吐及其他胃肠道反应：恶心、呕吐少见，腹泻罕见。③ 皮肤黏膜：大剂量时可发生口炎。④ 其他：由于癌细胞迅速崩解易发生高尿酸血症；发热少见。

（5）制剂规格

片剂：25 mg，50 mg，100 mg。

4. 甲氨蝶呤（Methotrexate）

（1）其他名称

氨甲叶酸/MTX

（2）药理作用

甲氨蝶呤对二氢叶酸还原酶有强大而持久的抑制作用，阻断后者催化叶酸转化为四氢叶酸，从而干扰胸腺嘧啶脱氧核苷酸和嘌呤的合成，进而抑制 DNA 合成及细胞增殖。MTX 也可阻止嘌呤核苷酸的合成，故能干扰 RNA 和蛋白质的合成，引起癌细胞死亡。

（3）用法用量

不同的肿瘤用量上差异较大。① 滋养细胞恶性肿瘤：15～30 mg，口服或肌内注射，第 1～5 日，每 2 周重复。② 其他癌症：40～80 mg/m²，静脉注射或口服，每月 2～4 次，两次用药间隔 7～14 日。③ 急性淋巴细胞性白血病：15～20 mg/m²，口服或静脉注射，每周 1 次。④ 骨肉瘤：剂量达 12 g/m² 时，需要用亚叶酸钙解救治疗。⑤ 鞘内注射用药 12 mg/m²（不超过 20 mg/m²），每周 2 次。

（4）不良反应

参见本书第十五章。

（5）制剂规格

片剂：2.5 mg，5 mg，10 mg。

5. 羟基脲（Hydroxyurea）

（1）其他名称

巯基脲

（2）药理作用

核苷酸还原酶抑制剂，能抑制核苷酸还原酶，阻止胞苷酸转变为脱氧胞苷酸，从而抑制 DNA 的合成，选择性地作用于 S 期细胞，为细胞周期特异性药物。用药后可使瘤细胞集中于 G_1 期，故常作为同步化疗药物以提高肿瘤对化疗或放疗的敏感性。

（3）用法用量

口服：常用量每次 0.5 g，2～3 次/日，或每日 25 mg/kg，1 次/日；或每日 40～60 mg/kg，每周 2 次。6 周为 1 个疗程。

（4）不良反应

① 骨髓抑制：发生于每日剂量超过 1 600 mg/kg，连续用药超过 10 日的患者，恢复较快。红细胞平均体积增加常见。② 恶心、呕吐：恶心常见于高剂量治疗的患者。其他胃肠反应少见。③ 皮肤黏膜：口腔黏膜炎罕见。可能发生斑丘疹性皮疹。放射性黏膜炎可能再现。④ 其他：暂时性肾功能受损或排尿困难少见，中枢神经系统病变罕见。

（5）制剂规格

① 片剂：400 mg，500 mg。② 胶囊剂：250 mg，400 mg，500 mg。

三、抗生素类抗肿瘤药物

1. 平阳霉素（Pingyangmycin）

（1）其他名称

争光霉素 A5/博莱霉素 A5/PYM

（2）药理作用

本品为多种糖肽抗生素的混合物，抗瘤谱广，属细胞周期非特异性药物。它能与铜或铁离子络合，使氧分子转化成氧自由基，可直接与细胞 DNA 结合，破坏 DNA 的结构功能，从而使 DNA 单链断裂，阻止 DNA 复制，干扰细胞分裂增殖。本品为博莱霉素多种组分中的一组分 A5，对 G_2 期作用最显著，与博莱霉素主要成分 A2 相比，抑瘤作用强于 A2，而对肺损害较 A2

轻。给药后广泛分布到各组织,以肺和鳞癌较多,在该处不易被灭活,而其他组织的水解酶能使之迅速灭活。

（3）用法用量

可肌注、静注、瘤内注射或动脉插管给药:每次 8 mg,隔日 1 次,每个疗程总量 240 mg。

（4）不良反应

① 骨髓抑制:不严重。② 恶心、呕吐:较轻。③ 其他:约 1/3 的患者出现发热、脱发等。少数患者可有皮肤色素沉着。最严重的是肺纤维化,与剂量有关。

（5）制剂规格

注射剂:10 mg。

2. 博莱霉素（Bleomycin）

（1）其他名称

BLM

（2）药理作用

常用的这类药物是两种铜螯和多肽博莱霉素 A_2 和 B_2 的混合物,可与 DNA 结合,导致 DNA 单链或双链断裂,并进一步抑制 DNA、RNA 和蛋白质的合成。

（3）用法用量

① $10 \sim 20$ U/m^2 肌注或静注,每周 $1 \sim 2$ 次。② 睾丸癌治疗与其他药物联合化疗,30 U 静脉冲注,每周 1 次,连用 $9 \sim 12$ 周。③ 胸腔灌注 60 U 加入 500 ml 生理盐水中。

（4）不良反应

① 骨髓抑制:较少发生明显的骨髓抑制,因此与骨髓抑制性药物联用时允许全量应用。② 恶心、呕吐:偶发,并呈自限性。③ 皮肤黏膜:脱发、口炎、红斑、水肿、甲床增厚及皮肤色素沉着和脱屑常见。④ 肺毒性:淋巴瘤患者偶有急性类过敏样或类肺水肿样反应;剂量有关的肺炎,主要表现为咳嗽、呼吸困难、啰音及肺浸润,严重者可发展为肺纤维化。⑤ 其他:罕见昏睡、头痛及关节肿胀。

（5）制剂规格

注射剂:15 mg。

3. 博安霉素（Boanmycin）

（1）其他名称

业立宁/争光霉素 A6

（2）药理作用

本品为我国新研发的抗肿瘤抗生素。属于博莱霉素族,与博莱霉素的作用机制相同,但抗瘤谱更广,肺毒性更低。

（3）用法用量

① 单药治疗: $5 \sim 6$ mg/m^2,加生理盐水 $2 \sim 4$ ml,肌内注射或静脉注射,每周 3 次,连用 4 周。② 联合化疗:与其他药物联合化疗时剂量应减少,$5 \sim 6$ mg/m^2,加生理盐水 $2 \sim 4$ ml,肌内注射或静脉注射每周 2 次,连用 2 周,休息 $1 \sim 2$ 周,为 1 个周期。

（4）不良反应

本品可引起发热、寒战、肌肉疼痛、消化道反应,皮肤色素沉着。个别患者有过敏反应。肺毒性较同类药物轻,不排除长期用药导致肺纤维化的可能。

（5）制剂规格

注射剂:10 mg,15 mg。

4. 放线菌素 D（Actinomycin）

（1）其他名称

更生霉素/ACTD

（2）药理作用

放线菌素 D 能嵌入到 DNA 双螺旋链中相邻的鸟嘌呤和胞嘧啶碱基对之间,与 DNA 结合成复合体,阻碍 RNA 特别是 mRNA 的合成,从而妨碍蛋白质合成而抑制肿瘤细胞的生长。对 G_1 期作用较强,且可阻止 G_1 向 S 期的转变,干扰细胞转录过程,但不影响 DNA 的复制,对多种肿瘤有抑制作用,属细胞周期非特异性药物,对细胞各期均有作用,但对 G_1 期细胞作用最显著。

（3）用法用量

① 儿童：$0.4 \sim 0.45$ mg/m²（最大剂量 0.5 mg），静脉注射,每日 1 次,连用 5 日,每 3～5 周重复。② 成人：$0.4 \sim 0.45$ mg/m²,静脉注射,第 1～5 日,每 2～3 周重复；0.5 mg 静脉注射,每日 1 次,连用 5 日,每 3～5 周重复。

（4）不良反应

① 骨髓抑制：剂量限制性毒性,可能较为严重。常在 1 周内发生,有时可持续 21 日。② 恶心、呕吐：常在用药后数小时内出现严重呕吐,可持续 24 h。③ 皮肤黏膜：皮肤红斑、皮肤色素沉着和脱屑,以往或同时接受放疗者尤为常见；以往或同时放疗可促进口咽黏膜炎；常见脱发；如果外渗,可出现中、重度组织损伤。④ 其他：罕见情感压抑。

（5）制剂规格

注射剂：0.1 mg,0.2 mg,0.5 mg。

5. 阿霉素（Adriamycin）

（1）其他名称

14-羟柔红霉素/ADM/Adr

（2）药理作用

阿霉素是一种具有细胞毒性的蒽环类抗生素,从一种链酶培养液中提炼而出,具有迅速的细胞膜穿透力及抗生素在核周色质中有显著的积聚力,直接与 DNA 结合,使双螺旋分开,改变了 DNA 模板性质,阻止干扰 DNA 聚合酶和 DNA 依赖型 RNA 聚合酶,同时阻止了 DNA 和 RNA 的合成,抑制核酸合成及有丝分裂,导致染色体异常,故使癌细胞不能分裂增殖。为广谱抗癌抗生素,可诱导多种肿瘤的缓解。

（3）用法用量

60～75 mg/m²,静注,每 3 周重复；30 mg/m²,静注,第 1、8 日,每 4 周重复（与其他药联合）；15～20 mg/m²,每周静注。

（4）不良反应

① 骨髓抑制：剂量限制性毒性。用药后

10～14 日白细胞和血小板降至最低点,至 21 日恢复。② 恶心、呕吐：大约 50% 的患者出现轻、中度恶心、呕吐。③ 皮肤黏膜：口炎的发生呈剂量依赖性；脱发常见,一般用药后 10～14 日开始发生；以往接受过放疗者,应用 ADM 后易出现回忆性皮肤反应；用药静脉区域常发生化学性静脉炎,皮肤色素沉着。④ 心脏毒性：可致心肌病,引起不可逆性充血性心力衰竭。发生率与 ADM 的终生累积量密切相关,累积量不应超过 550 mg/m²。如果患者曾接受过胸部放疗或同时应用环磷酰胺,则累计量不应超过 450 mg/m²。⑤ 其他：用药静脉常出现化学性静脉炎及静脉硬化,发热、寒战少见。

（5）制剂规格

注射剂：10 mg,50 mg。

6. 表柔比星（Epirubicin）

（1）其他名称

表阿霉素/表比星/EPI

（2）药理作用

本品为阿霉素的同分异构体。主要作用于细胞核,既可抑制 DNA 合成,又可抑制 RNA 合成,为细胞周期非特异性药物。主要经肝排出,临床试用证明疗效优于阿霉素。

（3）用法用量

70～90 mg/m²,静注或静滴,每 3 周重复。

（4）不良反应

① 骨髓抑制：为剂量限制性毒性。用药后 21 日恢复。② 恶心、呕吐：常见。③ 皮肤黏膜：口炎的发生呈剂量依赖性；一般用药后 10 日开始发生脱发。④ 心脏毒性：可致心肌病,引起不可逆性充血性心力衰竭。发生率与终生累积量密切相关,累积量不应超过 1 000 mg/m²。如果患者曾接受过胸部放疗或其他蒽环类抗肿瘤抗生素,累计剂量应相应降低。⑤ 其他：腹泻不常见,可出现一过性心电图改变,有报道可发生荨麻疹和过敏反应。

（5）制剂规格

注射剂：10 mg，50 mg。

7. 米托蒽醌（Mitoxantrone）

（1）其他名称

米西宁/MIT

（2）药理作用

蒽环类抗肿瘤药，通过与DNA分子结合，可嵌入DNA分子中，引起DNA断裂，抑制核酸合成而导致细胞死亡，本药为细胞周期非特异性药物。静脉滴注后，血浆浓度下降很快，并迅速分布于各组织中，消除缓慢，主要通过胆汁由粪便排出。心脏毒性较阿霉素小。

（3）用法用量

实体瘤：12～14 mg/m²，静注，每3周重复；急性非淋巴细胞性白血病：12 mg/m²，静注，连用3日。

（4）不良反应

① 骨髓抑制：常见。② 恶心、呕吐：发生率及程度较ADM低。③ 皮肤黏膜：脱发常见，但较ADM发生率低。④ 心脏毒性：低于ADM，无明确的最高剂量，但如果累积剂量超过125 mg/m²，心脏毒性的危险性增加。⑤ 其他：外渗后局部皮肤出现红斑、水肿，伴有暂时性蓝色改变，但很少导致严重的皮肤损伤，静脉炎少见。

（5）制剂规格

① 注射液：2 ml：2 mg，5 ml：5 mg，10 ml：10 mg。② 粉针剂：5 mg，10 mg。

8. 丝裂霉素（Mitomycin）

（1）其他名称

自力霉素/MMC/MTC

（2）药理作用

本药与DNA结合，经双重链DNA架桥，阻碍DNA复制而发挥抗肿瘤效果。另外，丝裂霉素化学结构中有乙酰亚胺及氨甲酰酯基团，具有烷化作用，能与DNA的双链交叉联结，可抑制DNA复制，也能使部分DNA断裂。

（3）用法用量

① 20 mg/m² 静注，第1日，每4～6周重复。② 20 mg/m²，静注，第1～5日、第8～12日，每4～6周重复。③ 与ADM和5-Fu联用，10 mg/m²，静注，第1日，每8周重复。

（4）不良反应

① 骨髓抑制：严重的剂量限制性毒性，有累积作用。最低点在用药后4周，但有时可延迟，需数周才可恢复。② 恶心、呕吐：发生率较高，一般为轻、中度。③ 皮肤黏膜：口炎及脱发常见，若外渗常导致蜂窝织炎。④ 其他：肺毒性的发生率低，一旦发生则严重；可出现血尿；有导致继发性肿瘤的可能。

（5）制剂规格

粉针剂：2 mg，4 mg，8 mg，10 mg。

9. 吡柔比星（Pirarubicin）

（1）其他名称

阿克拉霉素B/吡喃阿霉素/THP

（2）药理作用

本药为蒽环类细胞周期非特异性抗肿瘤药物，可直接嵌入DNA双链间，抑制DNA聚合酶，阻止核酸合成，使肿瘤细胞不能从G_2期进入M期，从而导致肿瘤细胞死亡。

（3）用法用量

静脉输入：① 每次25～40 mg/m²，每3～4周1次。② 每次7～20 mg/m²，1次/日，第1～5日，每3～4周重复。也可使用以下几种方法：① 每次15～20 mg/m²，每周1次，连用2周，每4周重复。② 每次20 mg/m²，1次/日，连用2日，每3～4周重复。③ 每次7～14 mg/m²，1次/日，连用3日，每3～4周重复。

（4）不良反应

① 骨髓抑制：骨髓抑制是本药主要毒性反应，

主要为白细胞减少,最低值出现在用药后 12 日左右,3 周常可恢复,血小板下降较轻。② 恶心、呕吐:可有畏食、恶心呕吐。③ 皮肤黏膜:可出现脱发、口腔炎及腹泻。④ 心脏毒性:本药心脏毒性较多柔比星低,可出现心电图异常、心动过速、心律紊乱和心力衰竭,常与使用剂量有关。⑤ 其他:可有肾功能损害,膀胱灌注可出现尿频、尿痛、血尿等;可有乏力、发热;偶见皮疹和出血;静脉用药可引起静脉炎,药物外漏可引起局部炎症和坏死;有时出现肝功能损伤。

（5）制剂规格

粉针剂:10 mg,20 mg。

四、植物类抗肿瘤药物

1. 长春碱(Vinblastine)

（1）其他名称

长春花碱/VLB

（2）药理作用

本品为夹竹桃长春花植物所含的生物碱,可使细胞的有丝分裂停止于中期。作用机制在于药物与纺锤丝微管蛋白结合,使其变性并作用于 M 期,为细胞周期特异性抗肿瘤药,作用于 G_1、S 及 M 期,并对 M 期有延缓作用。

（3）用法用量

① 4～8 mg/m²,静注,每周 1 次。② 与 ADM、BLM、DTIC 联用（ABVD）治疗淋巴瘤:6 mg/m²,静注,第 1、15 日。③ 与多柔比星及噻替哌联合用于乳腺癌治疗,4.5 mg/m² 静注,第 1 日,每 3 周重复。

（4）不良反应

① 骨髓抑制:白细胞减少与剂量有关,最低点在用药后 4～10 日,7～10 日内恢复。血小板下降少见。② 恶心、呕吐:常见,但不严重。③ 皮肤黏膜:如果外渗易导致严重的反应、疼痛和组织损伤,局部应用透明质酸酶有一定帮助;轻度脱发的发生率高;

有时可出现严重口炎。④ 其他:神经毒性:高剂量时可出现便秘、麻痹性肠梗阻及腹痛;低剂量时则出现感觉异常、周围神经病和颌骨痛;一过性肝炎少见;抑郁、头痛、惊厥及直立性低血压罕见。

（5）制剂规格

粉针剂:10 mg,15 mg。

2. 长春新碱(Vincristine)

（1）其他名称

醛基长春碱/VCR

（2）药理作用

本品为夹竹桃长春花中提取的一种生物碱,主要作用于 M 期的周期特异性药物,使纺锤体微管蛋白变性,从而影响微管装配和纺锤丝的形成,抑制有丝分裂,也可抑制 DNA 和 RNA 合成。

（3）用法用量

① 1～2 mg/m²（最大单次量 2.0～2.4 mg）,每周静注。② 0.4 mg/d,静脉滴注,第 1～4 日。

（4）不良反应

① 骨髓抑制:轻微,临床症状罕见。② 恶心、呕吐:除非发生麻痹性肠梗阻,否则一般无明显的恶心、呕吐。③ 皮肤黏膜:外渗后会发生严重的局部炎症反应,脱发率高。④ 神经毒性:呈剂量依赖性。可出现轻度感觉异常和深腱反射减低。如果出现范围较广的周围神经病、严重的便秘或肠梗阻需减量或停药。⑤ 其他:由于肿瘤细胞迅速崩解,有可能导致尿酸性肾病,下颌骨痛少见,罕见抗利尿激素分泌异常综合征。

（5）制剂规格

注射剂:0.5 mg,1 mg。

3. 长春地辛(Vindesine)

（1）其他名称

长春花碱酰胺/癌得散/VDS

（2）药理作用

本品为长春碱衍生物,属细胞周期特异性药

物。作用机制是抑制细胞内微管蛋白的聚合,阻止增殖细胞有丝分裂中纺锤体的形成,使细胞分裂停止于有丝分裂中期。

(3) 用法用量

$2\sim3$ mg/m²,静脉推注($2\sim3$ min),每周 1 次,诱导治疗,继后每 2 周 1 次。

(4) 不良反应

① 骨髓抑制:常见轻度白细胞减少,但一般不严重。② 恶心、呕吐:偶有发生。③ 皮肤黏膜:脱发常见。④ 神经毒性:呈剂量依赖性及累积性,表现为便秘、麻痹性肠梗阻、感觉异常及无力等,介于 VCR 和 VLB 之间。⑤ 其他:偶见静脉炎和发热、寒战;嗜睡和精神错乱罕见。

(5) 制剂规格

粉针剂:1 mg,4 mg。

4. 长春瑞滨(Vinorelbine)

(1) 其他名称

去甲长春花碱/诺维本/VRB/NVB

(2) 药理作用

本品为长春碱类抑制细胞分裂的抗肿瘤药物,直接作用于微管蛋白/微管的动态平衡,可抑制微管蛋白的聚合,并使分裂期微管崩解,仅在高浓度下影响轴突微管,对管蛋白螺旋化的作用低于长春新碱,通过阻断 G_2 期与 M 期细胞的有丝分裂,导致进入间期或分裂后期的新死亡。

(3) 用法用量

① 30 mg/m²,静脉注射 $6\sim10$ min,单药或与顺铂合用时,每周 1 次。② $25\sim30$ mg/m²,静脉注射 $6\sim10$ min,与其他细胞毒性药物联合应用。

(4) 不良反应

① 骨髓抑制:粒细胞减少为其主要剂量限制性毒性,贫血常见,一般为中度。② 恶心、呕吐:较常见中、重度恶心、呕吐。③ 皮肤黏膜:可出现中度、进行性脱发。④ 其他:剂量累加性神经毒性,注射部位红斑、疼痛及皮肤色泽改变常见,注射部

位静脉炎偶见。

(5) 制剂规格

注射剂:1 ml:10 mg,5 ml:50 mg。

5. 紫杉醇(Paclitaxel)

(1) 其他名称

泰素

(2) 药理作用

本药为一种细胞毒类抗癌药物,可促进微管双聚体装配成微管,而后通过防止去多聚化过程而使微管稳定化。这种稳定化作用抑制微管网正常动力学重组,而微管网的重组对于细胞生命期间和分裂功能是必要的。除此之外,该药可导致整个细胞周期微管"束"的排列异常和细胞分裂期间微管多发性星状体的产生。

(3) 用法用量

① $135\sim225$ mg/m²,持续 24 h 静脉滴注,每 3 周重复。② $135\sim200$ mg/m²,持续 3 h 静脉滴注,每 3 周重复。③ 100 mg/m²,持续 3 h 静脉滴注,每 2 周重复,用于获得性免疫缺陷综合征相关性卡波西肉瘤。④ $80\sim100$ mg/m²,持续 1 h 静脉滴注,每周重复。⑤ 200 mg/m²,持续 1 h 静脉滴注,每 3 周重复。

(4) 不良反应

① 骨髓抑制:为剂量限制性毒性。白细胞下降最常见,其次为血小板减少,有时会出现严重的贫血。② 恶心、呕吐:常见,但一般不严重。③ 皮肤黏膜:脱发的发生率高,有时可出现黏膜炎。④ 过敏反应:有时可出现呼吸困难、低血压、支气管痉挛、荨麻疹等过敏症状,严重的过敏反应多发生在用药过程的第 1 h 内。⑤ 心血管毒性:可发生低血压和心动过缓,用药期间宜进行心脏监测。⑥ 神经毒性:30%~35%的患者可出现周围神经病。如果出现神经毒性,以后治疗中应减少原剂量的 20%。⑦ 其他:25%的患者出现肌肉、关节疼痛;有时可出现肝毒性及轻度腹泻;癫痫发作罕见。

（5）制剂规格

注射剂：5 ml：30 mg。

6. 多西他赛（Dcetaxel）

（1）其他名称

紫杉特尔/泰素帝/多西紫杉醇

（2）药理作用

为细胞周期特异性药物，可特异性作用于 M 期细胞。本药可促进小管聚合成稳定的微管，并抑制其解聚，以显著减少小管的数量，也可通过破坏微管的网状结构，抑制细胞有丝分裂，从而达到抗肿瘤的目的。

（3）用法用量

单药治疗：每次 75～100 mg/m^2，静脉滴注 1 h，每 3 周 1 次或联合用药。

联合用药：一般每次 75 mg/m^2，每 3 周 1 次。

（4）不良反应

① 骨髓抑制：严重的白细胞下降常见，许多患者出现白细胞减少性发热，中性粒细胞减少为剂量限制性毒性。② 恶心、呕吐：常见，但持续时间短。③ 皮肤黏膜：轻度至中度脱发常见；轻度黏膜炎常见；轻度腹泻常见；指趾甲改变常见，但指趾甲脱落少见。④ 过敏反应：严重的过敏反应表现为潮红、低血压（罕见表现为高血压）或伴呼吸困难、药物性发热等，接受预处理治疗的患者少见，一旦发生可能严重。⑤ 其他：水钠潴留常见，极少数患者可出现腹腔积液和心包积液；乏力和肌肉疼痛常见；轻度和可逆性感觉异常常见；可出现可逆性肝功能受损、可逆性周围静脉炎；尚可见溢泪、脱发、乏力、注射部位反应及心血管毒性报道。

（5）制剂规格

注射剂：20 mg，80 mg。

7. 替尼泊苷（Teniposide）

（1）其他名称

威猛/鬼臼噻吩苷/VM－26

（2）药理作用

本药是鬼臼毒素的半合成衍生物，作用于细胞周期 S 后期和 G 期，通过阻止细胞有丝分裂而起作用。本药也可引起 DNA 键的单股性和双股性断裂，其作用机制可能是抑制 II 型拓扑异构酶所致。

（3）用法用量

① 165 mg/m^2，静脉滴注 30～60 min 以上，每周 2 次，连续用药 8～9 次（与阿糖胞苷合用）。② 250 mg/m^2，静脉滴注 30～60 min 以上，每周 1 次，连续用药 4～8 周（与长春新碱及泼尼松合用）。

（4）不良反应

① 骨髓抑制：发生率高，为剂量限制性。② 恶心、呕吐：有时出现。③ 皮肤黏膜：脱发和黏膜炎常见，腹泻常见。④ 其他：肝酶水平有时可升高；偶尔可发生过敏反应；低血压的发生与药物的输注速度有关，速度快时发生率高；化学性静脉炎少见。

（5）制剂规格

注射剂：50 mg。

8. 依托泊苷（Etoposide）

（1）其他名称

泛必治/鬼臼乙叉苷/VP－16

（2）药理作用

本药是鬼臼毒素的半合成衍生物，能够干扰 DNA 拓扑异构酶，阻止 DNA 复制。主要作用于哺乳类细胞分裂周期的 S 后期的 G$_2$ 早期，为细胞有丝分裂抑制剂，可抑制核酸转移，抑制 DNA、RNA 及蛋白质合成，抗瘤谱广。

（3）用法用量

① 120 mg/m^2，静注，第 1～3 日，每 3 周重复。② 50～100 mg/m^2，静注，第 1～5 日，每 2～4 周重复。③ 125～140 mg/m^2，静注，第 1、3、5 日，每 3～5 周重复。④ 口服：50 mg/m^2，1 次/日，连用 21 日，休息 1～2 周后重复。

(4) 不良反应

① 骨髓抑制：为剂量限制性毒性，多表现为白细胞减少，而血小板减少程度较轻。② 恶心、呕吐：约 1/3 的患者出现轻、中度的恶心，呕吐，厌食发生率较高。③ 皮肤黏膜：脱发率高，而口炎少见。④ 其他：肝毒性、周围神经毒性及过敏反应罕见，腹泻少见。

(5) 制剂规格

注射剂：2 ml：40 mg，5 ml：100 mg。

9. 喜树碱(Irinotecan)

(1) 其他名称

喜树素/依莲洛特肯/CPT

(2) 药理作用

本品是从喜树的根皮及果中提取出来的一种抗肿瘤生物碱，能够抑制癌细胞的核分裂，使分裂指数下降，并出现较多异常核分裂现象，对非核分裂细胞也有显著影响。

(3) 用法用量

100～150 mg/m²，静注，每 1～2 周 1 次，常与 5-FU 或 DDP 联合应用。

(4) 不良反应

① 骨髓抑制：为剂量限制性。② 恶心、呕吐：常见，但程度轻。③ 皮肤黏膜：脱发、黏膜炎少见。④ 其他：有时可出现严重腹泻，甚或致死，尤其老年患者易于发生；无膀胱毒性；可出现 ALT 升高。

(5) 制剂规格

① 片剂：5 mg。② 注射剂：5 mg，10 mg。

10. 羟基喜树碱(Hydroxy camptothecin)

(1) 其他名称

羟喜树碱/HCPT

(2) 药理作用

本品为喜树碱中提取的另一种生物碱，为喜树碱的羟基衍生物，与喜树碱相同，主要对增殖细胞敏感，为新周期特异性药物。作用于 S 期，并对

G₂/M 边界有延缓作用，还有一定免疫抑制作用，本品较喜树碱毒性小，抗瘤谱广。

(3) 用法用量

4～6 mg/m²，静注，每日或隔日应用，连用 5～15 次；或 10～12 mg/m²，静注，连用 5 次。

(4) 不良反应

① 骨髓抑制：轻度，发生率较低。② 恶心、呕吐：常见，但程度轻。③ 皮肤黏膜：脱发、黏膜炎少见。④ 其他：有时可出现严重腹泻，甚或致死，尤其老年患者易于发生；少数患者可发生尿路刺激症状，程度较轻。

(5) 制剂规格

注射剂：2 ml：2 mg，5 ml：5 mg。

五、激素类抗肿瘤药物

1. 皮质激素类(Corticosteroids)

(1) 药理作用

目前尚不完全清楚，但与瘤细胞存在糖皮质激素受体有肯定关系。可能经 bcl-2 基因介导作用促使细胞凋亡。

(2) 用法用量

① 泼尼松(PDN)：根据肿瘤类型及联合用药方案的不同，剂量变化很大。急性淋巴细胞性白血病：每日 40～50 mg/m²，连续口服 28 日。其他肿瘤的典型用药方案：每日口服 40 mg/m²，连用 14 日，每 4 周重复；或每日口服 100 mg/m²，连用 5 日，每 4 周重复。② 地塞米松：治疗脑水肿时开始剂量为每日口服 16～32 mg，然后降至最低维持量。

(3) 不良反应

① 皮肤黏膜：痤疮以及口腔、直肠和阴道霉菌感染的危险性增加；持续应用时皮肤变薄、皮纹变细。② 肾上腺-垂体轴抑制：如果皮质类固醇药物突然停用，可导致肾上腺功能不足。该毒性在间歇用药时少见。③ 代谢紊乱：钾缺失，钠和水潴留、糖尿病、食欲增加、肌肉萎缩、肌病、体重增加、骨质

疏松以及类柯兴综合征等发生率依赖于用药剂量及治疗时间的长短。④ 其他：有时可发生上腹部疼痛、极度饥饿、消化性溃疡，建议提前应用抗酸药进行预防；中枢神经系统毒性：包括精神欣快、抑郁和失眠，发生率高，有时可进一步发展为痴呆或精神病；常导致抵抗力下降，易于发生感染。用于预防和治疗化疗所致的恶心、呕吐时，有时可发生囊下白内障。

（4）制剂规格

参见本书第十四章。

2. 孕激素（Progestins）

（1）药理作用

目前尚不完全清楚，但与瘤细胞存在糖皮质激素受体有肯定关系。

（2）用法用量

① 醋酸甲孕酮（普维拉）：1 000～1 500 mg，肌内注射，每周 1 次，或 400～800 mg，口服，每周 2 次。甲地孕酮（美可治、美格施）：80～320 mg，口服，1 次/日。② 甲羟孕酮（得普乐）注射剂1 000～1 500 mg，肌内注射，每周 1 次。

（3）不良反应

① 骨髓抑制：无。② 恶心、呕吐：罕见。③ 皮肤黏膜：有时出现轻度脱发及皮疹。④ 其他：常出现月经不规律、体重增加及食欲改善；偶可发生轻度水钠潴留及轻度肝功能异常。

（4）制剂规格

① 甲羟孕酮（普维拉）注射剂：500 mg，1 000 mg。片剂：100 mg，200 mg，500 mg。② 甲地孕酮（美可治）片剂：40 mg，160 mg。

六、其他类抗肿瘤药物

1. 顺铂（Cisplatin）

（1）其他名称

顺氯氨铂/DDP

（2）药理作用

本品为有机金属络合物，作用时先将所含氯解离，然后与 DNA 上的核碱基鸟嘌呤、腺嘌呤和胞嘧啶形成 DNA 单链内两点的交叉联结，也可能形成双链间的交叉联结，从而破坏 DNA 的结构和功能，抑制细胞有丝分裂和阻止再复制，显示细胞毒作用。对 RNA 和蛋白质合成的抑制作用较弱，属周期非特异性药物。

（3）用法用量

① 低剂量：15～20 mg/m^2，静滴，第 1～5 日，每 3～4 周重复。② 中高剂量：第 1 日，40～120 mg/m^2，静滴，每 3 周重复。

（4）不良反应

① 骨髓抑制：轻、中度，与剂量有关；贫血常见。② 恶心、呕吐：程度高，发生率几乎 100%，一般用药后 1 小时内发生，持续 8～12 h。迟发性恶心、呕吐的发生率较高。③ 皮肤黏膜：无。④ 肾小管损伤及电解质紊乱：可出现不可逆性肾毒性。⑤ 耳毒性：常见高频听力丧失，但在声音频率范围内，显著的听力丧失却极少见，耳鸣发生率较低。⑥ 严重电解质紊乱：包括明显的低钠、低钾、低镁、低钙血症，可持续到治疗后数日。⑦ 过敏反应：可在重复用药后发生，应用抗组胺药及氢化可的松有效。⑧ 其他：累积量＞300 mg/m^2 时常出现神经毒性，高尿酸血症少见，直立性低血压偶见。

（5）制剂规格

注射剂：10 mg，20 mg，30 mg。

2. 卡铂（Carboplatin）

（1）其他名称

碳铂/CBP

（2）药理作用

为第二代铂类复合物，属于细胞周期非特异性抗癌药，能与 DNA 结合，直接作用于 DNA，形成交叉链，破坏 DNA 的功能，使其不能再复制合成，对于生长各期的肿瘤细胞均有杀伤作用，从而抑制肿瘤细胞的分裂。

（3）用法用量

① 300～400 mg/m²，静脉注射，持续 15～60 min以上，每 3～4 周重复。② 高剂量用药：1 600 mg/m²，静脉注射，分几日给药，继后进行干细胞解救治疗。

（4）不良反应

① 骨髓抑制：剂量限制性毒性，常见全血减少。② 恶心、呕吐：常见，发生率及程度显著低于顺铂，抗呕吐药易于控制。③ 皮肤黏膜：脱发少见，罕见黏膜炎。④ 肾小管毒性及电解质紊乱：血清肌酐或尿素氮水平升高偶见，低钠、低钾、低镁、低钙血症常见。⑤ 其他：常有肝功能异常，心血管及神经系统毒性少见，偶有胃肠道疼痛，过敏反应少见。

（5）制剂规格

① 注射液：10 ml：50 mg，15 ml：150 mg。② 粉针剂：50 mg，100 mg，150 mg，450 mg。

3. 奥沙利铂（Oxaliplatin）

（1）其他名称

艾恒/草酸铂/乐沙定/奥克赛铂/L - OHP/OXA

（2）药理作用

为铂络合物类抗癌药，是第 3 代铂类衍生物，通过产生烷化络合物作用于 DNA，形成链内和链间交联，从而抑制 DNA 的合成和复制。

（3）用法用量

单药化疗：① 130 mg/m²，静脉滴注 2 h，每 3 周重复；或 80 mg/m²，静脉滴注 3 h，每 3 周重复。② 联合化疗：85～100 mg/m²，静脉滴注 2 h，每 2 周重复，与氟尿嘧啶联合化疗。

（4）不良反应

① 骨髓抑制：轻、中度。3 级或 4 级粒细胞减少，血小板减少及贫血少见，溶血性贫血罕见。② 恶心、呕吐及其他胃肠反应：恶心、呕吐和腹泻常见，但一般不严重。③ 皮肤黏膜反应：脱发少

见，罕见黏膜炎。④ 神经毒性反应：随剂量增加可出现轻、中度神经毒性，表现为四肢感觉异常。严重者可出现行动和书写困难，停药后可恢复。⑤ 其他：可能发生喉痉挛，肾毒性少见，耳毒性罕见。

（5）制剂规格

粉针剂：2 mg，4 mg，15 mg，50 mg，100 mg。

4. 达卡巴嗪（Dacarbazine）

（1）其他名称

氮烯咪胺/甲氮咪胺/达卡巴嗪/DTIC/DIC

（2）药理作用

该药在肝脏代谢成为有活性的甲基碳原子后起作用。能够干扰嘌呤的生物合成，同时兼具烷化剂作用。主要作用于细胞周期的 G_2 期，使得 G_2 期的时间延长，G_2 - M 期时间受阻，对 G_1 期亦有延缓作用。主要抑制嘌呤，特别是 RNA 及蛋白质的合成，轻、中度抑制 DNA 合成。

（3）用法用量

① 150～250 mg/m²，静脉推注或快速滴注，第 1～5 日用药，每 3～4 周重复。② 400～500 mg/m²，静脉推注或快速滴注，第 1、2 日用药，每 3～4 周重复。③ 200 mg/m²，静脉持续滴注 96 h。

（4）不良反应

① 骨髓抑制：轻、中度。② 恶心、呕吐：常见，较严重，分次于几日给药可减轻其反应。③ 皮肤黏膜反应：脱发少见，红斑样或荨麻疹样皮疹少见，外渗时可致中、重度组织损伤。④ 其他：流感样综合征（发热、不适、肌肉疼痛）少见，肝毒性少见。

（5）制剂规格

注射剂：200 mg。

5. 丙卡巴肼（Procarbazine）

（1）其他名称

甲基苄肼/PCZ

（2）药理作用

为单胺氧化酶抑制剂，具有抑制有丝分裂、抑

制 RNA 及蛋白质合成的作用。

（3）用法用量

$60\sim100$ mg/m²，口服，每日 1 次，连服 $7\sim14$ 日，每 4 周重复（与其他药物联合化疗）。

（4）不良反应

① 骨髓抑制：剂量限制性毒性，引起全血细胞减少，恢复缓慢。② 恶心、呕吐及其他胃肠反应：用药最初几日发生，持续用药产生耐受。③ 皮肤黏膜反应：脱发、瘙痒及药疹少见，口炎及腹泻少见。④ 中枢神经系统毒性：可发生不同程度的麻痹、精神混乱、头痛、眩晕、嗜睡、共济失调、惊厥、昏迷等。⑤ 其他：视觉损害及体位性低血压罕见，过敏反应罕见，有导致继发肿瘤的可能。

（5）制剂规格

① 片剂：25 mg，50 mg。② 胶囊剂：50 mg。

（郭　伟　李生娇）

参 考 文 献

1 罗兰 T. 斯基尔. 癌症化疗手册. 于世英译. 2 版. 北京：科学出版社，2005：61.

2 温玉明. 口腔颌面部肿瘤学——现代理论与临床实践. 北京：人民卫生出版社，2004：754.

3 张志愿. 口腔颌面肿瘤学. 济南：山东科学技术出版社，2004：670.

4 Adelstein D J，Leblanc M. Dose induction chemotherapy have a role in the management of locoregionally advanced squamous cell head and neck cancer? J Clin Oncol，2006，24：2 624 - 2 628.

5 Haddad R，Wirth L，Posner M. Emerging drugs for head and neck cancer. Exp Opin Emerg Drugs，2006，11：461 - 467.

6 Lan H A，Zain R B，Saitoh M，et al. Proliferating cell nuclear antigen (PCNA) and p53 in epithelial dysplasia and squamous cell carcinomaof oral mucosa：A marker for poor tumor differentiation，increasingnudcar atyoia and invasiveness. Anticancer Rcs，1996，16(5B)：3 059 - 3 065.

7 Kaneko T，Chiba H. Yasuda T，et al. Detection of photodynamic therapy-induced early apoptosis in human salivary gland tumor cells in vitro and in a mouse tumor model. Oral Oncol，2004，40(8)：787 - 792.

8 Cui N，Nomura T. Noma H，et al. Effect of YM529 on a model of mandibular invasion by oral squamous cell carcinoma in mice. Clin Cancer Res，2005，11：2 713 - 2 719.

9 Tran N，Rose B R，O'brien C J. Role of human papillomavirus in the etiology of head and neck cancer. Head Neck，2007，29：64 - 70.

10 Guo W，Yang Y F，Qiu W L，et al. Efficacy of ultrasound hyperthermia or CDDP on human oral squamous cell carcinoma. J Dent Res，2001，80：1 339 - 1 342.

第二十二章 牙体牙髓病治疗用药

牙体牙髓病属于牙齿硬组织疾病，包括龋病、牙髓病、根尖周病以及牙体组织上的其他疾病。药物治疗是牙体牙髓病系统治疗中的一个重要环节，但是不能取代系统治疗。牙体牙髓病用药绝大部分为局部用药，直接作用于牙面或根管内，必须由医生操作，这是牙体牙髓病用药的一大特点。其用药可分为防龋剂、抗牙本质敏感剂、活髓保存剂、牙髓失活剂和根管治疗药物等。

第一节 防 龋 药 物

龋病是危害人类健康最为常见的疾病之一。根据龋病发生的三联因素理论，龋病的预防主要是增强牙齿的抗龋能力、控制牙菌斑和限制进食碳水化合物或寻找糖的代用品三方面。就防龋药物而论，主要作用是增强牙齿的抗龋能力（如氟化物）以及抑制细菌生长控制牙菌斑。尽管目前还没有绝对有效的理想防龋方法，但所采用的药物和其他措施，对降低患龋率有一定的作用。本节重点介绍氟化物和银化合物。

一、氟 化 物

（一）氟化物防龋作用的机制

氟化物的防龋作用主要是增强牙齿的抗龋能力，其机制如下：

1. 氟化物降低釉质的溶解度

在牙齿钙化期间，氟化物进入牙釉质后，与釉质内的羟磷灰石起作用，取代羟基形成氟磷灰石而增强了釉质的抗酸能力。其反应式为：

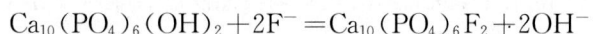

$$Ca_{10}(PO_4)_6(OH)_2 + 2F^- = Ca_{10}(PO_4)_6F_2 + 2OH^-$$

氟磷灰石和羟磷灰石的初期溶解率可能是相同的，但是，在氟磷灰石中随着氟化钙再度沉积在釉质晶体表面，降低了氢离子进入晶体的速度，减慢了晶体进一步的溶解。氟磷灰石晶体较大，表面积减少，晶格稳定，这种釉质中的碳酸盐含量较少，溶解性降低。

2. 氟化物促进釉质再矿化

氟化物不仅能降低釉质在酸中的溶解度，而且能促进釉质的再矿化。许多学者的研究均证明了氟能促进釉质初期龋的再矿化。Silverstone 发现在钙化液中加入 1 ppm 氟就能明显增加白垩状釉质矿化的程度和速度。

3. 氟对细菌代谢的影响

氟化物可改变口腔的生态环境，不利于细菌的生长，也可抑制和影响细菌的糖酵解过程，影响细胞内和细胞外多糖的合成。

氟化物可通过几种途径抑制糖的酵解过程。糖酵解过程中的烯醇酶可使中间产物 2-磷酸甘油转化成磷酸烯醇式丙酮酸进而生成丙酮酸,后者还原成乳酸。烯醇酶对氟十分敏感,少量氟即可使其活性受到抑制,抑制烯醇酶 50％ 活性的氟浓度是 0.5 ppm。一旦烯醇酶受到抑制,磷酸丙酮酸的转化也就会受到抑制,产酸过程也就终止。

氟化物能抑制细菌对葡萄糖的摄入从而影响细胞内多糖和细胞外多糖的合成。细胞内多糖为细菌代谢提供营养物质和能量来源,细胞外多糖作为菌斑的基质,其合成受到抑制也就抑制了菌斑的形成。氟化物还能反馈性抑制细菌的产酸能力。

4. 氟化物抑制糖蛋白在釉质表面的黏附

氟优先与釉质表面的钙结合,阻断了蛋白质与钙的结合,从而影响菌斑的形成。

(二) 氟化物的临床应用

机体对氟化物的摄取有全身用氟和局部用氟两种方式。前者包括饮水加氟、食物加氟或氟化物片剂口服;后者包括氟化物牙膏的使用、氟化物溶液漱口或局部牙面涂氟等。

1. 全身用氟

自来水加氟是最广泛的全身用氟法,也是最经济和安全有效的防龋方法。这种方法可使儿童在整个发育期间都能持续地等量获得氟。饮水中的氟含量必须限制在不影响牙健康,不出现氟牙症早期表现的范围内。在缺乏中心水源的地区,可采用更能针对龋病敏感期儿童的食物加氟,如牛奶、食盐等加氟的防龋方法。

口服氟片适用于未能实施其他全身性用氟的低氟区儿童。常用氟片为中性氟化钠和酸性氟磷酸钠制成含氟化物 0.25 mg、0.5 mg 和 1.0 mg 的片剂,每日 1 mg。使用时将氟片嚼碎或含化,半小时内不漱口,既达到全身用氟的作用,同时也起到氟的局部作用。

2. 局部用氟

氟化物的局部应用是非常重要的防龋方法,尤其对儿童新萌出的牙齿,局部用氟效果更好。局部用氟的方法包括个人用氟法和专业人员使用法。个人用氟法有含氟牙膏和氟化物含漱液的使用。专业人员使用法局部涂氟和氟凝胶的使用。局部用氟的最佳应用时间为牙萌出后 2～3 年时间内。

(三) 氟化物的毒性作用

氟为细胞原浆毒物,当一次使用剂量过大,浓度过高或误吞氟化物,则可导致急性氟中毒。氟化钠对成人急性中毒致死量为 2.5～10 g,平均致死剂量为 4～5 g。可能中毒剂量为 5 mg/kg。儿童急性氟中毒致死量为 0.5 g 左右。

急性氟中毒初期表现为恶心、呕吐、腹泻等胃肠道症状,继之四肢感觉异常疼痛,反射亢进,甚至抽搐痉挛。此时血中钙离子与氟结合使血钙急剧下降。患者出现血压下降,心力衰竭。严重者可致死亡。

长期摄入过量的氟可导致骨骼和牙齿的慢性氟中毒,分别为氟骨症和氟牙症(氟斑症)。氟牙症多发生在饮水含氟量过高地区的儿童,对牙齿的损害主要表现在恒牙,表现为牙釉质发育不全、钙化不良以及釉质表面呈白垩色或黄褐色,甚至暗棕色斑块,严重者出现牙釉质缺损。氟骨症表现为骨质密度增加,韧带和肌腱有钙质沉积,骨关节僵硬、疼痛、变形、脊柱侧弯、运动受限,甚至截瘫。

(四) 常用的防龋氟化物

1. 氟化钠溶液(Sodium fluoride solution)

氟化钠为白色、无味的粉末,易溶于水,不溶于醇。该溶液较为稳定,不刺激牙龈组织,不使牙着色,能缓慢腐蚀玻璃,需储存于聚乙烯瓶内。无异味,儿童容易接受。

(1) 处方组成

溶液为局部使用,推荐浓度为 2%。将 0.2 g 氟化钠溶解于 10 ml 蒸馏水中配制而成。

(2) 临床应用

先清洁牙面,隔湿,吹干牙面后,用浸泡药液的棉球反复涂擦牙面。保持湿润 4 min,每周 1 次,4 次为 1 个疗程。根据乳、恒牙萌出的时间和患龋规律,可在 3、7、10 和 13 岁各进行 1 个疗程,直到恒牙全部萌出。每人一次最大用量以 1～2 ml 为宜。涂擦后 30 min 内不漱口,不进食。也可配制成 0.2% 的氟化钠漱口液,每周含漱 1 次;或 0.05% 氟化钠漱口液,每日含漱 1 次。

2. 氟化亚锡溶液(Stannous fluoride solution)

氟化亚锡为白色、无臭的结晶粉末,吸湿性强,易溶于水,不溶于醇、醚和氯仿中。具有苦咸味。

(1) 处方组成

包括氟化亚锡溶液和氟化亚锡凝胶两种剂型。

氟化亚锡溶液的浓度为 8%:

氟化亚锡	8 g
蒸馏水	100 ml

氟化亚锡凝胶的浓度为 0.4%,由 0.4% 氟化亚锡加羧甲基纤维素、甘油和香料配制而成。

(2) 药理作用

氟化亚锡具有氟离子和亚锡离子双重抗龋作用。亚锡离子作为表面活性剂,可阻止细菌黏附于牙面,从而减少菌斑的形成。亚锡离子可与变形链球菌细胞膜上的酸性物质发生作用,对其选择性抑制。氟化亚锡与牙接触时间延长后,锡与正磷酸作用,形成一层不溶性磷酸锡、氟化钙和磷酸氟化物。

(3) 临床应用

局部使用。常使用的涂擦溶液为 8% 氟化亚锡溶液。其防龋效果优于 2% 氟化钠溶液,涂擦方法同 2% 氟化钠溶液。也可配制成 0.1% 溶液漱口,每日 1 次。凝胶的用法是用等量去离子水稀释凝胶,使锡和氟离子释放出来,然后用牙刷蘸凝胶稀释液刷于各牙面。

(4) 注意事项

氟化亚锡溶液不稳定,易水解和氧化形成氢氧化锡和锡离子,减弱其作用。因此,每次使用时必须新鲜配制,在 1 h 内用完,否则将变成白色沉淀而失效。氟化亚锡溶液有时对牙龈有刺激作用,使牙龈组织发白,也易使釉质脱矿区、发育不全区和充填物边缘变为棕黄色或黑色,这可能是由于形成亚硫酸锡之故。

3. 酸性磷酸氟(Acidulated phosphate fluoride,APF)

APF 是氟化钠和磷酸组成的防龋剂,剂型有溶液和凝胶两种。常用的涂擦溶液为 1.23% 氟化钠溶于 0.1 mol/L 磷酸液中配制而成。漱口液由 0.05% 氟化钠与 0.01 mol/L 磷酸液配制而成。APF 凝胶是在 APF 溶液中加入甲基纤维素或羧甲基纤维素使其成半固体凝胶状。近年来也有泡沫剂型的 APF 商品使用。

(1) 处方组成

液剂	氟化钠	2.0 g
	8.5% 正磷酸	1.15 g(0.68 ml)
	4.6% 氢氟酸	0.72 g
	蒸馏水	100 ml
凝胶	氟化钠	2%
	正磷酸	0.68%
	羧甲基纤维素钠	5%
	左旋薄荷脑	适量

(2) 药理作用

酸性磷酸氟的 pH 值为 3.2。由于其弱酸性,可使釉质中的钙、磷溶解呈多孔状,有助于氟化物进入釉质深层并滞留其中。研究表明,APF 溶液比氟化亚锡和氟化钠溶液更容易被釉质吸收。溶解的钙、磷与氟结合沉淀生成氟磷灰石，因此使用APF溶液可明显增加牙釉质中氟磷灰石的含量。APF中的磷有稳定磷灰石的作用，APF的酸性可使釉质释放钙和磷，而有磷酸盐存在时可阻止钙、磷的过度释放。APF的防龋效果比中性氟化钠和氟化亚锡明显，性质也很稳定，可保存使用。对口腔组织无刺激性，不引起牙变色。

（3）临床应用

主要使用凝胶形式，包括专业人员使用和个人保健使用两种。专业人员使用的APF凝胶含氟浓度为1.23%，个人保健使用的APF凝胶含氟浓度为0.5%。

APF凝胶一般用托盘局部应用。使用时先清洁牙面、隔湿、吹干，用适合口腔大小的泡沫塑料托盘装入适量凝胶，分别置于上下颌弓，轻轻咬动，使凝胶布满牙面并挤入牙间隙及窝沟内，停留4～5 min后取下托盘，半小时内不漱口不进食饮水，使药物在牙面上停留的时间延长。第1年每季度使用1次，第2年每半年使用1次。

APF溶液涂擦的用法同2%氟化钠溶液。

0.02%APF溶液含漱，每日1次。

（4）注意事项

使用凝胶制剂前告诉使用者正确使用方法，勿吞食。

二、银化合物

银化合物通常是腐蚀性较强的电解质，在水溶液中，大量的银离子能与牙本质内的蛋白质结合，形成比较硬的蛋白质沉淀，以阻断外来因素对牙髓的刺激。此外，银离子经过还原处理形成金属银沉淀于牙面，以阻止外来致龋因素对牙表面的侵袭，故曾用于龋病的早期治疗。但银化合物可导致牙面着色，只能用于乳牙。由于氟化合物的广泛使用和修复技术的提高，目前很少使用此方法。

1. 硝酸氨银（Silver ammoniacal nitrate）

（1）处方组成

有多种配方。

① Howe 配方：

第Ⅰ液　　硝酸银　　　　3.0 g

　　　　　蒸馏水　　　　1.0 ml

　　　　　28%氨水

第Ⅱ液　　25%甲醛溶液

硝酸银3.0 g加蒸馏水1.0 ml，加热至沸，使溶解后冷至室温，徐徐加入28%氨水至饱和，过滤，置于有色瓶中。

② Rickert 配方：

第Ⅰ液　　和Howe配方的第Ⅰ液相同。

第Ⅱ液　　丁香油

③ Schaer 配方：

第Ⅰ液　　10%硝酸银溶液

　　　　　10%氢氧化钾

用氨水溶解，使之不形成氧化银沉淀。

第Ⅱ液　　10%葡萄糖溶液

（2）药理作用

硝酸银能与人体组织和细菌蛋白结合形成蛋白银沉淀，蛋白银放出微量银离子与细菌中酶蛋白的活性基团作用，干扰细菌的某些酶系统而杀灭细菌。但硝酸银具有强刺激性和腐蚀性，加入浓氨水后，反应生成银氨络离子，可减少银离子的刺激作用。硝酸银与还原剂作用，生成还原银沉淀在点隙裂沟处，预防龋病的发生。沉淀在乳牙广泛龋的牙本质小管中，抑制细菌生长，延缓或停止龋损的发生。

（3）临床应用

硝酸氨银主要用于乳牙龋损面积广泛而不能充填者。使用硝酸氨银可使龋损停止发展，也用于抗牙本质过敏。由于治疗后局部呈现黑色，故禁用于恒牙。

使用时，隔湿，吹干牙面，涂第Ⅰ液氨硝酸银

1~3 min,用棉球吸去过多的药液,热空气吹干,然后用第Ⅱ液涂搽,使牙面变黑。反复操作 2~3 次。

(4) 注意事项

① 该制剂易被光和多种还原剂沉淀,因此每次使用均须新鲜配制,避光密封保存。② 硝酸银具有腐蚀性,忌涂到牙龈或唇颊黏膜上。

2. 氟化氨银(Silver ammonium fluoride)

(1) 处方组成

38％氟化氨银溶液为无色透明的有氨气味的水溶液。

氟化氨	12.5 g
氧化银	28 g
浓氨水	适量
蒸馏水	加至 100 ml

(2) 药理作用

氟化氨银具有氟、银的双重药理作用。氟化氨银与釉质中的羟磷灰石反应生成难溶性的氟化钙和磷酸银,使钙、磷不易流失,促进钙化,增强牙齿的抗酸力。氟化氨银对牙髓组织的刺激性也小于硝酸银。

氟化氨银的银离子与菌体蛋白结合形成蛋白银沉淀而具有强的杀菌作用,可杀灭软化牙本质及牙本质小管内的细菌,从而抑制龋损的发展。氟化氨银还能抑制蔗糖分解酶和糖蛋白分解酶,阻止细菌的凝集,抑制菌斑在牙面的附着和形成,改善局部环境。

银离子进入牙本质小管,与成牙本质细胞突等有机物结合,形成蛋白银沉淀,封闭牙本质小管。

(3) 临床应用

使用方法同硝酸氨银,涂搽时间为每次 2~3 min,每 3 日 1 次,连续 3 次。涂搽后不必用其他药物还原,任其干燥即可。氟化氨银也可用于抗牙本质过敏。氟化氨银使牙面变黑,故禁用于恒牙。

(4) 注意事项

氟化氨银对软组织有刺激性,使用时应小心。

第二节　抗牙本质敏感药物

抗牙本质敏感药是指能减轻或消除牙本质敏感症所引起的疼痛,而对牙髓无害的药物。根据牙本质敏感症发生的流体动力学理论,其抗敏感的原理为通过化学反应产生不溶性物质,使牙本质小管内物质凝聚,或促进磷灰石再矿化阻断牙本质小管,以减少或避免牙本质小管内的液体流动,达到抗敏感的目的。

理想的牙本质脱敏药应具有以下几个条件:① 对牙髓没有刺激性。② 能消除或减轻牙本质过敏症所引起的疼痛。③ 不刺激口腔软组织。④ 疗效稳定而持久。⑤ 不引起牙齿变色。⑥ 操作方便。

目前尚无完全达到上述理想条件的抗牙本质敏感药,大多数能暂时缓解疼痛,疗效不能持久。

1. 草酸钾(Potassium oxalate)

(1) 处方组成

30％的草酸钾溶液。

(2) 药理作用

草酸钾同时具有阻塞牙本质小管和降低牙髓神经敏感性的作用。

草酸钾作用于牙面后,与牙本质中的钙离子发生反应,产生草酸钙晶体。草酸钙晶体体积较小,可以进入并完全阻塞牙本质小管。研究证实,草酸盐可以降低牙本质通透性 95％。电生理研究发现,钾离子是最有效的降低感觉神经敏感性的离子,而钠离子、锂离子和铝离子对感觉神经的敏感性没有显著效果。有效的钾盐包括草酸钾、硝酸钾和碳酸氢钾。

（3）临床应用

先隔湿，吹干牙面，再用 75％酒精棉球涂擦牙面以脱水、脱脂，吹干。用小棉球蘸 30％草酸钾溶液在牙面反复涂擦 2 min，然后用 3％草酸氢钾再反复涂擦 2 min 即可。

2. 硝酸钾（Potassium nitrate）

（1）处方组成

Ultra EZ 是一种含硝酸钾的水性凝胶。

硝酸钾	3％
氟离子	0.11％

（2）药理作用

钾离子可降低感觉神经敏感性。凝胶剂型可持续钾离子的作用时间。

（3）临床应用

将凝胶注入托盘内，戴入口内 2～4 h。

3. 氟化钠甘油（Sodium glycerine fluoride）

在草酸钾应用前，氟化钠是主要的脱敏药物。

（1）处方组成

氟化钠	75 g
甘油	25 g

（2）药理作用

氟化钠可与牙本质中钙离子反应，产生氟化钙晶体，阻塞牙本质小管。

（3）临床应用

氟化钠糊剂不使牙齿变色，对局部无刺激性，适用于牙颈部的脱敏。使用时，隔湿、擦干牙面，后用 75％酒精棉球涂擦以脱水、脱脂，吹干，用小棉球蘸糊剂涂擦牙面 2～3 min，每周涂 1 次，4 次为 1 个疗程。除涂擦外也可用 2％氟化钠电离子导入法，以直流电疗器导入。患者手握正极，氟化钠液湿润负极，并接触到过敏区，电流 0.5～1 mA，然后通电，以患者无不适感为限，通电 10 min。

4. 复合脱敏剂

针对牙本质敏感症的复杂病因，近年来出现了一些商品化的复合脱敏剂。将脱敏药物和高分子化合物 2-羟乙基甲基丙烯酸酯（2-hydroxyethyl methacrylate，HEMA）混合，共同发挥作用。

（1）处方组成

以 Prep-Eze 和 Gluma 为例。

Prep-Eze：	苯扎氯铵	5％
	氟化钠	0.5％
	HEMA	35％
Gluma：	HEMA	361 mg
	戊二醛	51 mg
	水	588 mg

（2）药理作用

复合脱敏剂是通过 HEMA 与暴露的牙本质小管内的蛋白质发生化学聚合。导致牙本质小管物理性封闭。苯扎氯铵为快速作用的抗菌剂，可抑制暴露牙面上的细菌，氟离子也具有脱敏作用。戊二醛具有固定牙本质小管内蛋白质的作用。

（3）临床应用

清洁牙面后，将脱敏剂在过敏的牙面上涂搽 30～60 秒，用气枪轻轻吹干牙面，此时牙面失去光泽。然后用水冲洗。如效果不明显，可重复使用。

为了增强效果，可在涂搽脱敏剂后再使用牙本质封闭剂。

第三节 盖髓术药物

牙髓是富于血管和神经的组织，对牙体组织具有防御、修复和再生能力。活的牙髓对生理性和病理性刺激发生反应,不断产生继发性牙本质和修复性牙本质,对牙髓起保护作用。牙髓组织丰富的血循环,供给了牙体组织和部分牙周组织的营养。因此保存活的牙髓对牙的健康有着积极的意义。由于牙髓血循环只能通过狭窄的根尖孔运行,缺乏侧支循环,一旦受到感染和损伤不易逆转。

盖髓术(pulp capping)是一种保存牙髓的方法,即在接近牙髓的牙本质表面或已暴露的牙髓创面上,覆盖具有恢复牙髓活性作用的药物,以保护牙髓,消除病变,促进牙髓自身修复。用于覆盖牙髓保存其活性的药物称为盖髓剂(capping agent),其主要作用是隔绝外界理化因素对牙髓的刺激,保护牙髓健康,提供牙髓修复的微环境,激发诱导牙髓细胞的分化,从而形成修复性牙本质,促进牙髓组织的愈合。覆盖尚未暴露的牙髓,称间接盖髓术;覆盖已暴露的牙髓,称为直接盖髓术。盖髓术仅适用于未感染或感染轻微可以恢复正常的牙髓,即深龋或可复性牙髓炎未露髓或已露髓者。最适用于青少年恢复力强而牙根尚未完全形成的牙齿,一般用于后牙,前牙可选用活髓切断术。

盖髓剂应具备的条件包括:① 对牙髓组织有良好的生物相容性,无毒性和刺激作用。② 能促进牙髓组织的修复再生。③ 有较强的杀菌或抑菌作用。④ 有消炎作用。⑤ 有较强的渗透性。⑥ 药效稳定、持久。⑦ 有一定的强度,使用方便。⑧ 不使牙齿着色。

1. 氢氧化钙(Calcium hydroxide)

氢氧化钙是最早用于保存活髓的药物,1930 年由 Herman 将其引进到牙科领域作为盖髓剂,广泛用于直接盖髓术、间接盖髓术和活髓切断术。直到目前为止,氢氧化钙仍是最成熟、最理想的盖髓剂。

(1) 处方组成

氢氧化钙是一种白色无味的粉末,微溶于水,强碱性(pH 值 12.5~12.8)。氢氧化钙可少量离解成钙离子和羟基离子。氢氧化钙处方种类繁多,由氢氧化钙、赋形剂和其他添加剂组成。赋形剂可以决定离子解离速度,因此可直接影响氢氧化钙的药理作用。氢氧化钙的赋形剂可分为水性赋形剂、黏性赋形剂和油性赋形剂。氢氧化钙根据赋形剂的不同而分类。下面按不同分类介绍几种商品化制剂。

① 氢氧化钙水性糊剂:直接用水溶液与氢氧化钙粉剂混匀调拌后使用,是最简单的配制方法,也是配方和改良最多的一类糊剂,常用的有 Calxyl、钙维他(calvital)、Calasept。单纯氢氧化钙具有较强的细胞毒性,可造成与之接触的表浅牙髓组织变性坏死。此外,因其无消炎作用,不能直接杀灭细菌,炎症牙髓用单纯氢氧化钙效果不佳,而且不易操作,对 X 线阻射不够。临床上常用加有抗菌防腐成分的氢氧化钙制剂。钙维他(calvital)是碘仿氢氧化钙的代表产品,具有抗菌、防腐等特点,临床病理学研究证实是一种性能优良的盖髓剂。盖髓后牙髓组织很少发生炎症或化脓,所形成牙本质桥比纯氢氧化钙所形成的牙本质桥质量好。

② 氢氧化钙黏性糊剂:通常用黏性材料调和氢氧化钙粉剂。甘油、聚乙二醇、丙二醇等赋形剂的优点是:无色无味,易调和成均质性的糊剂,具吸湿性,可溶于水,容易清除。常用的有 Calen 和 Dycal。Dycal 是可固化氢氧化钙的代表产品,操作方便,可承受充填和咀嚼压力,具有良好的生物封闭作用,可防止细菌侵入等优点,动物实验表明用可固化氢氧化钙直接盖髓,牙本质桥通常直接在盖髓剂下形成,无牙髓组织丧失。

③ 氢氧化钙油性糊剂:用于调和氢氧化钙粉剂的油性材料包括橄榄油、樟脑对氯酚 CMCP、醋酸间甲酚酯等。使用 CMCP 后增强了氢氧化钙糊剂的抗菌性,因此多用于根管消毒、根尖诱导术等,而不用于盖髓治疗。

(2) 药理作用

① 促进牙本质桥的形成:氢氧化钙可促进牙髓细胞碱性磷酸酶基因表达作用和激活碱性磷酸酶的活性,而诱导牙髓细胞分化成成牙本质细胞和促进牙本质基质形成,加上氢氧化钙供给大量过剩

的钙离子,所以可促使磷酸钙沉淀,继之形成牙本质桥,使牙髓得以封闭。② 保护牙髓:氢氧化钙中的钙离子能与组织中的碳酸根离子结合,形成碳酸钙防壁,保护牙髓。③ 抑菌作用:氢氧化钙的强碱性虽然无直接杀菌效果,但可直接抑制细菌生长,中和细菌代谢产物,促进组织愈合。通常可配伍耐碱性抗菌药物(如磺胺类、碘仿等)。

(3) 临床应用

将氢氧化钙粉剂与合适的赋形剂均匀调拌后,用器械将糊剂直接覆盖于窝洞底部或牙髓穿孔处或牙髓切断处。也可直接使用商品化糊剂。

(4) 注意事项

注意无菌操作,盖髓后窝洞应用暂封材料密封。

2. 氧化锌丁香油糊剂(Zinc oxide eugenol, ZOE)

(1) 处方组成

① 液体:	丁香油	37.5%
	乙氧苯甲酸	62.5%

② 粉剂:	氧化锌	80%
	聚甲基丙烯酸甲酯	20%

(2) 药理作用

氧化锌丁香油糊剂又称氧化锌丁香油黏固剂,由氧化锌粉末和丁香油溶液调拌而成。氧化锌为白色粉末,无味、无臭,具有弱防腐作用与缓和的收敛作用,能保护创面。丁香油的主要成分为丁香油酚,味芳香,有刺激性,为无色或微黄的液体,接触空气后,颜色变深,有防腐和镇痛作用。

(3) 临床应用

氧化锌丁香油糊剂因对牙髓有安抚作用而作为深洞垫底材料(即垫层剂)或间接盖髓剂,也可作为牙髓病治疗过程中窝洞的暂时封药用或作为根管充填糊剂,但很少用于直接盖髓。

(4) 注意事项

氧化锌丁香油糊剂不能用于直接盖髓。有研究表明,氧化锌丁香油糊剂与牙髓直接接触,可能导致牙髓慢性炎症,最终牙髓坏死而无牙本质桥形成,造成盖髓失败。因其强度较差,不能承受骀力。

第四节 牙髓切断术药物

牙髓切断术(pulpotomy)是指在局麻状态下切除牙齿冠部的炎症牙髓组织,保留根部正常的活牙髓组织的治疗方法。牙髓切断术根据药物的类型及其作用机制不同分为两类:① 氢氧化钙牙髓切断术,方法是切断冠髓后覆盖氢氧化钙,使根髓断端愈合,保存根髓的活性,也称为活髓切断术。② 甲醛甲酚牙髓切断术,方法是用酚醛类药物处理牙髓创面,使断端下的牙髓组织固定,也称为半失活牙髓切断术。甲醛甲酚牙髓切断术只适用于乳牙。

1. 甲醛甲酚溶液(Formocresol, FC)

(1) 处方组成

包括甲醛甲酚溶液和糊剂。

① 溶液	甲醛	10 ml
	甲酚	10 ml
	无水乙醇	5 ml

临床通常使用 1/5 浓度的稀释液,配置方法如下:

甘油	3 份
蒸馏水	1 份
甲醛甲酚	1 份

先将 3 份甘油与 1 份蒸馏水混合为稀释液,然后加入 1 份甲醛甲酚混合而成。

② FC 糊剂由氧化锌与等量的甲醛甲酚、丁香油混合液调制而成。

氧化锌	2 份

| 甲醛甲酚 | 1滴 |
| 丁香油 | 1滴 |

（2）药理作用

由于甲醛甲酚具有凝固蛋白的作用，引起蛋白之间的铰链作用，切断面的牙髓组织发生凝固坏死，形成一层无菌性的凝固屏障，保护屏障以下的根髓，使其逐渐凝固、退变、吸收，维持乳牙到替换期。与年轻恒牙氢氧化钙活髓切断术不同，甲醛甲酚作用下不产生修复性牙本质。

甲醛甲酚的毒性目前引起广泛的关注。甲醛甲酚可分布于治疗牙的牙髓、牙本质、牙周膜以及周围牙槽骨。甲醛可与细胞蛋白质发生反应，是主要的细胞毒性成分。甲醛甲酚作用后迅速被吸收，并能进入血液循环。动物研究发现，摄入的甲醛甲酚可分布于全身，一部分通过肾和肺代谢和排泄，其他部分可结合至肾、肝和肺等组织上，引起组织损伤。甲醛甲酚固定后的自体组织可引起免疫反应，主要是细胞免疫反应。因此甲醛甲酚的抗原性值得关注。

（3）临床应用

为乳牙活髓切断术的首选药物。其临床疗效得到肯定。使用时，将原液按1∶5稀释。将蘸有甲醛甲酚稀释液的棉球置于乳牙牙髓切断面上，使药物与牙髓组织接触5 min。移去棉球，将FC糊剂覆盖于牙髓断面上，磷酸锌黏固粉垫底后充填。

（4）注意事项

严格控制适应证，只可使用于乳牙的活髓切断术，不能用于年轻恒牙的活髓切断术。使用过程中，勿将甲醛甲酚液接触牙龈等口腔软组织和皮肤。

2. 戊二醛（Glutaraldehyde）

戊二醛固定效果好，作用缓慢，刺激性小，术后根髓可保持良好的活力，不易发生根吸收，更适宜于乳牙断髓术。

（1）处方组成

① 戊二醛溶液：2％、4％。② 戊二醛糊剂：由2％戊二醛与氧化锌调制而成。

（2）药理作用

戊二醛主要以两个活泼醛基的烷化作用，直接或间接作用于生物蛋白分子的不同基团，使其失去生物活性导致微生物死亡。研究发现，2％～4％戊二醛水溶液可对接触的牙髓组织产生快速固定作用。与甲醛甲酚比较，戊二醛作用下的牙髓组织大部分保持活力，未发生明显的炎症反应。在药物层的下方产生一个狭窄的固定组织层，随时间延长，固定组织层被致密胶原组织替代，根部牙髓仍保持活力。

与甲醛甲酚比较，戊二醛在牙髓组织内的扩散局限，很少通过根尖孔分布于全身，对恒牙胚没有明显影响。戊二醛对组织结合力低，绝大部分在肾和肺代谢，通过尿和呼吸排出体外，3天后90％的戊二醛被排出体外。戊二醛的毒性较低，2.5％戊二醛的细胞毒性比19％甲醛小15～20倍。戊二醛可以产生抗原性，但抗原性较甲醛甲酚低。

（3）临床应用

替代甲醛甲酚用于乳牙活髓切断术。临床应用方法同甲醛甲酚。关于药物浓度和作用时间尚未达成一致。Ranly等推荐使用4％戊二醛缓冲液作用4 min，或8％戊二醛缓冲液作用2 min。

（4）注意事项

戊二醛溶液性质不稳定，使用时需新鲜配制。

第五节　牙髓失活剂

治疗牙髓病时，需采用无痛方法去除牙髓，一般在局部麻醉下进行。但是有时麻醉效果不佳，或对麻药过敏者,可采用牙髓失活法,即用化学药物封于活的牙髓创面上,使其失去活力,发生化学性坏死,达到无痛性拔除牙髓。使牙髓失活的药物称为牙髓失活剂。

为了保证牙髓失活的安全性,理想的失活剂应具备如下条件:① 在牙髓失活过程中不引起疼痛。② 对牙髓、牙本质无损害。③ 牙髓失活效果好,拔髓时无疼痛。④ 对周围组织安全,封药无吸收或吸收缓慢。在目前广泛使用的失活剂中,很难完全符合以上条件。牙髓失活剂为剧毒物质,一般对组织有强腐蚀性,建议放弃使用。必须使用时要十分小心,用探针挑取米粒大小的失活剂,准确地置于露髓孔处,以暂封材料密封窝洞,避免漏出窝洞腐蚀牙周膜及牙龈,造成炎症及组织坏死。

1. 亚砷酸(Arsenic trioxide)

又名三氧化二砷,为灰白色粉末,溶于水,在水中变成亚砷酸,并游离出 $As_2O_3^{3-}$ 离子。

(1) 处方组成

三氧化二砷	4 g
盐酸可卡因	0.8 g
麝香草酚	0.5 g
盐酸麻黄素	0.06 g
依沙吖啶(利凡诺)	0.5 g
丁香油	0.5 ml
蒸馏水	2 ml
脱脂棉	适量(约 2 g)

(2) 药理作用

$As_2O_3^{3-}$ 能透过细胞膜,对细胞原生质有强烈毒性作用。三氧化二砷能与—SH 基酶结合,破坏酶的功能,阻碍了细胞呼吸与能量代谢系统等。而产生对组织腐蚀破坏作用。三氧化二砷可引起牙髓毛细血管极度充血,内层细胞破坏,结果导致毛细血管广泛破坏出血,血循环障碍而导致组织坏死、细胞死亡。三氧化二砷作用于神经,使其麻痹,神经纤维弯曲、膨胀,髓鞘及轴索破坏。

配方中加入局部麻醉药、丁香油等可缓解三氧

化二砷引起的疼痛;利凡诺、麝香草酚能防腐,防止失活的牙髓组织腐败;盐酸麻黄素具有收缩毛细血管作用,以减少三氧化二砷全身吸收,及维持三氧化二砷在局部的作用;利凡诺有着色作用,有助于观察药物混合均匀程度,并便于查看封洞后是否有药物渗出洞外腐蚀牙龈。

(2) 临床应用

用探针挑取米粒大小的失活剂,准确地置于露髓孔处,以暂封材料密封窝洞。一般封药 24～48 h,应及时取出。

(3) 注意事项

① 三氧化二砷对组织的毒性作用没有自限性,可以破坏深部组织,因此失活牙髓时,必须控制药物作用时间,使其作用于牙髓,而不扩散到根尖孔以外。② 根尖孔未完全形成的牙齿,不宜使用三氧化二砷失活,因其血运丰富,药物扩散快,很易扩散到根尖周组织,引起化学性根尖周炎,影响牙根尖的继续发育。③ 三氧化二砷为剧毒物质,避免漏出窝洞腐蚀牙周膜及牙龈,造成炎症及组织坏死。

2. 金属砷(Arsenic)

(1) 处方组成

金属砷	1.0 g
可卡因	1.0 g
石炭酸	适量
棉块	适量

(2) 药理作用

上述处方中,可卡因有止痛作用,石炭酸有防腐止痛作用,金属砷具有砷剂的作用特点,但是比三氧化二砷的作用缓慢,与牙髓接触后,氧化为亚砷酸,再作用于牙髓,产生与亚砷酸相似的作用,主要是使牙髓充血、栓塞而失去活力。因金属砷作用缓慢安全,不易产生化学性根尖周炎。

(3) 临床应用

金属砷适用乳牙牙髓失活,封药时间一般为2～4天,一般成人封药5～8天。

3. 多聚甲醛（Polyformaldehyde，PFA）

多聚甲醛为甲醛的聚合体，不稳定，高温下甲醛可逐渐成为气体游离。多聚甲醛作为牙髓失活剂的浓度较高，约为35%～60%。

（1）处方组成

多聚甲醛失活剂处方如下：

多聚甲醛	2.0 g
盐酸可卡因	1.0 g
羊毛脂	适量
石棉粉	0.4 g

伊红	适量

（2）药理作用

高浓度多聚甲醛具有原生质毒性、神经毒性，能引起毛细血管内皮细胞发生损害，平滑肌麻痹充血、扩张、出血，神经麻痹，最终牙髓逐渐坏死。由于甲醛有凝固蛋白作用，牙髓为干性坏死，可保持无菌。

（3）临床应用

多聚甲醛作用缓慢安全，封药时间为2周左右，封药时间延长或药物漏出均无大的影响，因此适用于乳牙。

第六节 干 髓 剂

干髓剂是指对根管内的残存牙髓起脱水、固定和防腐等作用，使残髓木乃伊化，以无菌状态留存根管内，防止感染扩散到根尖周组织的药物。理想的干髓剂应具备的条件包括：① 能发挥持续性的消毒、防腐作用，长期保持失活的牙髓无菌。② 能使牙髓组织干化，固定在根管内，充满根管无空隙，体积不变。③ 易渗透到牙髓组织内，但不弥散出根尖孔，对根周膜无害。④ 不使牙髓着色。⑤ 能促使牙根尖形成骨性闭锁。目前还没有完全具备上述性能的干髓剂。

由于干髓术的适应证不易确定，治疗效果不能肯定，尤其远期效果往往不佳。目前临床上很少使用。仅适用于不能进行根管治疗的牙齿，或器械不能达到的第三磨牙，以及临近替换的乳牙。

多聚甲醛（Polyformaldehyde，PFA）

（1）处方组成

常用干髓剂的主药是多聚甲醛。

① 干髓剂 I 号：

粉剂	多聚甲醛	10 g
	麝香草酚	3 g
	氧化锌	82 g
液剂	无水硫酸锌	5 g
	甲酚	40 ml
	甘油	20 ml
	软肥皂	20～40 g

② 干髓剂 II 号：

多聚甲醛	3 g
麝香草酚	1 g
盐酸丁卡因	0.3 g
氧化锌	5 g
羊毛脂	约1 g

（2）药理作用

多聚甲醛能缓慢释放甲醛，对牙髓有防腐、固化的作用。药物的轻度刺激能促进骨样组织形成，封闭根尖孔。制剂中还配伍其他防腐及脱水性药物，以加速和加强疗效。

（3）临床应用

在局麻下或失活剂失活牙髓后，揭开髓盖去除冠髓，清洗、擦干窝洞，隔离唾液，先用甲醛甲酚棉球置于牙髓断面上片刻，随即取出小棉球，将少量干髓剂置根髓断面上，其上以磷酸锌黏固粉垫洞底，永久充填。

第七节　根管治疗药物

根管治疗包括根管预备、根管消毒和根管充填3个步骤。根管治疗过程中除了对根管进行机械性的预备外，利用化学药物对根管进行有效的冲洗和消毒是非常必要的。

根据药物的利用方式和要达到的治疗效果，将根管治疗药物分为4类：即用于软化根管壁牙本质，利于器械操作的根管扩大辅助剂；用于化学性抑菌和物理性清除根管内残屑及坏死组织的根管冲洗液；用于抑菌和止痛的根管消毒剂以及用于充填根管的根管充填剂。

一、根管扩大辅助剂

临床通常使用的制剂为乙二胺四乙酸，即EDTA(ethylenediamine-teracetic)，常用15％乙二胺四乙酸钠溶液。

乙二胺四乙酸钠溶液（Ethylenediamine-teracetic，EDTA）

（1）处方组成

① 乙二胺四乙酸钠　　　　17 g
蒸馏水　　　　　　　　100 ml
5N 氢氧化钠溶液　　　　9.25 ml

② 乙二胺四乙酸钠也可与其他制剂联合使用，如 EDTAC。处方如下：

乙二胺四乙酸钠　　　　　　17 g
溴化十六烷基甲铵(cetavlan)　0.84 ml
5N 氢氧化钠溶液　　　　　　9.25 ml
蒸馏水　　　　　　　　　　100 ml

③ Rc-Prep 也是一种 EDTA 合剂。由乙二胺四乙酸钠与过氧化脲以及水溶性聚乙二醇赋形剂配制而成。处方如下：

乙二胺四乙酸钠　　　　15％
过氧化脲　　　　　　　10％
水溶性聚乙二醇　　　　75％

（2）药理作用

根管扩大辅助剂即根管化学预备时所使用的药物。根管扩大通常以器械预备为主，对于细小狭窄的根管或根管内有钙化阻塞时，则需要用化学药物进行脱矿、软化根管壁的牙本质或根管内钙化物，辅助器械扩大根管。

EDTA 是一种白色晶状固体，不溶于水，能与各种二价和三价金属离子形成稳定的螯合物。乙二胺四乙酸钠则是一种螯合物，通常作为重金属的解毒剂。EDTA 具有明显抗微生物性能，则是由于它与细菌生长所必需的金属离子螯合，切断细菌的营养而抑制其生长所致。1957 年由 Ostby 将其引进到牙科领域，是目前国内外应用最广泛的根管扩大辅助剂。可作为脱钙剂，软化根管内的牙本质壁，其作用是释放钠，螯合牙本质中的钙，造成根管壁部分脱矿。此种溶液基本无毒性，不刺激根尖周组织。

溴化十六烷基甲铵是一种四价胺的化合物，阳离子表面活性剂，有消毒杀菌作用，也能提高制剂的渗透作用。毒性较轻。

Rc-Prep 合剂的作用是结合了 EDTA 的螯合活性和过氧化脲的溶解、杀菌作用和发泡特点。聚乙二醇可防止 EDTA 液被这种过氧化物氧化，它也可以作为一种优质的润滑剂。

（3）临床应用

对于狭窄根管、根管钙化或根管内异物可用EDTA 来处理。此外，根管预备后，根管壁的玷污层可能影响根管治疗充填的密合度，用 5.25％ 次氯酸钠冲洗根管后,再用 17%EDTA 冲洗根管可去除玷污层,能使可塑性根管充填材料和黏结性根充糊剂渗透进入牙本质小管,增进根管充填的密合度。

(4) 注意事项

Patlerson 指出 EDTA 使用后,其螯合作用可持续数天,但一般说来,当它与钙结合后,活性即丧失,而出现自限性。EDTA 的螯合作用是非常强的,使用 5 min 后可穿透和软化牙本质深度 $20\sim30\ \mu m$。因此必须小心使用,以防止根管壁悬突,侧穿或根管偏移。被软化的牙本质必须及时消除,以免存留在根管内封闭根管,影响最后的根管充填。

二、根 管 冲 洗 剂

根管预备前进行彻底根管冲洗的目的是将松散的坏死感染物质从根管内清除,防止根管预备时将其推入根尖部其至根尖组织内。在根管预备中和根管预备后同样也需要进行根管冲洗,目的是清除牙本质碎屑和牙本质玷污层。根管冲洗剂应具有以下作用:① 冲洗碎屑作用。② 润滑作用。③ 杀菌作用。④ 组织溶解作用。⑤ 去除玷污层作用。

常用的根管冲洗剂包括生理盐水、次氯酸钠溶液、过氧化氢溶液和乙二胺四乙酸钠螯合剂等。乙二胺四乙酸钠螯合剂详见"根管扩大辅助剂"。生理盐水为早期使用的根管冲洗剂,没有刺激性,但作用过弱,在此不作详细介绍。

1. 次氯酸钠(Sodium hypochloride)

次氯酸钠为白色结晶状粉末,性质不稳定,遇光易分解,易与水混合。一般用其水溶液,是一种较强的碱性溶液。1936 年 Walker 首先报道次氯酸钠在根管治疗中的应用。

(1) 处方组成

水溶液,常用浓度为 5.25%,较低浓度为2.5%~1.25%。

(2) 药理作用

其作用原理主要通过次氯酸钠与水作用生成次氯酸,具有氯的强杀菌和强氧化漂白作用,与水作用所生成的氢氧化钠对有机组织有强溶解性,因此能有效地溶解坏死的牙髓组织,并能渗透到牙质小管中。但单独使用不能彻底去除牙本质玷污层。

由于次氯酸钠分子小,不带电荷,故易侵入细菌胞内,与蛋白质发生氧化作用或破坏细菌的磷酸脱氢酶,使糖代谢失调而导致细菌死亡。氯极其活泼,易与有机碎屑结合而抑制次氯酸的形成,降低其药效,因此必须及时彻底清除根管内的有机碎屑,次氯酸钠才能达到最大的杀菌能力。此外次氯酸钠的杀菌力还受 pH 值、温度等的影响。非解离型的次氯酸的杀菌力大于解离型的次氯酸,而 pH 值越高,解离型越多,非解离型越少,则杀菌作用下降。反之,pH 值下降时,即在酸性环境中,次氯酸钠的杀菌力增强。增加溶液的温度可增加次氯酸钠的抗菌作用和溶解作用。

(3) 临床应用

次氯酸钠溶液作为根管冲洗剂,最常使用的浓度为 5.25%。为了减少刺激作用,可稀释至 2.5% 或 1.25% 使用。常与 3% 过氧化氢液交替使用,两者共同作用,是目前最理想的根管冲洗液。

(4) 注意事项

根管冲洗的次数和冲洗液的量是有效清除根管内碎屑十分重要的因素。每次冲洗液的量应至少有 $1\sim2$ ml。根尖 1/3 部位的冲洗尤其重要。增强根尖 1/3 部位的冲洗效果的方法是,每次冲洗使用根管锉到达根尖部位,确认根管通畅。

2. 过氧化氢溶液(Hydrogen peroxide, H_2O_2)

(1) 处方组成

常用浓度为 3%。

(2) 药理作用

氧化剂,具有消毒、防腐、除臭等作用,当遇到有机物(组织液、血液、脓液、细菌等)或在过氧化氢酶的作用下迅速分解,释放出新生态氧,使细菌体内活性基团氧化,干扰其酶系统而呈现抗菌作用。其中对革兰阳性菌和某些螺旋体有效,对厌氧菌更佳。此外 H_2O_2 与有机物接触很快释放出氧而发生发泡现象,这种发泡作用有助于在器械扩锉根管时将坏死组织或牙本质碎屑移出,漂浮至表面便于清除。

(3) 临床应用

临床上常用 3% 过氧化氢液与 5.25% 的次氯酸钠溶液交替冲洗根管。这两种溶液相互接触后,很快 H_2O_2 释放出新生态氧,能有效地破坏厌氧菌;次氯酸释放出氯,结果增强了发泡作用和杀菌效果。

(4) 注意事项

在冲洗细窄根管时,不宜压力过大,应保持气泡逸出的通道,以免大量气泡进入根尖孔外的组织,引起疼痛或化学性根尖周炎。

三、根 管 消 毒 剂

感染根管经过根管预备和根管冲洗后,其根管侧壁牙本质深部,侧支根管和根尖周围等处,仍然有细菌等病原微生物存在,因此需要再用药物进行根管消毒,提供一个不适于细菌生长的根管环境。

理想的根管消毒药应具备的条件是:① 能快速地消除和破坏根管内的细菌,不易产生耐药性,对多种细菌均有效。② 能中和或破坏根管内的毒性物质。③ 能对血液、浆液、脓液或其他有机物保持有效浓度,药效维持时间长。④ 对活体组织无毒性作用,不危害宿主组织的生理功能。⑤ 能有效地渗透到根管、牙本质小管、侧支根管内和根尖周组织,不刺激尖周组织。⑥ 较稳定,便于贮存;不着色牙齿。⑦ 不干扰细菌的培养过程。

实际上,没有一种根管消毒药能完全符合上述所有条件。但根据上述条件,可供医师在临床实践中根据需要作出选择。目前所用的酚类根管消毒剂,几乎均具有原生质毒性,能引起活细胞结构破坏或功能损伤。这种毒性对宿主细胞和细菌细胞是非选择性的,如果医师使用不当,可能造成严重的根尖周组织损伤,影响愈合。因此建议使用氢氧化钙糊剂作为根管消毒的首选药物,放弃使用酚类根管消毒剂。

使用根管消毒药物时,必须先扩大根管并冲洗干燥后,将消毒棉捻或纸尖蘸上少量消毒液,放入根管内,为避免刺激根尖周组织,可用干棉球吸除过多药液,髓室再置放一消毒干棉球,然后用氧化锌丁香油粘粉或牙胶密封窝洞。

1. 氢氧化钙(Calcium hydroxide)

(1) 处方组成

通常为糊剂。

Temp canal 是一种商品化糊剂,赋形剂是甲基纤维素水溶液,但添加了硫酸钡以增加 X 线阻射性,糊剂可以通过 22、25、27 号注射针头直接注射入根管内,不需调拌,方便使用。

氢氧化钙	52.5%
甲基纤维素水溶液	47.5%
硫酸钡	少量

Ultracal XS 也是一种商品化的注射型氢氧化钙糊剂,含氢氧化钙 35%,可通过 30 号注射针头直接注射入根管内。

(2) 药理作用

氢氧化钙的药理作用在于其抗微生物活性。绝大部分根管内的致病菌不能生存于存在氢氧化钙的高度碱性环境中。感染根管中的细菌在直接接触氢氧化钙后很短时间内就被消除。

① 抗菌活性:氢氧化钙的抗菌活性与其能在水性环境中释放羟基有关。羟基是一种强氧自由基,可与多种生物大分子发生强烈反应。具体机制包括 3 种:细菌细胞膜损伤;细菌蛋白质变性;DNA 损伤。除了这 3 种机制外,氢氧化钙还能灭

活残留在根管壁上的细菌毒性产物 LPS。② 扩散作用：氢氧化钙的抗菌作用通常发生在药物与细菌直接接触的情况下。除了直接的杀菌作用外，氢氧化钙的扩散作用可以抑制隐藏在牙本质小管内的细菌。③ 赋形剂的影响：氢氧化钙的作用取决于溶液中羟基离子的利用度。除了根管内的组织液、牙本质的缓冲物质外，氢氧化钙的赋形剂也对氢氧化钙的作用产生影响。

氢氧化钙的赋形剂有多种，包括蒸馏水、生理盐水、甘油等惰性物质，也有使用樟脑对氯酚和醋酸间甲酚酯作为赋形剂。每种赋形剂的水溶性不同，但对氢氧化钙的 pH 值没有影响。

Frank(1966)最先将樟脑对氯酚(CMCP)作为赋形剂与氢氧化钙混合，但遭到争议，认为不必在氢氧化钙之外另增加抗菌剂，特别是 CMCP 具有较强的组织刺激作用。近年来的研究发现，氢氧化钙/CMCP/甘油糊剂的效果好于氢氧化钙/生理盐水糊剂，特别是杀灭牙本质小管内的细菌效果。氢氧化钙/CMCP/甘油糊剂可以迅速杀死细菌，而氢氧化钙/生理盐水糊剂杀灭细菌需要更长的时间，这证明 CMCP 可以增强氢氧化钙的杀菌效果。CMCP 作为赋形剂，其细胞毒性可显著降低，原因可能包括：① 从糊剂中释放的毒性产物对氯苯酚(MCP)浓度减少，氢氧化钙与樟脑对氯酚发生反应，产生对氯苯酚钙盐，这种盐是一种弱盐，可以缓慢释放对氯苯酚和氢氧化钙。释放出的 MCP 量可能不足以产生细胞毒效果。② 氢氧化钙对蛋白质的变形作用，可能抑制 MCP 对组织的渗透，减少了细胞毒作用。

(3) 临床应用

氢氧化钙糊剂是一种作用缓慢的抗菌剂，作用时间可大于 1 周以上。使用前将氢氧化钙与生理盐水调拌混匀，用螺旋输送器将糊剂导入根管内，分布于全根管；也可使用商品化的产品，用注射器直接注入根管内。根管填满糊剂后，用氧化锌丁香油糊剂封闭根管口。

(4) 注意事项

将氢氧化钙调拌成糊剂时，氢氧化钙量要多。导入根管内时，要注意将糊剂均匀充填至全根管，以发挥最大效果。根管口封闭一定要严密。

2. 碘仿(Iodoform)

碘仿具有防腐、防臭、止痛、减少渗出物等作用。常与氧化锌混合，以丁香油酚或樟脑酚调和，适用于渗出液较多的感染根管。

(1) 处方组成

通常为糊剂。

① 处方 I 　　碘仿　　　　　3 g
　　　　　　　氧化锌　　　　3.1 g
　　　　　　　丁香油酚　　　0.2 g
　　　　　　　凡士林　　　　3.7 g
② 处方 II 　　碘仿　　　　　5 g
　　　　　　　麝香草酚　　　0.3 g
　　　　　　　氧化锌　　　　5 g
　　　　　　　樟脑氯酚合剂　4 ml

③ Vitapex：是一种商品化注射型碘仿氢氧化钙糊剂，1979 年由 Kawakami 等首先推出。

氢氧化钙	30.3%
碘仿	40.4%
硅油	22.4%
其他物质	6.9%

(2) 药理作用

有机碘化合物，与组织液、血液、分泌物、脓液内含有的有机物、细菌氧化酶等接触后，能缓慢地分解出游离碘，呈现杀菌作用。干燥粉末对组织刺激性小，并能吸收渗出液，保持创面干燥，具有促进肉芽组织新生和伤口愈合等作用。

(3) 临床应用

对感染根管根尖区有较多渗出物、叩痛不消失者，可在治疗过程中将碘仿糊剂封入根管中 10～14 天，可减少渗出。亦适用于渗出液较多的根管充填，常与牙胶尖合并使用，也可用作乳牙根管的单纯糊剂充填。使用时临时以粉和液调拌,用扩空钻或螺旋充填器将调好的糊剂送入根管内。Vitapex可直接注射进入根管内。

四、酚醛类根管消毒剂

酚醛类根管消毒剂种类繁多,较常使用。但这类药物多为原浆毒类,毒性较大,甚至可以引起抗原反应,目前趋于淘汰。由于使用上的普遍性,这里仍作有限介绍。

1. 甲醛甲酚溶液(Formcresol,FC)

甲醛甲酚简称FC。由于所用甲酚实际上是含有邻位、间位和对位的三甲酚(tricresol),所以又简称FT。1905年由Buckley将其引进牙科,用于根管消毒。

(1)处方组成

甲酚	10 ml
甲醛	10 ml
无水乙醇	5 ml

(2)药理作用

甲醛甲酚是一种清亮微红色,具有独特辣气味的液体,既有防腐消毒作用,又有原生质毒性作用。甲醛具有凝固蛋白的作用,渗透性强,作用缓慢,可与腐败蛋白质的各种中间产物和最终产物结合成无毒物质;甲酚有镇痛、腐蚀作用,与腐败脂肪的产物结合成肥皂,因此有除臭和杀菌作用。甲醛甲酚较两者单独使用有更强的杀菌、去腐和除臭作用,渗透性强。当甲醛甲酚置于髓室内时,甲醛气体很快弥散到整个根管系统中,持续时间长,但刺激性也较大,如果使用不慎,超出根尖孔,进入根尖周组织,会引起化学性根尖周炎,所以要避免用量过大,不宜持续使用。但近来有研究指出甲醛甲酚在根管内能使根尖孔周围组织凝固,形成坏死层屏障,防止药物进一步向根尖周围组织扩散。Berger认为甲醛甲酚引起的组织化学性凝固是可逆的,可被

酶水解。蛋白凝固后的干尸化组织可被肉芽组织替代,是一种有利反应,最终肉芽组织被吞噬由纤维组织替代而愈合。

(3)临床应用

目前,甲醛甲酚是应用广泛效果明显的根管消毒药,多用于感染根管的消毒,如牙髓坏疽的病例,也可用作活髓。在根管预备、根管冲洗结束后,用纸尖干燥根管,将纸尖或棉捻蘸少量药液于中上1/3,小心放入根管内。用暂封材料密闭窝洞。3~5天后取出。

由于甲醛甲酚具有凝固蛋白的作用,很快引起蛋白之间的交链作用(cross-linkage)而广泛用于乳牙的活髓切断术,利用其对切断面的牙髓组织发生凝固坏死,形成一层无菌性的凝固屏障,保护屏障以下的根髓组织,使其逐渐凝固、退变、吸收,维持乳牙到替换时期。

(4)注意事项

近年来有报道指出,甲醛为半抗原,与蛋白接触后成为全抗原,因其抗原性,使用时可能引起抗原抗体反应损伤根尖周组织。使用时勿将甲醛甲酚液接触到根管以外的口腔软组织和颜面部皮肤。

2. 樟脑对氯酚(Camphorated parachlorophenol,CMCP)

樟脑对氯酚由樟脑晶体和对氯苯酚晶体混合而成。樟脑对氯酚一般由33%~37%的对氯酚和63%~67%的樟脑组成。处方组成:樟脑,30 g,对氯苯酚,65 g。

3. 樟脑苯酚(Camphorated phenol,CP)

樟脑苯酚由樟脑晶体、苯酚晶体和乙醇混合而成。

(1)处方组成

樟脑	60 g

苯酚　　　　　　30 g

乙醇　　　　　　10 ml

（2）药理作用

樟脑对氯酚一般由 33%～37% 的对氯酚和 63%～67% 的樟脑组成。樟脑对氯酚和樟脑苯酚是非常有效的杀菌剂,抗菌谱广,杀菌力与渗透性比一般酚类更强;腐蚀性和毒性较少,对热和光的作用稳定。1891 年 Walkoff 首先将其作为根管消毒药物引入牙科,经多年临床使用,证明用于根管消毒有良好效果,是目前广泛应用的根管消毒药。接触药物时,组织表面凝固,但此凝固层不影响药物继续向深层渗透。樟脑可降低对氯苯酚的刺激性,并能减缓氯的释放,因此可延长抗菌效果。樟脑对氯酚的作用比樟脑苯酚的作用强。

（3）临床应用

用于感染根管的消毒。应用方法同甲醛甲酚。

4. 醋酸间甲酚酯（Metacresylacetate）

醋酸间甲酚酯是一种无色的油状液体。具有强烈的酚的气味。

（1）药理作用

醋酸间甲酚酯有杀灭真菌的作用,对其他细菌只有轻度抗菌作用。表面张力低,可以通过毛细作用弥散至整个根管系统,从而提高其效果。醋酸间甲酚酯对发炎的活组织有镇痛作用,仅有轻度刺激性,因此被推荐为活髓摘除术或活髓切断术的术后用药。因为它比丁香油酚的刺激性小而又具有相同的止痛作用,因此,它可替代丁香油酚。

（2）临床应用

醋酸间甲酚酯的消毒力较其他药物差,可用于一般需要镇痛的非感染根管或轻度感染的根管消毒。

5. 麝香草酚醑（Thymol spirit）

（1）处方组成

麝香草酚　　　　25 g

乙醇　　　　　　25 ml

（2）药理作用

缓和消毒剂,作用比苯酚强,对皮肤黏膜的刺激性比苯酚小,其毒性约为苯酚的 1/10,具有较强的感觉麻痹作用。

（3）临床应用

多用于活髓根管的消毒。但因水溶性强,故应用受限。也可作为龋病窝洞消毒剂。

6. 木榴油（Creoste）

木榴油是一种酚和酚尖衍生物的混合物,从木焦油分馏所得,主要含愈创木酚（guaiacol,60%～90%）。木榴油是一种清亮无色或淡黄色液体,带有辛辣的烟味,微溶于水,能完全溶于酒精中。

（1）药理作用

1830 年 Reichenboch 将其引进牙科治疗领域。当初主要用于牙髓失活。由于它有一定的杀菌力,它的消毒力量比甲醛甲酚差,但刺激作用比甲醛甲酚小,并有镇痛作用。

（2）临床应用

目前主要用于感染根管的消毒。遇脓液和坏死组织等有机物质仍有消毒作用。因此,可用于牙髓和根尖周化脓化感染的消毒。

7. 丁香油（酚）（Eugenol）

丁香油（酚）是丁香油的主要成分（80% 以上）为无色或淡黄色的油状液体,具有强烈的丁香味,微溶于水,易与酒精混合。

（1）药理作用

丁香油（酚）是酚类的衍生物,具有轻度的

抗菌防腐作用,也具有原生质毒作用,引起细胞蛋白沉淀。它也是一种镇痛剂,1984 年 Brodin 和 Roed 证明低浓度丁香油引起可逆性神经传导阻断,高浓度则引起非可逆性神经传导阻断,因此认为丁香油酚基本上是一种神经毒药物,对活组织有较强的刺激性,使组织发生炎症反应,而它的镇痛作用往往掩盖了这种炎症反应,使之成为无症状炎症。因此,使用时一定要严格控制用量。

（2）临床应用

多用于拔髓后的安抚止痛。

五、根管充填剂

根管充填是根管治疗术的最后一个治疗程序,也是一个重要的步骤。其目的是严密封闭已扩大和消毒的根管,消除死腔防止根尖周组织的渗出物流至根管内引起再感染。

根管充填所用材料分为物理性根管充填材料如牙胶尖和糊剂类根管充填剂,即用固体根管充填材料加糊剂类根管充填材料共同完成根管的严密封闭。

除了糊剂类根管充填剂外,还有液体类根管充填剂,如目前在临床上较少使用的酚醛树脂,在其液体状态时充填根管,聚合、凝固后堵塞根管。因其有消毒作用,因此可促进根尖周病变愈合。固体根管充填材料列入口腔材料学范畴,其内容请参阅口腔材料学有关章节。此处只介绍糊剂类根管充填剂和液体类根管充填剂。

理想的根管充填剂性能应达到的要求是:不刺激根尖周组织;不影响根尖周组织的修复功能,而且能促进根尖周组织病变的恢复;无免疫原性,不引起免疫反应;消毒作用持久,能阻止细菌的生长繁殖;易充填到整个根管系统,能完全封闭根尖孔和根管壁的牙本质小管;填入根管后发生凝固,不收缩,不留空隙;阻射 X 射线,能从 X 线片上检查根管充填情况;操作简便,必要时也容易从根管中取出;性质稳定,不使牙齿变色。

（一）糊剂类根管充填剂

糊剂类根管充填剂大多由粉剂与液体调拌而成糊状。充填后凝固,能填满固体根管充填材料与根管壁之间的空隙。糊剂类根管充填剂的种类较多,大多含有消毒药物或促进钙化的药物。使用时临时以粉剂和液体调配,用扩孔钻或螺旋形根管充填器将调好的糊剂送入根管内。如用扩孔钻,则以逆时针方向旋转,缓慢退出,反复数次,即可将糊剂注满根管;如用螺旋形根管充填器,只需顺时针方向旋转即可。然后将选好已消毒的牙胶尖插入根管,完成根管充填。

1. 碘仿糊剂

详见根管消毒剂。

2. 糊剂（Vitapex）

详见根管消毒剂。

3. 钙维他糊剂（Cavital）

钙维他糊剂是氢氧化钙的一种制剂,因氢氧化钙只有微弱的抑菌作用,常加入抑菌性药物以提高其抑菌作用。日本学者关根经过多年的临床和病理组织学研究制出了钙维他糊剂。钙维他糊剂除了作根管充填剂外,还用作直接盖髓术和活髓切断术的盖髓剂。

（1）处方组成

其处方如下:

粉末		溶液	
氢氧化钙	78.5%	丙二醇	50%
碘仿	20%	蒸馏水	49.5%
碘胺噻唑	1.4%	地卡因	0.5%

鸟苷呋喃星　0.1％

（2）药理作用

氢氧化钙是强碱性物质，抗生素在碱性环境下易破坏，钙维他糊剂中的抑菌药物不宜采用抗生素。

钙维他糊剂在生物学上，不仅对牙髓组织具有促进瘢痕愈合作用，同时促进牙槽骨、牙本质和牙骨质的形成，因此最适于根尖尚未发育安全的年轻恒牙的根管治疗。根管充填后形成新生牙本质和牙骨质封闭根尖孔。并具有抗菌和镇痛作用。

钙维他糊剂加入碘仿不仅能增强防腐作用，而且增加了糊剂时 X 射线的阻射，使显影更清楚。糊剂中加入丙二醇使糊剂具有一定黏稠度便于使用。

4. 麝香草酚糊剂

处方如下：

粉	麝香草酚	33.34 g	
	氧化锌	66.66 g	
液	甲醛	20 ml	
	甲酚	60 ml	
	甘油	20 ml	

麝香草酚糊剂为含甲醛的制剂，由粉、液临用时调拌而成，在 24 h 后逐渐硬固。游离甲醛具有杀菌作用，在适当浓度下，也能刺激根尖周组织，促进骨性封闭。主要用于感染根管治疗后的充填，常用牙胶尖合并使用。

（二）液体根管充填剂

液体根管充填剂目前较少使用，为酚醛树脂塑化剂。这种方法是利用了其液体状态输入根管，继之在根管内聚合的特性。

酚醛树脂塑化剂

酚醛树脂的处方如下：

第Ⅰ液	甲酚	12 ml
	甲醛溶液	62 ml
	乙醇（95％）	6 ml
第Ⅱ液	间苯二酚	45 g
	蒸馏水	55 ml
第Ⅲ液	氢氧化钠	50 g
	蒸馏水加至	100 ml

酚醛树脂的主要成分是甲醛和间苯二酚，过饱和氢氧化钠作为催化剂。酚醛树脂由酚类药物与甲醛在催化剂的作用下进行酚醛缩合反应，形成有一定硬度的塑化物，充填在根管中或包埋塑化根管内残留物。酚醛树脂渗透性强，渗入牙本质小管和侧枝根管中，封闭这些通路，防止根管再感染。它在凝固前后均有很强的抑菌作用。在凝固前有较强的刺激作用，对软组织有腐蚀作用，因此在操作过程中应尽量避免接触软组织，也要避免流出根尖孔外。

根尖孔尚未完全形成的年轻恒牙，不宜使用酚醛树脂。酚醛树脂为红棕色，能渗透到牙本质小管中使本质变色，因此不宜用于前牙，以免影响美观。

酚醛树脂的三种液体均有一定的保存期，不宜一次配制过多，以保持其良好性能。临用时，取Ⅰ、Ⅱ液各 0.5 ml 加入 0.12 ml Ⅲ液搅拌混匀至发热呈棕红色时，即可使用。使用时，将窝洞隔湿、吹干，用弯头注射器将新配制的酚醛树脂滴入髓室中，或用弯头镊子夹取放入髓室中。药液的用量以达到髓室顶的平面即可。然后用光滑针或小号扩孔钻插入根管，在根管中反复作抽提动作，以便将药液充分导入根管，用小棉球吸出多余的药液，用氧化锌丁香油黏固粉及磷酸锌黏固粉双层垫底，银汞合金充填。

（曹　东）

参 考 文 献

1　Srinivasan V，Patchett C L，Waterhouse P J. Is there life after Buckley's Formocresol? Part Ⅰ — A narrative review of alternative interventions and materials. Int J Paediatr Dent，2006，16：117‐127.

2　Subay R K，Demirci M. Pulp tissue reactions to a dentin bonding agent as a direct capping agent. J Endod，2005，31：201‐204.

3　Cox C F，Hafez A A. Biocomposition and reaction of pulp tissues to restorative treatments. Dent Clin North Am，2001，45：31‐48.

4　史久成，史俊南. 口腔药物治疗学. 西安：世界图书出版公司，2002：191‐234.

5　史宗道，王晓娟. 口腔临床药物学. 2 版. 北京：人民卫生出版社，2003：148‐170.

6　吕海鹏，赵守亮. 氢氧化钙类根管充填材料的研究进展. 牙体牙髓牙周病杂志，2004，14：234.

7　任国亨，刘舟. 三种根管冲洗剂抗菌效果的比较. 实用医学杂志，2006，22：801.

8　王世清，唐晓山，温志欣，等. 双氧水、碘伏、次氯酸钠和乙二胺四乙酸清洁根管的效果比较. 临床口腔医学杂志，2006，22：540‐541.

第二十三章　牙周病治疗用药

第一节　概　　述

牙周病(periodontal disease)是指发生在牙支持组织(牙周组织)的疾病,包括仅累及牙龈组织的牙龈病(gingival disease)和波及深层牙周组织(牙周膜、牙槽骨、牙骨质)的牙周炎(periodontitis)两大类。牙周病是多因素疾病,其病因可分为局部因素和全身因素两大类。局部因素中牙菌斑生物膜(dental plaque biofilm)的细菌及其产物是牙周病最主要的病因,是引发牙周病必不可少的始动因子(initial factor)。牙周病的治疗首先应针对局部刺激因素,必须尽量清除菌斑牙石,或干扰菌斑生物膜结构,或采用抗菌药物控制菌斑细菌。但牙周病的发生不仅与致病菌、牙石等局部刺激因素有关,还受其他全身因素的调控,如遗传因素、吞噬细胞数目减少或功能缺陷、内分泌功能紊乱和精神压力等。细菌激发的宿主反应也是造成牙周组织破坏的主要原因,在宿主反应过程中,组织的破坏性酶如基质金属蛋白酶(matrix metalloproteinase, MMPs)、弹性蛋白酶、炎性介质和细胞因子等都起着非常重要的作用,介导了牙周组织的破坏。使用一些药物如四环素类药物和非甾体类抗炎药等,选择性地阻断这些活性物质对牙周组织的破坏,阻断牙周病的病理过程,调节宿主防御反应的辅助治疗是当前牙周病防治研究的热点之一。

临床医生应根据患者的牙周和全身情况,按照循证医学的原则,制订全面的治疗计划。牙周病的治疗可分为非手术治疗和手术治疗两大类,非手术治疗又可分为基础治疗和药物治疗两类。菌斑微生物是牙周病的始动因子,采用基础治疗,包括自我菌斑控制(漱口、刷牙)和机械方法(洁治、刮治、根面平整),去除不断形成的菌斑,是应用广泛和行之有效的方法。但严重牙周炎的深牙周袋、急性感染,或出现溃疡、坏死、脓肿等机械清创不能控制时,需用药物作为辅助治疗。一般牙周病的治疗过程如下:

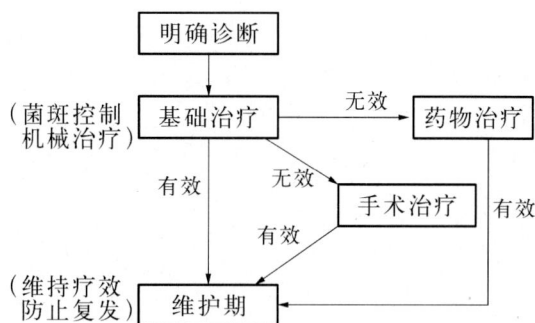

一、用 药 原 则

(一)牙周病的药物治疗仅为某些条件下适用的辅助治疗

避免滥用,造成药源性疾病。

（二）不同类型牙周病应采用不同药物

各型牙周病相关的致病菌的检出情况，各家报道不尽相同，但有些规律较一致，见表23-1。

表23-1　各型牙周病有关的致病菌

牙周病类型	可疑致病菌种类
龈缘炎	黏放线菌 Actinomyces viscosus（Av） 内氏放线菌 Actinomyces naeslundii（An） 微小消化链球菌 Peptostreptococcus micros 黄褐二氧化碳嗜纤维菌 Capnocytophaga orchracea（Capno. orchracea） 牙龈二氧化碳嗜纤维菌 Capno. gingivalis
妊娠期龈炎	中间普氏菌 Prevotella intermedia（Pi）
坏死性溃疡性龈炎	具核梭杆菌 Fusobacterium nucleatum（Fn） 中间普氏菌 Pi 奋森密螺旋体 Treponema vincenti（Tv） 齿垢密螺旋体 Treponema denticola（Td）
慢性牙周炎	牙龈卟啉单胞菌 Porphyromonas gingivalis（Pg） 中间普氏菌 Pi 福赛坦氏菌 Tannerella forsythus（Tf），原名福赛拟杆菌 Bcteroides forsythus（Bf） 直肠弯曲菌 Campylobacter rectus（Cr） 具核梭杆菌 Fn
局限性侵袭性牙周炎	伴放线嗜血菌 Hemophilus actinomycetemcomitans（Ha），原名伴放线放线杆菌 Actinobacillus actinomycetemcomitans（Aa）

表23-2　牙周致病菌对各种抗菌素的敏感性

细菌	抗菌素					
	PEN	AMP	ERY	TET	MET	SPI
伴放线嗜血菌	1～16	2～16	>18	2～8	32	R
牙龈卟啉单胞菌	<1	ND	2	2	4	6
中间普氏菌	5	ND	2	6	2	6
二氧化碳嗜纤维菌	<1	2	2	1～12	16～32	6

续　表

细菌	抗菌素					
	PEN	AMP	ERY	TET	MET	SPI
具核梭杆菌	2～5	16	>32	2	1	R
消化链球菌	2	4	4	8	1～32	ND

注：最小抑菌浓度需抑制90%以上菌株，除青霉素以 U/ml 表示外，均以 μg/ml 表示。ND＝Not determined 未测。R＝Resistant 抗药＞64 μg/ml。PEN＝Penicillin G 青霉素；AMP＝Ampicllin 氨苄青霉素；ERY＝Erythromycin 红霉素；TET＝Tetracycline 四环素；MET＝Metronidazole 甲硝唑；SPI＝Spiramycin 螺旋霉素。

（三）给药应考虑药效、药代动力学、适应证、禁忌证、剂型等，凡能局部药物治疗者，尽量减少全身给药

（四）用药前作机械清创

二、药物种类

（一）抗微生物药

1. 抗生素

牙周病是一种感染性疾病，牙周病的抗菌治疗是牙周综合治疗的重要组成部分，使用抗菌素针对牙周细菌的抗菌治疗往往有效，具有明显优点，但缺点也不可忽视。其优点是抗菌药物可抑制侵入牙周袋壁的微生物，药物可达牙周袋底及根分叉等器械难以达到的区域，缺点是因无简单方法测知病原菌，常常根据临床经验选药或者盲目地口服或肌注大剂量、足疗程的广谱抗菌素，易产生不良反应；加之全身用药后到达牙周局部的药物浓度较低，因此虽然有效，但不是最佳治疗方案。关键问题是识别病原菌和选择合适的药物、给药途径、剂量和疗程。

2. 消毒剂

消毒剂主要指抑制或杀灭体外致病微生物的药物,而抗菌药物是指抑制或杀灭体内致病微生物的药物。牙周病临床上经常利用一些消毒剂来清洁口腔,减少口腔细菌数量,减少或预防菌斑形成,或用来处理牙周袋,清除或减少牙周袋内的细菌。

(二)宿主调节药

宿主调节药(Host modulation)是指能调节宿主防御反应的药物,主要包括非甾体类抗炎药、四环素类药、抗组胺药及一些中药制剂。

1. 非甾体类抗炎药

减少前列腺素合成和释放,抑制炎症过程。

2. 抗组胺药

即组胺拮抗剂,是一组能在组胺受体上竞争拮抗组胺作用的药物,可对抗组胺作为变态反应及局部炎症反应的作用,抑制血管渗出,增加毛细血管通透性,减轻组织水肿。

(三)中草药

(四)其他

如牙周塞治剂(Periodontal pack)是一种用于牙周手术治疗后的特殊敷料,具有保护创面、防止出血、避免感染、减少疼痛、促进愈合和固定作用等。

第二节　牙周病的全身药物治疗

一、抗微生物药

(一)选药原则

1. 符合化学治疗控制菌斑的基本原则

包括:① 药物在实验室能杀灭或抑制病原微生物。② 体内能达到牙周感染部位。③ 达感染部位足够浓度。④ 能维持足够作用时间。⑤ 无不良反应或不良反应小。

值得注意的是菌斑细菌不是悬浮的单个细菌,而是以整体生存的菌斑生物膜形式存在,高黏度的多糖基质影响药物的扩散,导致药物成分失活,抵抗药物的杀灭作用,因此有文献报道抑制菌斑生物

膜中细菌所需的有效药物浓度要大于实验室抑菌浓度的30~50倍。

2. 适当的牙周微生物分析

首先要明确诊断,了解各型牙周病的微生物特征;可采用简便、快速、经济的方法,概要分析牙周袋细菌,如暗视野显微镜、刚果红负染色等。

3. 了解细菌对抗菌药物的敏感情况

重视牙周微生物对抗菌药物的耐药性(细菌染色体改变、耐药质粒传递、耐药性转录子的转移等)。

4. 考虑患者的健康状况

根据患者的生理病理情况、感染状况及肝肾功

能状况选择药物。

5. 科学合理应用抗菌药物

牙周病有部位特异性(site-specific),可进入(accessible)和 G⁻厌氧菌(G⁻ anaerobes)为主要病原菌的特征。要想提高药效,减少不良反应,降低医药费用,便要将广谱抗菌药物尽量改成针对病原菌的窄谱抗菌药物;要选择最适抗菌药物,尽量减少全身给药;采用漱口、龈下灌洗或局部缓释、控释药物,减少药物用量,增加药物局部浓度,保护正常菌群,调整生态平衡,科学合理地应用抗菌药物。

牙周病运用抗菌药物的目的在于杀灭或抑制牙周微生物,特别是侵犯牙周组织的微生物,要在牙周维持足够的有效药物浓度。Slots 和 Rams(1990)归纳了全身给药后体内抗菌素的浓度,结果见表 23 - 3。

表 23 - 3　全身用抗菌素后达血清和龈沟液的浓度

抗　菌　素	剂量(mg)	评价时间(h)	浓度($\mu g/ml$)	
			血　清	龈沟液
PEN	800 单量	1～4	3.8	ND
AMP	500 单量	1～3	2～4	ND
ERY	250,1 日 4 次	1～8	0.4～4.8	0.4
		24～32	0.4～4.8	0.7
		48～54	0.4～4.8	0.8
TET	250 单量	3～7	1～2.6	5～12
	500 单量	3～7	1～2.6	5～12
	250,1 日 2 次	48	0.3～1.5	2～4
	250,1 日 4 次	48	1.9～2.5	4～8
MET	250 单量	2	6.1	3.6
	750 单量	4	8.7～13.8	8.7～13.8
	250,1 日 3 次	120	14.3	13.7
CIP	500 单量	1.25	2.4	ND
CEP	500 单量	1～3	5～17	ND

注:见表 22 - 2

(二) 适应证

1. 器械不易达到的解剖部位如深袋、螺旋形袋、根分叉,或经基础治疗不能控制者。
2. 细菌已侵入牙周袋壁,或已扩散至全身。
3. 急性或重度牙周病,如多发性牙周脓肿、坏死性牙周病。
4. 伴糖尿病及心瓣膜病等全身疾病的牙周炎,常需基础治疗合用抗菌药物,以控制感染,预防并发症,免除牙周手术。

(三) 药物

常用的有甲硝唑、替硝唑、螺旋霉素、四环素、阿莫西林、青霉素和红霉素等。

1. 甲硝唑(Metronidazole)

又名灭滴灵,化学名为 1-(2-羟乙基)-2 甲基-5 硝基咪唑,结构式见图 23 - 1,是专性厌氧菌感染的首选药物,且有抗滴虫、抗阿米巴虫和抗螺旋体作用。

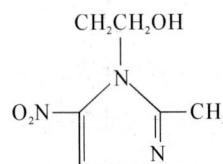

图 23 - 1　甲硝唑结构式

杀菌机制为简单扩散,通过膜进入厌氧菌细胞。在无氧条件下甲硝唑被细胞内的硝基还原酶还原成一种细胞毒,作用于敏感菌株的 DNA、RNA 和蛋白质合成代谢,导致菌体死亡。其半衰期 6～12 h,有浓度依赖性,关键是剂量,因此大剂量间断给药效果较好。不良反应为消化道反应,如恶心、呕吐、腹泻;神经系统症状,如头痛、头晕、烦躁、失眠、共济失调甚至神经错乱;血压升高,心律失常等;不适的金属味、口干、舌生苔。中枢神经失调者避免使用,妊娠期的前 3 个月禁用。

服法:口服,每次 0.2 g,3~4 次/日,连服 7~10 日。

2. 替硝唑(Tinidazole)

也是咪唑衍生物,应用和不良反应与甲硝唑类似;疗效高,半衰期长达12~14 h,疗程短。

服法:首日 2.0 g,以后每次 0.5 g,2 次/日,连服 3~4 日。

3. 螺旋霉素(Spiromycin)

为大环内酯类抗生素,对 G^+ 抑菌力强,对 G^- 抑菌也有效。临床上对牙龈出血、牙周溢脓、多发性牙周脓肿等均有显效。它进入体内后,在龈沟液的浓度为血清和唾液的7~10 倍,骨和唾液腺中可维持 3~4 周,缓慢释放,非常有利于牙周病治疗。与甲硝唑联合使用,疗效更佳,毒性小,偶有胃肠道不适。

用法:口服,每次 0.2 g,4 次/日,连服 5~7 日或 14 日。

4. 四环素(Tetracycline)

具氢化骈四苯基本母核,结构式见图 23-2,天然四环素由链霉菌产生,包括四环素、土霉素和金霉素。半合成四环素包括多西环素和米诺环素。为广谱抗生素,对 G^+ 菌、G^- 菌、螺旋体、支原体和原虫均有抑制作用。对多种牙周致病菌如伴放线嗜血菌、牙龈卟啉单胞菌、具核梭杆菌、二氧化碳嗜纤维菌及螺旋体等均有抑制作用。四环素族药物在体内分布广,可存在于多种组织、器官和体液中,对骨组织亲和力很强。具抗菌后作用(post-antibiotic effect),细菌与抗菌素短暂接触,在抗菌素停用后,细

菌生长仍受抑制,给药间隔时间可长些。

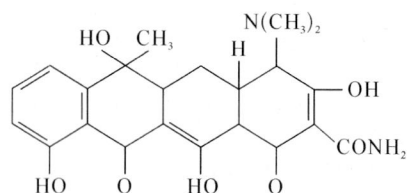

图 23-2　四环素结构式

不良反应:消化道反应,如恶心、呕吐、腹泻;长期服用可产生根面轻度脱矿或耐药菌株,引起伪膜性结肠炎、白色念珠菌性口炎等;加剧全身红斑狼疮。妊娠和肝、肾功能障碍者不用。牙发育矿化期服用四环素族药,可结合到牙组织内,造成四环素牙(Tetracycline pigmentation teeth),使牙着黄色→棕褐色→深灰色,6~7 岁后服药,不会引起令人注目的牙变色。国内生产的四环素因质量不过关,不良反应大,已停产,国外仍常用。

四环素可加强麦角碱的血管收缩作用,加强利尿剂对肾的毒性(特别是老人或脱水者),降低青霉素和头孢菌素的杀菌作用,降低口服避孕药物的功效;解酸药、抗贫血药、含镁药和乳制品能抑制其消化吸收。

服法:口服,每次 0.25 g,4 次/日,连服 7~14 日。

此外研究发现四环素还能抑制基质金属蛋白酶(matrix metalloproteinase,MMPs)和胶原酶的活性,螯合必须的 Ca^{2+}、Zn^{2+} 金属阳离子,抑制弹性蛋白酶等其他组织破坏酶的活性,阻止骨吸收,促进牙周组织再生,减轻结缔组织的破坏,抑制或延缓牙周炎的进展。需采用小剂量,长疗程,每次 0.02 g,4 次/日,连服 3 个月才有疗效。

5. 阿莫西林(Amoxillin)

又名羟氨苄青霉素,为广谱抗菌素,对 G^+ 和 G^- 菌均有抑制作用,不耐酶,耐酸,口服吸收好;半衰期 1~1.3 h;有时间依赖性,一般只需血浓度大于最小抑菌浓度即可;具抗菌后作用。

过敏反应严重(青霉素或头孢菌素过敏史者禁忌)。消化道反应,如恶心、呕吐、腹泻,伪膜性结肠炎;作用可被四环素、红霉素和头孢菌素降低;加强华法林(warfarin)和阿司匹林的抗凝作用;可降低口服避孕药的功效。

服法:口服,每次 0.5 g,3～4 次/日,连服 7 日,青霉素过敏者禁用。

6. 青霉素 G(Penicillin G)

肌注吸收好,过敏反应发生率高。
用法:40 万～80 万 U,每日 3～4 次。

7. 红霉素(Erythromycin)

属于大环内酯类抗生素,对 G^+ 有较强抑菌作用,对放线菌高度敏感,对某些 G^- 菌也有抑菌作用,特别对青霉素或其他抗菌素已产生耐药的细菌感染,常用红霉素代替,但它达龈沟液的浓度很低,故在牙周病方面应用有限。

服法:口服,每次 0.25 g,4 次/日。

消化道反应,如恶心、呕吐、腹泻;肾功能障碍者避免用。

红霉素可加强麦角碱的血管收缩作用,增强二羟丙基茶碱和海群生的毒性,降低青霉素的杀菌作用。

8. 氧氟沙星(Ofloxacin)

又名氟嗪酸,为第 3 代喹诺酮类药物。抗菌谱广,对球菌、多数 G^- 杆菌、部分厌氧菌和支原体等均有较好的抗微生物活性;有浓度依赖性,口服吸收好,体内分布广;不良反应轻,肾功能障碍者慎用,孕妇及哺乳期妇女禁用。

服法:每日 0.2～0.6 g,分 2 次服用。

二、宿主调节药

(一)非甾体类抗炎药

能抑制炎症过程(消炎、镇痛、抑制骨吸收),疗效尚待进一步观察。其机制为:① 抑制环氧化酶和脂氧化酶活性,降低花生四烯酸代谢,抑制前列腺素合成。② 抑制炎症细胞释放前列腺素,减轻炎症反应和抑制骨吸收。③ 减弱白介素-1 等细胞因子对前列腺素合成的诱导作用。

药物包括消炎痛(Indomethacin)、风平(Flurbiprofen)、布洛芬(Ibuprofen)、芬必得(Fenbid)和阿司匹林(Aspirin)等。

(二)抗组胺类药

变态反应是指机体对异构抗原产生的免疫应答,又称过敏反应,即免疫反应性炎症及免疫失调,可造成组织损伤。牙周病时免疫反应的复杂性与牙周微生物的复杂性是一致的。在牙周病发病过程中,菌斑细菌及其成分或产物可引起Ⅰ、Ⅱ、Ⅲ、Ⅳ型变态反应。组胺是速发型变态反应及局部炎症反应的重要介质,抗组胺药是一组能在组胺受体上竞争拮抗组胺作用的药物。

药物包括苯海拉明(Diphenhydramine,又名苯那君,Benadry)及氯苯那敏(Chlorpheniramine,又名扑尔敏,Chlortrimeton)等。

第三节　牙周病的局部药物治疗

一、消毒药与防腐药

牙周病常用防腐消毒药，来预防或减少菌斑形成，可作为牙周袋用药。它们的杀菌机制见表23-4。

表23-4　常用消毒药的杀菌机制

	过氧化物	酸类	碱类	酚类	洗必泰	阴离子表面活性剂	重金属	醇类	染料
蛋白质或酶变性	+	+	+	+	+	+	+	+	+
蛋白质或酶沉淀	-	+	+	+	+	+	+	+	
与—SH作用	+	-	-	-	-	-	+	-	-
与—NH₂作用	+	-	-	-	-	-	-	-	-
与—OH作用	-	+	-	-	-	-	-	-	-
与—COOH作用	-	-	+	-	-	-	-	-	-
与DNA作用	-	-	+	-	-	-	+	-	+
与RNA作用	-	-	-	-	+	-	-	-	-
破坏组织结构	+	+	+	-	+	+	-	+	+
增强通透性	+	+	+	+	+	+	+	-	+
减弱通透性	-	-	-	-	-	-	-	-	-
干扰分解代谢	-	+	+	+	+	-	+	+	+
阻碍能量产生	-	-	-	+	+	-	+	-	-
抑制生物合成	-	-	-	+	+	-	+	-	+
代表性消毒剂	H₂O₂ Cr₂O₃	枸橼酸	碳酸氢钠	碘酚	洗必泰	十二烷基硫酸钠	Zn²⁺ Sn²⁺	乙醇	美蓝

二、含　漱　剂

含漱剂（Mouth rinse）有清洁、消毒、消炎作用，可减少口腔细菌数量，抑制龈上菌斑沉积，但由于漱口维持时间短，需每天含漱3～4次，它不易到达牙周袋内。

（一）作用

常用抗菌药物含漱，作用在龈上，仅能进入龈沟1～2 mm，能在一定程度上减轻牙龈表浅炎症，消除舌背、扁桃体、颊黏膜微生物，防止龈炎复发。

（二）药物

包括2％盐水、复方硼砂液、0.05％氯己定、1％双氧水、0.5％甲硝唑和芳香漱口液等。

1. 2％盐水（2％ Saline）

作用：本品为等渗溶液，能防止由渗透压而引起的组织损害，有消毒、消炎及轻度抑菌作用。

适应证：用于坏死性溃疡性牙龈炎。

用法：适量口腔含漱，每天 3 次。

2. 复方硼酸液（Dobell's solution，多贝尔液）

（1）成分

硼砂	15.0 g
碳酸氢钠	15.0 g
液状酚	3.0 ml
甘油	35.0 ml
蒸馏水	加至 1 000.0 ml
食用红	适量

（2）作用

为碱性的温和含漱剂，有清洁和消毒作用。

（3）适应证

用于牙周炎、口腔溃疡和口腔炎等。

（4）用法

用时加 4～5 倍水稀释后含漱，每天 4～6 次。

3. 0.05% 氯己定（Chlorhexidine solution，洗必泰）

（1）作用

为双胍类高效、广谱杀菌剂，对 G^+、G^- 菌、真菌均有效。

（2）适应证

用于根管冲洗、防龋含漱和牙周病治疗。

（3）不良反应

味苦，长期使用可使黏膜及牙着棕色。

4. 0.05% 高锰酸钾溶液（Potassium permanganate solution）

（1）作用

为强氧化剂，能氧化细菌体内活性基因而杀灭细菌，还原后的三氧化锰与蛋白结合成复合物，低浓度时呈收敛作用，高浓度时有刺激腐蚀作用。

（2）适应证

用于牙周炎、口腔溃疡。

（3）注意事项

用前新鲜配置，久置易氧化还原失效。

5. 0.1%～0.3% 利凡诺液（雷弗奴尔）

（1）成分

利凡诺粉	1.0～3.0 g
蒸馏水	加至 1 000.0 ml

（2）制法

搅拌溶解。

（3）作用

利凡诺为色素抗菌剂，是一种碱性染料，能抑制革兰阳性菌和少数革兰阴性菌繁殖，在治疗浓度时对组织无毒、无刺激。

（4）用途

消炎、控制感染和保持口腔清洁。

6. 芳香漱口液

（1）作用

本品含麝香草酚、荷油、甘油、陈皮等，对组织刺激小，有清洗、杀菌、除口臭及轻度止痛作用。

（2）适应证

用于口腔炎、口臭等。

（3）用法

加水适量稀释，口腔含漱，每日数次。

三、牙周袋用药

（一）作用

药物由龈下进入牙周袋。牙周袋涂布或牙周袋冲洗，有消炎收敛作用，因作用时间短，需反复冲洗。

（二）药物

涂布药物包括碘甘油、复方碘化锌甘油、碘苯酚液（处理袋内壁）、50％枸橼酸液（用于根面处理），具有抗菌、降解内毒素和促进新附着等功效。冲洗药物包括3％过氧化氢液和0.12％～0.2％洗必泰液等。

1. 复方碘甘油（Iodine glycerol）

（1）成分

碘	1.25 g
碘化钾	2.50 g
薄荷油	0.75 ml
蒸馏水	2.50 ml
甘油	加至 100.00 ml

（2）制法

将碘化钾先溶于蒸馏水中，搅拌均匀后倒入研钵中，加入碘，研磨溶解，逐渐加入甘油，搅拌使其均匀，成棕红色液体。

（3）作用

有防腐、收敛和轻微腐蚀作用，为刺激性小的自用药物。

（4）用途

用于牙周炎、冠周炎，牙龈和牙周袋的一般消毒。

（5）不良反应和注意事项

避光保存，碘过敏者慎用。

2. 复方碘溶液（Lugol solution）

（1）作用

含碘、碘化锌、甘油等，有防腐、收敛、腐蚀上皮及肉芽组织作用。

（2）适应证

用于牙周炎、牙间乳头炎、冠周炎、腐蚀瘘管上皮等。

（3）用法

用镊子或棉捻取本品少许送入病变区，注意隔湿，保护软组织。

（4）不良反应和注意事项

碘过敏者慎用。

3. 50％枸橼酸溶液

（1）成分

枸橼酸	50.0 g
蒸馏水	加至 100.0 ml

（2）作用

呈强酸性（pH值为1.0），能抑制细菌生长，降解细菌内毒素，使根面脱钙，又能诱导结缔组织分化成牙骨质细胞和成骨细胞，促进牙周新附着。

（3）用途

用于牙周病患牙病变根面的化学处理，促进新牙骨质和牙槽骨的形成，被认为是促进牙周新附着的良好药物。

4. 3％过氧化氢液

（1）作用

是一种强氧化剂，其pH值3～5，有消毒、防腐和除臭等作用，遇有机物或过氧化氢酶，能释放新生态氧，改变牙周袋内厌氧环境，使菌体内活性基团氧化，干扰酶系统，抑制厌氧菌生长，还具有氧化发泡，清除脓血、坏死组织等功效。

（2）用途

可用于坏死性牙周炎、冠周炎、感染根管等。

（3）不良反应

长期使用可使牙齿脱钙或产生黑毛舌。

5. 0.12％～0.2％氯己定（洗必泰）

（1）作用

为双胍类高效、广谱杀菌剂，对 G^+、G^- 菌、真菌均有效。能吸附于细菌表面，改变细胞膜结构，在脓血中仍有抗菌作用。0.02%溶液袋冲洗牙周袋4周以上，才有辅助疗效。

（2）不良反应

味苦，长期使用可使黏膜及牙着棕色。

四、牙周病局部缓释药物

缓释药物是目前较新的局部用药剂型，将抗生素或其他药物置入高聚物载体，直接放入牙周袋，使之在牙周袋内较长时间（2～5天）释放有效药物浓度，在牙周病治疗中取得较好效果。

（一）药物

包括米诺环素、洗必泰、甲硝唑和替硝唑等。

（二）剂型

可分为固态、半固态（凝胶，gel）、膏剂（ointment）、纤维、膜片、条棒等。还可分为不吸收、吸收等。有药理活性的物质可通过膜的扩散、渗透或聚合材料的溶解或生物腐蚀而释放出来，药物释放的大体过程见图23-3。

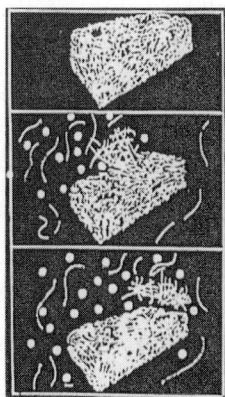

图 23-3 药物溶解或表面腐蚀扩散

目前较成熟的制剂如2%盐酸米诺环素软膏和25%甲硝唑凝胶，置于专用注射器中，通过纤细的针头可直接注入感染的牙周袋深部。

（三）优点

可直接放牙周病变部位，较长时间内连续释放有效药物浓度，不良反应小，减少用药剂量等。

五、其 他

牙周塞治剂

（1）处方组成

粉剂	氧化锌	225 g
	松香粉	225 g
	鞣酸	15 g
	酸洗石棉	1 g
液剂	丁香油	适量

其中氧化锌、鞣酸具有杀菌收敛作用，丁香油具有杀菌、按抚镇痛作用，松香粉易溶于丁香油，与氧化锌、石棉纤维固化具有黏附性和坚韧性。

（2）药理作用

具有保护创面、脱敏、止血、止痛、固定等作用。

（3）临床应用

应用于各类牙周手术后的创面保护和止血。局部隔湿，干燥，临用时取适量粉剂及液剂，在消毒玻璃板上调成条束状糊剂，取小块条状塞治剂覆盖创面，用湿棉球轻压成形，使其均匀地贴合创面，并使表面光滑，数分钟后即可固化。

（4）注意事项

局部止血，去湿，尽量干燥；厚薄均匀，宽窄适当，表面光滑，牙隙处加压，使之进入牙间隙，得以固位，防止脱落；一般放置7天，也可适当延长1～2天。除去塞治剂时，最好分成小块取下，以免将缝线一起扯下。

第四节 全身和局部抗菌治疗对比

一、全身抗菌治疗

抗菌药经过血清很容易达牙周深部进入牙龈组织,可使新近牙周损害或牙周损害高发的患者增加治愈率,能从牙周深袋及牙周组织内消灭牙周病源菌;不仅能清除牙周损害区的病原微生物,而且能从整个口腔清除牙周病原菌,似乎比局部给药肯定。对于大多数排出迅速的抗菌药物,必须采取多次给药或大剂量给药,以保证血液中药物浓度维持在足够水平以及组织内的药物浓度维持平衡,才能在感染组织内维持药物足够有效浓度,直至控制感染所需的时期。但到达局部的药物浓度不高,一般在 $4\sim8\,\mu g/ml$ 之间,造成大量药物的浪费;甚至可能引起不良反应,如肝肾损害,特别是可影响口腔、消化道等身体其他部位的正常菌群,造成伪膜性肠炎、白色念珠菌真菌感染等。此外还有药物相互作用等问题需要注意。

二、牙周局部使用抗菌药

在局部能达到比全身给药高 100 倍以上的治疗剂量,疗效显著,超过全身给药作用。如 Goodson 等(1985)局部使用四环素纤维,龈下在 10 天中能维持 $643\,\mu g/ml$ 的四环素浓度。又如 Puchalsky 等(1988)用 $100\,\mu g/ml$ 液态四环素龈下灌洗 5 分钟,在 7 天后龈沟液能维持 $20.8\,\mu g/ml$ 的四环素浓度,14 天后仍维持 $6.5\,\mu g/ml$。四环素牢固存在于根面,可延长在牙周袋的作用时间。由医生给予专业性的局部治疗,局部直接利用抗菌因子,不用全身给药,减少了患者医从性问题。局部用药,药量小,不良反应小,不影响口腔其他部位和消化道等处的正常菌群。局部药物治疗特别用在全身抗菌治疗后会造成阴道感染、胃肠道或其他不良反应的妇女。局部抗菌治疗的缺点是在很窄或较深的牙周袋,使用治疗药物较困难,在有许多牙周部位需要治疗时可能较费时间,加之局部治疗能否影响侵入牙周组织内的病原菌,尚无定论。有些学者认为局部使用抗菌素有产生过敏和产生耐药菌株的危险,因而反对局部使用。一般认为局部使用的抗菌药应当从那些不宜于全身使用的药物中选择,如杆菌肽、多黏菌素 B 等,发展龈下或龈上的抗菌控释系统在牙周治疗中有重要临床意义。

三、全身和局部抗菌治疗比较

全身和局部用药的优缺点归纳见表 23-5。

表 23-5 全身和局部抗菌治疗牙周病比较

	全 身	局 部
用药量	大剂量	小剂量
给药次数	多(20~30次)	少(1~3次)
龈沟液浓度	低(10 μg/ml↓)	高(20 μg/ml↑)
1次给药维持时间	短(6~12 h)	长(2~6 d)
疗 程	长(7~14 d)	短(2~6 d)
作用部位	全身、整个口腔	病变牙周部位
牙周组织内灭菌	能	尚无定论
毒副作用	大(肝、肾等)	小(不影响正常菌群)

续　表

	全　身	局　部
缺　点	药物浪费 屈从患者服药 菌群失调	多部位治疗时费时间 由医生给药 有产生耐药菌株危险 窄或浅的牙周袋用药困难

常规剂型和控释系统的释药模式图见23－4。

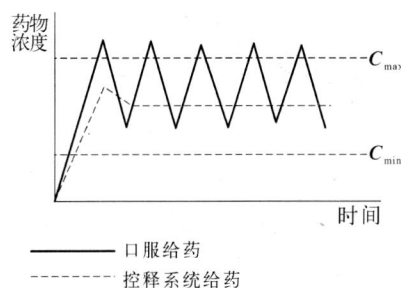

图23－4　常规剂型和控释系统的释药模式

第五节　牙周病的中药治疗

祖国传统医学很早就认识到牙周病发病的脏腑部位在脾、胃和肾,涉及足阳明胃经、手阳明大肠经、足少阴肾经和冲、任二脉。中医辨证注意外因与内因、全身与局部关系,把牙周病的病因归纳为口腔不洁、胃肠积热、气血虚弱和肾元亏损。主要采用疏风清热、清胃泻火、补益气血和滋阴补肾等辨证施治。

一、清胃消肿、凉血通便

（一）清胃散

生石膏、生地、当归、丹皮、升麻、黄连。

（二）牙周败毒饮

生石膏、黄芩、紫花地丁、玄参、生地、大黄。

（三）银翘解毒片

金银花、连翘、板蓝根、桔梗、豆豉、甘草、淡竹叶、荆芥、薄荷脑、羚羊角。

（四）牛黄解毒片

生大黄、生石膏、黄芩、桔梗、雄黄、甘草、冰片、牛黄。

二、补 肾 固 齿

（一）六味地黄汤

熟地、山药、山萸、丹皮、茯苓、泽泻。

（二）固齿丸

地黄汤加骨碎补、黄芪。

三、气 血 双 补

八珍汤

当归、川芎、生地黄、赤芍、党参、白术、茯苓、炙甘草。

四、含　漱

细辛、白芷、冰片、玄参、银花、甘草煎汤含漱。

细辛、豆蔻,各等分,捣为末,煎汤含漱。

黄芩、金银花、白藓皮煎汤含漱。

黄芩、竹叶、白芷煎汤含漱。

金银花、生石膏、薄荷、食盐,赤芍煎汤含漱。

（李德懿）

参 考 文 献

1　Slots J, Rams T E: Antibiotics in periodontal therapy advantages and disadvantages, J Clin Periodontal, 1990,17: 479-493.

2　Slots J, Van Winkelhoff A J. Antimicrobial therapy in periodondics. J Calif Dent Assoc, 1993,21: 51-56.

3　Newman M G, Takei H, Carranza F A. Carranza's clinical periodontology. 9th ed, American: Oversea Publishing House, 2002;675-687.

4　曹采方. 牙周病学. 2版. 北京:人民卫生出版社,2003,35-54,185-194.

5　史宗道. 口腔临床药物学. 2版. 北京:人民卫生出版社,2003,172-179.

6　徐治鸿. 实用中医口腔病学. 天津:天津科技翻译出版公司,1991,91-94.

7　李德懿. 牙周病微生物学. 天津:天津科技翻译出版公司,1994,157-176.

8　李德懿,叶秀琴,张文生,等. 牙周炎和牙髓根尖周病甲硝唑控释药物的研制. 上海第二医科大学学报,1997,17:7-9.

9　李德懿,叶秀琴,俞兵等.^{3}H-甲硝唑控释药膜体内外释放测定. 中国药学杂志,1998,33:101-103.

第二十四章　口腔黏膜病治疗用药

第一节　口腔黏膜病药物治疗的特点和原则

口腔黏膜病属于口腔内科（oral medicine）范畴，治疗口腔黏膜病离不开药物治疗学。可以说，没有药物治疗就没有口腔黏膜病学。

药物治疗学的首要目的是"合理、安全、有效"地使用药物，并追求"在最短的时间内用最低的药物费用得到最好的治疗效果"，即降低"治疗成本"。为了达到这一境界，口腔科医师尤其是口腔黏膜科医师，必须有良好的药理学知识和药物治疗学基础，从掌握口腔黏膜病的发病特点和药物特性入手，掌握口腔黏膜病的药物治疗特点和原则，用以指导口腔黏膜病的临床用药。

一、口腔黏膜病的发病特点

口腔黏膜病是指发生在口腔黏膜部位的众多疾病的总称。《口腔黏膜病学》（人民卫生出版社，2003，2版）载，口腔黏膜病有十类、百病、十四症之多。然而，无论病症如何复杂，其发病仍有规律可循。而正是这些发病特点决定了口腔黏膜病药物治疗学的特殊用药要求和原则。

（一）病因复杂，尚待探明者居多

口腔黏膜病中除了药物过敏性口炎、口腔单纯

疱疹、口腔念珠菌病等少数疾病外，绝大多数口腔黏膜病的病因都被教科书标明"确切病因尚待探明"或"目前病因尚不清楚"等字句。即使是临床最多见的复发性阿弗他溃疡的病因，教科书在列举十几项之多后，最终仍以"可能是多种因素综合作用的结果"归纳。

（二）全身因素常常作为重要的发病背景

例如：口腔黏膜色素沉着往往有内分泌因素、肠息肉综合征、老龄性变化等全身因素；灼口综合征往往有糖尿病、贫血、高血压、更年期综合征的全身因素发病背景；副肿瘤性天疱疮往往以非霍奇金淋巴瘤、慢性淋巴细胞性白血病、巨细胞淋巴瘤、胸腺瘤、低分化肉瘤为全身性发病背景等。

（三）病程反复迁延

与内科疾病一样，不少口腔黏膜病至今仍缺乏特效疗法和标准治疗方案，需要医师根据病情和临床经验进行探索性治疗，其疗效常常只能达到缓解而不能根治，因而病程反复迁延，需要相对长期地服药。尤其是口腔白斑、口腔扁平苔藓、口腔盘状

红斑狼疮等属于癌前病变或癌前状态的口腔黏膜病,目前用药物控制其癌变进程尚无完全把握,学界认同的方法是终生随访和适当用药,这就可能涉及因病程反复迁延而延长用药期的问题。

(四)口腔黏膜病常多部位发作,局部症状明显,可视性强

黏膜是覆盖人体的两大类器官之一。口腔黏膜只是其中的一小部分。但因其特殊的解剖优势,使它比人体其他部位的黏膜病更便于观察。同时,口腔黏膜病常常多部位发作,甚至与皮肤或其他体腔黏膜联发,因而局部症状明显。加之口腔黏膜的感觉比较灵敏,所以患者的自我体验敏感,而药物的应答常常可以通过直视被患者体会到。

(五)中老年患者居多

从流行病学资料和临床经验可知,多数口腔黏膜病的发病年龄偏大,尤其是有明显全身因素的口腔黏膜病患者多数是中老年。这一患病群体的特点是往往有一种或数种慢性病,需要长期甚至终身服用某种或某类药物,例如抗高血压药、抗心率失常药、降血脂药、控制癫痫药、抗忧郁药、安眠药、血糖控制药等。口腔黏膜病的治疗药物只能在这种基础用药的背景下进行。

(六)口腔黏膜病发病与机体的免疫状态、内分泌水平、病原微生物感染关系最为密切

口腔黏膜病中变态反应类疾病、感染类疾病以及大疱类疾病等与免疫有关的疾病占有很大比重,其他疾病也往往与机体的免疫状态、内分泌水平、病原微生物感染有关,因此,免疫调节剂、抗生素和激素等内分泌调节药物系常规用药。

(七)癌前病变占一定比例

有统计资料表明,占口腔癌 80% 以上的鳞癌大部分来自口腔黏膜的癌前病变。虽然口腔黏膜癌前病变在口腔黏膜病疾病谱中的比例只占少数,但因其预后令人担忧,往往需要长期服药,对药物的安全性有更高的要求。

二、口腔黏膜病药物治疗的特点和原则

对应上述口腔黏膜病的 7 个发病特点,可以推断口腔黏膜病的药物治疗有以下特点和原则:

(一)用药谱广,经验用药多,需以内科用药为重要参考依据

正因为口腔黏膜病的病因复杂,所以用药谱广;病因尚待探明者居多,所以经验用药多。口腔黏膜病用药比牙周病、牙体牙髓病用药要复杂、灵活。除了需要熟知口腔黏膜病教科书提供的用药以外,许多病例需要医师参考内科用药进行探索,在实践中不断积累用药经验。

(二)全身用药占有重要地位,且应与内科用药相匹配

因为全身因素常常作为口腔黏膜病的重要发病背景,所以口腔黏膜病药物治疗时应十分重视全身用药,其目的不仅仅是治疗黏膜病,更重要的是消除发生口腔黏膜病的根源。对于比较复杂和顽固的发病背景因素,应与内科等专科医师联系,共同制订治疗方案;或者由内科等专科医师主治,口腔科医师配合。但不论怎么做,都必须做到口腔黏膜病的全身用药与内科等专科用药相互匹配,避免

重复或冲突。

（三）尽可能选择长效、低毒、安全的药物，中药具有明显优势

因口腔黏膜病的病程往往反复迁延，患者需要长期服药，所以对于药物的特性有特殊要求。多数西药有肝毒性或肾毒性，不宜长期服用。但西药针对性强、见效快，可用以控制口腔黏膜病的急性期治疗。在用西药药物治疗时，一定要充分了解药物的毒性和不良反应。中药一般来说具有长效、低毒、安全的优势，但也不尽然。据历代《本草》记载，8 000 种中草药中有毒者占 6.25%；我国 1995 年版《中国药典》收载的 522 种中药里注明"有毒"的中药有 70 种。其中，大毒类 10 种，有毒类 38 种，小毒类 22 种。所以，使用中药治疗口腔黏膜病时不仅要掌握药物毒性，还要懂得"辨证施治"、"君臣佐使"以及"十八反十八畏"等中医药基本理论和用药原则。

（四）局部用药应选择起效快、作用明显的药物

因口腔黏膜病常多部位发作，局部症状明显，患者的自我体验敏感，心理负担重，所以选择起效快、作用明显的局部用药不仅可以尽早地解除患者的切肤之痛，而且可因口腔黏膜可视性强的特点，使患者直接观察到症状改善的药物治疗效果，从而解除心理负担，树立信心。要根据口腔黏膜病的症状特点和发作部位选择局部用药的种类和剂型。例如溃疡宜用膜剂；糜烂宜用液剂；唇部宜用霜剂等。

（五）特别关注老年人的处方原则

因口腔黏膜病以中老年患者居多，所以要特别关注老年人的处方原则。中老年患者一方面往往有需要规则用药的终身性慢性病，另一方面又因用药过多过杂而易得医源性疾病。同时，药代动力学、药物代谢学、药效学等方面的研究表明，人随着年龄的增长，对于药物的反应会有不同的变化，这些变化决定了中老年的用药原则与其他年龄段的患者不同。

（六）要熟悉免疫调节剂、抗生素以及激素等内分泌调节药物的适应证、禁忌证、不良反应，正确掌握使用方法

因口腔黏膜病发病常和机体的免疫状态、内分泌水平、病原微生物感染关系密切，所以激素、抗生素和维生素成为口腔黏膜病药物治疗中使用频率最高的三类药物。无论是药典所载还是临床所见，都可知这些药物不能滥用。例如激素不宜用于免疫低下者，而胸腺肽、免疫球蛋白等不宜用于免疫亢进者。

（七）要重视癌化学预防药物的探索与开发

口腔黏膜病的癌化学预防，是利用某些天然的或人工合成的化合物治疗口腔黏膜癌前病损，以抑制或预防这些病损的恶性转变，它已经成为目前预防口腔癌最有希望的手段之一。癌化学预防药物是指天然植物、食物或人工合成的具有抗癌作用的有效成分。由于口腔黏膜病中癌前病变占一定比例，并且具有癌变危险，所以探索与开发癌化学预防药物有重要意义。根据癌化学预防药物的四个条件（高效、低毒、广谱、价廉），中药具有潜在的开发前景。因此，要善于在临床实践中使用和发现有效中药，深入研究，加以开发。

三、老年口腔黏膜病患者用药特点

这是需要特别提出讨论的一个方面。其原因不仅仅是老年患者占口腔黏膜病患者的较大比例，而且老年患者的生理条件和病理背景与其他人年龄段不同。另外，与西方人相比，中国的老年患者更乐于服药，所以更易发生医源性疾病。

（一）老年人因用药引起医源性疾病高发的原因分析

因多种慢性病并存而导致多种药物并用。

因药物动力学和药效学的增龄性变化导致药物吸收障碍或亢进。

因感觉神经机能衰退而导致对药物的反应迟钝。

因多处求医，同时接受不同医者的不同处置药物导致服用药物繁杂紊乱。

鉴于此，在用药物治疗老年口腔黏膜病患者时要特别注意。

（二）老年口腔黏膜病患者的处方原则

1. 尽量避免多药合用

西医的一般用药原则主张单一用药，即使是有目的的药物联用，在联合用药时也要尽可能避免药物之间的相互干扰和拮抗。虽然中药汤剂从严格意义上来说是多味草药的联合应用，但中药的"君臣佐使"配伍原则和几千年的"辨证施治"临床实践，使中医的"经方"、"验方"中各药建立起良性的相互作用关系，产生了药效最大化、不良反应最小化的效应。然而，在目前流行的中西药联合用药方法中，由于对药代动力学、药效学、不良反应等方面

可能出现的复杂情况缺乏研究，因此，医师在尚未掌握多数药物相互作用的前提下，盲目地增加药物的联用种类是十分危险的。不得已需要多药并用时，应将中药与西药分开服用，两者要间隔2小时以上。在可能时，应尽可能缩短合并用药的时间，避免长期合并用药。

2. 选择最适合药物的等级和最适当的剂量

由于耐药现象的存在，药物和病原微生物间的平衡促使西药不断地处于更新换代之中。老年患者因有药代动力学和药效学的增龄性变化导致的药物吸收障碍或亢进问题，所以对他们的药物治疗并不是越新越好，而要根据老年患者的病情轻重和服药时间长短，选择适当等级的药物。同时由于不同药物有不同的药代动力学和药效学特点，以及它们在老年人体内的代谢变异规律，所以要选择适当的剂量。

3. 保证对药效的有效观察

老年人因感觉神经机能衰退而导致对药物的反应迟钝。为追求疗效，有可能过量服药，造成不良反应，甚至药物中毒。所以要特别注意老年口腔黏膜病患者的用药反应。医师除了每次复诊时要详细询问是否严格按医嘱服药外，还要详细询问药效，有可能的话，最好将患者收治入院，进行有效的药效观察，调整好剂量后让其出院自服。

4. 全面了解患者当前的全部用药情况后再作处方，配合使用中药不失为一种良策

老年口腔黏膜病患者常常多处求医，同时接受不同医者开出的处方，导致服用药物繁杂紊乱。口腔黏膜病医师应详细询问患者的各种慢性病和眼下所用的全部药物，为其分析哪些药物是必不可少

的,哪些是重复的,哪些是矛盾的,哪些是可以借用来治疗口腔黏膜病的,在调整的基础上,再加入必不可少的治疗口腔黏膜病的药物。一般来说,因为中药和西药的作用体系不同,作用靶点不同,所以配合使用中药不失为一种良策,但要注意前述的中西药联用的注意事项。

(三)老年人常用药物中需要特别注意的药物

这些药物常常出现在老年口腔黏膜病患者的背景疾病治疗之中,而老年人的增龄性变化使之对它们的承受能力降低,容易发生意外,故需要特别提醒。例如:

1. 氨基糖苷类抗生素

易引起耳聋、肾功能损害。

包括链霉素、新霉素、卡那霉素、妥布霉素、大观霉素、庆大霉素、米星霉素等。

2. 抗胆碱能药物

易引起神态障碍,眼压增高,排尿不畅,口干。

包括安定、三环类抗抑郁药(丙米嗪,多塞平等);抗震颤药(左旋多巴、卡比多巴等);抗组胺药(扑尔敏,苯海拉明等);抗心率失常药(丙吡胺等)。

3. 口服抗凝药

易引起营养不良合并出血。

包括阿司匹林、消炎痛、巴比妥类等。

4. 中枢性抗高血压药

易引起晕厥。

包括左旋多巴,丙米嗪、硝酸甘油脂、利尿剂(速尿、双克等)。

5. 磺胺类降糖药

易引起医源性低血糖。

包括甲苯磺丁、优降糖、达美康、糖适平等。

第二节 口腔黏膜病临床常用药物介绍

口腔黏膜病治疗的常用药物包括全身用药和局部用药,其中也包括中药。

一、全身用药

口腔黏膜病的全身用药可以分为六大类:抗病原微生物类、糖皮质激素类、免疫调节剂类、维生素与微量元素类、其他类、中成药类。

口腔黏膜病的全身用药具有以下四个特点:非特效、常借用、靠经验、待开发。

为叙述简洁,避免与总论部分重复,采用表格方式介绍。

1. 抗病原微生物类药物

(1)适用范围

感染类口腔黏膜病;口腔黏膜病损继发感染;伴全身感染的口腔黏膜病。

(2)应用原则

敏感、合理、及时、足量。

(3)药物分类

抗生素;抗真菌药;抗病毒药;抗结核药。

① 抗生素类

表 24-1 抗 生 素

归 类	代表药物	抗 菌 谱	用 法 用 量	主要不良反应
青霉素类	青霉素 G	G$^+$,G$^-$,螺旋体,放线菌	成人 80 万 U,每日 tid,肌注 或 200 万~2 000 万 U/d,静脉点滴 或每粒 0.25,1~2 粒,qid,p. o	过敏、毒性反应、赫氏反应、二重感染、皮疹、胃肠道反应等
头孢菌素类	先锋 V（头胞唑林）	G$^+$	0.5~1 g,每日 tid,肌注	皮疹、静脉炎等
其他 β-内酰胺类	泰能	G$^+$,G$^-$,需氧,厌氧	500 mg,肌注,每 12 小时 1 次	药疹、胃肠道反应、一过性 GPT 升高等
氨基糖苷类	庆大霉素	广谱	80 mg,肌注,tid	肾耳毒性、神经肌肉麻痹等
四环素类	四环素	衣原体,支原体,立克次体	每片 0.25 g,1~2 片,qid p. o	胃肠道反应、二重感染,肝肾损害、四环素牙等
大环内酯类	红霉素	G$^+$,G$^-$,螺旋体,衣原体,支原体,立克次体等	每片 0.25 g,2 片,tid p. o	胃肠道反应、荨麻疹、肝功能损害等
林可霉素类	林可霉素	G$^+$ 为主	每片 0.25 g,1~2 片,tid p. o	胃肠道反应、皮疹等
磺胺类	SMZ	G$^+$ 为主	每片 0.4 g,2 片,tid p. o	胃肠道反应、肝功能损害、皮疹、血液系统反应
喹诺酮类	氧氟沙星	G$^+$ 为主	每片 0.1 g,1~3 片,bid p. o	胃肠道反应、头晕、皮疹
硝基咪唑类	替硝唑	厌氧菌,原虫	每片 0.25 g,4 片,bid p. o	胃肠道反应、眩晕、皮疹

② 抗真菌药

表 24-2 抗 真 菌 药

归 类	代表药物	临 床 应 用	用 法 用 量	主要不良反应
氟代三唑类	氟康唑（大扶康）	口腔念珠菌病、AIDS 真菌感染、深部真菌病	每片 50 mg,首日 2 片,p. o 后 1 周 1 片/日,p. o	胃肠道反应、头晕、疱疹等
咪唑类	酮康唑（里素劳）	口腔念珠菌病、AIDS 真菌感染、深部真菌病	每片 100 mg,2 片/日,p. o,口腔感染连服 10 天	胃肠道反应、皮疹、头晕、一过性 GPT 升高等肝毒性反应
三唑类	伊曲康唑（斯皮仁诺）	深部真菌感染或浅表真菌感染,以上药物无效时可用	每片 100 mg,1 片/日,p. o,口腔感染连服 10 天	胃肠道反应、皮疹、头晕、一过性 GPT 升高、低血钾、水肿、排尿困难等

③ 抗病毒药

表 24-3 抗 病 毒 药

归 类	代表药物	临 床 应 用	用 法 用 量	主要不良反应
抑制 DNA 病毒类	阿昔洛韦	口腔各类疱疹、AIDS	每片 200 mg,5 次/日,每次 1 片,或 200 mg/5 ml,按 500 g/kg,静脉点滴	胃肠道反应、头痛、皮疹、静脉炎等
抑制 RNA 病毒类	利巴韦林（病毒唑）	口腔疱疹 手-口-足病	每片 50 mg,4 片 tid p.o,或 100 mg/ml,按 10～15 mg/kg,静脉点滴	贫血、胆红素升高、皮疹等

2. 糖皮质激素类药物

（1）适用范围

与免疫功能紊乱相关的口腔黏膜疾病；口腔黏膜病损急性发作期。

（2）应用原则

严格掌握适应证；严密监测不良反应；严防用于禁忌证；符合"昼夜节律"；防止"撤药反应"；注意药物相互作用。

（3）药物分类

短效，中效，长效。

（4）药理作用

抗炎；免疫抑制；抗毒；抗休克；促进造血；抑制淋巴细胞；影响糖代谢，蛋白质代谢，脂肪代谢，水和电解质代谢；兴奋中枢神经；刺激消化功能。

（5）禁忌证

严重精神病；活动性溃疡；库欣综合征；感染性疾病未能被控制；严重骨质疏松症；糖尿病；严重高血压；孕妇（怀孕 15 天至 3 个月）；产褥期；结核病；真菌感染。

（6）不良反应

医源性库欣综合征（满月脸，水牛背，肌无力、肌萎缩，痤疮，多毛，浮肿，低血钾，尿糖升高，皮肤变薄等）；骨质疏松；诱发或加重感染；激发或加重溃疡；胎儿畸形；眼压升高，青光眼；诱发精神症状；延缓伤口愈合；撤药反应（肾上腺皮质功能不全，"反跳现象"，停药不适症等）。

表 24-4 糖皮质激素类药物

归 类	代表药物	临 床 应 用	用 法 用 量	主要不良反应
短效	泼尼松（强的松）	天疱疮、类天疱疮、白塞综合征、复发性阿弗他溃疡、口腔扁平苔藓、盘状红斑狼疮、药物性口炎、唇炎、多形红斑	每片 5 mg,首剂 60～100 mg/d,p.o,连服 7 d,此后每 2 周减量 10%,至维持量每日 5 mg	见前
中效	地塞米松	同上	每片 0.75 mg,1～2 片,bid～qid p.o	见前
长效	确炎舒松（曲安奈德）	口腔黏膜充血、糜烂、溃疡等病损部位	局部浸润注射,50 mg/5 ml,0.5 ml,局部注射,wid	局部吸收不良、月经改变等

3. 免疫调节剂类药物

（1）适用范围

与免疫状况失衡有关的口腔黏膜病或症状；免疫抑制剂与激素同用可减少激素用量，提高疗效。

（2）应用原则

掌握机体免疫状态之信息后选择使用；注意患者的耐受性；随访机体免疫状态；不可长期服用。

（3）药物分类

免疫抑制剂、免疫增强剂。

① 免疫抑制剂（皮质激素类除外）

表 24-5 免疫抑制剂（皮质激素类除外）

归　类	代表药物	临床应用	用法用量	主要不良反应
抗代谢	硫唑嘌呤	天疱疮、类天疱疮、BS、OLP、腺周口疮、多形红斑	每片 50 mg,1～2 片/日,7～10 天 1 个疗程	骨髓抑制、胃肠道反应、肝肾损害等
烷化剂	环磷酰胺	同上	每片 50 mg,2～3 片/日,7～10 天 1 个疗程	骨髓抑制、胃肠道反应、泌尿道反应、色素沉着等
环多肽	环胞素 A	同上	每粒 25 mg 按 5 mg/kg·d 服用	肝肾损害、胃肠道反应、诱发感染、高血压、中枢神经症状、多毛、牙龈肿胀等

② 免疫增强剂

表 24-6 免疫增强剂

归　类	代表药物	临床应用	用法用量	主要不良反应
免疫效应物质	胸腺素	复发性阿弗他溃疡、白塞综合征、口腔扁平苔藓、疱疹等免疫功能低下者	每片 5 mg,每日 5～30 mg,分 1～3 次,p.o,1～2 个月 1 个疗程,或 2 mg/2 ml,2～10 mg,隔日肌注,5～10 次 1 个疗程	过敏反应等
	转移因子 (T.F)	同上	1 U/2 ml,1 U,腋窝注射每周 2 次,10 次 1 个疗程	皮疹、发热、局部硬结等
化学合成免疫调节剂	左旋咪唑	同上	每片 25 mg,2 片,tid p.o,服 2 日停 5 日,2～4 周 1 个疗程	粒细胞血小板、胃肠道反应、关节痛、皮疹、肝功能损害等
多糖类	云芝多糖 K	同上	每片 0.5,2 片,tid p.o	少见
菌苗类	卡介苗多糖核酸	同上	0.5 mg/2 ml,0.5 mg 肌注,12～18 次 1 疗程,隔日 1 次	皮疹、发热等

4. 维生素与微量元素类药物

（1）适用范围

与维生素或微量元素缺乏有关的口腔黏膜病或症状；其他口腔黏膜病的辅助治疗。

（2）应用原则

缺什么补什么，不可过量。

（3）药物分类

水溶性维生素；脂溶性维生素；微量元素。

① 维生素

表 24 - 7　维　生　素

归　　类	代表药物	临 床 应 用	用 法 用 量	主要不良反应
水溶性维生素	B$_2$（核黄素）	口角炎,舌炎,灼口综合征	每片 10 mg,1 片,tid p.o	黄绿色尿等
	B$_{12}$（氰钴胺）	贫血性舌炎,带状疱疹痛	0.25 mg,肌注,q.d	皮疹、发热等
	叶酸	舌炎,口炎	每片 5 mg,1～2 片,tid p.o	胃肠道反应、皮疹、黄色尿等
	烟酸（尼克酸）	舌炎,口炎	每片 50 mg,1 片,tid p.o	血管扩张反应、胃肠道反应、血糖升高、尿酸升高等
	烟酰胺（维生素 PP）	同上,类天疱疮	每片 50 mg,1 片,tid p.o	头晕、胃肠道反应等
	C（抗坏血酸）	口腔黏膜病的辅助用药	每片 100 mg,1 片,tid p.o	反酸、胃肠道反应、头晕、尿结晶等
脂溶性维生素	A（视黄醇）	斑纹类,念珠菌病	每粒 2.5 万 U,1 粒,tid p.o	中毒症状、皮肤燥痒、毛发干枯、口唇干裂、致畸等
	E（生育酚）	带状疱疹病,溃疡类,斑纹类,BMS,口炎,辅助	每粒 100 mg,1 粒,qd p.o	血栓形成、流感样综合征、皮肤干燥、唇炎、口角炎、肌无力、月经紊乱、胃肠道反应等

② 微量元素

表 24 - 8　微 量 元 素

归　　类	代表药物	临 床 应 用	用 法 用 量	主要不良反应
锌制剂	硫酸锌	溃疡类,舌部,BMS	每片 100 mg,1 片,bid p.o	胃肠道反应等
铁制剂	硫酸亚铁	普-文综合征,念珠菌病,BMS	每片 0.3 g,1 片,tid p.o	胃肠道反应、便秘、黑便、中毒症状、色素沉着、肝硬化、心衰等

5. 其他类药物

这类药物对口腔黏膜病往往有较明显的疗效,但不良反应较大,长期应用有一定的危险性。

表 24-9 其他类药物

药名	临床应用	用法用量	主要不良反应
氯喹	口腔扁平苔藓、盘状红斑狼疮、唇部糜烂	每片 0.25 g, 1/2 片, bid p.o	胃肠道反应、中枢神经反应、皮肤燥痒、紫癜、脱毛、头昏、耳鸣、眼疾（角膜及视网膜变性、失明等）、白细胞减少、心律失常等
羟氯喹	同上	每片 10 mg, 1 片, bid p.o	同上，但较轻
沙立度胺（反应停）	白塞综合征、口腔扁平苔藓、盘状红斑狼疮、顽固性糜烂和溃疡	每片 25 mg, 2 片, bid p.o	畸胎、头昏、嗜睡、神经毒症状（感觉迟钝、感觉障碍、皮肌颤抖等）、皮肤燥痒、便秘等
维甲酸	口腔白斑、口腔扁平苔藓、角化过度	每片 10 mg, 1/2 片, bid p.o	头痛、头昏、口干、脱屑、鼻衄、肝功能损害、早搏、畸胎等
秋水仙碱	白塞综合征	每片 0.5 mg, 1 片, bid p.o, 有效后 0.5 mg, qd p.o	胃肠道反应、末梢神经炎、皮疹、脱发、静脉炎、骨髓抑制、晚期中毒症状（血尿、少尿、肾功能衰竭、抽搐、发热、腹泻、重症肌无力、肺水肿、精神改变、呼吸抑制）等
氨苯砜	疱性皮肤黏膜病、红斑狼疮	每片 50 mg, 首剂 25 mg/d, 渐增至 100 mg/d, 1个月1个疗程	胃肠道反应、头痛、头昏、心动过速、白细胞减少、中毒性精神病、溶血性贫血等

6. 中成药类

表 24-10 中成药类

药名	主要药理作用	临床应用	用法用量	主要不良反应
雷公藤总苷	抗炎，免疫抑制，抗血凝，促进微循环，促纤溶	同糖皮质激素类治疗的口腔黏膜病	每片 10 mg, 20 mg tid p.o	肝肾损害、胃肠道反应、白细胞下降、血小板减少、月经紊乱、闭经、精子活力下降、肝功能损害等
增生平胶囊	抗致突，抗促癌，抑制上皮增生癌变	斑纹类口腔黏膜病、溃疡类口腔黏膜病、轻中度上皮异常增生	每粒 0.3 g, 6~8 粒, tid p.o	皮疹、胃肠道反应、肝功能异常等
绞股蓝胶囊	抗上皮异常增生，促进免疫	同上	每粒 40 mg, 2 片, tid p.o	少见，偶见胃肠道反应等

二、局 部 用 药

口腔黏膜病的局部用药根据剂型和作用不同可以分为含漱剂、糊剂、口含片、膜剂、粘贴片、散剂、局部浸润注射液、局部止痛剂等，其中也包括中成药。

口腔黏膜病的局部用药具有以下特点：作用直接、效果显著、剂型多样、适用面广。

1. 含漱剂

表 24 - 11　含漱剂

药　　名	主要成分	药理作用	临床应用	用法用量	主要不良反应
氯己定溶液	氯己定	消炎、促进愈合	各类口腔黏膜充血、糜烂、溃疡、唇部损害以及放疗化疗后口腔黏膜损害	0.2%溶液3～4次/日，每次10 ml	口干、舌苔发黑
碳酸氢钠溶液	碳酸氢钠	弱碱性，能中和酸性物质，使口腔保持碱性环境	口腔念珠菌病、难愈性口腔病损（口腔扁平苔藓、盘状红斑狼疮的顽固性糜烂和溃疡，放疗化疗后口腔黏膜损害）	4%溶液3～4次/日，每次10 ml	少见
复方硼砂（多贝尔）溶液	硼砂	弱碱性，能溶解腐败组织，有抗菌、消毒、清洁作用	各类口腔黏膜充血、糜烂、溃疡	0.2%溶液3～4次/日，每次10 ml	
人工唾液	羧甲基纤维素钠，山梨醇，氯化钾	湿润口腔	口腔干燥症	1%溶液3～4次/日，每次10 ml	出汗

2. 糊剂

表 24 - 12　糊　　剂

药　．名	主要成分	主要药理作用	临床应用	用法用量	主要不良反应
制霉菌素糊剂	制霉菌素	抗真菌	口腔念珠菌病、难愈性口腔病损（口腔扁平苔藓、天疱疮、盘状红斑狼疮的顽固性糜烂和溃疡）	3～4次/日，局部涂布	少见
维甲酸糊剂	维甲酸	抗菌、消毒、角质融解作用，能抑制黏膜上皮过度角化，促进上皮更新和角化正常化	各类口腔黏膜上皮过度角化性疾病（口腔白斑、口腔扁平苔藓、盘状红斑狼疮、口腔白色过角化病等）	先将病损处拭干，用棉签蘸取少量涂布患处，每日3～4次，每次10 ml	病损黏膜可能有粗糙感或有轻度充血

3. 口含片

表 24 - 13　口含片

药　　名	主要成分	主要药理作用	临床应用	用法用量	主要不良反应
溶菌酶含片	溶菌酶	水解黏多糖、抗菌、抗病毒、止血、消肿、消炎、促进修复愈合	各类口腔溃疡、舌乳头炎、急性和慢性咽喉炎等	每日4～6次，每次1片，含化	少见

药　　名	主要成分	主要药理作用	临床应用	用法用量	主要不良反应
西地碘含片（华素片）	有机碘	广谱杀菌（需氧菌、厌氧菌、真菌）	口腔念珠菌病、难愈性口腔病损、顽固性糜烂和溃疡、放疗化疗后口腔黏膜继发性感染	每日4~6次，每次1片，含化	少见
地喹氯铵含片	地喹氯铵	抗菌、消毒、清洁	由革兰阴性或阳性细菌、白念珠菌、螺旋体等各类病原微生物引起的口腔黏膜充血、糜烂、溃疡	每日3~4次，每次1片，含化	少见

4. 膜剂

表 24-14　膜　剂

药　　名	主　要　成　分	主要药理作用	临　床　应　用	用 法 用 量	主要不良反应
复方四环素膜	四环素、丁卡因、泼尼松	抗菌、消炎、抗过敏、止痛、促进愈合	各类口腔黏膜充血、糜烂、溃疡、唇部损害以及放疗化疗后口腔黏膜损害	剪取与病损等大的薄膜，贴于患处，3~4次/日	少见
口腔消斑膜	维生素 A、维生素 E、维生素 U　氢溴酸樟柳碱	消退过角化、改善微循环、促进炎症消退	各类口腔黏膜上皮过度角化性疾病（口腔白斑、口腔扁平苔藓、盘状红斑狼疮、口腔白色过角化病等）	剪取与病损等大的薄膜，贴于患处，3~4次/日	病损黏膜可能有粗糙感或有轻度充血

5. 粘贴片

表 24-15　粘　贴　片

药　　名	主要成分	主要药理作用	临　床　应　用	用 法 用 量	主要不良反应
醋酸地塞米松黏附片（意可贴）	地塞米松	抗菌、消炎、抗过敏、止痛、促进愈合	各类口腔黏膜充血、糜烂、溃疡、唇部损害以及放疗化疗后口腔黏膜损害	每次1片，贴于患处，3~4次/日	大面积长期使用也可能有激素的不良反应

6. 散剂

表 24 - 16　散　剂

药　名	主要成分	主要药理作用	临床应用	用法用量	主要不良反应
皮质散	皮质激素、次碳酸铋	抗菌、消炎、抗过敏、止痛、促进愈合	各类口腔黏膜充血、糜烂、溃疡、唇部损害以及放疗化疗后口腔黏膜损害	少量涂布于黏膜病损处，3～4次/日	涂布过夜可能有舌苔发黑、口干、咽干
锡类散	中药（牛黄、冰片、青黛、珍珠等）	清热解毒、化腐生肌	口腔黏膜炎和口腔充血、糜烂、溃疡等病损	少量涂布于黏膜病损处，3～4次/日	少见
冰硼散	中药（硼砂、冰片、朱砂、玄明粉等）	清热解毒，去腐止痛	各类口腔黏膜充血、糜烂、溃疡	少量涂布于黏膜病损处，3～4次/日	少见
桂林西瓜霜	中药（西瓜霜、黄连、贝母、木汉果等）铁、锰、铜等元素、多种氨基酸	清热解毒、消炎、止痛、促进愈合	口腔黏膜炎和口腔充血、糜烂、溃疡病损、鹅口疮等	少量涂布于黏膜病损处，3～4次/日	少见

7. 局部浸润注射液

表 24 - 17　局部浸润注射液

药　名	主要成分	主要药理作用	临床应用	用法用量	主要不良反应
泼尼松龙混悬液	泼尼松龙	抗炎、抗过敏、止痛、促进愈合	各类口腔黏膜充血、糜烂、溃疡、唇部损害、难愈性口腔病损（口腔扁平苔藓、盘状红斑狼疮、天疱疮的顽固性糜烂和溃疡）	2.5%溶液加2%利多卡因各5 ml,在口腔黏膜病损下作封闭注射，隔日1次,5～6次1个疗程	长期反复注射可能有注射部位硬结、局部组织萎缩、继发念珠菌感染
确炎舒松（曲安奈德）液	曲安奈德	抗炎、抗过敏、止痛、促进愈合	各类口腔黏膜充血、糜烂、溃疡、唇部损害、难愈性口腔病损（口腔扁平苔藓、盘状红斑狼疮、天疱疮的顽固性糜烂和溃疡）	4%溶液加2%利多卡因各5 ml,在口腔黏膜病损下作封闭注射，每周1次,3～4次1个疗程	少见

8. 局部止痛剂

表 24 - 18　局部止痛剂

药　名	主要成分	主要药理作用	临床应用	用法用量	主要不良反应
达克罗宁液	达克罗宁	止痛、促进愈合	各类口腔黏膜溃疡、糜烂、唇部损害引起的疼痛	于进食前少量涂布于黏膜病损处,3～4次/日	涂布次数过多可能引起黏膜麻木不适

第三节　其他与口腔黏膜病有关的内科用药

对于口腔黏膜病来说，药物不仅能治其病，也可能致其病。所以，口腔黏膜病医师不仅要了解治其病的药物，还应该了解可能致其病的其他与口腔黏膜病有关的内科药物。包括可能引起口腔黏膜反应性症状的药物和口腔黏膜病患者原发或夹杂疾病的内科常用药物。

一、可能引起口腔黏膜反应性症状的药物

药物引起的口腔黏膜反应最多见的是口腔黏膜过敏反应和口腔黏膜干燥。

1. 最常见的可能引起口腔黏膜过敏反应的药物

抗生素类：如氯霉素、灰黄霉素等。

水杨酸类：如阿司匹林等。

氨基比林类：如安乃近等。

巴比妥类：如苯巴比妥等。

磺胺类：如复方 SMZ 等。

酚肽类：酚肽。

还有安定、奎宁、洋地黄、苯妥英钠等西药和牛黄解毒片、蜂胶、蜈蚣、斑蝥、全蝎等中药。

2. 最常见的可能引起口腔黏膜干燥的药物

抗抑郁、镇静类药物：如颠茄、利眠宁、氯丙嗪、去郁敏、多虑平、阿米替利、二苯及其衍生物、氟非那嗪、丙咪嗪、苯乙肼等。

利尿剂：如乙酰唑胺、伊可里、利尿酸、速尿、美沙酮、安体舒通等。

利尿降压药：如可乐定、胍乙定、双克、甲基多巴、三氨蝶呤等。

解痉药：如麻黄碱、阿托品等。

抗生素：如四环素等。

二、口腔黏膜病患者原发或夹杂疾病的内科常用药物

这些常常是口腔黏膜病患者需要长期服用的药物，是治疗口腔黏膜病时的背景药物，对其可能出现的不良反应或与口腔黏膜病用药间可能出现的交叉反应，应做到心中有数，为此，口腔黏膜病医师有必要查找有关药物学、药理学、内科学，以熟悉这些药物的性能。

降血压药：如可乐定、脉宁平、利血平、降压灵、开博通、复降片等。

降血脂药：如乐脂平、降脂乙脂、降脂新、美降脂、普伐他丁、深海鱼油等。

降血糖药：如胰岛素、优降糖、达美康、降糖灵、拜糖平、信欣等。

抗心律失常药：如奎尼丁、丙吡胺、莫雷西嗪、心律平、胺碘酮等。

抗失眠药：如安定、速眠安、速可眠、利眠宁等。

抗痛风药：如丙磺舒、别嘌醇、磺吡酮、苯溴马隆等。

抗风湿药：如保泰松、青藤碱、消炎痛等。

抗衰老药：如还精煎、青春宝、龟鳖丸、中华多宝、太太口服液、昂立多邦等。

抗骨质疏松和骨质增生药：如盖中盖、骨刺片等。

（周曾同）

参 考 文 献

1　史宗道.口腔临床药物学.北京：人民卫生出版社,2003.

2　尹音,王峰.实用口腔药物学.北京：人民卫生出版社,2006.

3　贾公孚,谢惠民.临床药物新用联用大全.北京：人民卫生出版社,2000.

第二十五章　口腔科其他治疗用药

第一节　口腔科急诊治疗用药

口腔科急诊治疗用药品种繁多,常用药物涉及面广,如抗菌药、抗病毒药、镇痛药、止血药等。本章主要介绍具有口腔特点的急诊治疗用药,其他药物可参见本书有关章节。

一、外伤治疗用药

1. 人破伤风免疫球蛋白(Human tetanus immunoglobulin)

系由乙型肝炎疫苗免疫后再经破伤风类毒素免疫供浆员后采集破伤风抗体效价高的血浆或血清,经低温乙醇法提取的特异性免疫球蛋白制剂。

(1) 药理作用

本品含高效价的破伤风抗体,能中和破伤风毒素,从而起到预防和治疗破伤风梭形杆菌感染的作用。

(2) 临床应用

主要用于预防和治疗破伤风,尤其适用于对破伤风抗毒素(TAT)有过敏反应者。

(3) 用法用量

① 成人:预防,每次 250～500 U,深部肌注;治疗,总量 3 000～6 000 U,深部肌注。② 儿童:同成人。

(4) 不良反应

一般无不良反应,极少数人有红肿、疼痛感,无需特殊处理,可自行恢复。

(5) 注意事项

① 应用本品做被动免疫的同时,可使用吸附破伤风疫苗进行自动免疫,但注射部位和器具应严格分开。② 制品应为澄清或带乳光液体,可能出现微量沉淀,但一经摇动应立即消散。③ 开瓶后,制品应一次注射完毕,不得分次使用。

(6) 制剂规格

注射剂:250 U,500 U。

2. 破伤风抗毒素(Tetanus antitoxin)

(1) 药理作用

中和破伤风杆菌外毒素。破伤风杆菌在伤口繁殖后可产生外毒素,吸收后主要沿周围运动神经或经血流到达中枢神经系统引起症状。外毒素与中枢神经的结合十分牢靠,一旦结合很难中和。鉴于血液中可能还存在一些游离的毒素,未愈的伤口中可能还有细菌繁殖和产生毒素,故有必要及早应用。

(2) 临床应用

主要用于预防和治疗破伤风。

(3) 不良反应

部分注射者会有过敏反应。

（4）注意事项

最好的预防应是及早地进行彻底的清创，必要时应用青霉素 G。注射前必须做皮肤过敏试验，皮试阳性者应用脱敏法注射。

（5）用法用量

① 成人：预防，每次 1 500～3 000 U，肌注；治疗，总量 20 000～50 000 U，溶于 5％葡萄糖液 250～500 ml 中，一次静滴完。② 儿童：同成人。

（6）制剂规格

注射剂：1 500 U。

3. 阿替卡因肾上腺素注射液（Articaine hydrochloride and epinephrine tartrate injection）

（1）其他名称

必兰针剂

（2）药理作用

局部麻醉剂。盐酸阿替卡因具有酰胺功能基团，可以在注射部位阻断神经冲动沿神经纤维的传导，起局部麻醉剂的作用。在阿替卡因中添加 1/100 000肾上腺素的作用在于延缓麻醉剂进入全身循环，维持活性组织浓度，同时也可获得出血极少的手术野。局麻作用在给药后 2～3 min 出现，可持续 60 min。牙髓麻醉时可缩短 2～3 倍时间。

（3）临床应用

口腔局部麻醉剂，特别适用于切骨术及黏膜切开的外科手术过程。

（4）不良反应

同局部麻醉剂。

（5）注意事项

本品含 1/100 000 肾上腺素。高血压或糖尿病患者慎用，本品可能引起局部组织坏死。缓慢注射，严禁注射于血管中，注射前必须反复做抽回检查。

（6）用法用量

① 给药方式：局部浸润麻醉或神经阻滞麻醉，口腔内黏膜下注射给药。注射前请重复抽回血以检查是否误入血管，尤其行神经阻滞麻醉时。注射速度不得超过 1 ml/min。② 剂量：适用于成人及 4 岁以上儿童，这种麻醉技术对于 4 岁以下年龄组不适合。③ 成人必须根据手术需要注射适当的剂量，一般手术为 1/2～1 支。最大用量不得超过 7 mg/kg。④ 4 岁以上儿童必须根据儿童的年龄、体重、手术类型使用不同的剂量。最大用量不超过 5 mg/kg。

4. 多抹棒（DERMABOND）

DERMABOND 是一种皮肤黏合剂，是急诊室和手术室中吻合各种外伤和手术切口的理想工具，适合成人和儿童。可以代替缝线、皮肤钉等其他皮肤闭合材料。

（1）作用特点

DERMABOND 是惟一受到美国 FDA 认可的皮肤黏合剂，可以有效阻挡与手术伤口感染有关的细菌，有效吻合达 69 cm 长的手术伤口。其保护膜帮助伤口保持一定的湿润度，有利于伤口愈合。DERMABOND 保护膜会在 5～10 天左右随着表皮再生慢慢自动脱落。

（2）临床应用

用于黏合切口边缘有较小张力和易对合的任何长度伤口，包括手术切口和一般创伤的割裂伤口。感染、坏疽伤口或黏膜面，术后承受张力，常摩擦的部位，和经常湿润部位禁用。对氰基丙烯酸酯或甲醛有敏感的患者禁用。

（3）注意事项

DERMABOND 只可应用于皮肤表面，应避免渗入伤口，可在 10 s 内擦去。勿在保护膜上涂抹药膏或任何药物。

（4）使用方法

伤口彻底清创和止血后，涂抹伤口两层，保护膜应覆盖大于伤口四周约 0.5 cm。

5. Plus 抗菌薇乔缝线（VICRYL）

Plus 抗菌薇乔缝线（VICRYL）涂层中加入

IRGACARE MP(纯度最高的三氯生、Triclosan)，在缝线周围产生抑菌区保护缝线不受细菌定植，有效抑制外科部位感染的常见细菌。

6. 3%硼酸乙醇（Borated alcohol）

（1）药理作用

硼酸为弱防腐药，对细菌和真菌有弱的抑制作用，对组织刺激性小。

（2）临床应用

用于创伤或皮肤病的局部消毒。

7. 金霉素眼膏

（1）药理作用

广谱抗生素，对多种革兰阳性菌、革兰阴性菌均有抑制作用。

（2）临床应用

涂于皮肤伤口或黏膜，尤以擦伤或糜烂为佳。

8. 外用重组人表皮生长因子衍生物（rhEGF）

（1）其他名称

金因肽

（2）药理作用

具有促进皮肤与黏膜创面组织修复过程中的DNA、RNA 和羟脯氨酸的合成，加速创面肉芽组织生成和上皮细胞增殖，从而缩短创面的愈合时间。

（3）临床应用

适用于烧伤创面（包括浅Ⅱ°和深Ⅱ°烧伤创面）、残余小创面、各类慢性溃疡创面（包括血管性、放射性、糖尿病性溃疡）以及供皮区、新鲜创面等。

（4）不良反应

尚未见严重不良反应。

（5）注意事项

① 操作过程中应避免污染。② 避免在高温环境长期存放。

（6）用法用量

每支15 ml，2 000 IU/ml；每支 5 ml，2 000 IU/ml。常规清创后，用本品局部均匀喷湿创面，每日 1 次；约 4 000 IU/10×10 cm²（每次喷约 200 IU），再根据创面情况需要作相应处理。

二、止 血 用 药

1. 碘仿纱条（Tela iodoform）

（1）药理作用

碘仿与组织液、血液、分泌物、脓液内含有的有机物、细菌氧化酶接触后，能缓慢分解出游离碘，呈现杀菌作用。干燥的碘仿粉末对组织刺激小，并能吸收渗出液，保持创面干燥，促进肉芽组织增生和伤口愈合等作用。

（2）临床应用

为口腔科常用局部治疗药物。可用于干槽症牙槽窝填塞，手术后窦腔感染，填塞止血，脓腔排脓后引流或死腔填塞。

（3）不良反应

偶见过敏者，出现红斑皮疹，部分患者有发热。

（4）注意事项

本品遇光可逐渐释放碘，应避光密闭保存。

2. 吸收性明胶海绵（Absorbable gelatin sponge）

（1）药理作用

本品为胶原性物质，当血管受损出血破裂时，血小板与胶原接触即发生血小板黏附和聚集反应而形成血小板白色血栓，堵住血管破裂处，继而在凝血因子作用下形成的纤维蛋白把血小板、红细胞、白细胞包绕起来，形成一个坚固的红色血栓，起到持久的止血作用。

（2）临床应用

常用于外科手术中的渗血止血。

（3）用法用量

将渗血拭净，即可用本品贴敷渗血处，再用纱布加压数分钟即可止血。也可直接填塞牙槽窝用于拔牙止血。本品可在 4～6 周内被机体吸收。

其他止血药可参见本书第十九章促凝血药止血药。

三、止痛治疗用药物

1. 酚咖片（Paracetamol and caffeine tablets）

（1）其他名称

加合百服宁

（2）药理作用

本药主要成分对乙酰氨基酚，通过抑制中枢神经系统的前列腺素的合成产生镇痛作用，通过对下丘脑体温调节中枢而产生解热作用。与咖啡因组成复方制剂，可增强镇痛作用。

（3）临床应用

口腔科适用于牙痛、炎症性疼痛、外伤痛、关节痛、神经痛等。口服：成人每次 1～2 片，痛时服用，不超过 4 片/日。

（4）不良反应

① 轻度上腹不适、恶心、呕吐、畏食、多汗、咽干、头晕、失眠、皮疹等。② 个别患者可引起正铁血红蛋白血症、血小板减少症和其他过敏反应。③ 大剂量长期应用可引起肝肾功能损害。

（5）注意事项

① 对本品某一成分过敏者禁用。② 肝肾功能不全者、孕妇及哺乳期妇女慎用。③ 不宜与含有酒精的饮料、巴比妥类（如苯比妥）或解痉药（如颠茄）同服，因可造成肝脏损害。④ 本品与氯霉素同用时可增强后者的毒性，故不应同服。⑤ 本品一日剂量不得超过 4 片，用于止痛，疗程不得超过 5 日。

（6）制剂规格

片剂：每片含对乙酰氨基酚 500 mg，咖啡因 65 mg。

2. 氨酚羟考酮片（Oxycodone & Acetaminophen tablets）

（1）其他名称

泰勒宁

（2）药理作用

主要成分羟考酮是一种与吗啡作用类似的半合成的麻醉类镇痛成分，为作用于中枢神经系统和器官的平滑肌的止痛和镇静药，与可待因和美沙酮类似，口服时止痛效果减少一半。

（3）临床应用

适用于各种原因引起的中、重度急慢性疼痛，如三叉神经痛、牙痛、炎症性疼痛、关节痛、外伤性疼痛、手术后疼痛以及癌症痛等。成人常规剂量为每 6 h 服用 1 片，可根据疼痛程度调整。对于重度疼痛的患者，或某些对麻醉类止痛药产生耐受性的患者，可超过推荐剂量服用。

（4）不良反应

最常见的不良反应包括轻微头痛，头晕、嗜睡、恶心、呕吐，运动时加重，休息时减轻。偶见精神亢奋、烦躁不安、便秘、皮疹和皮肤瘙痒。大剂量应用时，会产生与吗啡类似的不良反应，包括呼吸抑制等。

（5）注意事项

① 对羟考酮、对乙酰氨基酚过敏者禁用。② 因有加重麻醉药物导致的呼吸衰竭作用的可能，对于脑损伤和颅内压增高的患者，本品禁与麻醉药物合用。③ 会掩盖急腹症患者的症状，须诊断明确后方可给药。④ 用泰勒宁时应避免进行精细操作，如驾驶汽车，高空作业等。⑤ 禁用于孕妇及哺乳期妇女。即将分娩的孕妇大剂量应用泰勒宁，可能会导致新生儿及母亲的呼吸抑制。⑥ 对于年老体弱、肝肾功能不全、甲状腺功能减退、前列腺肥大、尿道狭窄的患者慎用。⑦ 与其他麻醉类止痛药、普通麻醉药、吩噻嗪类药、镇静催眠药或其他抑制中枢神经系统的物质

(如酒精)同时服用,可能会导致中枢神经系统抑制加重,与以上各类药物合用时应酌情减量。⑧ 与具有抑制副交感神经生理作用的药物合用时可能会导致肠梗阻。

（6）制剂规格

片剂：每片含盐酸羟考酮 5 mg,对乙酰氨基酚 325 mg。

其他止血药可参见本书第十三章镇痛药物。

第二节　口腔科特殊用药

一、造影剂

临床进行 X 线诊断时,常常使用造影剂来提高器官或组织的密度对比,使之能较为清晰地显影。用于造影的高密度物质称阳性造影剂,如泛影葡胺、碘化油等；低密度物质称阴性造影剂,如空气、氧气、二氧化碳等。口腔临床使用的主要是泛影葡胺、碘化油等阳性造影剂。

和治疗药物一样,造影剂也会引起机体的不良反应。常表现为全身过敏反应、中枢神经系统和心血管系统反应,也可见肝肾功能的改变,严重者亦可危及生命。这主要与造影剂的高渗透性及化学毒性有关。对含碘造影剂,使用前应常规做碘过敏试验。但碘过敏试验假阴性率高,阴性结果有时也会出现严重反应,故临床应引起警惕和注意。

1. 碘化油（Iodinated oil）

（1）药理作用

属油脂类造影剂,含碘量为 37.0％～42.0％,黏稠度大,刺激性小,吸收缓慢,X 线阻射效果好。

（2）临床应用

主要用于与体外相通的腔道直接注入法 X 线造影,如支气管、子宫输卵管和瘘管造影。口腔用于腮腺、颌下腺造影。

（3）不良反应

可出现短暂全身反应如低热、头痛、厌食等,或

轻微的过敏反应。涎腺造影时可致局部软组织肿胀、疼痛,数日后可自行好转。用于支气管造影时,少量进入肺泡者可存留数月致数年,刺激引起脂质性肉芽肿和肺纤维病变。

（4）注意事项

① 碘过敏、甲状腺疾病及严重心肺疾病者禁用,造影前应做本品皮肤划痕试验。② 涎腺造影时,应避免误入血管或注入软组织中。③ 本品不宜在空气中暴露时间过长,变棕色时勿用。

（5）制剂规格

注射液：10 ml：4 g。

2. 泛影葡胺（Meglumine diatrizoate）

（1）药理作用

离子型水溶性有机碘造影剂,为泛影酸溶入葡甲胺所得。本品无色或微黄透明,碘含量为 282 mg/ml,黏度系数为 0.5,渗透压高,显影较清晰。口服不吸收,血管内给药后,游离分布于除神经组织外的细胞外间隙,90％以上原形从肾脏排出,24 h 排出近 100％。

（2）临床应用

静脉注射用于泌尿道、外周血管、心脑血管造影。也可用于胆道、子宫、输卵管、腮腺、颌下腺、关节腔、囊肿、瘘管等的造影及 CT 增强扫描。常用浓度为 60％～70％。

（3）不良反应

因离子型造影剂具有高渗透压,故给药后患者

可出现灼热感、躁动不安、恶心、呕吐、眩晕、出汗等症状,也可出现荨麻疹、喉头水肿、哮喘等过敏症状。严重时可引起低血压、心律失常及循环衰竭。

（4）注意事项

① 碘过敏、甲状腺疾病及严重肝肾疾病患者禁用。② 造影前应做碘过敏试验。方法如下：本品 0.1 ml 皮下注射,观察 10～15 min,局部红肿直径超过 1 cm 者为阳性；或舌下滴入 5 滴造影剂,10 min 内出现舌、唇麻木者为阳性；或在结膜囊内滴入 1～2 滴造影剂,观察 5 min,出现结膜充血、水肿、流泪者阳性。③ 药液变深黄色时勿用。

（5）制剂规格

注射剂：60％ 20 ml,76％ 20 ml。

二、菌斑显示剂

牙菌斑是引起炎症性牙周病的主要因素,因此,菌斑控制是治疗和预防牙周病的有效手段。菌斑多积聚在牙冠颈 1/3 处,肉眼难以辨认,常通过使用菌斑显示剂来使之染色,根据菌斑形成过程中微生物的含量及其代谢活性,显示不同的颜色。菌斑显示剂多由染料制成,有溶液剂和片剂两种,而临床使用的主要是溶液剂型。

1. 2％四碘荧光素钠（Erthrosine sodium）

（1）处方组成

四碘荧光素钠	20 g
糖精钠	1 g
苯甲酸钠	3 g
95％乙醇	100 ml
香精	适量
蒸馏水	加至 1 000 ml

（2）临床应用

能清楚显示牙面残留的牙菌斑,用于口腔保健牙周手术后的菌斑检查。将 2％四碘荧光素钠 3～5 滴滴入舌背前 1/3 或口底处,用舌尖添每个牙面,1 min 后漱口,牙菌斑显淡红色。

2. 2％碱性品红（Basic fuchsin）

（1）处方组成

碱性品红	1.5 g
95％乙醇	25 ml
蒸馏水	加至 100 ml

（2）临床应用

用于口腔牙菌斑显色。清水漱口后用本品含漱片刻,再用清水漱口,即可见被染成红色的菌斑。

三、血管硬化剂

1. 鱼肝油酸钠（Morrhuate sodium）

（1）药理作用

本品为鱼肝油的脂肪酸钠,局部注射可造成组织无菌性坏死,形成瘢痕。可与钙离子结合形成钙皂,有促进血小板聚集的作用。

（2）临床应用

可用于海绵状血管瘤的硬化治疗及肝硬化所致食道静脉曲张破裂出血,前列腺尿道手术出血,鼻衄、拔牙创口出血的止血,舌下腺囊肿、腱鞘囊肿及痔核的治疗。此外,本品尚可用于男子节育及颞颌关节习惯性脱臼的治疗。

（3）用法用量

为使药液直接注入血管内,海绵状血管瘤注射时应穿刺回抽有血后再注射,不宜注射在血管瘤的软组织。1 周后可重复注射,一次注射剂量以不超过总量 8 ml 为宜。如果血管瘤位于舌根、口底、咽旁时,应在严密观察下进行注射。注射后 1 周内要仔细观察患者情况。

舌下腺囊肿、腱鞘囊肿治疗时均应先抽出囊液后再行注射,一次剂量不宜超过 2 ml。

鼻衄、拔牙创口出血可用 5％鱼肝油酸钠浸湿填塞材料局部加压。

颞颌关节习惯性脱臼治疗时,可在内镜下注入盘后区滑膜下,注射点 1～2 个,每个点剂量为0.25～0.5 ml。

(4) 不良反应

可出现局部肿痛 2～3 天,必要时可服镇痛药物。疼痛严重者可口服肾上腺皮质激素。偶见发热、胸闷、皮疹等。剂量过大时,可引起组织或器官的损害。

(5) 注意事项

① 大剂量多次注射时,应缓慢注入,同时应检查肝、肾、心、肺功能;上述器官病变者宜慎用。② 勿注入动脉内,否则可引起动脉分布区组织坏死。③ 蔓状血管瘤禁用。

四、关节内注射用药物

1. 玻璃酸钠注射液(Sodium hyaluronate injection)

又名透明质酸钠。玻璃酸钠是广泛存在于人体内的生理活性物质,直链黏多糖,含多个重复双糖单位,每个单位包含一个 D-葡萄糖醛酸的残基和乙酰D-葡糖胺,通过糖苷键连接,属于葡糖胺多糖。

(1) 药理作用

玻璃酸钠为关节滑液的主要成分,是软骨基质的成分之一。关节内注射的玻璃酸钠可能与蛋白结合形成滑液中的复合物,关节滑液中玻璃酸钠分子量增加,浓度上升,滑液的黏弹性改善;进入软骨组织中,可抑制蛋白多糖降解,包被、保护软骨细胞,并形成蛋白多糖聚合物,抑制软骨退变,促进损伤的软骨恢复,滑润关节面,改善运动。可遮盖、保护关节组织中的痛觉感受器,减轻疼痛。局部注射后,通过淋巴进入循环,被肝细胞吸收。本品注入关节腔内 24 h,即进入滑膜、软骨表面和相邻的部分肌肉组织以及肌间空隙,且在滑液、半月板及软骨表面的浓度达到峰值。给药 72 h,在关节腔内的残留量约为投药量的 10%,此时在血浆的浓度达到峰值,在肝、脾以及肾脏中均有分布,在以上脏器中的浓度可高于血浆浓度的 2～6 倍。86% 从呼吸道以二氧化碳形式排出,少量经尿排除。无论是单次给药还是多次给药,玻璃酸钠在体内的清除速率是相同的。

(2) 临床应用

适应于膝关节骨关节炎、肩周炎、颞颌关节骨关节炎等症。用于膝关节骨关节炎时,膝关节腔内注射;用于肩周炎时,肩关节腔或肩峰下滑囊内注射。每次 2 ml,每周 1 次,5 周为 1 个疗程。对颞颌关节骨关节炎可在上腔注射 0.5～1.0 ml。

(3) 不良反应

患者注射部位可出现疼痛症状,一般 2～3 天内可自行消失。少见过敏反应。

(4) 注意事项

① 使用时,要严格按照无菌操作。② 勿与含洁尔灭的药物接触以免产生混浊。③ 应该将药物注射在关节腔内,有关节积液时,应先将积液抽出,再注入药物。④ 遮光,密闭在 2℃～8℃保存。

(5) 制剂规格

注射剂:2 ml:20 mg。

(徐　晓　肖忠革)

参 考 文 献

1 曾光明. 口腔临床药物学. 北京:人民卫生出版社,2000.

2 Yagiela J A, Doud F J, Neidle E A. Pharmacology and therapeutics for dentistry. 5th ed. America:Oversea Publishing House, 2004.

第二十六章　口腔科中医药治疗

祖国医学源远流长,博大精深,有着丰富的内容和内涵。几千年的临床实践证明,在口腔疾病的治疗方面,中医药也大有用武之地。然而,中医药与现代西医药不同,其理论体系与诊治方法迥异。

本着"古为今用、洋为中用、中西结合、取长补短"的原则,通过对中医学的"辨证论治"和中药学的"理法方药"两方面的重点介绍,达到初步了解中医药在口腔疾病治疗中作用的目的。

第一节　口腔科疾病的中医"辨证论治"

一、口腔科疾病的中医辨证

据普通高等教育"十五"国家级规划教材《中医诊断学》所载,自战国至明清,不同流派的中医基于对疾病本源的不同理解,创立了不同的"辨证"理论体系。在"辨证学"领域中先后有"八纲辨证"(阴阳,表里,寒热,虚实);"六经辨证"(太阳病,阳明病,少阳病,太阴病,少阴病,厥阴病);"脏腑辨证"(心与小肠,肝胆,脾胃,肺与大肠,肾与膀胱);"温病辨证"(卫气营血;三焦)等等辨证方法的创建。这些辨证体系各有所长和适用范围,其中"脏腑辨证"以辨"内伤杂病"见长;"六经辨证"、"温病辨证"善辨"外感病",但都可以"八纲辨证"为总纲。因此,要理解口腔疾病的中医辨证,首要的,也是最重要的是了解"八纲辨证",并且将其运用于口腔局部基本病损或特有症状的辨证中。

(一) 口腔疾病的八纲辨证

所谓"八纲辨证"是以"阴阳、表里、寒热、虚实"四对性质相反的证候为纲对疾病的分类。"表里"是以疾病的部位浅深而分;"虚实"是以疾病的正邪力量对比而分;"寒热"是以疾病的病证性质而分;而"阴阳"则为其总纲,将疾病分为阴阳两大类:"里、寒、虚"属"阴";"表、热、实"属"阳"。通过"八纲辨证",中医能对口腔疾病进行大体分析、归纳、诊断,并用以指导临床治疗用药。

口腔疾病的表证:中医认为口腔疾病中病情轻、病位浅的为"表证"。常常是指病邪侵入之初期症状:恶寒和发热同时出现,多见浮脉(浮紧或浮数),舌苔薄白。例如急性疱疹性口炎、急性感染性口炎、急性渗出性多形性红斑、急性唇炎、风热牙痛等新发口腔疾病之发病初期当属此证。治疗则以"解表"为主。

口腔疾病的里证:相比之下,"里证"则为"久病",病位深,症状重,但寒不热或但热不寒,多见沉脉,舌苔非薄白。因里证病因复杂,病变部位广泛,又可分为"里寒"(脉沉迟、舌苔白);"里热"(脉沉数、舌红苔黄);"里虚"(脉沉细、舌嫩苔白);"里实"(脉沉实、舌质老苔黄白)等。例如"胃火上蒸"引起的口疮（里热证）；肝火引起的牙痛（里热证）；肝郁气滞引起的三叉神经痛（里实证）；寒凝气滞引起的面瘫（里寒证）等。治疗则以"和解"为主。

口腔疾病的热证："热证"是指外感热邪或机体内阳盛阴衰所致功能亢进的证候。主要表现为：恶热喜冷、口渴喜冷饮、面红、四肢热、痰涕黄、便干、尿赤、舌质红、舌苔黄，脉数。热证又分"里热"、"表热"、"实热"、"虚热"等。例如慢性盘状红斑狼疮、复发性口疮、结核、慢性骨髓炎、干燥综合征等多见为"虚热"、"里热"；而牙周炎、智齿冠周炎、颌面部间隙感染、疖、痈、丹毒等多见为"实热"、"表热"。治疗则以"清热"为主。

口腔疾病的寒证："寒证"是指外感寒邪或机体内阴盛阳衰所致的功能减退的证候。主要表现为：恶寒喜热、口淡不渴、面色苍白、四肢不温、尿清长、便溏薄、舌淡、苔白腻、脉迟紧等虚弱不足的症状。寒证又分"表寒"、"里寒"、"实寒"、"虚寒"等。口腔疾病中寒证较热证为少。例如：口腔颌面部骨髓炎的渗出液如果表现为色淡稀薄的属"虚寒证"；颞颌关节炎有关节肿胀但不红热属"实寒证"等。治疗则以"祛寒"为主。

口腔疾病的虚证："虚证"是指机体正气虚弱，抗病能力下降的证候。由先天不足、后天失调造成。主要表现为：营养不良、面黄或白、精神萎靡、心悸气短、形寒肢冷、自汗盗汗、病程迁延、创口难愈、舌淡胖嫩、脉虚沉细等。"虚证"又分为"气虚"、"血虚"、"阴虚"、"阳虚"、"津液不足"等，其临床表现有所不同。口腔疾病虚证不多。例如：复发性口疮、口腔扁平苔藓、干燥综合征、口腔颌面部骨髓炎、口腔肿瘤等因反复发作或久病不愈均可导致虚证。治疗则以"补虚"为主。

口腔疾病的实证："实证"是指机体正气未衰感受外邪，或体内代谢障碍痰饮瘀血等病理产物停滞所致的证候。主要表现为：发热、腹胀拒按、胸闷烦躁、气粗痰壅、脓液黄稠、便干尿黄、口渴、舌质红、苔黄干燥、脉实有力等。"实证"又分为"气滞"、

"血瘀"、"水饮"、"水肿"、"痰饮"等。口腔疾病中由外界病邪侵袭或内在脏腑功能失调引起的急性发病，例如冠周炎、口腔颌面部间隙感染、急性牙龈炎、急性口炎等疾病，凡有脓肿疼重、病损破溃颜色深红者当属此证。治疗则以"泻实"为主。

（二）口腔局部基本病损的辨证

由于口腔是反映机体全身状况的一个窗口，口腔的局部损害表现与机体整体生理功能和病理变化有着密切关系，所以，特别强调对口腔局部基本病损的辨证不仅仅可与全身辨证相结合，提高辨证的正确性，而且可以更直接地明确口腔病症的性质、程度，有利于实施口腔疾病的中医药治疗。

口腔局部基本病损的中医辨证可依据病损的形态、大小、颜色、质地、发生部位及发生发展过程等，采用"八纲辨证"与"脏腑辨证"相结合的方法进行。

1. 斑

"斑"是指口腔黏膜局部发生颜色改变、平坦成片、压之褪色的一种损害。其形状为圆形、椭圆形或不规则形；其颜色有红、紫、白、黑和深浅之分。

口腔黏膜红斑：色泽鲜红明亮、伴轻度疼痛者，多为"热证"。由胃热炽盛，热灼阴络，外蒸黏膜所致。宜清胃活血。方用犀角地黄汤、清营汤、凉血消风汤等加减。

红斑日久，色泽暗红，压之不褪色，多为"虚证"、"里证"。如由正气虚弱、气血不足或外感风寒日久气滞血瘀所致。宜养血益气、温经通络、理气活血。方用阳和汤、八珍汤、十全大补汤、归脾汤等加减。

红斑出血，局部热炽、有瘀红血肿，多为"实热证"。由血瘀积滞或血热妄行所致。宜清热凉血、活血化瘀。方用四妙勇安汤、犀角地黄汤等加减。

口腔黏膜白斑：斑色淡白、斑块粗糙感不强，多为"气虚证"。由气虚内寒，不能濡养黏膜所致。宜益气养血、温经祛寒。方用十全大补汤、阳和汤

等加减。

斑色湿白、斑块厚腻粗糙，多为"痰湿证"。由脾运不化，痰湿停滞，不能疏泄所致。宜健脾化湿。方用二陈汤加减。

口腔黏膜黑斑：斑黑如漆、光亮色润、无痒无痛，多为"血瘀证"，由经络不通或黏膜创伤后所致。宜活血化瘀。方用复元活血汤、温经汤等加减。

黑斑色淡、无光泽、微痒或痛，多为"血虚证"，由久病不愈，或脾胃虚弱、血乏化源所致。宜补脾化源，养血滋阴。方用当归补血汤、归脾汤等加减。

2. 疹

"疹"是指口腔黏膜局部出现的小丘疹，界限清楚，高于黏膜表面实质性突起的一种损害。其颜色有红、黄、白之分。

发病急骤，丘疹色红，多为"血热证"、"风热证"。由外感风邪，入里化热所致。宜疏风清热凉血。方用荆防汤、凉血消风汤等加减。

慢性发作，丘疹色白，迁延不愈，多为"血虚证"。由血虚不荣，内风生动，形成丘疹所致。宜养血祛风。方用养血清风汤、当归丸等加减。

丘疹粟粒样高出黏膜表面，丘疹色黄白，多为"表证"、"热证"。由外感风热夹湿，热郁湿伏，滞于腠理所致。宜疏风清热利湿。方用清风散加味。

丘疹色白，黏膜色淡，多为"表证"、"寒证"。由感受风寒，郁于营卫，气血相搏，外透黏膜所致。宜祛风散寒透疹。方用荆防败毒散加味。

3. 水疱

"水疱"是指口腔黏膜内贮存液体而形成的高于黏膜表面的半球形病损。水疱大小、疱壁薄厚、内容物性质都可不同，散在单发或成簇发生。

水疱隆起高于黏膜，疱液为红色血液，开始清亮而后混浊，疱破后糜烂或溃疡，伴充血发红和瘙痒，多为"湿实证"。由风湿、寒湿、湿热等湿邪浸淫黏膜所致，宜疏风除湿清热。方用祛风胜湿汤加味。

水疱呈慢性过程，充血轻、色淡白，多为"寒湿证"。由寒湿阻络，气血受阻，搏结凝滞于黏膜所致。治宜湿化寒湿，通络活血。方用四逆汤、桂枝加当归汤等加减。

水疱在红斑基础上发疱、水疱充盈、疱壁紧张光亮、有红晕，破后结痂，多为"湿热证"。由脾湿心火偏盛，水湿搏结，蕴于黏膜所致。治宜清热利湿，标本兼顾。方用龙胆泻肝汤加减。

水疱多在外观正常的黏膜上发疱，呈淡黄白色、发作缓慢、疱多而大、疱壁薄而松弛、无红晕，疱破不易愈合、结痂缓慢，多为"虚证"，由脾虚湿盛所致，宜健脾除湿。方用除湿胃苓汤、五苓散等加减。

4. 脓疱

"脓疱"是指口腔黏膜疱的内容物为脓液的一种病损。疱壁薄色黄，有红晕围绕，多伴充血水肿、疼痛。破溃后溢出黏稠脓液，形成黄痂。多为"热证"、"实证"。由湿邪内侵，侵淫黏膜，毒热蕴结所致。宜解毒清热，凉血利湿。方用清蕴败毒饮、五味清毒饮等加减。

5. 溃疡

"溃疡"是指口腔黏膜表面的局限性缺损，多呈圆形或椭圆形，边缘清楚略隆起，溃疡面凹陷，可覆盖假膜和周围充血区。口唇、舌、颊、龈、腭等处皆可罹患。可根据溃疡部位的颜色、形态、质地和充血水肿渗出情况进行辨证。

溃疡基底覆盖黄色假膜、周围黏膜色红水肿，伴疼痛流涎、口臭口热、便干尿黄等，多为"实热证"。由外邪入侵，生热化火，内伤七情，郁热化火，脏腑蕴热所致。宜清热泻火，凉血解毒。方用清胃散，凉膈散，五味消毒饮等加减。

牙龈溃烂、红肿疼痛、溢脓渗血、口臭口黏、舌苔黄、脉弦或洪大，便干尿黄等，多为"胃火实热证"。由火热上薰、湿热上蒸、毒火蕴结所致。治宜清胃泻火。方用清胃散、泻黄散等加减。

满口黏膜溃破、红肿高起明显、灼热疼痛，多为"心脾实热证"。由脾虚湿热上蒸所致。宜健脾清心，祛湿泻火。方用二妙散、清心莲子饮等加减。

6. 糜烂

"糜烂"是指口腔黏膜浅表破溃，形状大小不一，基底平坦的一种病损。

疱疹破溃后遗留表浅鲜红创面，渗出较少，疼痛明显，愈合较快，不形成瘢痕。糜烂发生多为"实证"、"湿热证"。湿邪与热邪搏结侵淫黏膜所致，宜祛湿解毒清热。方用除湿解毒汤、除湿胃苓汤等加减。

7. 皲裂

"皲裂"是指口腔黏膜表面发生的线状裂缝病损。

根据皲裂、皲揭、燥裂、折裂、裂缝等不同的临床表现，辨证多为"血虚证"、"气虚证"、"血瘀证"、"寒证"、"血热证"等。由外感寒邪风邪，内伤脏腑，气血不济，虚火上炎所致。宜疏风润燥、健脾益气、养血滋阴、活血祛瘀、清热凉血等。方用当归饮子、健脾除湿汤、八珍汤、防风通圣散等加减。

8. 脱屑

"脱屑"是指唇红部黏膜表面干燥、出现白色或黄白色上皮角质碎屑的一种病损。

唇红起壳，屑片黏着，伴发急热、口干、咽喉痛痒，舌边尖红，脉浮数，多为"表证"、"风热证"。由外感风热之邪，生风化燥所致。治宜疏风清热。方用荆防清热汤、防风通圣散等加减。

素体虚弱、久病迁延或月经崩漏之后，唇红干裂、口干咽燥、颧红盗汗、五心烦热，舌红少苔，脉细数，多为"阴虚证"、"血虚证"。由阴血亏损，热从内生，生风化燥所致。宜养阴清热，养血润燥。方用养阴清肺汤、凉血消防汤等加减。

唇红色深、干裂脱屑、壮热喜冷、面红目赤、烦躁不安、便秘尿赤、舌红苔黄，多为"里实热证"。由阳热之邪入里化火，灼阴伤燥所致。宜凉血清热。方用竹叶石膏汤加味。

9. 角化增厚

"角化增厚"是指口腔黏膜上皮角化增生、局部触诊有粗糙肥厚感的一种病损。多为"脾虚证"、"血虚证"、"阴虚证"、"气滞证"、"血瘀证"等。由脏腑气血功能失调，经络阻滞，黏膜失于濡养，发生风燥所致。宜健脾养血、滋阴润燥、理气解郁、活血通络。方用八珍汤、当归饮子、归脾汤等加减。

10. 萎缩

"萎缩"是指口腔黏膜上皮缓慢变薄、局部变红的一种病损，多为"虚证"。由心脾肝肾阴虚气虚，脏腑功能失调，气血化源不足，口腔黏膜失于濡养所致。宜补益脾胃、滋补肝肾、益气养血。方用补中益气汤、十全大补汤、六味地黄汤等加减。

11. 肿块与结节

"肿块与结节"是指高于口腔黏膜表面、可以扪及的一种浅表性病损。较硬坚实，呈局限性。大小不等，颜色、深浅、形态亦可不同。可吸收而不留痕迹，亦可破溃形成溃疡。一般将较小的病损称为"结节"，较大的称为"肿块"。

结节肿块色红焮起、疼痛明显、身热口渴、喜冷饮、舌红苔黄、脉洪数，多为"里热证"、"血瘀证"。宜清热凉血、活血化瘀。方用四妙勇安汤加减。

结节肿块色淡质坚硬、红肿疼痛不明显，多呈慢性过程；痰涎增多，舌白苔腻，脉滑，多为"寒凝痰聚证"。宜通阳活络，化痰软坚。方用消核散、散结灵、二陈汤、海藻玉壶汤、十全大补汤等加减。

12. 色素沉着

"色素沉着"是指黏膜表面呈褐色或黑褐色的

斑块或条纹的一种病损。

黏膜局限性色素沉着，色泽深而表面干燥，舌质涩、舌色暗或有瘀点瘀斑，脉涩或弦，多为"气滞血瘀证"。由病邪内阻，七情郁结，气机不畅，血脉障碍所致。宜活血化瘀、理气疏肝。方用下瘀血汤、越鞠丸等加减。

黏膜广泛性色素沉着，色泽浅而津液少，舌红少苔，脉细数，多为"肾阴虚证"。由久病伤肾、禀赋不足，肾阴受损，黏膜失于濡养所致。宜养肾通阳，温通经络。方用六味地黄汤、左归丸等加减。

13. 苔藓样变

"苔藓样变"是指口腔黏膜缓慢进展的增厚粗糙、斑纹加深的一种病损。多为"气滞血瘀证"、"血虚证"。由气血不足，血虚生燥，局部失于濡养所致。宜益气养血，活血化瘀，滋阴润燥。方用八珍汤、大补阴丸、龟鹿二仙胶等加减。

14. 结痂与假膜

"结痂与假膜"是指发生于唇红部的黄白色的痂皮或发生在口腔黏膜的灰白色、黄白色的一种膜性病损。其颜色、薄厚、大小与疾病程度，病损性质有关，可有不同。

假膜色黄、渗出多或结痂厚而易破溃，舌红苔黄腻，脉滑数，多为"实证"、"湿热证"。由湿邪内侵，脾虚湿困，湿热蕴结所致。宜渗湿清热、健脾利湿。方用三仁汤、八正散、保和丸等加减。

（三）口腔典型症状的辨证

《证治准绳》将口齿分为口、齿、唇、舌四部分。归纳中医经典医著所述与口、齿、唇、舌有关的脏腑，大概有脾、胃、大肠、心、肾、膀胱、肺、肝、胆、小肠、心包等11个脏腑。其中关系密切的为脾、心、肾、肝、胃等脏腑。由于口腔的典型症状主要发生于这些部位，所以口腔典型症状辨证应考虑并结合

之。例如："口"与脾、胃、心、肾有关；"齿"与肾、胃有关；"唇"与脾、胃、心、肝有关；"舌"与脾、心、肝、肾有关。因为，"脾"主口唇，口为脾之窍，脾者唇之候。脾气通于口，脾和则口能知五谷。脾闭白苔如雪。脾冷口甜，脾热口甘。"心"主舌，舌为心之窍。舌者心之候。心气通于舌，心和则舌能知五味。"肾"主骨，齿为骨之余、肾之标。肾气盛，齿长而坚。肾虚齿槁，齿动出血，肾液出舌端。肾热舌心干焦。肾衰齿豁，虚热齿动，肾虚牙痛齿浮。"肝"脉环唇络舌本，肝热口酸，口苦，舌卷且缩，肝壅舌衄。"胃"经环口绕唇。五味入口，藏于脾胃，行其精华。胃热心营受灼，舌心绛干，胃中宿滞内停，舌苔如腻。

1. 辨痒

"痒"是全身性常见临床症状之一，也可表现于口腔局部。中医有"无风不作痒"之说，认为与风邪有关。痒可由风、湿、热邪阻于肌肤而发，亦可因气血不畅，气血亏损，阴虚生热，虚燥生风而作痒。

如果风邪伴有不同各种病邪，则除致痒以外还可伴有其他症状。例如："湿邪"作痒可伴水疱、渗出、糜烂等；"瘀血"作痒可伴有瘀斑、色素沉着、结节等；"血虚"生风作痒可伴有干燥脱屑、结痂等。但在疮口收敛愈合时作痒，是气血流畅，组织恢复和生长之候，不必在意。治疗应针对不同原因采用疏风清热，凉血祛风，养血疏风，清热利湿，活血祛瘀，滋阴润燥，养血通络等分别治之。

2. 辨疼痛

"疼痛"也是口腔最常见临床症状之一。中医有"不通则痛，痛则不通"之说，认为多由气滞痰凝血瘀，营卫凝滞，经络闭阻所致，并与瘀血、气滞、风、寒、湿、热、痰凝、积脓等多种因素有关。疼痛亦有寒热虚实之分。"实证疼痛"多由外感风热、风寒之邪，邪毒炽盛，脉络受阻所致。病多短暂突发，局部壅塞凝滞，痛处拒按，触按加剧。"虚证疼痛"多

由气血亏损,脏腑虚弱所致,其痛势绵绵,隐隐作痛,遇劳加重,日久喜按。"寒痛"多由阳气不足,寒邪凝聚,脉络阻滞所致,痛轻,遇冷加重。"热痛"多由热邪所致,局部发红肿胀,灼热疼痛,遇热加重,遇冷则减。此外,若为胀痛,时有剧烈跳动痛,局部拒按,触之波动,为毒热积聚化脓之象。若痛有定处如针刺者,多为"瘀血"所致,痛无定处,胀而串动而为"气滞"所致。痛轻、肿甚而胀则为"湿邪"所致。红肿充血明显,则为"湿热"引起。疼痛治疗应根据不同原因,以"通"为顺,分别治之。例如疏风清热,疏风散寒,补益气血,活血祛瘀,温经通络,活血凉血,清热解毒等。

3. 辨肿胀

口腔黏膜"肿胀"常常伴有发红充血,与湿邪关系密切,是因经络阻塞,气血凝滞,脾虚失运,水湿滞留而致,并与寒、热、痰、毒、瘀血等因素有关。疾病新发,红肿高起,界限清楚,灼热疼痛,多为气血充实,毒火积聚所致,属"阳证、实证、热证"。肿胀平坦,色淡不热,界限不清漫肿,多因气血两虚所致,为"阴证、虚证、寒证"。局部肿胀皮色光亮,按之凹陷,黏膜水肿齿痕,色白质胖,为"湿液内停";肿胀日久,质韧有结块,为痰核内聚;肿块色暗质硬,为"阴毒聚积"。黏膜充血,发红肿胀,为"血热有湿"。多肿而不红,为"寒湿"。多肿而发痒,渗出色淡,为"风寒夹湿"。肿胀不消,色变深红,疼痛明显,化腐成脓,为"热毒壅盛"。肿块边缘清楚,质地坚硬,色暗红,为"瘀血"。肿胀质地软,色不红,为"痰积"。

肿胀当以清热利湿,清热解毒,活血祛瘀,健脾利湿,化痰软坚散结等分别治之。

4. 辨麻木

"麻木"亦称"不仁",可在皮肤出现,亦可出现于唇、舌、颊、龈、腭等各部位。中医有"气虚则麻,血虚则木"之说,多因气血虚弱,痰湿瘀阻所致。麻木伴面色㿠白,气促头晕,为"气血虚损"。麻木伴头重肢肿,舌白苔腻,为"痰湿瘀阻"。治疗可采用益气养血,通经活络,化痰祛寒等法。

5. 辨脓和血

口腔疾病中常见"脓血"症状,可见"血"不见"脓",也可见"脓"不见"血",或"血""脓"并见。常与胃火炽盛,脾虚不能统血,血失统摄,火热迫血妄行,热伤血络等有关。例如,齿衄(龈衄)最多见于"胃火炽盛"。口腔蜂窝织炎、颌骨骨髓炎的出血,色鲜红而盛者为"脾胃实热"或"血热"。脓多而带红色者,为"血虚有热"。脓多而稠黄有臭味者,为"肺胃热壅"。脓稀薄无臭或淡渗而出者,为"脾肾亏损"。脓清淡且久不收敛者,为"气血亏损"。治宜清热解毒,凉血活血,健脾清胃。

6. 辨口味

辨别"口味"是口腔疾病诊治的基本功能之一。中医认为"心之经脉系于舌根,脾之络脉系于舌旁,肝之脉络于舌本,肾之津液出于舌下",因此"酸苦甘辛咸"的辨别与"肝心脾肺肾"等脏腑的功能状态相关。中医有"肝热则口酸,心热则口苦,脾热则口甜,肺热则口辛,肾热则口咸"之说。正常之人,口中平和,不燥不渴。"口之津液通乎五味,脏气偏盛则味应乎口"(《得效方》)。若有酸苦咸甜异味之感,则不但应考虑是否有局部病症,而且应与五脏功能偏盛火偏衰相联系。

(1) 口苦

与肝胆二经关系较大,此外,肾阴虚火,心火炽盛,脾胃湿热以及六淫、七情、气血失调等亦可出现口苦症状。如邪在少阳口苦,则宜和解少阳,用小柴胡汤加减。如为肝胆郁热,则宜清肝胆郁热,用龙胆泻肝汤或当归龙荟丸加减。心热口苦可用导赤散、黄连泻心汤或牛黄清心丸等治之。

(2) 口酸

口酸与吞酸反酸不同,多与肝、脾、胃三经有关。肝有实热或情志抑郁不舒产生口酸,治宜舒肝解郁清热,可用柴胡清肝饮或当归龙荟丸加减。脾气虚弱,伴有呕苦、腹胀、纳差、嗳气等症状,治宜健脾、和胃平肝,可用六君子汤合左金丸加减。饮食不节,过食肥甘厚味,内伤脾胃,宿食停滞,出现口酸,治宜消食导滞、和胃降逆,可用保和丸或木香槟榔丸等加减。

(3) 口甜

又称"口甘"。主要与脾经胃经有关。因过食辛辣肥甘厚味,滋生内热,其气上溢,发为口甘。治宜清热泻火、芳香化湿,可用泻黄散、黄连泻心汤、三仁汤、茵陈五苓散加减。因脾胃气阴两虚,内伤脾胃,脾津受灼发为口甘,治宜益气健脾、和胃养阴,可用七味白术散加减。

(4) 口辛

主要与肺经有关。常见兼有麻、辣、腥味,为肺热壅盛上蒸于口所致,治宜清肺泄热,可用泻白散、甘橘汤、金沸草散加减。

(5) 口咸

主要与肾经有关,亦可因脾湿所致。因肾阴虚而口咸者,治宜滋阴降火,可用大补阴丸、地黄丸加减。因肾阳虚而口咸者应温补肾阳,可用肾气丸加减。因脾湿作咸者,治宜健脾化湿,可用二陈汤、胃苓汤、六味地黄丸加减。

总之,固然"味应于口"但亦不可拘泥于五味属五脏之说。例如牙周病患者,口中多有咸或腥等味,但如有脾胃症状,则亦可伴有口甘口酸等异味。

7. 辨口淡、腻、干

(1) 口淡

即口中味觉减退舌不知味。多与脾胃功能有关。可因为脾胃气虚、脾胃湿困、饮食失节、运化失司、久病失养等所致,治宜益气健脾和胃,方用香砂六君汤加味、参苓白术散等加减。也可因湿邪内侵、脾运不健、湿阻中焦所致,治宜芳香化浊、化湿醒胃,可用藿朴夏苓汤、加味三仁汤、平胃散加减。

因外感风寒或病后胃虚而有口淡,治宜辛温解表、芳香化湿、健脾和胃,可用麻黄汤、桂枝汤加减。口不辨味根据"心和则舌能知五味"、"脾和则能知五谷矣"的说法,多为心脾失司,功能失调所致。患者可伴有情志抑郁、心脾虚损等症状。治宜理气解郁,养心健脾,可用小柴胡汤、半夏清心汤等加减。

(2) 口腻

是指口舌黏腻不爽,食不知味,常兼有口苦、口酸、口淡等口味异常。多与湿邪有关,有寒热之分。"寒湿"者因恣食生冷瓜果及油腻肥甘之物,影响脾胃运化功能,湿从内生所致,症见口舌黏腻不爽,色白湿润,治宜芳香化浊、健脾燥湿,可用藿香正气散、平胃散加减。"湿热"者因脾胃积热,湿热中阻,湿热上蒸于口所致,症见口舌黏腻滞涩,口气秽浊,治宜清热化湿,可用三仁汤、藿朴夏苓汤。"痰热"者因脾虚不运,致湿聚生痰,蕴久化热,或气郁化火,炼精为痰所致,治宜清热利湿化痰,可用清气化痰丸、黄连温胆汤等。兼口甘者则应芳香醒脾,可用甘露消毒丹等。兼口苦而胁痛,宜清理肝胆,可用龙胆泻肝汤等。

(3) 口干

口干与口渴虽有不同,但经常两者并见。多与心、肾、脾、胃、肝及肺等经有联系,与阴虚、血虚、津亏、火燥等因素有关。口干内因包括摄入或生成不足、饮食失调、劳倦内伤脏腑,导致脾胃虚弱、津液生化不足;或津液耗损过甚,呕吐泄泻,自汗尿频,慢性失血导致津液内消外泄,阴虚内热,阴不敛阳。治宜阴阳双补、气血双补。可用八珍汤、地黄饮子、龟鹿二仙胶等加减。口干外因包括外感火热、燥邪,直接灼伤津液或导致津液外泄,或中医治疗多用辛燥火热之品引起误汗误下导致口干,治宜清热祛邪、滋阴增液,可用竹叶石膏汤、导赤散、大补阴丸等加减。

二、口腔疾病的中医论治

辨证是论治的基础,论治是辨证的目的。中医治疗学的治疗方法是依据一定的治疗原则而派生的。口腔疾病的中医治疗同样离不开中医治疗学的基本原则。

（一）中医治疗原则

1. 整体观念

中医的整体观念包含二重含义：一是指人体是一个矛盾着的统一整体；二是强调人体与自然界之间存在着普遍的联系。

中医认为，人体之所以能进行正常的生理活动，是由于人体的各脏腑组织器官之间，通过广泛分布的经络，纵横沟通内外上下，联系成为一个完整的机体。当发生疾病时，各脏腑组织器官互相影响。口腔器官是整个机体的组成部分之一，各经络在口腔循行交会，因此，内部脏腑发生病变时，可以反映在口腔。同时，口腔疾病也可能是人体内部组织器官疾病在体表的反映。在治疗口腔疾病过程中，既不能只看口腔不看整体，也不能只看整体不顾口腔局部。在治疗中适当运用"辨证与辨病相结合"的治疗方法可以提高疗效。例如对于没有明显的全身症状的口腔扁平苔藓的患者，可以"舍证从病"进行治疗，可能收到良好疗效。而对于单凭辨病治疗效果不够理想的口腔疾病，可在某一治疗阶段"舍病从证"，从四诊八纲着手，进行证候分析，进行辨证施治，可能有良效。

整体观念的另一含义，是人体与外部自然界环境亦处于矛盾统一之中。即所谓"人与天地相应也，人与天地相参也，人与日月相应也"。自然因素中气候变化与人体关系最为密切，如"风、寒、暑、湿、燥、火"等"六气"，气候变化时，人体就会发生相应的反应，当六气过度时则成为病邪，称"六淫"。所以针对人体感受外邪不同而导致的不同发病情况应该采用不同的治疗方法。如急性口炎、小儿疱疹性口炎的发作，经常有外感风寒或风热等症状，因此治疗应予疏风解表，或清热解毒，其用药也

不同。

2. 扶正祛邪

中医认为疾病的发生发展是正邪斗争的过程和结果。即"正气内存，邪不可干"，"邪之所凑，其气必虚"。正气充沛，抗病能力强，则不易发病。正气不足，抗病能力下降，即可致病。所以扶正祛邪是治疗口腔疾病的一个根本原则。

"扶正"与"祛邪"是相辅相成不可分割的。临证应根据邪正斗争趋势，权衡邪正盛衰而有所侧重。如以正虚为主时，"虚则补之"，扶正以祛邪，可采用益气、养血、补肾、健脾、滋阴、助阳等方法。以邪盛为主时，"邪则祛之"，祛邪以扶正，可采用疏风、解表、发汗、通里、攻下、清热、解毒、消导、化瘀、散寒等方法。急性新发病，年轻体壮者多见"邪盛"，可以祛邪为主，"邪去正自安"。慢病、久病或体弱、抗病体弱者多见"正虚"，可以扶正为主，兼祛病邪。口腔发病有急有缓。因此扶正与祛邪亦有先后侧重和相互兼顾之分。

3. 标本兼治

"标"是指疾病的现象，"本"是指疾病的本质。分清标和本，就能分清口腔疾病的轻重缓急，从而指导用药的主次先后，给以正确的治疗。标和本的概念是相对的、辨证的。在实际应用中，应随具体情况而定。例如，按人的正气与病邪来分，正气为本，邪气为标；按病因与症状来分，病因为本，症状为标；按症状来分，原发症状为本，继发症状为标；按疾病新旧来分，旧病为本，新病为标等。由于疾病是一个复杂过程，标和本的矛盾可能不止一个，因此要分清主要矛盾和非主要矛盾，治疗时必须有先后缓急，区别对待，采用"急则治其标，缓则治其本"及"标本同治"等不同的方法。

"急则治其标"，是指在病急情况下先治其标后治其本的方法。例如：牙周炎常以肾虚为本，胃热为标。有时会因食膏粱厚味饮酒嗜辛，或外感风热

引动内火,致使胃热上犯,损及口齿牙龈,出现疼痛、龈肿、牙痛、牙齿松动甚至饮食难下,此时"胃热"之"标"上升为主要矛盾,必须先清胃热,使齿痛龈肿缓解,能进饮食,治标之后再治"肾虚"之"本"方为上策。

"缓则治其本"是指在疾病的慢性病程阶段"治病必求其本",从根本上治疗疾病,以除其根的方法。例如:口腔慢性颌骨骨髓炎(又称骨槽风),若缠绵1～2月,虽有牙关拘紧,但骨肿硬不痛,此为脉络空虚,风寒入里,痰瘀凝结之"阴证"。其痰瘀凝结为"本",牙关拘紧,面肿硬为"标"。病程处于慢性阶段,故应"治本以祛标",方用阳和汤,以期温补和阳、散寒通滞。一旦阳光普照,阴霾四散,痰瘀凝结一除,则牙关拘紧,面部肿胀也会迎刃而解。

"标本同治"是指在疾病标本并重的情况下所采用的"攻补兼施"、"扶正祛邪"等治疗方法。例如:属于肝肾阴虚、湿热内停的复发性口疮,若只滋养肝肾以治其本,必会碍湿;若只清利湿热以治其标,必然加重阴虚。故应采用清热祛邪、滋养肝肾的"标本同治"之法方能收到良好效果。

4. 正治反治

"正治"是指在疾病临床表现和其本质相一致的情况下所应用的治法。包括"热则寒之","寒则热之","实则泻之","虚则补之"等方法,是符合一般逻辑的治疗方法,故称"正治法"。例如在人体感受病邪后,如果热证表现为热象时,用寒凉药治疗;寒证表现为寒象时,用温热药治疗;实证表现为实象时,用攻泻药治疗;虚证表现为虚象时,用补养药治疗。

"反治"是指在疾病的临床现象和其本质不一致的情况下所采用的治法。包括"寒因寒用"、"热因热用"、"塞因塞用"、"通因通用"等方法,是与一般逻辑规律相违背的治疗方法,故称"反治法"。在病势严重、机体出现"热极生寒"或"寒极生热"的假象时,因时采用虽见热象仍用热药,虽见寒象仍用寒凉药,虽见虚象仍用攻泻药,虽见实象仍用补益药的治法。

例如:唇痈败血症,热证致极,反见四肢厥冷、自汗出、脉细或伏等寒证征象,此属真热假寒,即"阳极似阴",宜用凉寒药治疗。又如:脾肾虚寒之复发性口疮,虚寒证致极,反现两颧浮红、口渴神躁、口疮发作加剧等证,此属真寒假热证,即"阴极似阳",宜用热药以引火归源。再如:气虚血枯的口腔扁平苔藓,临床除有气虚体征外,尚有闭经,此为真虚假实,宜用补益气血的"塞因塞用"方法。有如:气滞血瘀型的口腔扁平苔藓,除有气滞血瘀体征外,还可出现崩漏,真实假虚,宜用活血化瘀的"通因通用"方法治疗。

此外,有时因为病情比较复杂,在治疗上采取热药中少佐寒药,寒药中反佐热药,或热药冷服,寒药热服等方法,也都属于反治法的范围。例如:古方用以治疗狐惑病(白塞综合征)的甘草泻心汤,就是寒药热药并用的方例。

(5) 同病异治和异病同治

"同病异治和异病同治"是指对相同的疾病采用不同的方法治疗,或对不同疾病采用相同的方法治疗。这是基于中医对疾病的"证"比"病"更能指导用药的认识基础之上的。例如:同样是复发性口疮,可分为脾胃实热型、心火上炎型、脾虚湿困型、肾阴虚损型等,对其治疗,就不能用一个方剂,而应根据不同的证型辨证施治。又如:同一疾病的不同阶段,有不同的证候,也应用不同的方法治疗。疱疹性口炎属脾胃积热,心火上炎,初期应清心泻火,但该病到了晚期,因正邪相搏,邪未尽而正气已虚,则应养阴清热方可。

(二) 口腔科疾病的常用治法

中医治法是治则的具体体现,受辨证和治则支配,与八纲、气血、脏腑经络相关联。口腔科疾病的常用治法包括"内治"和"外治"。中医有"疡家药剂……无论外形如何,要必以内证为主,此疡医之最上乘"(《疡科纲要》)之说,可见内治是口腔疾病的主要治疗方法,但因口腔的特殊解剖位置和解剖结构,外治在口腔疾病的治疗中也有重要作用。

1. 内治

内治法是指以药物内服为主的治疗方法。古法可归纳为"汗、吐、下、和、温、清、补、消"八法。八法之中,又以"消"、"补"两法与口腔疾病关系最为密切。

(1) 消法

是运用各种方药使口腔颌面部初起的肿疡得以消散的治疗大法,包括解表、通里、清热、温通、理湿、祛痰、行气、和营、托出等具体治法。应视各种疾病的致病因素及人体的气血盛衰来辨证立法。并结合口腔疾病所属的经络部位,因证而施,因人而施。做到:表邪者解表,里实者通里,热毒蕴结者清热,寒邪凝聚者温通,湿阻者理湿,痰凝者祛痰,气滞者行气,血瘀者化瘀。

(2) 解表法

是用解表发汗的药物祛邪外出的方法,多用于因外感风邪而引起的口腔病证或口腔病症合并外感,对于治疗疮证有重要作用。如颌面部疖痈,颈痈,疱疹性口炎早期,过敏性口炎,麻疹并发黏膜斑疹等。方用银翘散或牛蒡解肌汤。但应注意疮疡溃后日久不收、体质虚弱者,即使有表证存在,亦不宜发汗太过,因发汗则伤气血,使体质更虚,可能引起晕厥、亡阳之证。

(3) 通里法

是用泻下的药物疏通排除蓄积在脏腑内的毒邪,逐瘀散结,泻热定痛的方法,多用于消散口腔及颌面部疮疡。例如疱疹性龈口炎中期,急性智齿冠周炎,急性颌面部疖痈及间隙感染证见腹胀便秘,舌苔黄腻或黄糙,脉沉数有力者,可用攻下法。方用凉膈散、大承气汤、黄连汤等。又如颌面部疮疡,复发性口疮或糜烂型扁平苔藓,证见阴虚火旺,胃肠津液不足,口干食少,大便秘结,脘腹痞胀,舌干质红,苔黄腻或黄薄,脉象细数者。可用润下法,方用润肠汤。但应注意通里攻下必须严格掌握适应证。应根据患者正气盛衰分别峻下或缓下。根据积结寒热分别温下或寒下。中病即止,不可过剂,用之不当,会损伤肠胃,伤及正气以致毒邪内陷,反使病情恶化。应酌情采取先攻后补,先补后攻或攻补兼施原则,以免引邪入内或过下伤正。年老,体衰,妇女妊娠或月经期更应慎用。

(4) 清热法

是用寒凉的药物清解体内蕴结的热毒,清泄各种里热的方法。多用于口腔疾病的火热之证。在应用时应辨其气分热、血分热、湿热、毒热、虚热、实热而采用不同的治法,兼而用之,相互配合,各有侧重。例如:颌面部的疖、疔、痈、疮疡、牙痛、口疮伴发热、口渴思饮、大便燥结,小便黄赤短少、舌苔黄或黄腻、脉数或滑数等症者,治宜清热解毒,方用五味消毒饮;或清气分热,方用黄连解毒汤。又如:颌面部烂疔、丹毒、药物过敏性口炎、多形红斑,伴有高热,口渴不喜饮,舌苔黄腻,舌质红,脉弦数或弦滑数者,治宜清血分热,方用犀角地黄汤。又如:颌面部疔毒走黄、疽毒内陷、唇痈败血症,治宜清心开窍,方用安宫牛黄丸或紫雪丹。又如:阴虚火旺之复发性口疮、口腔扁平苔藓、慢性盘状红斑狼疮、或疔毒走黄、疽毒内陷之后期者,治宜清热活血化瘀,方用仙方活命饮。但应注意清热必须兼顾胃气,苦寒药用之太过会损伤胃气,以致嗳酸、纳呆、便溏。此外口疮疡溃过后,滥用寒凉之剂也会影响口疮愈合。

(5) 温通法

是用温经散寒、祛风化痰的药物,驱散阴寒凝滞之邪,以治疗风寒证的方法。多用于内寒或外寒引起的口腔病。例如:起病缓慢的流涎、慢性颌骨骨髓炎、颌面部结核病伴患处略显酸痛,肿胀,不红不热,张口不利,口不作渴,形体恶寒,小便清长,苔白,脉迟等内寒证候者,治宜温经通阳,方用阳和汤。又如：因风寒邪入络，阳明中风，血凝不行引起的口眼㖞斜(面神经麻痹)、面痛、头风、颞颌关节疼痛等外寒证候者，治宜祛风化痰，益气和营，用方用蠲痹汤、附子理中汤、黄芪建中汤、牵正散等加减。但应注意温燥之药能助火劫阴，使用不当易耗液伤津，引起口干舌燥。

（6）理湿法

是用燥湿药或淡渗药芳香化湿药祛除湿邪的方法，多用于湿邪夹热、夹风引起的口腔疾病。例如口疮、口腔扁平苔藓及面部痈疽，证见面红目赤、头痛头昏、眩晕耳鸣、急躁易怒、口苦咽干、小便黄少、舌红苔黄腻、脉弦滑者，治宜清热利湿，方用龙胆泻肝汤、加味导赤散、茵陈蒿汤、三仁汤、葛根芩连汤、五苓散等。又如：口唇湿疹，证见肿胀破溃、渗出发痒、舌质红、舌苔腻、大便干结等湿热积聚、兼外感风燥之证者，治宜除湿祛风养血，方用唇风清热除湿方。

（7）祛痰法

是用咸寒化痰、软坚耗痰药物以期化痰、消肿、软坚的方法。多用于因痰而起的口腔疾病。例如：颈痈结块肿痛，伴咽喉疼痛、恶风发热、舌苔腻、脉滑者，治宜疏风化痰，方用牛蒡解肌汤合二陈汤。又如：口腔及面颈部肿瘤、口腔黏膜白色斑块或白色斑纹不痛或微痛，伴胸闷气塞、性情急躁、忧郁、舌苔白、脉滑者，治宜解郁化痰，方用逍遥散合二陈汤。再如：颌面部肿瘤溃后，脓水稀薄或渗流血水，形体消瘦，面色㿠白或萎黄，神疲肢软者，治宜养营化痰，方用香贝养营汤。

（8）行气法

是用理气药疏导气机、流通气血，以期消肿、软坚、止痛的方法。多用于肝气郁结，肝胃不和而引起的口腔疾病。例如：因气分郁滞所致的颌面部肿块；不红不热，肿势皮紧内软，随喜怒而消长的口腔扁平苔藓；证见精神抑郁、两胁胀痛、胸闷不适、食欲不振、腹痛胀满、月经不调、痛经脉弦的灼口综合征等。治宜疏肝解郁，方用逍遥散、柴胡舒肝散

等。但应注意理气方药不宜长用久用，剂量不宜过大，以免生热化火，燥伤阴津。

（9）和营法

是用活血化瘀、疏通血脉，使疮疡消肿止痛的方法。多用于因瘀血阻滞经脉引起的口腔疾病。例如：颌面部肿瘤、顽固性口腔溃疡、口腔扁平苔藓、口腔白斑等证见经闭、痛经，舌质淡、有瘀斑瘀点、舌下青筋粗大、脉迟涩或细、结代者，治宜活血化瘀、消肿止痛，方用桃红四物汤、和营止痛汤等加减。

（2）补法

是采用滋补药物治疗口腔疾病中因先天不足或后天失调，出现阴、阳、气、血、精、津液等虚损不足的常用大法。包括益气、补血、滋阴、助阳等具体方法。多用于具有气虚、血虚、阴虚、阳虚等症状的口腔疾病。例如：口腔疡疮平塌散漫、成脓迟缓、脓水清稀、日久不敛；或口腔黏膜各种糜烂溃疡，连绵不愈，并见呼吸气短、语气低微、乏力自汗、食欲不振、舌淡苔少、脉虚无力等气虚证候者，治宜补气，方用四君子汤。又如：口腔疾病伴有面色苍白、萎黄、唇色淡白、头晕眼花、心悸失眠、手足发麻、脉细无力等血虚证候者，治宜补血，方用四物汤。再如：口腔疾病伴有口干咽燥、耳鸣目眩、手足心热、午后潮热、形体消瘦、盗汗、舌红少苔、脉象细数等阴虚证候者，治宜滋阴，方用六味地黄汤。又如：口腔疮疡软漫灰暗、新肉难生，伴有大便溏薄、小便频数、肢冷自汗、少气懒言、倦卧嗜睡、脉细乏力、舌淡苔薄等证候者，治宜助阳，方用桂附八味丸、养血荣筋丸、回生第一丹等加减。补法虽有补充增加之意，但应注意不可随意滥用，应结合病情，选择合适的方药和合适的时机，否则可能"闭门留寇"，起到相反效果。此外，口腔疾病除有单纯气虚、血虚、阴虚、阳虚者，也有气血两虚、阴阳互伤者，使用时应灵活掌握，合参运用。

2. 外治

外治法是运用各种药物或配合一定的手术直

接作用于口腔局部病损区,达到治疗目的的一种方法。口腔疾病一般需要内、外治法结合,而较轻的口腔疾病亦可单用外治法。和内治法一样,外治法也应辨证施治,选用不同的治疗方法。外治法包括药物疗法,手术疗法和其他疗法等3种。

(1) 药物疗法

是用药物制成各种外用剂型直接施于患处的治疗方法。包括膏药、油膏、箍围药、掺药、单方草药等。

① 膏药

按配方用若干药物浸于植物油中煎熬去渣,存油加入黄丹制成。用时加热软化贴于颌面部患处皮肤。也可将中药加入成膜材料制成膜剂,粘贴于口腔黏膜及牙龈患处。膏药具有保护溃疡面和使膜内药物缓慢释放的双重作用。多用于颌面部各种溃疡初起阶段。口腔阳证肿疡可用"太乙膏"清火解毒、消肿生肌;口腔阴证未愈疮疡可用"阳和解凝膏"温经和阳、祛风散寒、调气活血、化痰通络;复发性口疮可用"拔毒膏"、"独角莲膏"或含牛黄、青黛、龙胆草、蒲黄、黄柏、生甘草的药膜。

② 油膏

又称软膏,是将药物和油类煎熬或相互调匀成的比膏药软的制剂。油膏具有柔软、滑润、无板块硬黏感的特性,尤其适宜于口腔黏膜凹陷处的病灶或大面积溃疡。例如:口腔阳证肿疡宜用如意金黄散(膏);口腔半阴半阳证肿疡宜用冲和油膏;口腔阴证肿疡宜用回阳玉龙油膏;口腔溃疡及黏膜烫伤宜用生肌玉红膏;口腔颌面部皮肤疮疹、带状疱疹、单纯疱疹、急慢性湿疹等,出血不多者宜用青黛散油膏;口腔颌面部Ⅰ～Ⅱ度烧伤宜用虎杖油膏;口腔颌面部Ⅰ度冻伤宜用紫草油膏;口腔颌面部疮疹已结痂,基本无渗液者宜用青吹口散油膏。

③ 箍围药

是具有箍集围聚、收缩疮毒作用的粉剂。需以某种液体、蜂蜜或饴糖调成糊剂后敷于疮肿处。箍围药可使毒已结聚者的疮疡缩小、局限,或早日成

脓破溃。多用于口腔肿疡初起、或疮已成脓、或溃后肿势散漫不聚或有结块者。口腔颌面部不红不热的阴证肿疡宜用"六合丹",以酒调之,能助药力;口腔颌面部红热之半阴半阳证肿疡宜用"冲和膏",以葱姜汁调之,可辛而散邪;颌面部创伤性血肿宜用"新伤药",以菊花汁、丝瓜叶汁、银花露调之,能清凉解毒。贴敷箍围药时应注意外围大于肿胀范围。若肿疡初起,宜满摊;若毒势已聚或溃后余毒未消者,宜四周摊药围敷,空出中央。

④ 掺药

是极细的外用粉剂,可掺于膏药或油膏上,也可直接掺布于病损区。包括:消散药(掺布于膏药或油膏上,贴于肿处,能使疮疡之毒移深居浅,消散肿毒)如九一丹、提毒散等;提脓祛腐药(具有提脓去腐的作用,可使口腔颌面部的腐肉迅速脱落,疮疡内蓄之脓液及时排出,使疮疡早日愈合)如白降丹、京红粉药捻、甲字提毒药捻等;生肌收口药(具有解毒镇痛、收敛促愈的作用,可使口腔溃疡、牙龈溃烂等加速愈合)如养阴生肌散、冰硼散、锡类散、珍珠散、龟板散等;止血药(具有收涩凝血作用,可使口腔溃疡出血或创伤出血止血)如桃花散、圣金刀散、云南白药等;腐蚀药(具有腐蚀作用,可掺布于颌面部的疮疡处,使组织腐蚀脱落,促进正常组织生长),如白降丹(也可掺于龋牙之蛀洞内,外封丁香油氧化锌粘固粉,治疗牙髓炎),如含砒或蟾酥的掺药。但应注意,腐蚀药多为汞、砒制剂,腐蚀力强,用时必须谨慎,严格控制药量,避免损伤筋骨及健康组织。

⑤ 单方草药

是流传于民间的有效经验方。例如:蒲公英、地丁草、马齿苋、丝瓜叶、芙蓉花叶、野菊花叶、七叶一枝花等,取单味草药洗净后加少许食盐捣烂敷患处,每日更换1～2次,具有清热消肿之功,可促使口腔阳证肿疡消散或局限;马齿苋煎汤去渣湿敷口唇,多用于治疗口腔单纯疱疹;旱莲草、白茅花、丝瓜叶等捣烂敷患处,有止血之功,可用于颌面部浅

表创伤出血。

（2）手术疗法

中医对口腔疾病的手术疗法可以追溯到《内经》的针法（切开法）和《证治准绳》的烙法。这些治疗方法现已被现代手术或高频电烙止血或高频电刀等技术所替代。此从略。

（3）其他疗法

包括引流法、药罐疗法、针灸疗法、洗涤法等。

① 引流法

是对脓肿切开或自溃后渗出物的引导，以防创口自合，脓毒内蓄，死灰复燃的方法。有导管引流、扩创引流、药线引流等。导管引流法：是用专门的导管、塑料管、橡皮导尿管等插入脓腔，使脓毒从导管引流而出，适用于口腔颌面部深层脓肿，如附骨疽流痰，流注等脓腔较深，脓液多且引流不畅者。药线引流：是将中药药线插入疮孔内，借中药提毒祛腐的药物作用和螺纹状纸线的物理作用，引脓水或坏死组织外出，达到泄毒的目的；适用于口腔颌面部疮疡溃后，疮口过小，脓水难出，或已成窦道者。扩创引流法：是用手术方法扩大引流创口，使脓腔引流通畅的方法。适用于口腔颌面部痈疽溃后，创口位置偏上、创口太小引流不畅形成袋脓者，此法已用现代手术进行。

② 药罐疗法

是将装有药酒的药罐，吸附在口腔颌面部一定穴位的方法。多用于治疗慢性颞颌关节疾病。将白酒浸泡祛风湿、活血化瘀的中药威灵仙、木瓜、钻

地风、伸筋草、三七、当归等 2 个月以上，治疗时将此药酒 5 ml 倒入无底的青霉素瓶似的小瓶中，其小瓶保留原有之铝封口，仅暴露穿刺抽吸用之小块橡皮盖。小瓶底之边缘涂少许凡士林，以便与皮肤紧密接触。将小瓶之无底边缘紧贴于下关，颊车等治疗穴位，用空针从小瓶口抽出瓶内空气，形成负压后吸附于穴位皮肤，留罐20 min，使药液与皮肤完全接触，取下小瓶只需再注入少许空气即可。

③ 针灸法

是用针法刺激腧穴的特定部位，疏通经络、调理气血，用灸法借助药物燃的药力和热力，温阳祛寒、活血散瘀、消散肿疡、生肌收口的治疗方法。因"诸阳之会，皆在于面"（《灵枢·邪气脏病形篇》），"诸经多有会于口者"（《东垣十书》），所以是中医治疗口腔疾病的重要疗法。针灸治疗口腔疾病时，除选用局部腧穴外，还应根据口腔疾病所在的经络循行部位，循经取穴，并采用"阳症宜针，阴症宜灸"的原则处理。有时还配合以耳针治疗。

④ 洗涤法（古称溻渍法）

是将配方饮片加水煎煮去渣后的煎剂，较长时间溻渍作用于患部的方法。用中药煎剂液漱口或湿敷就属该法。多用于口腔黏膜的各种溃疡、牙龈或口唇疾病等，例如：口疮、牙痛、风热牙痛、牙宣出血，宜用五倍子含漱剂、三黄含漱剂等；风热牙疳，口疳、唇部发炎糜烂，宜用苦参含漱剂湿敷口唇。口疮宜用金银花、黄芩、竹叶煎汤含漱等。

第二节　口腔疾病的常用中医方剂

方剂是中医治疗学中"理法方药"的重要组成部分，是"辨证论治"的落脚点，也是最终落实于患者的主要干预措施。中医治疗学的"理"即辨证说

理，通过对证候的分析，辨别病因、病机、病性、病程等"理"，在此基础上确定恰当的治法。然后在"法"指导下选用适当的"药"组成"方"。所以法随证立，

方从法出。"法"是"方"的依据,"方"是"法"的体现。

一、中医药的组方原则

中医方剂是按一定的规律组成的。这个规律就是"君臣佐使"的组方原则。早在《内经》的《素问·至真要大论》中就有此说:"主病之谓君,佐君之谓臣,应臣之谓使。"此后的《医学启源·用药各定分两》更具体地指出:"为君最多,臣次之,佐使又次之,药之于证,所主停者,则各等分也。"元代《脾胃论》谓:"君药分量最多,臣药次之,使药又次之。不可令臣过于君,君臣有序,相与宣摄,则可以御邪除病矣。"清代吴仪洛进一步解释说:"主病者,对证之要药也,故谓之君,君者,味数少而分两重,赖之以为主也。佐君之谓臣,味数稍多,分两稍轻,所以匡君之不逮也。应臣者谓之使,数可出入,而分两更轻,所以备通行向导之使也。此则君臣佐使之义也。"可见"君臣佐使"的组方原则体现了中药组方中药品、药效、药量、药性之间的匹配关系。

1. 君药

是针对主病或主证起主要治疗作用的药物。其药力居方中之首,用量较大。在方剂中,君药是首要的、不可缺少的药物。

2. 臣药

有两重意义:一是辅助君药加强治疗主病或主证的药物;二是针对兼病或兼证起治疗作用的药物。其药力小于君药。

3. 佐药

有三重意义:一是协助君、臣药以加强治疗作用,或直接治疗次要兼证的佐助药;二是用以消除或减缓君、臣药的毒性与烈性的佐制药;三是根据病情需要,用于君药性味相反而又能在治疗中起相

成作用的反佐药。佐药的药力小于臣药,一般用量较轻。

4. 使药

有两重意义:一是能引方中诸药到达病所的引经药;二是具有调和诸药作用的调和药。使药的药力较小,用量亦轻。

二、中药的配伍和禁忌

(一)中药的配伍关系

中药配伍是指根据病情需要和药性特点有目的地将两味以上药物配合同用。前人把配伍关系总结为"单行"、"相须"、"相使"、"相畏"、"相恶"、"相反"、"相杀"等"七情"。

"单行"是指用单味药治病。在病情比较单纯时选用一味针对性较强的药物即能获得疗效。许多行之有效的"单方"属于此类。虽然单行并无配伍,但它符合简便廉验的要求,便于使用和推广,是中药方剂的一种重要形式。

"相须"是指将性能功效相类似的药物配合应用,以增强原有疗效的中药配伍方式。

"相使"是指将性能功效有某些共性,或性能功效虽不相同,但治疗目的一致的药物配合应用,以一种为主药,另一种为辅药,以提高主药疗效的中药配伍方式。

"相畏"是指一种药物的毒性反应或不良反应,能被另一种药物减轻或消除,而将二药联合使用的中药配伍方式。

"相杀"是指一种药物能减轻或消除另一种药物的毒性或不良反应,而将二药联合使用的中药配伍方式。实际上"相畏"和"相杀"是同一配伍关系的两种提法,只是药物间的主次颠倒而已。

"相恶"是指两药合用,一种药物能使另一种药物原有功效降低,甚至丧失。因此这种配伍原则上

应当避免。

"相反"是指两种药物合用，能产生或增强毒性反应或不良反应。因此这种配伍原则上应当禁用。

（二）中药的配伍禁忌和禁忌药物

1. 配伍禁忌

从中药配伍"七情"可知，"相恶"配伍可使药效减弱，所以只是一种相对禁忌。而"相反"可能危害患者健康甚至生命，是目前医药界共同认可的配伍禁忌。历史上，中医从实践中摸索出一些规律，提出了"十八反"、"十九畏"等配伍禁忌。在口腔疾病的中药治疗中应当熟知并加以注意。

"十八反"指甘草反甘遂、大戟、海藻、芫花；乌头反贝母、瓜蒌、半夏、白蔹、白芨；藜芦反人参、沙参、丹参、玄参、细辛、芍药。

"十九畏"指硫黄畏朴硝，水银畏砒霜，狼毒畏密陀僧，巴豆畏牵牛，丁香畏郁金，川乌、草乌畏犀角，牙硝畏三棱，官桂畏石脂，人参畏五灵脂。

对于十八反、十九畏作为配伍禁忌，历代医家遵信者居多，但亦有不同意见者。现代药理实验对十八反、十九畏的研究结果相差很大，简单的实验毒性试验往往得到负性结果或互相矛盾的结果；但是并没有充分的实验依据可以推翻前人的经验，所以临床上凡属十八反、十九畏的药对，若无充分根据和应用经验，一般不应配伍使用。

2. 妊娠用药禁忌

妊娠禁忌中药是指妇女妊娠期除中断妊娠、引产外应禁忌使用的药物。古代对妊娠禁忌药主要提出"禁用"与"忌用"，极少提"慎用"。近代则根据临床实际，分为"禁用"与"慎用"两类。

禁用药多系剧毒、药性峻猛之品或堕胎作用较强的药。包括：水银、砒霜、雄黄、轻粉、斑蝥、马钱子、蟾酥、川乌、草乌、藜芦、胆矾、瓜蒂、巴豆、甘遂、大戟、芫花、牵牛子、商陆、麝香、干漆、水蛭、虻

虫、三棱、莪术等等。

慎用药主要是一部分活血祛瘀药、行气药、攻下药、温里药。包括：牛膝、川芎、红花、桃仁、姜黄、牡丹皮、枳实、枳壳、大黄、番泻叶、芦荟、芒硝、附子、肉桂等。

对于有口腔疾病的妊娠妇女，如无特殊必要，应尽量避免使用以上中药，以免发生意外。

3. 服中药时期的饮食禁忌

服中药时期的饮食禁忌简称"食忌"。一般而言应忌生冷、辛热、油腻、腥膻和有刺激性的食物。此外，根据病情的不同，饮食禁忌也有区别。如热性病尤其应忌辛辣、油腻、煎炸食物；寒性病尤其应忌生冷；胸痹应忌肥肉、脂肪、动物内脏及烟、酒；肝阳上亢，头晕目眩，烦躁易怒应忌胡椒、辣椒、大蒜、白酒等辛热助阳之品；脾胃虚弱应忌油炸黏腻、寒冷固硬、不易消化的食物；疮疡、皮肤病患者，应忌鱼、虾、蟹等腥膻发物及辛辣刺激性食品。

（三）有毒中药

中草药的有效成分往往与毒性成分并存，至今有记载的8 000余种中草药中，有毒的达500种之多。其中包括"大毒"、"有毒"、"小毒"等不同等级。一般来说，"大毒"者除特殊需要外都要禁用或禁内服；"有毒"者通过炮制加工或配伍使其毒性降低后可以慎用；"小毒"者慎用，但必须观察病情变化及用药后反应。

《中国药典》1995年版收载了中药材522种，其中注明"有毒"的70种，包括大毒10种、有毒38种、小毒22种。① 大毒类：毒性剧烈，生品内服常用量很小或不宜内用，治疗量与中毒量接近，超量用药可致严重毒性反应和中毒致死。包括：川乌、草乌、马钱子、天仙子、巴豆、巴豆霜、红粉、闹洋花、斑蝥等。② 有毒类：毒性较大，治疗量与中毒量比较接近，过量也可致中毒甚至死亡。包括：干漆、

土荆皮、山豆根、千金子、千金子霜、制川乌、天南星、木鳖子、水蛭、甘遂、仙茅、白附子、白果、朱砂、华山参、全蝎、芫花、苍耳子、两头尖、附子、苦楝子、金钱白花蛇、京大戟、制草乌、轻粉、洋金花、常山、商陆、硫黄、雄黄、蓖麻子、蜈蚣、罂粟壳、蕲蛇、蟾酥、牵牛子等。③ 小毒类：有一定毒性，治疗量和中毒量差距较大，但剂量过大也可发生毒副作用。包括：土鳖虫、川楝子、艾叶、北豆根、九里香、小叶莲、地枫皮、红大戟、吴茱萸、苦木、苦杏仁、南鹤虱、草乌叶、鸦胆子、重楼、急性子、蛇床子、猪牙皂、蒺藜、鹤虱、两面针、绵马贯众等。

此外中药使用禁忌还可分为"使用对象禁忌"、"患者证候禁忌"和"使用方法禁忌"等。例如前述的孕妇禁用药就属"使用对象禁忌"；出血者慎用肉桂，高血压者慎用洋金花等属"患者证候禁忌"；白果不宜生食，生乌头不可内服等等属"使用方法禁忌"。口腔医生都应熟记，对于不够熟悉的中药，使用前应查《中国药典》等工具书。以免"犯忌"。

三、口腔疾病的常用方剂

自东汉张仲景著《伤寒杂病论》收载 314 首方剂以来，历代方书层出不穷，其中不少流传至今，并一再被临床证实有效。同样，这些方剂也是口腔疾病中医治疗的基础方剂和常用方剂。当然，在临床使用这些方剂时，还应强调因人、因时、因病、因地化裁，才能提高疗效，并积累经验形成治疗口腔疾病的新的有效方剂。

1. 一贯煎

（1）方剂组成

北沙参、麦冬、当归、生地黄、枸杞子、川楝子。

（2）功能主治

功能：滋阴疏肝清热。主治阴虚火旺型唇炎、唇裂渗出结痂，口干咽干、干燥综合征、阴虚火旺型复发性口疮等。

2. 二至丸

（1）方剂组成

女贞子、旱莲草。

（2）功能主治

补益肝肾。主治肝肾阴虚引起的头晕目眩，失眠多梦，腰膝酸软，手足心热，心烦急躁等症状。如肝肾阴虚、阴虚火旺型扁平苔藓、复发性口疮、干燥综合征，盘状红斑狼疮病等。

3. 二陈汤

（1）方剂组成

制半夏、陈皮、茯苓、炙甘草等。

（2）功能主治

燥湿化痰，理气和中。主治湿痰壅滞，胸膈胀满，恶心呕吐，舌胖苔白腻等症。病如结节病、良性肿块、多形性红斑病等。

4. 十全大补汤

（1）方剂组成

党参、白术、茯苓、炙甘草、当归、地黄、白芍、川芎、黄芪、肉桂等。

（2）功能主治

益气养血。主治气血不足所致的神疲乏力，头目眩晕，面色萎黄，心悸气短等症状。如慢性骨髓炎、慢性牙周炎、白塞综合征病等。

5. 二妙散

（1）方剂组成

炒苍术、炒黄柏。

（2）功能主治

燥湿清热。主治唇炎、过敏性口炎、多形性红斑、血管神经性水肿等病。

6. 化斑解毒汤

（1）方剂组成

升麻、生石膏、连翘、牛蒡子、黄连、知母、玄参。

（2）功能主治

清热解毒，消肿化斑。主治丹毒、痈肿疮疖、多形性红斑、盘状红斑狼疮、过敏性口炎、扁平苔藓等病。

7. 六味地黄丸

（1）方剂组成

熟地黄、山萸肉、山药、牡丹皮、茯苓、泽泻。

（2）功能主治

补益肝肾、滋阴清热。主治肝肾阴虚、阴虚火旺、虚火上炎等证，如腰膝酸软、头晕目眩、潮热盗汗、口燥咽干、失眠多梦、便干尿黄等症状。如阴虚火旺型复发性口疮、白塞综合征、慢性牙周炎、慢性骨髓炎等。

8. 归脾汤

（1）方剂组成

党参、黄芪、白术、茯苓、酸枣仁、木香、桂圆、炙甘草、当归、远志、大枣等。

（2）功能主治

益气健脾，补血养心。主治神疲体倦，心悸怔忡，失眠健忘，肌肤麻木，脾虚失血，月经过多等心脾两虚、气血不足之证。如扁平苔藓、干燥综合征、舌感觉异常、复发性口疮、面神经麻痹、裂纹舌等病。

9. 阳和汤

（1）方剂组成

熟地黄、鹿角胶、白芥子、炮姜炭、麻黄、肉桂、甘草。

（2）功能主治

温阳散寒，除痰通络。主治淋巴结结核、骨结核、痈疽、痰核、瘰疬等证。

10. 补中益气汤

（1）方剂组成

黄芪、党参、白术、炙甘草、当归、陈皮、升麻、柴胡。

（2）功能主治

益气健脾，升阳和中。主治脾虚气弱，身倦乏力，心烦懒言，自汗纳差，久泻脱肛，崩漏便血等证。用于复发性口疮、白塞综合征等病的脾虚湿困类型。

11. 逍遥散

（1）方剂组成

柴胡、当归、白芍、白术、茯苓、煨姜、薄荷、甘草。

（2）功能主治

疏肝解郁。主治经前期紧张综合征、更年期综合征、舌感觉异常、扁平苔藓等病。

12. 香贝养营汤

（1）方剂组成

贝母、茯苓、桔梗、香附、陈皮、生姜、大枣、甘草、熟地（生地）、川芎、白术、白芍、人参。

（2）功能主治

化痰散结滞，养营解凝。主治口腔痈结肿块，瘰疬肿瘤，乳岩，气郁痰凝等证。

13. 托里消毒散

（1）方剂组成

八珍汤去熟地，加黄芪、银花、甘草、桔梗、白芷、皂角刺。

（2）功能主治

益气养血，排脓化痰。用于止痛排脓，清解疮毒。

14. 四物清风汤

（1）方剂组成

生地黄、当归、赤芍、荆芥、薄荷、黄芩、柴胡、蝉蜕、川芎、生甘草。

（2）功能主治

疏风清热，凉血活血。主治多形性红斑、过敏性口炎、唇炎、血管神经性水肿等病。

15. 甘露饮

（1）方剂组成

生地黄、熟地黄、茵陈、黄芩、枳壳、枇杷叶、石斛、天冬、麦冬、炙甘草。

（2）功能主治

滋阴清热，生津润燥。主治胃中湿热上蒸，烦躁口渴，口干咽痛，口热口臭，口舌生疮，齿龈龈肿、溃烂等证。如复发性口疮、扁平苔藓、牙周炎、干燥综合征及结核等病。

16. 四君子汤

（1）方剂组成

人参、白术、茯苓、甘草。

（2）功能主治

补中和胃。主治脾胃气虚，少言懒动，健运失职，食少便溏等症状。

17. 防风通圣散

（1）方剂组成

防风、连翘、麻黄、薄荷、荆芥、白术、栀子、川芎、当归、白芍、大黄、芒硝、石膏、黄芩、桔梗、甘草、滑石。

（2）功能主治

清热泻火，表里双解。主治外感风寒暑湿，恶冷壮热，口苦咽干，便秘尿赤，一切疮疡肿毒等症。如唇炎、过敏性口炎、腮腺炎、淋巴结炎、丹毒、冠周炎等病。

18. 荆防败毒散

（1）方剂组成

荆芥、防风、柴胡、川芎、羌活、独活、茯苓、桔梗、枳壳、甘草、前胡。

（2）功能主治

解表散寒，祛湿宣肺。主治风寒挟湿之表证，

口腔疮疡肿毒因风邪引起初发，局部红肿热痛较轻未成脓者。

19. 凉膈散

（1）方剂组成

连翘、大黄、芒硝、栀子、黄芩、薄荷、竹叶、甘草。

（2）功能主治

凉膈清热，解毒通便。用于口舌生疮、唇干唇裂、痈肿疮疖、口燥咽痛、腮颊龈肿、压痛鼻衄等症状。

20. 除湿胃苓汤

（1）方剂组成

苍术、厚朴、猪苓、赤茯苓、黄柏、泽泻、陈皮、炙甘草。

（2）功能主治

健脾燥湿，理气和中。用于唇炎、血管神经性水肿、多形性红斑、复发性口疮等病。

21. 银翘散

（1）方剂组成

金银花、连翘、牛蒡子、薄荷、荆芥穗、豆豉、桔梗、竹叶、芦根、生甘草。

（2）功能主治

清热解毒，辛凉解表。用于外感风热引起的口腔炎症、腮腺炎、淋巴结炎、感染性口炎，及颌面疮疡肿毒等疾病。

22. 清胃散

（1）方剂组成

黄连、生地黄、丹皮、升麻、当归。

（2）功能主治

清肠胃积热，凉血解毒。用于胃热牙痛，牙龈红肿溃烂出血，唇、颊、腮、舌肿痛，口干口臭等症状。

23. 清瘟败毒饮

（1）方剂组成

生石膏、生地黄、黄连、黄芩、栀子、知母、连翘、丹皮、赤芍、玄参、桔梗、竹叶、甘草、犀角粉（水牛角粉代）。

（2）功能主治

泻火解毒，凉血滋阴。用于火热炽盛，气血两燔之证，如颌面痈疽疮疖、丹毒、坏死性溃疡性龈口炎等病。

24. 清脾除湿汤

（1）方剂组成

赤茯苓、炒白术、炒苍术、黄芩、生地黄、麦冬、栀子、泽泻、连翘、茵陈、枳壳、生甘草、玄明粉。

（2）功能主治

清热除湿，健脾减毒。主治湿热蕴郁，疮疡破溃。如天疱疮、多形性红斑、唇炎、过敏性口炎等病。

25. 普济消毒饮

（1）方剂组成

黄芩、黄连、陈皮、生甘草、玄参、连翘、板蓝根、马勃、薄荷、白僵蚕、升麻、柴胡、桔梗、牛蒡子。

（2）功能主治

疏风清热，解毒消肿。用于头面红肿，口咽肿痛，颜面丹毒，痈肿热毒。急性腮腺炎、颌面间隙感染、急性淋巴结炎等病。

26. 润肠汤

（1）方剂组成

生地、当归、桃仁、火麻仁、甘草。

（2）功能主治

活血养血，润燥通便。用于颌面部疮疡溃后，脓血大出，或阴虚之复发性口疮。

27. 犀角地黄汤

（1）方剂组成

犀角（水牛角代）、生地、赤芍、丹皮。

（2）功能主治

清热解毒，凉血散瘀。用于温热、火毒燔于血脉及颌面部疔疮走黄、内陷，毒入营血等症。

28. 牛蒡解肌汤

（1）方剂组成

牛蒡子、薄荷、荆芥、连翘、山栀、丹皮、石斛、玄参、夏枯草。

（2）功能主治

祛风清热，化痰消肿。主治头面风热、颈项痰毒初起之症。

29. 消骨散

（1）方剂组成

银柴胡、知母、地骨皮、胡黄连、青蒿、秦艽、鳖甲、甘草。

（2）功能主治

清热凉血，退虚热。用于肺结核，颌下、颈淋巴结核，瘰疬等症。

30. 透脓散

（1）方剂组成

当归、黄芪、炒穿山甲、川芎、皂角刺。

（2）功能主治

透脓托毒。适用于口腔诸肿疮痈脓肿已成而不易外溃者。

31. 清胃散

（1）方剂组成

当归身、生石膏、黄连、生地、升麻。

（2）功能主治

清胃凉血。证见胃有积热，上下牙痛，牵引头痛,满面发热,牙龈红肿溃烂,牙宣出血,或口气热臭或唇、舌、颊腮肿痛,口干舌燥;舌红少苔;脉滑大而数。适用于牙周炎急性期。

32. 牙周败毒饮

(1) 方剂组成

生石膏、黄芩、紫花地丁、玄参、生地、大黄。

(2) 功能主治

脾胃积热或胃有实火,循径上犯牙龈,证见牙龈红肿、疼痛或发牙周脓肿、牙龈出血;或有烦渴饮冷、口臭、便秘、小便黄少、舌苔黄厚少津、脉洪大或滑数。适用于牙周炎、牙周脓肿、急性智齿冠周炎、根尖周炎以及颌面部各种炎症早期。

33. 玉女煎

(1) 方剂组成

生石膏、熟生地、麦冬、知母、牛膝。

(2) 功能主治

素体阴虚而兼挟胃火炽盛,即少阴不足、阳明有余,证见烦热干渴、头痛、牙龈肿痛、牙龈出血、牙齿松动、口舌生疮;常伴有头晕、目眩、耳鸣、腰酸、膝软、手足心潮热。适用于身体虚弱之牙周炎急性发作者。

34. 固齿丸

(1) 方剂组成

熟地、山药、山萸肉、丹皮、茯苓、泽泻、骨碎补、黄芪。

(2) 功能主治

用于因肾虚所致牙齿动摇,牙周萎缩等症状。临床上多以肾阴虚为主,证见牙齿松动、牙齿移位、伸长、牙周萎缩、咀嚼无力或兼有牙龈出血,并常伴有耳鸣、目眩、潮热、盗汗、经闭、梦遗、咽干口燥等;舌质红、舌苔少或光剥无苔,脉沉细、尺脉弱。本方适用于成人型牙周炎之静止期有牙齿松动者,常需连续服药3~6个月。

35. 龙胆泻肝汤

(1) 方剂组成

龙胆草、黄芩、山栀子、柴胡、当归、生地黄、车前子、泽泻、木通、甘草。

(2) 功能主治

泻肝胆实火,清热利湿。主治白塞综合征、复发性口疮、口腔扁平苔藓、舌感觉异常,灼口综合征兼有头痛、目赤、口苦、口干、胁痛、耳鸣耳聋,大便干结,阴痒带下等肝胆实火及肝胆湿热之证,表现为脉弦滑数,舌红、苔黄或黄腻等症。

36. 桃红四物汤

(1) 方剂组成

桃仁、红花、白芍、熟地、当归、川芎。

(2) 功能主治

养血补虚,行血散瘀。可用于顽固性口疮溃疡,口腔扁平苔藓,口腔白斑,灼口综合征或颌面部肿瘤,证见瘀血阻滞经脉,病损愈合缓慢,并有经闭、痛经;舌质淡有瘀斑、瘀点,舌下青筋粗大;脉迟涩或结代。

37. 导赤散

(1) 方剂组

生石膏、知母、生地黄、木通、淡竹叶、玄参、麦冬、青蒿、板蓝根、芦竹根、孩儿茶、甘草。

(2) 功能主治

清心胃积热,兼养阴利湿,泻心火。主治口干舌燥、烦渴引饮、面赤、恶热、大便秘结、小便短赤痛等症;复发性口腔溃疡、口腔扁平苔藓糜烂疼痛;疱疹性口炎、球菌性口炎或坏死性龈口炎等病。

38. 八珍汤

(1) 方剂组成

当归、川芎、熟地黄、赤芍、党参、白术、茯苓、炙甘草。

（2）功能主治

补益气血。气虚不能固表则恶寒,并有复发性口疮反复不断,食少便溏;舌质淡;脉微弱或虚大等。

39. 仙方活命饮

（1）方剂组成

金银花、炙穿山甲、天花粉、白芷、当归尾、赤芍、浙贝母、防风、乳香、没药、皂角刺、陈皮、甘草。

（2）功能主治

清热解毒,消肿散结,活血止痛。用于颌面部丹毒、间隙感染、疖、痈、脓肿、淋巴腺炎等病早期,局部红肿热痛者。服用后,脓未成者可消退,腔已成者可助溃破。

40. 五味消毒饮

（1）方剂组成

金银花、野菊花、蒲公英、紫花地丁、紫背天葵。

（2）功能主治

清热解毒,凉血消肿。本方为口腔科常用之清热解毒方剂,用于口腔颌面部各种急性炎症,即各种疮、疡、痈、肿热毒之实火疾患。

41. 黄连解毒汤

（1）方剂组成

黄连、黄芩、黄柏、栀子。

（2）功能主治

泻火解毒、清化湿热。本方是清热泻火常用基本方,主治头面部各种痈肿、疮疖、热毒等症。

42. 牵正散

（1）方剂组成

白附子、僵蚕、全蝎。

（2）功能主治

祛风化痰、解痉止挛。主治面神经麻痹、肌肉抽搐。本方用于风痰阻络疾病。

43. 蠲痹汤

（1）方剂组成

黄芪、甘草、防风、羌活、赤芍、姜黄。

（2）功能主治

祛风除湿。主治因面部经络受风湿侵扰出现的面痛、头风、颞颌关节疼痛等。

第三节　口腔疾病常用中草药及成药

一、口腔疾病外用成药及常用草药

（一）外用成药

1. 冰硼散

（1）方剂组成

冰片、硼砂（炒）、朱砂、玄明粉。

（2）功能主治

清热解毒、散热止痛。用于各种急性口腔炎及急性咽部炎症。将上药研成细粉,混匀撒于患处,或用蜂蜜调匀涂于患处,3次/日。或用糯米纸包成小药块,敷贴于患处。

2. 锡类散

（1）方剂组成

牛黄、冰片、珍珠、人指甲、象牙屑、青黛、壁钱炭。

（2）功能主治

清热解毒、化腐生肌。主治各种急性口炎、口舌生疮、咽部炎症。每用少许,将药粉撒于患处,每日1~2次。本品有成品出售。

3. 抑阳散(洪宝膏)

(1)方剂组成

天花粉、白芷、姜黄、赤芍。

(2)功能主治

活血化瘀,消肿止痛。用于各种颌面部炎症早期,促使炎症消退。将上药研成细粉,混匀以10%~20%蜂蜜液调制敷于患处,每2日或间2日1次。

4. 养阴生肌散

(1)方剂组成

青黛、甘草粉、牛黄、黄柏粉、枯矾、龙胆草粉、冰片、煅石膏、薄荷脑。

(2)功能主治

清热解毒,用于各种口腔炎与口腔溃疡。上述药物共研细末混匀,撒布于患处,3小时/次。

5. 三黄含漱液

(1)方剂组成

黄芩、黄连、黄柏。

(2)功能主治

清热解毒、止血定痛,促进溃疡愈合。用于治疗胃热上犯引起的口疮、风热牙痛及牙宣出血等。将上药成煎剂,过滤即得。

6. 三花白竹液

(1)方剂组成

金银花、菊花、金莲花、白芷、竹叶。

(2)功能主治

清热散风、消肿止痛。治疗各种感染性口炎、复发性口疮、冠周炎、急性咽炎等。将上药成煎剂,过滤即得。

7. 溃疡促愈丸

(1)方剂组成

地黄、黄芩、玉竹、天花粉、桔梗、玄参、黄芪、黄精、紫花地丁。

(2)功能主治

有清热、养阴、生肌、生津作用。每次2丸,每日2次。

8. 牛黄解毒丸

(1)方剂组成

牛黄、大黄、黄芩、桔梗、石膏(生)、冰片、雄黄、甘草。

(2)功能主治

解毒止痛,湿热通便。治疗多发性牙周脓肿。每次9 g,每日2次,口服。有成药出售。

(二)外治常用草药

解毒消肿药:青黛、硼砂、朱砂、雄黄、木槿皮等。

消肿解毒药:黄柏、栀子、黄连、龙胆草、山豆根等。

清热燥湿药:儿茶、黄柏、龙胆草、黄连、黄芩、煅石膏、炉甘石、赤石脂等。

祛风清热药:薄荷、白芷、细辛、白僵蚕、胆南星、地肤子、白藓皮、木槿皮、露蜂房等。

解毒生肌药:煅龙骨、血竭、煅石膏、珍珠粉、象牙屑、明矾、炉甘石、白芨、儿茶等。

收敛杀虫药:儿茶、明矾、乌梅、雄黄、血竭、芦荟、绿矾、五味子、大枫子、露蜂房、轻粉等。

解毒止血药:蒲黄、百草霜、儿茶、密陀僧、蟾酥、龙骨、露蜂房等。

温通散寒药:肉桂、干姜、细辛、白芷、良姜。

止痛消肿药:冰片、儿茶、乳香、没药、血竭、蟾酥、山豆根。

通窍镇惊药：牛黄、麝香、冰片。

软坚消肿药：玄明粉、寒水石、牡蛎。

外用止血药：茜草炭、地榆炭、血余炭、棕榈炭、百草霜、侧柏炭、卷柏炭。

二、常用内服成药及草药

（一）常用内服成药

口腔疾病的常用内服成药大致可以分成两个部分。一是根据经典方制成的成药，例如六味地黄丸、十全大补丸、补中益气丸、八珍丸、防风通圣丸、逍遥丸、牛黄解毒丸等等，其药物组成和主治功能如前所述，对于有全身性征候的口腔疾病患者可以参考运用。二是根据近代临床经验方制成的、并对口腔疾病较为有效的某些成药，举例于下。

1. 雷公藤总苷片

（1）方剂组成

雷公藤总苷。

（2）功能主治

可用于阿弗他溃疡、白塞病、口腔扁平苔藓、口腔盘状红斑狼疮、天疱疮、唇炎等病。

（3）用法用量

每片 10 mg；每次 20 mg，3 次/日，口服。

（4）不良反应

可能出现恶心、呕吐、腹痛、腹泻等胃肠道症状；男性精子活力下降、女性月经紊乱；头晕、乏力、白细胞或血小板减少等，但短期使用停药后一般可恢复正常。如长期大量使用可能出现糖皮质激素样不良反应。

（5）注意事项

孕妇禁用；欲生育者慎用；有心肝肾功能不全者或胃肠道疾病者慎用或禁用；必须长期使用者应注意定期观察皮质激素样不良反应。

2. 昆明山海棠片

（1）方剂组成

昆明山海棠。

（2）功能主治

同雷公藤总苷片。

（3）用法用量

每片 0.25 g；每次 0.5 g，3 次/日，口服；1～2 个月 1 个疗程。

（4）不良反应

同雷公藤总苷片。

（5）注意事项

同雷公藤总苷片。

3. 增生平片

（1）方剂组成

山豆根、拳参、黄药子等。

（2）功能主治

清热解毒、化瘀散结。有抗致突变、抑制上皮增生癌变等药理作用。适用于口腔白斑、口腔扁平苔藓、口腔盘状红斑狼疮等癌前病变或癌前状态有上皮异常增生患者。

（3）用法用量

每片 0.3 g；每次 6～8 片，2 次/日，口服，6 个月 1 个疗程。

（4）不良反应

可能出现恶心、呕吐、腹痛、腹泻等胃肠道症状；皮疹；肝功能异常等，但短期使用停药后一般可恢复正常。

（5）注意事项

孕妇、肝功能异常、素体虚寒者禁用；必须长期使用者应注意定期观察皮肝功能；服药期间忌食辛辣。

4. 肿痛安胶囊

（1）方剂组成

三七、天麻、僵蚕等。

（2）功能主治

化瘀散结、祛风化痰、消肿定痛。可用于气血风痰淤结引起的阿弗他溃疡、牙龈炎、冠周炎、咽喉炎、扁桃体炎等病。

（3）用法用量

每粒 0.28 g；每次 2 粒，每日 3 次，口服。

（4）不良反应

可能出现恶心、呕吐、腹痛、腹泻等胃肠道症状，但短期使用停药后一般可恢复正常。

（5）注意事项

孕妇慎用。

5. 一清胶囊

（1）方剂组成

大黄、黄芩等。

（2）功能主治

清热燥湿、泻火解毒、化瘀止血。可用于热毒引起的目赤口疮、阿弗他溃疡、牙龈炎、冠周炎、咽喉炎、扁桃体炎等病。

（3）用法用量

0.5 g/粒；每次 2 粒，每日 3 次，口服。

（4）不良反应

可能出现恶心、呕吐、腹痛、腹泻等胃肠道症状；偶见皮疹，但短期使用停药后一般可恢复正常。

（5）注意事项

孕妇慎用。出现腹泻需减量。

6. 新癀片

（1）方剂组成

肿节风、三七、人工牛黄、猪胆粉、肖梵天花、珍珠层粉、水牛角粉、红曲等。

（2）功能主治

清热解毒、活血化瘀、消肿止痛。可用于热毒瘀血引起的咽喉肿痛、牙痛、痹痛、胁痛、黄胆、无名肿痛等病。

（3）用法用量

每片 0.32 g；每次 2～4 片，每日 3 次，口服。

（4）不良反应

可能出现眩晕、咽干、怠倦、胃部嘈杂不适、轻度腹泻等症状；但短期使用停药后一般可恢复正常。

（5）注意事项

孕妇慎用。胃及十二指肠溃疡、肾功能不全者慎用。

（二）常用内服草药及常规用量*

1. 解表药

（1）发散风寒药

麻黄 3～10　桂枝 3～10　紫苏 3～10　生姜 3～10　香薷 3～10　荆芥 3～10　防风 3～10　羌活 3～10　白芷 3～10　细辛 2～5　藁本 3～10　苍耳子 3～10　辛夷 3～9　葱白 3～10　胡荽 3～6　柽柳 3～10

（2）发散风热药

薄荷 3～6　牛蒡子 3～10　蝉蜕 3～10　桑叶 5～10　菊花 10～15　蔓荆子 5～10　柴胡 3～10　升麻 3～10　葛根 10～16　淡豆豉 10～15　浮萍 3～10　木贼 3～10

2. 清热药

（1）清热泻火药

石膏 15～60　寒水石 10～15　知母 6～12　芦根 15～30　天花粉 10～15　竹叶 6～15　淡竹叶 10～15　鸭跖草 15～30　栀子 3～10　夏枯草 10～15　决明子 10～15　谷精草 6～15　密蒙花 6～10　青箱子　3～15

（2）清热燥湿药

黄芩 3～10　黄连 2～10　黄柏 5～10　龙胆草 3～6　秦皮 3～12　苦参 3～10　白藓皮 6～19

---

* 数字之后的单位"克"省略

椿皮 3～10

（3）清热解毒药

金银花 10～15　连翘 6～15　蒲公英 10～30　紫花地丁 15～30　野菊花 10～18　穿心莲 3～6　大青叶 10～15　板蓝根 10～15　青黛 1.5～3　贯众 10～15　鱼腥草 15～30　金荞麦 15～30　红藤 10～30　败酱草 6～15　射干 6～10　山豆根 3～10　马勃 3～6　白头翁 6～15　马齿苋 30～60　地锦草 15～30　蚤休 5～10　拳参 3～12　半边莲 10～15　白花蛇舌草 15～60　山慈姑 3～6　土茯苓 15～60　漏芦 3～12　白蔹 3～10　四季青 15～30　绿豆 15～30

（4）清热凉血药

生地 10～30　玄参 10～15　牡丹皮 6～12　赤芍 6～15　紫草 3～10　水牛角 6～15

（5）清虚热药

青蒿 3～10　白薇 3～12　地骨皮 6～15　银柴胡 3～10　黄连 3～10

3. 泻下药

（1）攻下药

大黄 5～10　芒硝 3～6　番泻叶 1.5～3　芦荟 1～2

（2）润下药

火麻仁 10～15　郁李仁 6～12

（3）峻下逐水药

甘遂 0.5～1　京大戟 1.5～3　芫花 1.5～3　商陆 5～10　牵牛子 3～9

4. 祛风湿药

（1）祛风湿散寒药

独活 5～15　威灵仙 5～15　蕲蛇 5～15　木瓜 10～15　蚕砂 5～15　伸筋草 10～25　松节 5～15　海风藤 5～15　老鹳草 10～30　路路通 5～10

（2）祛风湿清热药

秦艽 5～15　防己 5～10　桑枝 15～30　豨莶草 15～20　臭梧桐 5～15　海桐皮 5～15　络石藤 5～15　穿山龙 15～30　丝瓜络 6～10

（3）祛风湿强筋骨药

五加皮 5～15　桑寄生 10～15　狗脊 10～15　千年健 5～10

5. 化湿药

藿香 5～10　佩兰 5～10　苍术 5～10　厚朴 3～10　砂仁 5～10　白豆蔻 3～6　草果 3～6

6. 利水渗湿药

（1）利水消肿药

茯苓 10～15　薏苡仁 10～30　猪苓 5～10　泽泻 5～10　冬瓜皮 15～30　玉米须 30～60　葫芦 15～30　荠菜 15～30

（2）利尿通淋药

车前子 10～15　滑石 10～15　通草 5～10　瞿麦 10～15　萹蓄 10～30　地肤子 10～15　海金沙 6～12　石韦 5～10　灯心草 1.5～2.5　萆薢 10～15

（3）利湿退黄药

茵陈蒿 10～30　金钱草 30～60　虎杖 10～30　地耳草 15～30　垂盆草 15～30

7. 温里药

附子 3～15　干姜 3～10　肉桂 2～5　吴茱萸 1.5～6　小茴香 3～6　高良姜 3～10　花椒 2～6　丁香 1.5～6　荜拨 3～6

8. 理气药

橘皮 3～10　青皮 3～10　枳实 3～10　枳壳 3～12　木香 3～6　沉香 1～3　檀香 1～3　香附 6～12　川楝子 3～10　乌药 3～10　荔枝核 10～15　佛手 3～10　香橼 3～10　玫瑰花 3～6　绿萼梅 3～6　薤白 5～10　大腹皮 5～10　九香虫 3～10

9. 消食药

山楂 10~15　神曲 6~15　麦芽 10~16　谷芽 10~15　莱菔子 6~10　鸡内金 3~10　鸡矢藤 15~60

10. 驱虫药

使君子 10~15　槟榔 6~15　南瓜子 60~120　榧子 15~30　芜荑 3~10

11. 止血药

(1) 凉血止血药

大蓟 10~15　小蓟 10~15　地榆 10~15　槐花 10~15　侧柏叶 10~15　白茅根 15~30　苎麻根 10~30

(2) 化瘀止血药

三七 1~1.5　茜草 10~15　蒲黄 3~10　花蕊石 10~15　降香 3~6

(3) 收敛止血药

白及 3~10　仙鹤草 10~15　紫珠 10~15　棕榈炭 3~10　血余炭 6~10　藕节 10~15

(4) 温经止血药

炮姜 3~6　艾叶 3~6　灶心土 10~15

12. 活血化瘀药

(1) 活血止痛药

川芎 3~10　延胡索 3~10　郁金 5~12　姜黄 3~10　乳香 3~10　没药 3~10　五灵脂 3~10

(2) 活血调经药

丹参 5~15　红花 3~9　桃仁 5~10　益母草 10~30　泽兰 10~15　牛膝 6~15　鸡血藤 10~15　王不留行 5~10　月季花 2~5　凌霄花 3~10

(3) 活血疗伤药

地鳖虫 3~10　苏木 3~10　骨碎补 10~15　刘寄奴 3~10

(4) 破血消症药

莪术 3~15　三棱 3~10　水蛭 1.5~3　穿山甲 3~10

13. 化痰止咳平喘药

(1) 化痰药

制半夏 3~10　胆南星 1.5~6　白芥子 3~6　旋覆花 3~10　白前 3~10　前胡 6~10　桔梗 3~10　川贝母 3~10　浙贝母 3~10　瓜蒌 10~20　竹茹 6~10　竹沥 30~50　天竺黄 3~6　海藻 10~15　昆布 6~12　海蛤壳 10~15　海浮石 10~15　瓦楞子 10~15　礞石 6~10　胖大海 2~4 枚

(2) 止咳平喘药

甜杏仁 5~10　苏子 5~10　百部 5~10　紫菀 5~10　款冬花 5~10　枇杷叶 5~10　桑白皮 5~15　葶苈子 5~10　白果 5~10　矮地茶 10~30

14. 安神药

(1) 重镇安神药

磁石 15~30　龙骨 15~30　龙齿 15~30　琥珀 1.5~2

(2) 养心安神药

酸枣仁 10~20　柏子仁 10~20　远志 3~6　合欢皮 10~30　夜交藤 15~30

15. 平肝息风药

(1) 平抑肝阳药

石决明 15~30　珍珠母 15~30　牡蛎 10~30　紫贝齿 10~15　代赭石 6~15　刺蒺藜 6~15

(2) 息风止痉药

羚羊角 1~3　钩藤 10~15　天麻 3~10　地龙 5~15　僵蚕 3~10

16. 开窍药

石菖蒲 5~10

17. 补虚药

（1）补气药

党参 10～30　太子参 10～30　黄芪 10～20　白术 10～15　山药 10～30　白扁豆 10～30　甘草 3～10　大枣 10～30　饴糖 15～20　蜂蜜 15～30

（2）补阳药

鹿角霜 10～15　巴戟天 10～15　淫羊藿 5～10　仙茅 3～10　补骨脂 6～15　益智仁 3～10　海马 1～1.5　肉苁蓉 10～15　锁阳 10～15　菟丝子 10～15　沙苑子 10～15　杜仲 10～15　续断 10～15　葫芦巴 5～10　核桃仁 10～30　蛤蚧 1～2　冬虫夏草 2～3

（3）补血药

当归 6～15　熟地 10～30　白芍 10～15　何首乌 10～30　阿胶 5～15　龙眼肉 10～15

（4）补阴药

北沙参 10～15　南沙参 10～15　百合 10～30　麦冬 10～15　天冬 10～15　石斛 10～15　玉竹 10～15　黄精 10～30　枸杞子 10～15　墨旱莲 15～20　女贞子 10～15　桑椹 10～15　黑芝麻 10～30　龟甲 15～30　鳖甲 15～30

18. 收涩药

（1）固表止汗药

麻黄根 3～9　浮小麦 15～30　糯稻根须 15～30

（2）敛肺涩肠药

五味子 3～6　乌梅 3～10　五倍子 3～9　罂粟壳 3～6　诃子 3～10　石榴皮 3～10　肉豆蔻 3～9　赤石脂 10～20　禹余粮 10～20

（3）固精缩尿止带药

山茱萸 5～10　覆盆子 5～10　桑螵蛸 6～10　海螵蛸 6～12　金樱子 6～12　莲子 10～15　芡实 10～15

（周曾同）

参 考 文 献

1　吴敦序.中医基础理论.上海：上海科学技术出版社,2005.

2　段富津.方剂学.上海：上海科学技术出版社,2004.

3　雷载权.中药学.上海：上海科学技术出版社,2005.

4　王永炎.中医内科学.上海：上海科学技术出版社,2004.

5　徐治鸿.实用中医口腔病学.天津：天津科学技术翻译出版公司,1991.

6　史宗道.口腔临床药物学.北京：人民卫生出版社,2003.

7　尹音,王峰.实用口腔药物学.北京：人民卫生出版社,2006.

附录一 药物剂量折算

1. 药物剂量按年龄折算

年　龄　组	剂量（为成人剂量的）	年　龄　组	剂量（为成人剂量的）
出生至 1 个月	1/18～1/14	6～9 岁	2/5～1/2
1～6 个月	1/14～1/7	9～14 岁	1/2～2/3
6 个月至 1 岁	1/7～1/5	14～18 岁	2/3 至全量
1～2 岁	1/5～1/4	18～60 岁	全量～3/4
2～4 岁	1/4～1/3	60 岁以上	3/4
4～6 岁	1/3～2/5		

2. 儿童用药剂量按体重计算

$$儿童剂量 = 成人剂量 \times \frac{儿童体重(kg)}{60(成人平均体重,kg)}$$

或

$$儿童剂量 = \frac{成人剂量 \times 2 \times 儿童体重}{100}$$

公式中儿童体重的推算方法：

$$1～6 个月儿童体重(kg) = 月龄 \times 0.6 + 3$$

$$7～12 个月儿童体重(kg) = 月龄 \times 0.5 + 3$$

3. 儿童用药剂量按体表面积计算

$$儿童剂量 = 成人剂量 \times \frac{某体重儿童体表面积(m^2)}{1.7(体重 70\ kg 成人的体表面积,m^2)}$$

3.1. 体重 30 kg 以下的儿童体表面积

$$儿童体表面积(m^2) = (年龄 + 5) \times 0.07$$

或

$$儿童体表面积(m^2) = 体重(kg) \times 0.035 + 0.1$$

3.2. 体重 30 kg 以上的儿童体表面积

按体重每增加 5 kg，体表面积增加 0.1 m² 推算，如 35 kg 儿童体表面积为 1.1+0.1=1.2 m²，40 kg 为 1.3 m²。

4. 老年人剂量按年龄与体重综合衡量估算每日剂量

4.1. 一般 60 岁以上的患者可用成人剂量的 3/4，或 50 岁以后每增加 1 岁药量应比成人标准剂量减少约 1%。

4.2. 采用半量法则：尤其经肾脏排泄的药物，在开始时只给剂量的一半，以后根据病情逐步增加剂量。

4.3. 根据内生肌酐清除率调整剂量。

4.4. 有条件的可做血药浓度监测，根据血药浓度调整剂量。

5. 年龄、身高、体重与体表面积之间的关系

5.1. 成人标准体重的估算

$$男性体重（kg）＝身高（cm）－105$$

$$女性体重（kg）＝身高（cm）－110$$

5.2. 成人体重与体表面积换算

$$体表面积（m^2）＝0.006\,1×身高（cm）＋0.012\,8×体重（kg）－0.015\,29$$

5.3. 年龄、体重及体表面积表

年　龄	体重（kg）	体表面积（m²）	年　龄	体重（kg）	体表面积（m²）
初生	3	0.21	4 岁	16	0.66
1 个月	4	0.24	5 岁	18	0.73
2 个月	4.5	0.26	6 岁	20	0.80
3 个月	5	0.27	7 岁	22	0.89
4 个月	5.5	0.28	8 岁	24	0.94
5 个月	6	0.31	9 岁	26	1.00
6 个月	6.5	0.33	10 岁	28	1.08
7 个月	7	0.35	11 岁	30	1.15
8 个月	7.5	0.36	12 岁	33	1.19
9 个月	8	0.38	13 岁	36	1.26
10 个月	8.5	0.40	14 岁	40	1.33
11 个月	9	0.42	16 岁	50	1.50
12 个月	10	0.44	18 岁	60	1.60
2 岁	12	0.52	成人	70	1.70
3 岁	14	0.59			

5.4.　按身高、体重折算体表面积

$$体表面积（m^2）＝体重（kg）^{0.425}×身高（cm）^{0.725}×0.007\,184$$

（此公式适于成人和儿童）

附录二　肝、肾功能减退时给药方案的调整

　　肝脏和肾脏是大多数药物代谢、排泄的重要器官,肝、肾功能减退时,药物消除能力减低,半衰期延长,按常规剂量给药,会蓄积而致中毒。必须对给药剂量和间隔时间进行调整,可以减少用药剂量,也可以延长给药间隔时间。

肝、肾功和能不全时部分药物的 $t_{1/2}$ 和剂量的调整表

类别	药　物	$t_{1/2}$(h)			肾衰者,不同肾小球滤过率剂量的调整＊			肝功能低下时剂量的调整
		正常人	肾衰者	肝病者	>50 (ml/min)	10~50 (ml/min)	<10 (ml/min)	
降血糖药	甲苯磺丁脲	4~8	3~9	3~7	—	—	—	—
	氯磺丙脲	25~42	延长	—	稍减量	不用	不用	慎用
	胰岛素	0.08~0.25	延长	—	减量	减量	减量	根据血糖高低决定剂量
降压药	甲基多巴	2~3	6	—	—	—	—	不用
	肼屈嗪	2~3	延长	—	减量	减量	减量	减量
	可乐定	7~12	24	—	减量	减量	减量	可能减量
	利舍平	46~165	—	—	—	—	—	可能减量
	米诺地尔	4.2	42	—	—	—	—	可能减量
	哌唑嗪	2.5~4	—	—	—	—	—	可能减量
抗病毒药	金刚烷胺	12~36	>24	—	有蓄积性	有蓄积性	有蓄积性	—
抗结核药	利福平	2.3	3.1~5	延长	—	—	—	有蓄积性
	乙醇丁胺	3.3	>10	—	—	50% q24 h 或 100% q36 h	25% q24 h 或 100% q18 h	—
	异烟肼	1.4	2.3	6.7	—	—	66%~100%	中度及严重者需减量

— 346 —

续　表

类别	药　物	$t_{1/2}$（h）			肾衰者,不同肾小球滤过率剂量的调整 *			肝功能低下时剂量的调整
		正常人	肾衰者	肝病者	>50 (ml/min)	10～50 (ml/min)	<10 (ml/min)	
抗生素	阿米卡星	2～3	86	—	75%	—	—	—
	氨苄西林	0.8～1.5	6～20	1.9	—	q12～24 h	q24～48 h	—
	苯唑西林	0.4	1	稍延长	—	—	—	严重者需稍减量
	多黏菌素 B	4.5～6	36	—	75%～100%	50%～75%	25%～30%	—
	多黏菌素 E	1.6～8	10～20	—	75%～100%	50%～75%	23%～30%	—
	多西环素	15～24	25	—	—	—	—	稍减量
	呋喃妥因	0.3	1	—	—	不用	不用	慎用
	红霉素	1.5～3	4～6	—	—	—	—	中度及重度者需减量
	磺胺甲恶唑	9～11	10～50	—	q12 h	q18 h	q18～24 h	严重者需减量
	磺胺异恶唑	4.5～7	6～12	—	—	q8～12 h	q12～24 h	严重者需减量
	甲硝唑	6～14	8～15	—	—	q8～12 h	q12～24 h	严重者需减量
	甲氧苄啶	8～16	24～26	—	—	q8～12 h	q12～24 h	—
	卡那霉素	3	84	—	75%	35%～50%	25%	—
	克林霉素	2～4	3.5～5	7～14	—	—	—	中度及重度者需减量
	链霉素	2.5	110	—	q24 h	q24～48 h	q48～96 h	—
	林可霉素	4～6.4	10	11.8	q6 h	q6～12 h	q12～24 h	中度及重度者需减量
	邻氯西林	0.5	0.8	—	—	—	—	—
	氯霉素	2～4	3.5～7	12	—	—	—	减量
	咪康唑	20～24	24	—	—	—	—	严重者需减量
	米诺环素	12～15	14～30	—	—	—	—	稍减量
	孟德立酸	3～6	—	—	—	—	不用	—
	萘啶酸	1～2.5	21	—	—	—	不用	严重者需减量
	庆大霉素	3	60	—	75%～100%	35%～75%	25%～35%	—

类别	药物	$t_{1/2}$（h）			肾衰者,不同肾小球滤过率剂量的调整＊			肝功能低下时剂量的调整
		正常人	肾衰者	肝病者	＞50 (ml/min)	10～50 (ml/min)	＜10 (ml/min)	
抗生素	青霉素	0.5	6～20	—	—	q12 h	q12 h～18 h	—
	双氯西林	0.7	1					
	羧苄西林	1	10～20	1.9	q8～12 h	q12～24 h	q24～48 h	
	头孢甲氯噻吩	0.6～1	8～33	—	q8 h	q8～12 h	q24～48 h	
	头孢克罗	0.6～1	1.5～3.5		—	50％～100％	25％～33％	
	头孢拉定	0.5	2.5			50％	25％	
	头孢来星	0.75～1.5	—				q12～24 h	
	头孢孟多	0.5～1.8	15～24	—		25％～50％	10％～25％	
	头孢匹林	0.5	2.5	—			q6～12 h	严重者稍减量
	头孢羟氨苄	1～1.4	10～25	—	q8 h	q12～24 h	q24～48 h	—
	头孢噻啶	1.5	10～23	—	避免应用	避免应用	避免应用	
	头孢噻吩	0.5～0.9	3～18	—	—		q8～12 h	严重者慎用
	妥布霉素	2.5	70	—	75％～100％	—	—	—
	万古霉素	4～8	200～240	—	q24～72 h	q72～240 h	q240 h	
	新霉素	2	12～24	—	—	q8～12 h	q12～36 h	
	乙氧萘西林	0.6	1.2	1.7	—		—	严重者需减量
抗痛风及抗炎药	保泰松	40～140	27～96	40～190				
	别嘌醇	0.7	延长	—	300 mg/d	200 mg/d	100 mg/d	
	丙磺舒	13～17	—	—		不用	不用	
	布洛芬	2						
	非诺洛芬	1.5～2.9	—	—		—	—	
	萘普生	12～15					不用	
	泼尼松	2.5～3.5	3.5			不用		
	青霉胺	—				不用	不用	
	秋水仙碱	0.3	0.7	0.2	—	不得长期应用	—	
	舒林酸	1.5～3.0	—			—	从半量开始	—
	吲哚美辛	2～11	2					

类别	药物	$t_{1/2}$(h)			肾衰者,不同肾小球滤过率剂量的调整 ✻			肝功能低下时剂量的调整
		正常人	肾衰者	肝病者	>50 (ml/min)	10~50 (ml/min)	<10 (ml/min)	
抗心律失常药及强心苷	丙吡胺	4.8~8.2	43	—	q6 h	q12~24 h	q24~48 h	—
	地高辛	30~40	87~100	—	—	50%	减少 50~75%	—
	奎尼丁	3~16	3~16	—	—	—	—	—
	利多卡因	1.3~2.3	1.3~2.5	5	—	—	—	负荷量照旧,滴入速率减半
	普鲁卡因胺	2.2~4	9~16	—	q3~6 h	q6~12 h	q12~24 h	—
	普萘洛尔	4	2~3.2	延长	—	—	—	明显减量
	维拉帕米	3~7	—	—	慎用	慎用	慎用	
	溴苄铵	4~17	31.5	—	q8 h	q24~48 h	—	
	洋地黄毒苷	168~192	200					
精神药物	阿咪替林	12~56	—	—	—	—	—	稍减量,慎用
	苯巴比托	60~150	—	—	—	—	稍减量	慎用
	苯妥英	10~30	6~11	—	—	—	—	严重时减量
	吡斯的明	1.5~4.3	5.1~10.3	—	—	—	减量50%	
	丙戊酸	10~15	—	—	—	—	稍减量	稍减量
	氟哌啶醇	10~36	—	—	—	—	—	一或稍减量
	卡马西平	19~55	—	—	—	—	—	
	锂	14~28	延长	—	一或稍减量	不用	不用	
	氯丙嗪	11~42	—	—	—	—	一或稍减量	稍减量,慎用
	三甲双酮	16	—	—	—	不用	不用	
	新斯的明	0.9~1.3	3	—	—	—	减量50%	
	乙琥胺	53~66	—	—	—	—	稍减量	
	左旋多巴	0.8~1.6	—	—	—	—	—	
利尿药	氨苯蝶啶	2	—	—	—	不用	不用	减量
	呋塞米	0.5~1	延长	—	—	—	—	可能需减量

类别	药　物	$t_{1/2}$(h)			肾衰者,不同肾小球滤过率剂量的调整*			肝功能低下时剂量的调整
		正常人	肾衰者	肝病者	>50 (ml/min)	10~50 (ml/min)	<10 (ml/min)	
利尿药	汞利尿剂	2~3	16	—	不用	不用	不用	—
	螺内酯	16	延长	—	减量	不用	不用	—
	氯酞酮	51	100	—	—	无效	无效	—
	氢氯噻嗪	2.5	24	—	—	可能无效	可能无效	—
	依他尼酸	1	延长	—	不用	不用	不用	可能减量
免疫抑制剂及抗肿瘤药	阿糖胞苷	0.1	—	—	—	—	—	可能需减量
	白消安	长	—	—	—	—	—	—
	博来霉素	2	延长	—	—	可能需减量	减量	—
	长春碱	0.1	—	可能延长	—	—	—或稍减量	稍减量
	长春新碱	0.1	—	可能延长	—	—	—或稍减量	稍减量
	多柔比星(阿霉素)	1	—	延长	—	—	稍减量	胆红素<2~3时减量20%~30%
	氟尿嘧啶	0.1	—	稍延长	—	—	—	稍减量
	环磷酰胺	3~10	延长	延长	—	—	可能需减量	稍减量
	甲氨蝶呤	2.3	延长	—	—	—	减量	慎用
	美法仑	2	—	—	—	—	—或稍减量	—
	巯嘌呤	1	稍延长	稍延长	—	—	稍减量	可能引起肝毒性
	顺铂	0.4~0.8	延长	—	—	减量	减量	—
镇静催眠药	奥沙西泮	6~25	—	—	q8 h	q8 h	不用	—
	地西泮	29~90	—	105~164	q8 h	q8 h	q8 h	减量
	氟西泮	47~100	—	—	q24 h	q24 h	q24 h	减量
	格鲁米特	5~22	—	—	q24 h	不用	不用	减量
	己巴比妥	3.7	—	5~13	q8 h	q8 h	q8 h	减量
	甲丙氨酯	6~17	—	32	q6 h	q9~12 h	q12~18 h	稍缓慢
	甲喹酮	10~43	—	—	q24 h	不用	不用	减量

类别	药　物	$t_{1/2}$（h）			肾衰者，不同肾小球滤过率剂量的调整*			肝功能低下时剂量的调整
		正常人	肾衰者	肝病者	>50（ml/min）	10～50（ml/min）	<10（ml/min）	
镇静催眠药	硫喷妥钠	3.8	—	—	—	—	稍减量	减量
	氯氮䓬	5～30	—	63	q6～8 h	q6～8 h	q6～8 h	减量
	水合氯醛	7～14	—	—	q24 h	不用	不用	减量
	戊巴比妥	18～48	—	—	q8～24 h	q8～24 h	q8～24 h	减量
镇痛药	阿司匹林	2～19	—	—	q4 h	q4～6 h	不用	不用
	对乙酰氨基酚	2	—	—	q4 h	q4 h	q4 h	不用
	可待因	3.4	—	—	q3～4 h	q3～4 h	q3～4 h	稍减量
	吗啡	2.3	—	—	q3～4 h	q3～4 h	q3～4 h	稍减量
	美沙酮	13～55	—	—	q6 h	q8 h	q8～12 h	稍减量
	哌替啶	3	—	7	q3～4 h	q3～4 h	q3～4 h	稍减量
	喷他左辛	2	—	—	q4 h	q4 h	q4 h	稍减量
其他	苯海拉明	3～8	—	—	—	—	—或稍减量	—
	丙胺太林	2.2～3.7	—	—	—	—	—或稍减量	—
	丙基硫氧嘧啶	1～2	—	—	—	—	—	—
	茶碱	3～12	—	10～59	—	—	—	减少50%
	华法林	15～87	21～43	17～29	—	—	—	—
	肝素	1～2	—或稍延长	1.3	—	—	—	—
	西咪替丁	1.4～2.4	3～10	—	300 mg/6 h	300 mg/8 h	300 mg/12 h	—

* 表内数字为正常人剂量的百分数给药间隔时间

附录三　常见治疗药物监测参数表

分类	药物名称	治疗窗（µg/ml）	潜在中毒浓度（µg/ml）	用药后采血时间	影响因素	
					浓度升高	浓度降低
抗癫痫药	苯巴比妥	10～40	＞50	达稳态后（成人14～21 d,儿童10～18 d)任何时间取血	肝肾疾患	自身诱导作用
	苯妥英	10～20	＞25	达稳态后（成人14～21 d,儿童10～18 d)任何时间取血	合用氯霉素、双硫仑、异烟肼、双香豆素和高血药浓度的苯巴比妥	酒精、卡马西平和中、低浓度的苯巴比妥
	丙戊酸	50～100	未定	达稳态后（成人2～2.5 d)服药前采样	肝硬变和病毒性肝病、低白蛋白血症和(或)尿毒症	合用苯妥英、卡马西平、苯巴比妥或扑米酮
	卡马西平	4～12（单用）4～10（合用）	＞12	达稳态后(初次用药7～14 d,改变剂量3～5 d),服药前采样	肝脏疾患,合用右丙氧芬	妊娠期、合用苯巴比妥、苯妥英
	扑米酮	6～15	＞18	2～3 d	异烟肼	合用苯妥英、卡马西平、丙戊酸
	乙琥胺	40～100	＞150	同苯巴比妥		
抗精神病药	阿米替林	150～250 ng/ml（原药与去甲基代谢产物浓度之和）	＞500 ng/ml	达稳态（成人4～10 d)后服药前	衰老者,合用氯霉素、氟哌啶醇、吩噻嗪	酸性尿、吸烟、合用巴妥类药物、水合氯醛、安坦
	丙咪嗪	200～300 ng/ml		达稳态（成人2～5 d)后服药前		
	去甲阿米替林	50～100 ng/ml		达稳态（成人4～19 d)后服药前		
	去甲丙咪嗪	150～300 ng/ml		达稳态（成人2～11 d)后服药前		
	碳酸锂	0.8～1.4 mmol/L	＞2.0 mmol/L	达稳态（成人2～7 d)后,服药后12 h	肾功能低下,合用噻嗪类利尿药	大剂量的钠盐

续　表

分类	药物名称	治疗窗(μg/ml)	潜在中毒浓度 (μg/ml)	用药后采血时间	影　响　因　素	
					浓度升高	浓度降低
抗排异药	环孢素	250～500 ng/ml	>600 ng/ml	达稳态后,于服药 12 h 后或每日清晨给药前采集谷浓度	肝脏疾病,合用酮康唑、红霉素、西咪替丁	合用苯巴妥、苯妥英、利福平等
抗生素	氯霉素	峰浓度 10～20 μg/ml 谷浓度 5～10 μg/ml	峰浓度 10～20 μg/ml 谷浓度 5～10 μg/ml	峰浓度:达稳态后给药后 2 h;谷浓度:达稳态后下次给药前	肝病及新生儿	合用苯巴妥
	阿米卡星卡那霉素	峰浓度:20～25 谷浓度:1.0～4.0	峰浓度>30 谷浓度>5	峰浓度:静注后 0.5～1 h,肌注后 1 h(可于用药第 2 d 取样);谷浓度:下次给药前(可于用药第4 d 或第 5 d 取样)	肾功能低下者,合用肾毒性药	
	庆大霉素妥布霉素	峰浓度:5～8 谷浓度:0.5～1.5	峰浓度>12 谷浓度>2			
	万古霉素	峰浓度:20～40 谷浓度:5～10	峰浓度>80 谷浓度>20	峰浓度:停止给药后 0.5 h; 谷浓度:下次给药前		
抗哮喘药	茶碱	儿童及成人 10～20 新生儿 5～10	儿童及成人>20 新生儿>15	达稳态(成人 16～37 h,儿童 6～44 h,新生儿>7 d)后,峰浓度:快释放制剂服药后 2 h;缓释制剂服药后 4 h 谷浓度:下次给药前	上呼吸道感染伴发烧、肺心病、急性肺水肿、肝硬变、心功能代偿不全;合用大环内酯类抗生素、西咪替丁、别嘌醇、普萘洛尔等	吸烟
抗心律失常药	奎尼丁	2～5	>5.0	达稳态(2 d)后服药前	肝硬变、充血性心力衰竭	合用乙酰唑胺
	利多卡因	1.5～5.0	>5.0	负荷剂量后 1 h;开始治疗(不用负荷剂量者)后 6～12 h	心力衰竭、心肌梗死、肝硬变;合并用普萘洛尔或甲腈咪胍	合用苯巴妥
	普鲁卡因胺	4～10	>16.0	静脉给药:负荷剂量后即刻;维持剂量后2 h。口服给药:峰浓度:服药后1～2 h;谷浓度:下次给药前	心源性休克及肾功能障碍时	
	普萘洛尔	50～100 ng/ml	未定	达稳态(成人 10～30 h)后,服药前	慢性肝病、年长者、慢性病用药者、合用氯丙嗪	甲亢、吸烟者

续 表

分类	药物名称	治疗窗(μg/ml)	潜在中毒浓度(μg/ml)	用药后采血时间	影 响 因 素	
					浓度升高	浓度降低
抗心律失常药	双异丙吡胺	总浓度:2.0~5.0 游离浓度:0.5~2.0	>7.0	达稳态(成人25~30 h)后,服药前	肾功能衰竭、低蛋白血症使游离药浓度增加	近期心肌梗死,游离药浓度下降。合用苯妥英
抗肿瘤药	甲氨蝶呤	取决于恶性肿瘤的种类,最小有细胞毒性浓度为1×10^{-8}mmol/ml	24 h>10^{-5}mmol/ml 48 h>10^{-6}mmol/ml 72 h>10^{-7}mmol/ml	判断中毒,于给药后24 h取血。为确定救缓剂的剂量,可于停药后24 h、48 h、72 h取血。鞘内注射者,于给药后24 h或48 h测脑脊液药浓度	肾功能减退、脱水、酸性尿、胸水、腹水或肠梗阻;合用肾毒性药物、丙磺酸、水杨酸、磺胺类药物	
强心药	地高辛	0.8~2.0 ng/ml	>2.4 ng/ml	成人7~11 d,儿童2~10 d;于服药后8~24 h取血	肾病及严重的非代偿性心功能衰竭;低钾、高钙、低血镁症	

附录四　抗菌药物临床应用指导原则

前　　言

由细菌、病毒、支原体、衣原体等多种病原微生物所致的感染性疾病遍布临床各科,其中细菌性感染最为常见,因此抗菌药物也就成为临床最广泛应用的药物之一。在抗菌药物治愈并挽救了许多患者生命的同时,也出现了由于抗菌药物不合理应用导致的不良后果,如不良反应的增多,细菌耐药性的增长,以及治疗的失败等,给患者健康乃至生命造成重大影响。抗菌药物的不合理应用表现在诸多方面:无指征的预防用药,无指征的治疗用药,抗菌药物品种、剂量的选择错误,给药途径、给药次数及疗程不合理等。为提高细菌性感染的抗菌治疗水平,保障患者用药安全及减少细菌耐药性,特制订《抗菌药物临床应用指导原则》(以下简称《指导原则》)。《指导原则》对感染性疾病中最重要的细菌性感染的抗菌治疗原则、抗菌药物治疗及预防应用指征以及合理给药方案的制订原则进行阐述,并列出常用抗菌药物的适应证及注意事项,各种常见细菌性感染的病原治疗,以期达到提高我国感染性疾病的抗菌治疗水平,减缓细菌耐药性的发展,降低医药费用的目的。

《指导原则》共分四部分,一是"抗菌药物临床应用的基本原则";二是"抗菌药物临床应用的管理";三是"各类抗菌药物的适应证和注意事项";四是"各类细菌性感染的治疗原则及病原治疗"。对上述内容有以下几点说明。

1. 本《指导原则》为临床应用抗菌药物获取最佳疗效,并最大程度避免或减少不良反应而制定,不是教材或参考书,也不涉及具体的给药方案。

2. 本《指导原则》主要限于治疗细菌、支原体、衣原体、立克次体、螺旋体、真菌等病原微生物所致感染性疾病的抗菌药物,不包括各种病毒性疾病和寄生虫病的治疗药物。

3. 本《指导原则》中抗菌药物临床应用的基本原则在临床治疗中必须遵循,各类抗菌药物的适应证和注意事项以及各种感染的病原治疗则供临床医师参考。

4. 为加强对抗菌药物临床应用的管理,本《指导原则》对抗菌药物应用中的管理也提出了要求,应当遵循。

5. 本《指导原则》仅涉及国内临床常用抗菌药物的部分品种,重点介绍各类药物的抗菌作用、适应证和注意事项,有关抗菌药物临床应用的详细内容仍应参考有关专业书籍。

6. 本《指导原则》中涉及临床各科部分常见和重要的感染性疾病,其他未涉及的感染仍应参考有关专业书籍。

7. 在医疗工作中临床医师仍应结合患者具体情况,制订个体化给药方案。

8."病原治疗"中除本《指导原则》所列通常选用的药物品种外,临床医师可根据患者临床情况、细菌耐药性及当地药物供应情况选用最合适的抗菌药物。

中华医学会

中华医院管理学会药事管理专业委员会

中国药学会医院药学专业委员会

第一部分　抗菌药物临床应用的基本原则

抗菌药物的应用涉及临床各科,正确合理应用抗菌药物是提高疗效、降低不良反应发生率以及减少或减缓细菌耐药性发生的关键。抗菌药物临床应用是否正确、合理,基于以下两方面:① 有无指征应用抗菌药物。② 选用的品种及给药方案是否正确、合理。

抗菌药物治疗性应用的基本原则

一、诊断为细菌性感染者,方有指征应用抗菌药物

根据患者的症状、体征及血、尿常规等实验室检查结果,初步诊断为细菌性感染者以及经病原检查确诊为细菌性感染者,方有指征应用抗菌药物;由真菌、结核分支杆菌、非结核分支杆菌、支原体、衣原体、螺旋体、立克次体及部分原虫等病原微生物所致的感染亦有指征应用抗菌药物。缺乏细菌及上述病原微生物感染的证据,诊断不能成立者,以及病毒性感染者,均无指征应用抗菌药物。

二、尽早查明感染病原,根据病原种类及细菌药物敏感试验结果选用抗菌药物

抗菌药物品种的选用原则上应根据病原菌种类及病原菌对抗菌药物敏感或耐药,即细菌药物敏感试验(以下简称药敏)的结果而定。因此有条件的医疗机构,住院病人必须在开始抗菌治疗前,先留取相应标本,立即送细菌培养,以尽早明确病原菌和药敏结果;门诊病人可以根据病情需要开展药敏工作。

危重患者在未获知病原菌及药敏结果前,可根据患者的发病情况、发病场所、原发病灶、基础疾病等推断最可能的病原菌,并结合当地细菌耐药状况先给予抗菌药物经验治疗,获知细菌培养及药敏结果后,对疗效不佳的患者调整给药方案。

三、按照药物的抗菌作用特点及其体内过程特点选择用药

各种抗菌药物的药效学(抗菌谱和抗菌活性)和人体药代动力学(吸收、分布、代谢和排出过程)特点不同,因此各有不同的临床适应证。临床医师应根据各种抗菌药物的上述特点,按临床适应证(参见"各类抗菌药物适应证和注意事项")正确选用抗菌药物。

四、抗菌药物治疗方案应综合患者病情、病原菌种类及抗菌药物特点制订

根据病原菌、感染部位、感染严重程度和患者的生理、病理情况制订抗菌药物治疗方案,包括抗菌药物的选用品种、剂量、给药次数、给药途径、疗程及联合用药等。在制订治疗方案时应遵循下列原则。

（一）品种选择

根据病原菌种类及药敏结果选用抗菌药物。

（二）给药剂量

按各种抗菌药物的治疗剂量范围给药。治疗重症感染（如败血症、感染性心内膜炎等）和抗菌药物不易达到的部位的感染（如中枢神经系统感染等），抗菌药物剂量宜较大（治疗剂量范围高限）；而治疗单纯性下尿路感染时，由于多数药物尿药浓度远高于血药浓度，则可应用较小剂量（治疗剂量范围低限）。

（三）给药途径

1. 轻症感染可接受口服给药者，应选用口服吸收完全的抗菌药物，不必采用静脉或肌内注射给药。重症感染、全身性感染患者初始治疗应予静脉给药，以确保药效；病情好转能口服时应及早转为口服给药。

2. 抗菌药物的局部应用宜尽量避免：皮肤黏膜局部应用抗菌药物后，很少被吸收，在感染部位不能达到有效浓度，反易引起过敏反应或导致耐药菌产生，因此治疗全身性感染或脏器感染时应避免局部应用抗菌药物。抗菌药物的局部应用只限于少数情况，例如全身给药后在感染部位难以达到治疗浓度时可加用局部给药作为辅助治疗。此情况见于治疗中枢神经系统感染时某些药物可同时鞘内给药；包裹性厚壁脓肿脓腔内注入抗菌药物以及眼科感染的局部用药等。某些皮肤表层及口腔、阴道等黏膜表面的感染可采用抗菌药物局部应用或外用，但应避免将主要供全身应用的品种作局部用药。局部用药宜采用刺激性小、不易吸收、不易导致耐药性和不易致过敏反应的杀菌剂，青霉素类、头孢菌素类等易产生过敏反应的药物不可局部应用。氨基糖苷类等耳毒性药不可局部滴耳。

（四）给药次数

为保证药物在体内能最大地发挥药效，杀灭感染灶病原菌，应根据药代动力学和药效学相结合的原则给药。青霉素类、头孢菌素类和其他β内酰胺类、红霉素、克林霉素等消除半衰期短者，应一日多次给药。氟喹诺酮类、氨基糖苷类等可一日给药一次（重症感染者例外）。

（五）疗程

抗菌药物疗程因感染不同而异，一般宜用至体温正常、症状消退后72～96小时，特殊情况，妥善处理。但是，败血症、感染性心内膜炎、化脓性脑膜炎、伤寒、布鲁菌病、骨髓炎、溶血性链球菌咽炎和扁桃体炎、深部真菌病、结核病等需较长的疗程方能彻底治愈，并防止复发。

（六）抗菌药物的联合应用要有明确指征

单一药物可有效治疗的感染，不需联合用药，仅在下列情况时有指征联合用药。

1. 原菌尚未查明的严重感染，包括免疫缺陷者的严重感染。

2. 单一抗菌药物不能控制的需氧菌及厌氧菌混合感染，2种或2种以上病原菌感染。

3. 单一抗菌药物不能有效控制的感染性心内膜炎或败血症等重症感染。

4. 需长程治疗，但病原菌易对某些抗菌药物产生耐药性的感染，如结核病、深部真菌病。

5. 由于药物的协同抗菌作用，联合用药时应将毒性大的抗菌药物剂量减少，如两性霉素B与氟胞嘧啶联合治疗隐球菌脑膜炎时，前者的剂量可适当减少，从而减少其毒性反应。联合用药时宜选用具有协同或相加抗菌作用的药物联合，如青霉素类、头孢菌素类等其他β内酰胺类与氨基糖苷类联合，两性霉素B

与氟胞嘧啶联合。联合用药通常采用 2 种药物联合,3 种及 3 种以上药物联合仅适用于个别情况,如结核病的治疗。此外必须注意联合用药后药物不良反应将增多。

抗菌药物预防性应用的基本原则

一、内科及儿科预防用药

1. 用于预防一种或两种特定病原菌入侵体内引起的感染,可能有效;如目的在于防止任何细菌入侵,则往往无效。

2. 预防在一段时间内发生的感染可能有效;长期预防用药,常不能达到目的。

3. 患者原发疾病可以治愈或缓解者,预防用药可能有效;原发疾病不能治愈或缓解者(如免疫缺陷者),预防用药应尽量不用或少用。对免疫缺陷患者,宜严密观察其病情,一旦出现感染征兆时,在送检有关标本作培养同时,首先给予经验治疗。

4. 通常不宜常规预防性应用抗菌药物的情况:普通感冒、麻疹、水痘等病毒性疾病,昏迷、休克、中毒、心力衰竭、肿瘤、应用肾上腺皮质激素等患者。

二、外科手术预防用药

(一)外科手术预防用药目的

预防手术后切口感染,以及清洁-污染或污染手术后手术部位感染及术后可能发生的全身性感染。

(二)外科手术预防用药基本原则

根据手术野有否污染或污染可能,决定是否预防用抗菌药物。

1. 清洁手术:手术野为人体无菌部位,局部无炎症、无损伤,也不涉及呼吸道、消化道、泌尿生殖道等人体与外界相通的器官。手术野无污染,通常不需预防用抗菌药物,仅在下列情况时可考虑预防用药:(1)手术范围大、时间长、污染机会增加;(2)手术涉及重要脏器,一旦发生感染将造成严重后果者,如头颅手术、心脏手术、眼内手术等;(3)异物植入手术,如人工心瓣膜植入、永久性心脏起搏器放置、人工关节置换等;(4)高龄或免疫缺陷者等高危人群。

2. 清洁-污染手术:上、下呼吸道,上、下消化道,泌尿生殖道手术,或经以上器官的手术,如经口咽部大手术、经阴道子宫切除术、经直肠前列腺手术,以及开放性骨折或创伤手术。由于手术部位存在大量人体寄殖菌群,手术时可能污染手术野引致感染,故此类手术需预防用抗菌药物。

3. 污染手术:由于胃肠道、尿路、胆道体液大量溢出或开放性创伤未经扩创等已造成手术野严重污染的手术。此类手术需预防用抗菌药物。

术前已存在细菌性感染的手术,如腹腔脏器穿孔腹膜炎、脓肿切除术、气性坏疽截肢术等,属抗菌药物治疗性应用,不属预防应用范畴。

4. 外科预防用抗菌药物的选择及给药方法:抗菌药物的选择视预防目的而定。为预防术后切口感染,应针对金黄色葡萄球菌(以下简称金葡菌)选用药物。预防手术部位感染或全身性感染,则需依据手术野污染或可能的污染菌种类选用,如结肠或直肠手术前应选用对大肠埃希菌和脆弱拟杆菌有效的抗菌药物。选用的抗菌药物必须是疗效肯定、安全、使用方便及价格相对较低的品种。

给药方法：接受清洁手术者，在术前 0.5～2 小时内给药，或麻醉开始时给药，使手术切口暴露时局部组织中已达到足以杀灭手术过程中入侵切口细菌的药物浓度。如果手术时间超过 3 小时，或失血量大（>1 500 ml），可手术中给予第 2 剂。抗菌药物的有效覆盖时间应包括整个手术过程和手术结束后 4 小时，总的预防用药时间不超过 24 小时，个别情况可延长至 48 小时。手术时间较短（<2 小时）的清洁手术，术前用药一次即可。接受清洁-污染手术者的手术时预防用药时间亦为 24 小时，必要时延长至 48 小时。污染手术可依据患者情况酌量延长。对手术前已形成感染者，抗菌药物使用时间应按治疗性应用而定。

抗菌药物在特殊病理、生理状况患者中应用的基本原则

一、肾功能减退患者抗菌药物的应用（参见表 1.1）

表 1.1 肾功能减退感染患者抗菌药物的应用

抗 菌 药 物					肾功能减退时的应用
红霉素、阿奇霉素等大环内酯类 利福平 克林霉素 多西环素	氨苄西林 阿莫西林 哌拉西林 美洛西林 苯唑西林	头孢哌酮 头孢曲松 头孢噻肟 头孢哌酮/舒巴坦	氨苄西林/舒巴坦 阿莫西林/克拉维酸 替卡西林/克拉维酸 哌拉西林/三唑巴坦	氯霉素 两性霉素 B 异烟肼 甲硝唑 伊曲康唑口服液	可应用，按原治疗量或略减量
青霉素 羧苄西林 阿洛西林 头孢唑啉 头孢噻吩	头孢氨苄 头孢拉定 头孢呋辛 头孢西丁 头孢他啶	头孢唑肟 头孢吡肟 氨曲南 亚胺培南/西司他丁 美罗培南	氧氟沙星 左氧氟沙星 加替沙星 环丙沙星	磺胺甲恶唑 甲氧苄啶 氟康唑 吡嗪酰胺	可应用，治疗量需减少
庆大霉素 妥布霉素 奈替米星 阿米卡星 卡那霉素 链霉素	万古霉素 去甲万古霉素 替考拉宁 氟胞嘧啶 伊曲康唑静脉注射剂				避免使用，确有指征应用者调整给药方案*
四环素 土霉素	呋喃妥因 萘啶酸	特比萘芬			不宜选用

注：* 需进行血药浓度监测，或按内生肌酐清除率（也可自血肌酐值计算获得）调整给药剂量或给药间期。

（一）基本原则

许多抗菌药物在人体内主要经肾排出，而某些抗菌药物具有肾毒性，肾功能减退的感染患者应用抗菌药物的原则如下。

1. 尽量避免使用肾毒性抗菌药物，确有应用指征时，必须调整给药方案。

2. 根据感染的严重程度、病原菌种类及药敏试验结果等选用无肾毒性或肾毒性低的抗菌药物。

3. 根据患者肾功能减退程度以及抗菌药物在人体内排出途径调整给药剂量及方法。

（二）抗菌药物的选用及给药方案调整

根据抗菌药物体内过程特点及其肾毒性，肾功能减退时抗菌药物的选用有以下几种情况。

1. 主要由肝胆系统排泄或由肝脏代谢，或经肾脏和肝胆系统同时排出的抗菌药物用于肾功能减退者，维持原治疗量或剂量略减。

2. 主要经肾排泄，药物本身并无肾毒性，或仅有轻度肾毒性的抗菌药物，肾功能减退者可应用，但剂量需适当调整。

3. 肾毒性抗菌药物避免用于肾功能减退者，如确有指征使用该类药物时，需进行血药浓度监测，据以调整给药方案，达到个体化给药；也可按照肾功能减退程度（以内生肌酐清除率为准）减量给药，疗程中需严密监测患者肾功能。

二、肝功能减退患者抗菌药物的应用（参见表 1.2）

表 1.2　肝功能减退感染患者抗菌药物的应用

抗　菌　药　物				肝功能减退时的应用
青霉素 头孢唑啉 头孢他啶	庆大霉素 妥布霉素 阿米卡星等氨基糖苷类	万古霉素 去甲万古霉素 多黏菌素	氧氟沙星 左氧氟沙星 环丙沙星 诺氟沙星	按原治疗量应用
哌拉西林 阿洛西林 美洛西林 羧苄西林	头孢噻吩 头孢噻肟 头孢曲松 头孢哌酮	红霉素 克林霉素	甲硝唑 氟罗沙星 氟胞嘧啶 伊曲康唑	严重肝病时减量慎用
林可霉素	培氟沙星	异烟肼*		肝病时减量慎用
红霉素酯化物 四环素类 氯霉素 利福平	两性霉素 B 酮康唑 咪康唑 特比萘芬	磺胺药		肝病时避免应用

注：* 活动性肝病时避免应用。

肝功能减退时抗菌药物的选用及剂量调整需要考虑肝功能减退对该类药物体内过程的影响程度以及肝功能减退时该类药物及其代谢物发生毒性反应的可能性。由于药物在肝脏代谢过程复杂，不少药物的体内代谢过程尚未完全阐明，根据现有资料，肝功能减退时抗菌药物的应用有以下几种情况。

1. 主要由肝脏清除的药物，肝功能减退时清除明显减少，但并无明显毒性反应发生，肝病时仍可正常应用，但需谨慎，必要时减量给药，治疗过程中需严密监测肝功能。红霉素等大环内酯类（不包括酯化物）、林可霉素、克林霉素属此类。

2. 药物主要经肝脏或有相当量经肝脏清除或代谢，肝功能减退时清除减少，并可导致毒性反应的发生，肝功能减退患者应避免使用此类药物，氯霉素、利福平、红霉素酯化物等属此类。

3. 药物经肝、肾两途径清除，肝功能减退者药物清除减少，血药浓度升高，同时有肾功能减退的患者血药浓度升高尤为明显,但药物本身的毒性不大。严重肝病患者,尤其肝、肾功能同时减退的患者在使用此类药物时需减量应用。经肾、肝两途径排出的青霉素类、头孢菌素类均属此种情况。

4. 药物主要由肾排泄,肝功能减退者不需调整剂量。氨基糖苷类抗生素属此类。

三、老年患者抗菌药物的应用

由于老年人组织器官呈生理性退行性变,免疫功能也见减退,一旦罹患感染,在应用抗菌药物时需注意以下事项。

1. 老年人肾功能呈生理性减退,按一般常用量接受主要经肾排出的抗菌药物时,由于药物自肾排出减少,导致在体内积蓄,血药浓度增高,容易有药物不良反应的发生。因此老年患者,尤其是高龄患者接受主要自肾排出的抗菌药物时,应按轻度肾功能减退情况减量给药,可用正常治疗量的 $2/3\sim1/2$。青霉素类、头孢菌素类和其他 β 内酰胺类的大多数品种即属此类情况。

2. 老年患者宜选用毒性低并具杀菌作用的抗菌药物,青霉素类、头孢菌素类等 β 内酰胺类为常用药物,毒性大的氨基糖苷类、万古霉素、去甲万古霉素等药物应尽可能避免应用,有明确应用指征时在严密观察下慎用,同时应进行血药浓度监测,据此调整剂量,使给药方案个体化,以达到用药安全、有效的目的。

四、新生儿患者抗菌药物的应用

新生儿期一些重要器官尚未完全发育成熟,在此期间其生长发育随日龄增加而迅速变化,因此新生儿感染使用抗菌药物时需注意以下事项。

1. 新生儿期肝、肾均未发育成熟,肝酶的分泌不足或缺乏,肾清除功能较差,因此新生儿感染时应避免应用毒性大的抗菌药物,包括主要经肾排泄的氨基糖苷类、万古霉素、去甲万古霉素等,以及主要经肝代谢的氯霉素。确有应用指征时,必须进行血药浓度监测,据此调整给药方案,个体化给药,以确保治疗安全有效。不能进行血药浓度监测者,不可选用上述药物。

2. 新生儿期避免应用或禁用可能发生严重不良反应的抗菌药物(参见表 1.3)。可影响新生儿生长发育的四环素类、喹诺酮类禁用,可导致脑性核黄疸及溶血性贫血的磺胺类药和呋喃类药避免应用。

表 1.3 新生儿应用抗菌药物后可能发生的不良反应

抗菌药物	不良反应	发生机制
氯霉素	灰婴综合征	肝酶不足,氯霉素与其结合减少,肾排泄功能差,使血游离氯霉素浓度升高
磺胺药	脑性核黄疸	磺胺药替代胆红素与蛋白的结合位置
喹诺酮类	软骨损害(动物)	不明
四环素类	齿及骨骼发育不良,牙齿黄染	药物与钙络合沉积在牙齿和骨骼中
氨基糖苷类	肾、耳毒性	肾清除能力差,药物浓度个体差异大,致血药浓度升高
万古霉素	肾、耳毒性	同氨基糖苷类
磺胺药及呋喃类	溶血性贫血	新生儿红细胞中缺乏葡萄糖-6-磷酸脱氢酶

3. 新生儿期由于肾功能尚不完善,主要经肾排出的青霉素类、头孢菌素类等 β 内酰胺类药物需减量应用,以防止药物在体内蓄积导致严重中枢神经系统毒性反应的发生。

4. 新生儿的体重和组织器官日益成熟,抗菌药物在新生儿的药代动力学亦随日龄增长而变化,因此使用抗菌药物时应按日龄调整给药方案。

五、小儿患者抗菌药物的应用

小儿患者在应用抗菌药物时应注意以下几点：

1. 氨基糖苷类抗生素：该类药物有明显耳、肾毒性，小儿患者应尽量避免应用。临床有明确应用指征且又无其他毒性低的抗菌药物可供选用时，方可选用该类药物，并在治疗过程中严密观察不良反应。有条件者应进行血药浓度监测，根据其结果个体化给药。

2. 万古霉素和去甲万古霉素：该类药也有一定耳、肾毒性，小儿患者仅在有明确指征时方可选用。在治疗过程中应严密观察不良反应，并应进行血药浓度监测，个体化给药。

3. 四环素类抗生素：可导致牙齿黄染及牙釉质发育不良。不可用于8岁以下小儿。

4. 喹诺酮类抗菌药：由于对骨骼发育可能产生的不良影响，该类药物避免用于18岁以下未成年人。

六、妊娠期和哺乳期患者抗菌药物的应用

（一）妊娠期患者抗菌药物的应用（参见表1.4）

妊娠期抗菌药物的应用需考虑药物对母体和胎儿两方面的影响。

表1.4 抗微生物药在妊娠期应用时的危险性分类

FDA 分 类	抗 微 生 物 药			
A. 在孕妇中研究证实无危险性				
B. 动物中研究无危险性，但人类研究资料不充分，或对动物有毒性，但人类研究无危险性	青霉素类 头孢菌素类 青霉素类＋β内酰胺酶抑制剂 氨曲南 美罗培南 厄他培南	红霉素 阿奇霉素 克林霉素 磷霉素	两性霉素B 特比萘芬 利福布丁 乙胺丁醇	甲硝唑 呋喃妥因
C. 动物研究显示毒性，人体研究资料不充分，但用药时可能患者的受益大于危险性	亚胺培南/西司他丁 氯霉素 克拉霉素 万古霉素	氟康唑 伊曲康唑 酮康唑 氟胞嘧啶	磺胺药/甲氧苄啶 氟喹诺酮类 利奈唑胺	乙胺嘧啶 利福平 异烟肼 吡嗪酰胺
D. 已证实对人类有危险性，但仍可能受益多	氨基糖苷类	四环素类		
X. 对人类致畸，危险性大于受益	奎宁	乙硫异烟胺	利巴韦林	

注：（1）妊娠期感染时用药可参考表中分类，以及用药后患者的受益程度及可能的风险，充分权衡后决定。
A类：妊娠期患者可安全使用；B类：有明确指征时慎用；C类：在确有应用指征时，充分权衡利弊决定是否选用；D类：避免应用，但在确有应用指征、且患者受益大于可能的风险时严密观察下慎用；X类：禁用。
（2）妊娠期患者接受氨基糖苷类、万古霉素、去甲万古霉素、氯霉素、磺胺药、氟胞嘧啶时必须进行血药浓度监测，据以调整给药方案。

1. 对胎儿有致畸或明显毒性作用者，如四环素类、喹诺酮类等，妊娠期避免应用。

2. 对母体和胎儿均有毒性作用者，如氨基糖苷类、万古霉素、去甲万古霉素等，妊娠期避免应用；确有应用指征时，须在血药浓度监测下使用，以保证用药安全有效。

3. 药毒性低,对胎儿及母体均无明显影响,也无致畸作用者,妊娠期感染时可选用。青霉素类、头孢菌素类等β内酰胺类和磷霉素等均属此种情况。

美国食品药品管理局(FDA)按照药物在妊娠期应用时的危险性分为 A、B、C、D 及 X 类,可供药物选用时参考(参见表 1.4)。

(二)哺乳期患者抗菌药物的应用

哺乳期患者接受抗菌药物后,药物可自乳汁分泌,通常母乳中药物含量不高,不超过哺乳期患者每日用药量的 1%;少数药物乳汁中分泌量较高,如氟喹诺酮类、四环素类、大环内酯类、氯霉素、磺胺甲恶唑、甲氧苄啶、甲硝唑等。青霉素类、头孢菌素类等β内酰胺类和氨基糖苷类等在乳汁中含量低。然而无论乳汁中药物浓度如何,均存在对乳儿潜在的影响,并可能出现不良反应,如氨基糖苷类抗生素可导致乳儿听力减退,氯霉素可致乳儿骨髓抑制,磺胺甲恶唑等可致核黄疸、溶血性贫血,四环素类可致乳齿黄染,青霉素类可致过敏反应等。因此治疗哺乳期患者时应避免选用氨基糖苷类、喹诺酮类、四环素类、氯霉素、磺胺药等。哺乳期患者应用任何抗菌药物时,均宜暂停哺乳。

第二部分　抗菌药物临床应用的管理

一、抗菌药物实行分级管理

各医疗机构应结合本机构实际,根据抗菌药物特点、临床疗效、细菌耐药、不良反应以及当地社会经济状况、药品价格等因素,将抗菌药物分为非限制使用、限制使用与特殊使用三类进行分级管理。

(一)分级原则

1. 非限制使用:经临床长期应用证明安全、有效,对细菌耐药性影响较小,价格相对较低的抗菌药物。

2. 限制使用:与非限制使用抗菌药物相比较,这类药物在疗效、安全性、对细菌耐药性影响、药品价格等某方面存在局限性,不宜作为非限制药物使用。

3. 特殊使用:不良反应明显,不宜随意使用或临床需要倍加保护以免细菌过快产生耐药而导致严重后果的抗菌药物;新上市的抗菌药物;其疗效或安全性任何一方面的临床资料尚较少,或并不优于现用药物者;药品价格昂贵。

(二)分级管理办法

1. 临床选用抗菌药物应遵循本《指导原则》,根据感染部位、严重程度、致病菌种类以及细菌耐药情况、患者病理生理特点、药物价格等因素加以综合分析考虑,参照"各类细菌性感染的治疗原则及病原治疗",一般对轻度与局部感染患者应首先选用非限制使用抗菌药物进行治疗;严重感染、免疫功能低下者合并感染或病原菌只对限制使用抗菌药物敏感时,可选用限制使用抗菌药物治疗;特殊使用抗菌药物的选用应从严控制。

2. 临床医师可根据诊断和患者病情开具非限制使用抗菌药物处方;患者需要应用限制使用抗菌药物治疗时,应经具有主治医师以上专业技术职务任职资格的医师同意,并签名;患者病情需要应用特殊使用抗菌药物,应具有严格临床用药指征或确凿依据,经抗感染或有关专家会诊同意,处方需经具有高级专业技术职务任职资格医师签名。

紧急情况下临床医师可以越级使用高于权限的抗菌药物,但仅限于1天用量。

二、病原微生物检测

各级医院应重视病原微生物检测工作,切实提高病原学诊断水平,逐步建立正确的病原微生物培养、分离、鉴定技术和规范的细菌药物敏感试验条件与方法,并及时报告细菌药敏试验结果,作为临床医师正确选用抗菌药物的依据。

三级医院必须建立符合标准的临床微生物实验室,配备相应设备及专业技术人员,开展病原微生物培养、分离、鉴定及细菌药敏试验工作;并建立室内质量控制标准,接受室间质量评价检查。

二级医院应创造和逐步完善条件,在具备相应的专业技术人员及设备后,也应建立临床微生物实验室,正确开展病原微生物的培养、分离、鉴定和规范的细菌药物敏感试验。目前不具备条件的,可成立地区微生物中心实验室或依托邻近医院的微生物实验室开展临床病原检测工作。

三、管理与督查

1. 各级医疗机构必须加强抗菌药物临床应用的管理,根据《指导原则》结合本机构实际情况制定"抗菌药物临床应用实施细则"(简称"实施细则")。建立、健全本机构促进、指导、监督抗菌药物临床合理应用的管理制度,并将抗菌药物合理使用纳入医疗质量和综合目标管理考核体系。

2. 各地医疗机构应按照《医疗机构药事管理暂行规定》,军队医疗机构应按照《军队医疗机构药事管理规定》的规定,建立和完善药事管理专业委员会,并履行其职责,开展合理用药培训与教育,督导本机构临床合理用药工作;依据《指导原则》和"实施细则",定期与不定期进行监督检查,内容包括:抗菌药物使用情况调查分析,医师、药师与护理人员抗菌药物知识调查以及本机构细菌耐药趋势分析等;对不合理用药情况提出纠正与改进意见。

3. 加强合理用药管理,杜绝不适当的经济激励。医疗机构不准以任何形式将处方者开出的药品处方与个人或科室经济利益挂钩。

第三部分 各类抗菌药物的适应证和注意事项

青霉素类抗生素

本类药物可分为:① 主要作用于革兰阳性细菌的药物,如青霉素(G)、普鲁卡因青霉素、苄星青霉素、青霉素 V(苯氧甲基青霉素)。② 耐青霉素酶青霉素,如甲氧西林(现仅用于药敏试验)、苯唑西林、氯唑西林等。③ 广谱青霉素,抗菌谱除革兰阳性菌外,还包括对部分肠杆菌科细菌有抗菌活性者,如氨苄西林、阿莫西林及对多数革兰阴性杆菌包括铜绿假单胞菌具抗菌活性者,如哌拉西林、阿洛西林、美洛西林。

一、适应证

1. 青霉素：青霉素适用于溶血性链球菌、肺炎链球菌、对青霉素敏感(不产青霉素酶)金葡菌等革兰阳性球菌所致的感染,包括败血症、肺炎、脑膜炎、咽炎、扁桃体炎、中耳炎、猩红热、丹毒等,也可用于治疗草绿色链球菌和肠球菌心内膜炎,以及破伤风、气性坏疽、炭疽、白喉、流行性脑脊髓膜炎、李斯特菌病、鼠咬热、梅毒、淋病、雅司、回归热、钩端螺旋体病、奋森咽峡炎、放线菌病等。青霉素尚可用于风湿性心脏病或先天性心脏病患者进行某些操作或手术时,预防心内膜炎发生。

普鲁卡因青霉素的抗菌谱与青霉素基本相同,供肌注,对敏感细菌的有效浓度可持续 24 小时。适用于敏感细菌所致的轻症感染。

苄星青霉素的抗菌谱与青霉素相仿,本药为长效制剂,肌注 120 万 U 后血中低浓度可维持 4 周。本药用于治疗溶血性链球菌咽炎及扁桃体炎,预防溶血性链球菌感染引起的风湿热;本药亦可用于治疗梅毒。

青霉素 V 对酸稳定,可口服。抗菌作用较青霉素为差,适用于敏感革兰阳性球菌引起的轻症感染。

2. 耐青霉素酶青霉素类：本类药物抗菌谱与青霉素相仿,但抗菌作用较差,对青霉素酶稳定;因产酶而对青霉素耐药的葡萄球菌对本类药物敏感,但甲氧西林耐药葡萄球菌对本类药物耐药。主要适用于产青霉素酶的葡萄球菌(甲氧西林耐药者除外)感染,如败血症、脑膜炎、呼吸道感染、软组织感染等;也可用于溶血性链球菌或肺炎链球菌与耐青霉素葡萄球菌的混合感染。单纯肺炎链球菌、溶血性链球菌或青霉素敏感葡萄球菌感染则不宜采用。

3. 广谱青霉素类：氨苄西林与阿莫西林的抗菌谱较青霉素为广,对部分革兰阴性杆菌(如流感嗜血杆菌、大肠埃希菌、奇异变形杆菌)亦具抗菌活性。对革兰阳性球菌作用与青霉素相仿。本类药物适用于敏感细菌所致的呼吸道感染、尿路感染、胃肠道感染、皮肤软组织感染、脑膜炎、败血症、心内膜炎等。氨苄西林为肠球菌感染的首选用药。

哌拉西林、阿洛西林和美洛西林对革兰阴性杆菌的抗菌谱较氨苄西林为广,抗菌作用也增强。除对部分肠杆菌科细菌外,对铜绿假单胞菌亦有良好抗菌作用;适用于肠杆菌科细菌及铜绿假单胞菌所致的呼吸道感染、尿路感染、胆道感染、腹腔感染、皮肤软组织感染等。

本类药物均可为细菌产生的青霉素酶水解失活。

二、注意事项

1. 无论采用何种给药途径,用青霉素类药物前必须详细询问患者有无青霉素类过敏史、其他药物过敏史及过敏性疾病史,并须先做青霉素皮肤试验。

2. 过敏性休克一旦发生,必须就地抢救,并立即给患者注射肾上腺素,并给予吸氧、应用升压药、肾上腺皮质激素等抗休克治疗。

3. 全身应用大剂量青霉素可引起腱反射增强、肌肉痉挛、抽搐、昏迷等中枢神经系统反应(青霉素脑病),此反应易出现于老年和肾功能减退患者。

4. 青霉素不用于鞘内注射。

5. 青霉素钾盐不可快速静脉注射。

6. 本类药物在碱性溶液中易失活。

头孢菌素类抗生素

头孢菌素类根据其抗菌谱、抗菌活性、对 β 内酰胺酶的稳定性以及肾毒性的不同，目前分为 4 代。第一代头孢菌素主要作用于需氧革兰阳性球菌，仅对少数革兰阴性杆菌有一定抗菌活性；常用的注射剂有头孢唑林、头孢噻吩、头孢拉定等，口服制剂有头孢拉定、头孢氨苄和头孢羟氨苄等。第二代头孢菌素对革兰阳性球菌的活性与第一代相仿或略差，对部分革兰阴性杆菌亦具有抗菌活性；注射剂有头孢呋辛、头孢替安等，口服制剂有头孢克洛、头孢呋辛酯和头孢丙烯等。第三代头孢菌素对肠杆菌科细菌等革兰阴性杆菌具有强大抗菌作用，头孢他啶和头孢哌酮除肠杆菌科细菌外对铜绿假单胞菌亦具高度抗菌活性；注射品种有头孢噻肟、头孢曲松、头孢他啶、头孢哌酮等，口服品种有头孢克肟和头孢泊肟酯等，口服品种对铜绿假单胞菌均无作用。第四代头孢菌素常用者为头孢吡肟，它对肠杆菌科细菌作用与第三代头孢菌素大致相仿，其中对阴沟肠杆菌、产气肠杆菌、柠檬酸菌属等的部分菌株作用优于第三代头孢菌素，对铜绿假单胞菌的作用与头孢他啶相仿，对金葡菌等的作用较第三代头孢菌素略强。

一、适应证

1. 第一代头孢菌素：注射剂主要适用于甲氧西林敏感葡萄球菌、溶血性链球菌和肺炎链球菌所致的上、下呼吸道感染、皮肤软组织感染、尿路感染、败血症、心内膜炎等；亦可用于流感嗜血杆菌、奇异变形杆菌、大肠埃希菌敏感株所致的尿路感染以及肺炎等。头孢唑林常用于预防手术后切口感染。

头孢拉定、头孢氨苄等口服剂的抗菌作用较头孢唑林为差，主要适用于治疗敏感菌所致的轻症病例。

2. 第二代头孢菌素：主要用于治疗甲氧西林敏感葡萄球菌、链球菌属、肺炎链球菌等革兰阳性球菌，以及流感嗜血杆菌、大肠埃希菌、奇异变形杆菌等中的敏感株所致的呼吸道感染、尿路感染、皮肤软组织感染、败血症，骨、关节感染和腹腔、盆腔感染。用于腹腔感染和盆腔感染时需与抗厌氧菌药合用。头孢呋辛尚可用于对磺胺药、青霉素或氨苄西林耐药的脑膜炎球菌、流感嗜血杆菌所致脑膜炎的治疗，也用于手术前预防用药。

头孢克洛、头孢呋辛酯、头孢丙烯等口服剂，主要适用于上述感染中的轻症病例。头孢呋辛酯口服尚可用于淋病奈瑟球菌（包括产青霉素酶及非产青霉素酶菌株）所致单纯性淋菌性尿道炎、宫颈炎、直肠肛门感染。

3. 第三代头孢菌素：适用于敏感肠杆菌科细菌等革兰阴性杆菌所致严重感染，如下呼吸道感染、败血症、腹腔感染、肾盂肾炎和复杂性尿路感染、盆腔炎性疾病、骨关节感染、复杂性皮肤软组织感染、中枢神经系统感染等。治疗腹腔、盆腔感染时需与抗厌氧菌药如甲硝唑合用。本类药物对化脓性链球菌、肺炎链球菌、甲氧西林敏感葡萄球菌所致的各种感染亦有效，但并非首选用药。头孢他啶、头孢哌酮尚可用于铜绿假单胞菌所致的各种感染。

第三代口服头孢菌素主要用于治疗敏感菌所致轻、中度感染，也可用于经第三代头孢菌素注射剂治疗病情已基本好转后的病例；但需注意第三代口服头孢菌素均不宜用于铜绿假单胞菌和其他非发酵菌的感染。

4. 第四代头孢菌素：目前国内应用者为头孢吡肟。本药的抗菌谱和适应证与第三代头孢菌素同，尚可用于对第三代头孢菌素耐药而对其敏感的产气肠杆菌、阴沟肠杆菌、沙雷菌属等细菌感染，亦可用于中性粒细胞缺乏伴发热患者的经验治疗。

所有头孢菌素类对甲氧西林耐药葡萄球菌和肠球菌属抗菌作用均差,故不宜选用于治疗上述细菌所致感染。

二、注意事项

1. 禁用于对任何一种头孢菌素类抗生素有过敏史及有青霉素过敏性休克史的患者。

2. 用药前必须详细询问患者先前有否对头孢菌素类、青霉素类或其他药物的过敏史。有青霉素类、其他 β 内酰胺类及其他药物过敏史的患者,有明确应用指征时应谨慎使用本类药物。在用药过程中一旦发生过敏反应,须立即停药。如发生过敏性休克,须立即就地抢救并予以肾上腺素等相关治疗。

3. 本类药物多数主要经肾脏排泄,中度以上肾功能不全患者应根据肾功能适当调整剂量。中度以上肝功能减退时,头孢哌酮、头孢曲松可能需要调整剂量。

4. 氨基糖苷类和第一代头孢菌素注射剂合用可能加重前者的肾毒性,应注意监测肾功能。

5. 头孢哌酮可导致低凝血酶原血症或出血,合用维生素 K 可预防出血;本药亦可引起戒酒硫样反应。用药期间及治疗结束后 72 小时内应避免摄入含酒精饮料。

碳青霉烯类抗生素

目前在国内应用的碳青霉烯类抗生素有亚胺培南/西司他丁,美罗培南和帕尼培南/倍他米隆。碳青霉烯类抗生素对各种革兰阳性球菌、革兰阴性杆菌(包括铜绿假单胞菌)和多数厌氧菌具强大抗菌活性,对多数 β 内酰胺酶高度稳定,但对甲氧西林耐药葡萄球菌和嗜麦芽窄食单胞菌等抗菌作用差。

一、适应证

1. 多重耐药但对本类药物敏感的需氧革兰阴性杆菌所致严重感染,包括由肺炎克雷伯菌、大肠埃希菌、阴沟肠杆菌、柠檬酸菌属、黏质沙雷菌等肠杆菌科细菌、铜绿假单胞菌、不动杆菌属等细菌所致败血症、下呼吸道感染、肾盂肾炎和复杂性尿路感染、腹腔感染、盆腔感染等;用于铜绿假单胞菌所致感染时,需注意在疗程中某些菌株可出现耐药。

2. 脆弱拟杆菌等厌氧菌与需氧菌混合感染的重症患者。

3. 病原菌尚未查明的免疫缺陷患者中重症感染的经验治疗。

亚胺培南/西司他丁可能引起癫痫、肌阵挛、意识障碍等严重中枢神经系统不良反应,故不适用于治疗中枢神经系统感染。美罗培南、帕尼培南/倍他米隆则除上述适应证外,尚可用于年龄在 3 个月以上的细菌性脑膜炎患者。

二、注意事项

1. 禁用于对本类药物及其配伍成分过敏的患者。

2. 本类药物不宜用于治疗轻症感染,更不可作为预防用药。

3. 本类药物所致的严重中枢神经系统反应多发生在原有癫痫史等中枢神经系统疾患者及肾功能减退患者未减量用药者,因此原有癫痫等中枢神经系统疾病患者避免应用本类药物。中枢神经系统感染的患者有指征应用美罗培南或帕尼培南时,仍需严密观察抽搐等严重不良反应。

4. 肾功能不全者及老年患者应用本类药物时应根据肾功能减退程度减量用药。

β内酰胺类/β内酰胺酶抑制剂

目前临床应用者有阿莫西林/克拉维酸、替卡西林/克拉维酸、氨苄西林/舒巴坦、头孢哌酮-舒巴坦和哌拉西林-三唑巴坦。

一、适应证

本类药物适用于因产β内酰胺酶而对β内酰胺类药物耐药的细菌感染,但不推荐用于对复方制剂中抗生素敏感的细菌感染和非产β内酰胺酶的耐药菌感染。

阿莫西林/克拉维酸适用于产β内酰胺酶的流感嗜血杆菌、卡他莫拉菌、大肠埃希菌等肠杆菌科细菌及甲氧西林敏感金葡菌所致下列感染:鼻窦炎,中耳炎,下呼吸道感染,泌尿生殖系统感染,皮肤、软组织感染,骨、关节感染,腹腔感染,以及败血症等。重症感染者或不能口服者应用本药的注射剂,轻症感染或经静脉给药后病情好转的患者可予口服给药。

氨苄西林/舒巴坦静脉给药及其口服制剂舒他西林的适应证与阿莫西林/克拉维酸同。

头孢哌酮/舒巴坦、替卡西林/克拉维酸和哌拉西林/三唑巴坦仅供静脉使用,适用于产β内酰胺酶的大肠埃希菌、肺炎克雷伯菌等肠杆菌科细菌、铜绿假单胞菌和拟杆菌属等厌氧菌所致的各种严重感染。

二、注意事项

1. 应用阿莫西林/克拉维酸、替卡西林/克拉维酸、氨苄西林/舒巴坦和哌拉西林/三唑巴坦前必须详细询问药物过敏史并进行青霉素皮肤试验,对青霉素类药物过敏者或青霉素皮试阳性患者禁用。对以上合剂中任一成分有过敏史者禁用该合剂。

2. 有头孢菌素或舒巴坦过敏史者禁用头孢哌酮/舒巴坦。有青霉素类过敏史的患者确有应用头孢哌酮/舒巴坦的指征时,必须在严密观察下慎用,但有青霉素过敏性休克史的患者,不可选用头孢哌酮/舒巴坦。

3. 应用本类药物时如发生过敏反应,须立即停药;一旦发生过敏性休克,应就地抢救,并给予吸氧及注射肾上腺素、肾上腺皮质激素等抗休克治疗。

4. 中度以上肾功能不全患者使用本类药物时应根据肾功能减退程度调整剂量。

5. 本类药物不推荐用于新生儿和早产儿;哌拉西林/三唑巴也不推荐在儿童患者中应用。

氨基糖苷类抗生素

临床常用的氨基糖苷类抗生素主要有:① 对肠杆菌科和葡萄球菌属细菌有良好抗菌作用,但对铜绿假单胞菌无作用者,如链霉素、卡那霉素、核糖霉素。其中链霉素对葡萄球菌等革兰阳性球菌作用差,但对结核分支杆菌有强大作用。② 对肠杆菌科细菌和铜绿假单胞菌等革兰阴性杆菌具强大抗菌活性,对葡萄球菌属亦有良好作用者,如庆大霉素、妥布霉素、奈替米星、阿米卡星、异帕米星、小诺米星、依替米星。③ 抗菌谱与卡那霉素相似,由于毒性较大,现仅供口服或局部应用者有新霉素与巴龙霉素,后者对阿米巴原虫和隐孢子虫有较好作用。此外尚有大观霉素,用于单纯性淋病的治疗。所有氨基糖苷类药物对肺炎链球菌、溶血性链球菌的抗菌作用均差。

一、适应证

1. 中、重度肠杆菌科细菌等革兰阴性杆菌感染。

2. 中、重度铜绿假单胞菌感染。治疗此类感染常需与具有抗铜绿假单胞菌作用的β内酰胺类或其他抗生素联合应用。

3. 严重葡萄球菌或肠球菌感染治疗的联合用药之一(非首选)。

4. 链霉素或庆大霉素亦可用于土拉菌病、鼠疫及布鲁菌病,后者的治疗需与其他药物联合应用。

5. 链霉素可用于结核病联合疗法。

6. 新霉素口服可用于结肠手术前准备,或局部用药。

7. 巴龙霉素可用于肠道隐孢子虫病。

8. 大观霉素仅适用于单纯性淋病。

二、注意事项

1. 对氨基糖苷类过敏的患者禁用。

2. 任何一种氨基糖苷类的任一品种均具肾、耳毒性(耳蜗、前庭)和神经肌肉阻滞作用,因此用药期间应监测肾功能(尿常规、血尿素氮、血肌酐),严密观察患者听力及前庭功能,注意观察神经肌肉阻滞症状。一旦出现上述不良反应先兆时,须及时停药。需注意局部用药时亦有可能发生上述不良反应。

3. 氨基糖苷类抗生素对社区获得上、下呼吸道感染的主要病原菌肺炎链球菌、溶血性链球菌抗菌作用差,又有明显的肾、耳毒性,因此对门急诊中常见的上、下呼吸道细菌性感染不宜选用本类药物治疗。由于其毒性反应,本类药物也不宜用于单纯性上、下尿路感染初发病例的治疗。

4. 肾功能减退患者应用本类药物时,需根据其肾功能减退程度减量给药,并应进行血药浓度监测调整给药方案,实现个体化给药。

5. 新生儿、婴幼儿、老年患者应尽量避免使用本类药物。临床有明确指征需应用时,则应进行血药浓度监测,根据监测结果调整给药方案。

6. 妊娠期患者应避免使用。哺乳期患者应避免使用或用药期间停止哺乳。

7. 本类药物不宜与其他肾毒性药物、耳毒性药物、神经肌肉阻滞剂或强利尿剂同用。与注射用第一代头孢菌素类合用时可能增加肾毒性。

8. 本类药物不可用于眼内或结膜下给药,因可能引起黄斑坏死。

四环素类抗生素

四环素类抗生素包括四环素、金霉素、土霉素及半合成四环素类多西环素(强力霉素)、美他环素(甲烯土霉素)和米诺环素(二甲胺四环素)。四环素类曾广泛应用于临床,由于常见病原菌对本类药物耐药性普遍升高及其不良反应多见,目前本类药物临床应用已受到很大限制。

一、适应证

1. 四环素作为首选或选用药物可用于下列疾病的治疗:① 立克次体病,包括流行性斑疹伤寒、地方性斑疹伤寒、洛矶山热、恙虫病、柯氏立克次体肺炎和 Q 热。② 支原体感染如支原体肺炎、解脲脲原体所致的尿道炎等。③ 衣原体属感染,包括肺炎衣原体肺炎、鹦鹉热、性病淋巴肉芽肿及沙眼衣原体感染等。④ 回归热螺旋体所致的回归热。⑤ 布鲁菌病(需与氨基糖苷类联合应用)。⑥ 霍乱。⑦ 土拉热杆菌所致的兔热病。⑧ 鼠疫耶尔森菌所致的鼠疫。

2. 四环素类亦可用于对青霉素类抗生素过敏的破伤风、气性坏疽、雅司、梅毒、淋病、非淋菌性尿道炎和钩端螺旋体病的治疗。

3. 也可用于炎症反应显著痤疮的治疗。

二、注意事项

1. 禁用于对四环素类过敏的患者。

2. 牙齿发育期患者(胚胎期至 8 岁)接受四环素类可产生牙齿着色及牙釉质发育不良,故妊娠期和 8 岁以下患者不可使用该类药物。

3. 哺乳期患者应避免应用或用药期间暂停哺乳。

4. 四环素类可加重氮质血症,已有肾功能损害者应避免用四环素,但多西环素及米诺环素仍可谨慎应用。

5. 四环素类可致肝损害,原有肝病者不宜应用。

氯 霉 素

一、适应证

1. 细菌性脑膜炎和脑脓肿:氯霉素可用于氨苄西林耐药流感嗜血杆菌、脑膜炎球菌及肺炎链球菌所致的脑膜炎。青霉素与氯霉素合用可用于需氧菌与厌氧菌混合感染引起的耳源性脑脓肿。

2. 伤寒:成人伤寒沙门菌感染的治疗以氟喹诺酮类为首选,氯霉素仍可用于敏感伤寒沙门菌所致伤寒的治疗。

3. 厌氧菌感染:氯霉素对脆弱拟杆菌具较强抗菌活性,可与其他抗菌药物联合用于需氧菌与厌氧菌所致的腹腔和盆腔感染。

4. 其他:氯霉素对 Q 热等立克次体感染的疗效与四环素相仿。

二、注意事项

1. 对氯霉素有过敏史的患者禁用本药。

2. 由于氯霉素的血液系统毒性,用药期间应定期复查周围血常规,如血液细胞降低时应及时停药,并作相应处理。避免长疗程用药。

3. 禁止与其他骨髓抑制药物合用。

4. 妊娠期患者避免应用。哺乳期患者避免应用或用药期间暂停哺乳。

5. 早产儿、新生儿应用本药后可发生"灰婴综合征"，应避免使用氯霉素。婴幼儿患者必须应用本药时需进行血药浓度监测。

6. 肝功能减退患者避免应用本药。

大环内酯类抗生素

目前沿用的大环内酯类有红霉素、麦迪霉素、螺旋霉素、乙酰螺旋霉素、交沙霉素、柱晶白霉素。大环内酯类新品种(新大环内酯类)有阿奇霉素、克拉霉素、罗红霉素等，其对流感嗜血杆菌、肺炎支原体或肺炎衣原体等的抗微生物活性增强，口服生物利用度提高，给药剂量减小，不良反应亦较少，临床适应证有所扩大。

一、适应证

1. 红霉素(含琥乙红霉素、依托红霉素、乳糖酸红霉素)等沿用大环内酯类：

(1) 作为青霉素过敏患者的替代药物，用于以下感染：① β溶血性链球菌、肺炎链球菌中的敏感菌株所致的上、下呼吸道感染。② 敏感β溶血性链球菌引起的猩红热及蜂窝织炎。③ 白喉及白喉带菌者。

(2) 军团菌病。

(3) 衣原体属、支原体属等所致的呼吸道及泌尿生殖系统感染。

(4) 其他：口腔感染、空肠弯曲菌肠炎、百日咳等。

麦迪霉素、螺旋霉素、乙酰螺旋霉素及交沙霉素，主要用于革兰阳性菌所致呼吸道、皮肤软组织、眼耳鼻喉及口腔等感染的轻症患者。

2. 大环内酯类新品种：除上述适应证外，阿奇霉素可用于军团菌病，阿奇霉素、克拉霉素尚可用于流感嗜血杆菌、卡他莫拉菌所致的社区获得性呼吸道感染，与其他抗菌药物联合用于鸟分支杆菌复合群感染的治疗及预防。克拉霉素与其他药物联合，可用于幽门螺杆菌感染。

二、注意事项

1. 禁用于对红霉素及其他大环内酯类过敏的患者。

2. 红霉素及克拉霉素禁止与特非那丁合用，以免引起心脏不良反应。

3. 肝功能损害患者如有指征应用时，需适当减量并定期复查肝功能。

4. 肝病患者和妊娠期患者不宜应用红霉素酯化物。

5. 妊娠期患者有明确指征用克拉霉素时，应充分权衡利弊，决定是否采用。哺乳期患者用药期间应暂停哺乳。

6. 乳糖酸红霉素粉针剂使用时必须首先以注射用水完全溶解，加入生理盐水或5%葡萄糖溶液中，药物浓度不宜超过0.1%～0.5%，缓慢静脉滴注。

林可霉素和克林霉素

林可霉素类包括林可霉素及克林霉素,克林霉素的体外抗菌活性优于林可霉素。

一、适应证

1. 林可霉素适用于敏感肺炎链球菌、其他链球菌属(肠球菌属除外)及甲氧西林敏感金葡菌所致的各种感染。

2. 克林霉素适用于厌氧菌、肺炎链球菌、其他链球菌属(肠球菌属除外)及敏感金葡菌所致的下呼吸道感染和皮肤软组织感染;并常与其他抗菌药物联合用于腹腔感染及盆腔感染。

两者的静脉制剂可用于上述感染中的较重患者。

二、注意事项

1. 禁用于对林可霉素或克林霉素过敏的患者。

2. 使用本类药物时,应注意假膜性肠炎的发生,如有可疑应及时停药。

3. 本类药物有神经肌肉阻滞作用,应避免与其他神经肌肉阻滞剂合用。

4. 有前列腺增生的老年男性患者使用剂量较大时,偶可出现尿潴留。

5. 本类药物不推荐用于新生儿。

6. 妊娠期患者确有指征时方可慎用。哺乳期患者用药期间应暂停哺乳。

7. 肝功能损害的患者确有应用指征时宜减量应用。

8. 静脉制剂应缓慢滴注,不可静脉推注。

利福霉素类抗生素

利福霉素类目前在临床应用的有利福平、利福喷汀及利福布汀。

一、适应证

1. 结核病及其他分支杆菌感染:利福平与异烟肼、吡嗪酰胺联合是各型肺结核短程疗法的基石。利福喷汀也可替代利福平作为联合用药之一。利福布汀可用于免疫缺陷患者鸟分支杆菌复合群感染的预防与治疗。

2. 麻风:利福平为麻风联合化疗中的主要药物之一。

3. 预防用药:利福平可用于脑膜炎奈瑟球菌咽部慢性带菌者或与该菌所致脑膜炎患者密切接触者的预防用药;但不宜用于治疗脑膜炎球菌感染,因细菌可能迅速产生耐药性。

4. 其他:在个别情况下对甲氧西林耐药葡萄球菌如甲氧西林耐药金葡菌、甲氧西林耐药表皮葡萄球菌(以下简称表葡菌)所致的严重感染,可以考虑采用万古霉素联合利福平治疗。

二、注意事项

1. 禁用于对本类药物过敏的患者和曾出现血小板减少性紫癜的患者。

2. 妊娠 3 个月内患者应避免用利福平;妊娠 3 个月以上的患者有明确指征用利福平时,应充分权衡利弊后决定是否采用。

3. 肝功能不全、胆管梗阻、慢性酒精中毒患者应用利福平时应适当减量。

4. 用药期间,应定期复查肝功能、血常规。

5. 结核病患者应避免用大剂量间歇用药方案。

万古霉素和去甲万古霉素

万古霉素和去甲万古霉素属糖肽类抗生素。去甲万古霉素的化学结构与万古霉素相近,抗菌谱和抗菌作用与万古霉素相仿。

一、适应证

1. 万古霉素及去甲万古霉素适用于耐药革兰阳性菌所致的严重感染,特别是甲氧西林耐药金葡菌(MRSA)或甲氧西林耐药凝固酶阴性葡萄球菌(MRCNS)、肠球菌属及耐青霉素肺炎链球菌所致感染;也可用于对青霉素类过敏患者的严重革兰阳性菌感染。

2. 粒细胞缺乏症高度怀疑革兰阳性菌感染的患者。

3. 去甲万古霉素或万古霉素口服,可用于经甲硝唑治疗无效的艰难梭菌所致假膜性肠炎患者。

二、注意事项

1. 禁用于对万古霉素或去甲万古霉素过敏的患者。

2. 不宜用于:(1) 预防用药;(2) MRSA 带菌者;(3) 粒细胞缺乏伴发热患者的常规经验用药;(4) 局部用药。

3. 本类药物具一定肾、耳毒性,用药期间应定期复查尿常规与肾功能,监测血药浓度,注意听力改变,必要时监测听力。

4. 有用药指征的肾功能不全、老年人、新生儿、早产儿或原有肾、耳疾病患者应根据肾功能减退程度调整剂量,同时监测血药浓度,疗程一般不超过 14 天。

5. 万古霉素属妊娠期用药 C 类,妊娠期患者应避免应用。确有指征应用时,需进行血药浓度监测,据以调整给药方案。哺乳期患者用药期间应暂停哺乳。

6. 应避免将本类药物与各种肾毒性药物合用。

7. 与麻醉药合用时,可能引起血压下降。必须合用时,两药应分瓶滴注,并减缓万古霉素滴注速度,注意观察血压。

磷 霉 素

一、适应证

1. 磷霉素口服剂：可用于治疗敏感大肠埃希菌等肠杆菌科细菌和粪肠球菌所致急性单纯性膀胱炎和肠道感染。

2. 磷霉素钠注射剂：可用于治疗敏感金葡菌，凝固酶阴性葡萄球菌（包括甲氧西林敏感及耐药株）和链球菌属、流感嗜血杆菌、肠杆菌科细菌和铜绿假单胞菌所致呼吸道感染，尿路感染，皮肤软组织感染等。治疗严重感染时需加大治疗剂量并常须与其他抗菌药物联合应用，如治疗甲氧西林耐药金葡菌重症感染时与万古霉素或去甲万古霉素联合。

二、注意事项

1. 既往对磷霉素过敏者禁用。

2. 磷霉素与 β 内酰胺类、氨基糖苷类联合时多呈协同抗菌作用。

3. 由于磷霉素钠主要经肾排出，肾功能减退和老年患者应根据肾功能减退程度减量应用。

4. 每克磷霉素钠盐含 0.32 g 钠，心功能不全、高血压病及需要控制钠盐摄入量的患者应用本药时需加以注意。

5. 静脉用药时，应将每 4 g 磷霉素溶于至少 250 ml 液体中，滴注速度不宜过快，以减少静脉炎的发生。

甲硝唑和替硝唑

本类药物对厌氧菌、滴虫、阿米巴和蓝氏贾第鞭毛虫具强大抗微生物活性。

一、适应证

1. 可用于各种需氧菌与厌氧菌的混合感染，包括腹腔感染、盆腔感染、肺脓肿、脑脓肿等，但通常需与抗需氧菌抗菌药物联合应用。

2. 口服可用于艰难梭菌所致的假膜性肠炎、幽门螺杆菌所致的胃窦炎、牙周感染及加德纳菌阴道炎等。

3. 可用于肠道及肠外阿米巴病、阴道滴虫病、贾第虫病、结肠小袋纤毛虫等寄生虫病的治疗。

4. 与其他抗菌药物联合，可用于某些盆腔、肠道及腹腔等手术的预防用药。

二、注意事项

1. 禁用于对硝基咪唑类药物过敏的患者。

2. 妊娠早期（3 个月内）患者应避免应用。哺乳期患者用药期间应停止哺乳。

3. 本类药物可能引起粒细胞减少及周围神经炎等,神经系统基础疾患及血液病患者慎用。

4. 用药期间禁止饮酒及含酒精饮料。

5. 肝功能减退可使本类药物在肝脏代谢减慢而导致药物在体内蓄积,因此肝病患者应减量应用。

喹诺酮类抗菌药

临床上常用者为氟喹诺酮类,有诺氟沙星、依诺沙星、氧氟沙星、环丙沙星等。近年来研制的新品种对肺炎链球菌、化脓性链球菌等革兰阳性球菌的抗菌作用增强,对衣原体属、支原体属、军团菌等细胞内病原或厌氧菌的作用亦有增强,已用于临床者有左氧氟沙星、加替沙星、莫西沙星等。

一、适应证

1. 泌尿生殖系统感染:本类药物可用于肠杆菌科细菌和铜绿假单胞菌等所致的尿路感染;细菌性前列腺炎、淋菌性和非淋菌性尿道炎以及宫颈炎。诺氟沙星主要用于单纯性下尿路感染或肠道感染。但应注意,目前国内尿路感染的主要病原菌大肠埃希菌中,耐药株已达半数以上。

2. 呼吸道感染:环丙沙星、氧氟沙星等主要适用于肺炎克雷伯菌、肠杆菌属、假单胞菌属等革兰阴性杆菌所致的下呼吸道感染。左氧氟沙星、加替沙星、莫西沙星等可用于肺炎链球菌和溶血性链球菌所致的急性咽炎和扁桃体炎、中耳炎等,及肺炎链球菌、支原体、衣原体等所致社区获得性肺炎,此外亦可用于革兰阴性杆菌所致下呼吸道感染。

3. 伤寒沙门菌感染:在成人患者中本类药物可作为首选。

4. 志贺菌属肠道感染。

5. 腹腔、胆道感染及盆腔感染:需与甲硝唑等抗厌氧菌药物合用。

6. 甲氧西林敏感葡萄球菌属感染。本类药物对甲氧西林耐药葡萄球菌感染无效。

7. 部分品种可与其他药物联合应用,作为治疗耐药结核分支杆菌和其他分支杆菌感染的二线用药。

二、注意事项

1. 对喹诺酮类药物过敏的患者禁用。

2. 18 岁以下未成年患者避免使用本类药物。

3. 制酸剂和含钙、铝、镁等金属离子的药物可减少本类药物的吸收,应避免同用。

4. 妊娠期及哺乳期患者避免应用本类药物。

5. 本类药物偶可引起抽搐、癫痫、神志改变、视力损害等严重中枢神经系统不良反应,在肾功能减退或有中枢神经系统基础疾病的患者中易发生,因此本类药物不宜用于有癫痫或其他中枢神经系统基础疾病的患者。肾功能减退患者应用本类药物时,需根据肾功能减退程度减量用药,以防发生由于药物在体内蓄积而引起的抽搐等中枢神经系统严重不良反应。

6. 本类药物可能引起皮肤光敏反应、关节病变、肌腱断裂等,并偶可引起心电图 QT 间期延长等,用药期间应注意观察。

磺 胺 类 药

根据药代动力学特点和临床用途,本类药物可分为:① 口服易吸收可全身应用者,如磺胺甲恶唑、磺胺嘧啶、磺胺林、磺胺多辛、复方磺胺甲恶唑(磺胺甲恶唑与甲氧苄啶 SMZ‐TMP)、复方磺胺嘧啶(磺胺嘧啶与甲氧苄啶 SD‐TMP)等。② 口服不易吸收者如柳氮磺吡啶(SASP)。③ 局部应用者,如磺胺嘧啶银、醋酸磺胺米隆、磺胺醋酰钠等。

一、适应证

1. 全身应用的磺胺类药:本类药物适用于大肠埃希菌等敏感肠杆菌科细菌引起的急性单纯性尿路感染;敏感流感嗜血杆菌、肺炎链球菌和其他链球菌所致的中耳炎,脑膜炎奈瑟球菌所致的脑膜炎。

复方磺胺甲恶唑可治疗肺炎链球菌、流感嗜血杆菌、卡他莫拉菌所致的呼吸道感染,流感嗜血杆菌、肺炎链球菌和其他链球菌所致的急性中耳炎,大肠埃希菌等敏感株引起的反复发作性、复杂性尿路感染、伤寒和其他沙门菌属感染,卡氏肺孢菌肺炎,以及星形奴卡菌病。复方磺胺嘧啶亦可作为脑膜炎奈瑟球菌脑膜炎的预防用药。磺胺林与甲氧苄啶合用对间日疟及恶性疟原虫(包括对氯喹耐药者)有效。磺胺多辛与乙胺嘧啶等抗疟药联合可用于氯喹耐药虫株所致疟疾的治疗和预防。

磺胺类药不宜用于 A 组溶血性链球菌所致扁桃体炎或咽炎以及立克次体病、支原体感染的治疗。

2. 局部应用磺胺类药:磺胺嘧啶银主要用于预防或治疗 II、III 度烧伤继发创面细菌感染,如肠杆菌科细菌、铜绿假单胞菌、金葡菌、肠球菌属等引起的创面感染。醋酸磺胺米隆适用于烧伤或大面积创伤后的铜绿假单胞菌感染。磺胺醋酰钠则用于治疗结膜炎、沙眼等。柳氮磺吡啶口服不易吸收,主要用于治疗溃疡性结肠炎。

二、注意事项

1. 禁用于对任何一种磺胺类药物过敏以及对呋塞米、矾类、噻嗪类利尿药、磺脲类、碳酸酐酶抑制剂过敏的患者。

2. 本类药物引起的过敏反应多见,并可表现为严重的渗出性多形红斑、中毒性表皮坏死松解型药疹等,因此过敏体质及对其他药物有过敏史的患者应尽量避免使用本类药物。

3. 本类药物可致粒细胞减少、血小板减少及再生障碍性贫血,用药期间应定期检查周围血常规变化。

4. 本类药物可致肝脏损害,可引起黄疸、肝功能减退,严重者可发生肝坏死,用药期间需定期测定肝功能。肝病患者应避免使用本类药物。

5. 本类药物可致肾损害,用药期间应监测肾功能。肾功能减退、失水、休克及老年患者应用本类药物易加重或出现肾损害,应避免使用。

6. 本类药物可引起脑性核黄疸,因此禁用于新生儿及 2 月龄以下婴儿。

7. 妊娠期、哺乳期患者应避免用本类药物。

8. 用药期间应多饮水,保持充分尿量,以防结晶尿的发生;必要时可服用碱化尿液的药物。

呋喃类抗菌药

国内临床应用的呋喃类药物包括呋喃妥因、呋喃唑酮和呋喃西林。

一、适应证

1. 呋喃妥因：适用于大肠埃希菌、腐生葡萄球菌、肠球菌属及克雷伯菌属等细菌敏感菌株所致的急性单纯性膀胱炎；亦可用于预防尿路感染。

2. 呋喃唑酮：主要用于治疗志贺菌属、沙门菌、霍乱弧菌引起的肠道感染。

3. 呋喃西林：仅局部用于治疗创面、烧伤、皮肤等感染；也可用于膀胱冲洗。

二、注意事项

1. 禁用于对呋喃类药物过敏的患者。

2. 在新生儿红细胞中缺乏葡萄糖-6-磷酸脱氢酶时应用呋喃妥因可发生溶血性贫血，故新生儿不宜应用。成人患者缺乏此酶者也不宜应用。

3. 哺乳期患者服用本类药物时应停止哺乳。

4. 大剂量、长疗程应用及肾功能损害患者可能发生头痛、肌痛、眼球震颤、周围神经炎等不良反应。

5. 呋喃妥因服用6个月以上的长程治疗者偶可发生弥漫性间质性肺炎或肺纤维化，应严密观察以便及早发现，及时停药。

6. 服用呋喃唑酮期间，禁止饮酒及含酒精饮料。

抗结核分支杆菌和非结核分支杆菌药

本类药物主要包括异烟肼、利福平、乙胺丁醇、吡嗪酰胺、对氨水杨酸，以及异烟肼-利福平-吡嗪酰胺（卫非特）和异烟肼-利福平（卫非宁）两个复方制剂。

一、异烟肼

异烟肼对各型结核分支杆菌（以下简称结核菌）都有高度选择性抗菌作用，是目前抗结核病药物中具有最强杀菌作用的合成抗菌药物，对其他细菌无作用。

（一）适应证

1. 结核病的治疗：异烟肼是治疗结核病的一线药物，适用于各种类型结核病，但必须与其他抗结核病药联合应用。

2. 结核病的预防：本药既可单用，也可与其他抗结核病药联合使用。预防应用适用于：① 有结核病史的人类免疫缺陷病毒感染者。② 与新近诊断为传染性肺结核病患者有密切接触的 PPD 试验阳性幼儿和青少年。③ 未接种卡介苗的 5 岁以下儿童 PPD 试验阳性者。④ PPD 试验阳性的下述人员：糖尿病、矽肺、长期使用肾上腺皮质激素或免疫抑制剂的患者。⑤ PPD试验强阳性的可疑结核病患者。

3. 非结核分支杆菌病的治疗：异烟肼对部分非结核分支杆菌病有一定的治疗效果,但需联合用药。

（二）注意事项

1. 本药与乙硫异烟胺、吡嗪酰胺、利福平等其他抗结核病药物合用时,可增加本药的肝毒性,用药期间应密切观察有无肝炎的前驱症状,并定期监测肝功能,避免饮含酒精饮料。

2. 本药可引起周围神经炎,服药期间患者出现轻度手脚发麻、头晕者可服用维生素 B_1 或 B_6,严重者应立即停药。

3. 妊娠期患者确有应用指征时,必须充分权衡利弊后决定是否采用。哺乳期患者用药期间应停止哺乳。

二、利福平

利福平对结核分支杆菌和部分非结核分支杆菌均具抗菌作用。

（一）适应证

利福平适用于各种类型结核病和非结核分支杆菌感染的治疗,但单独用药可迅速产生耐药性,必须与其他抗结核病药联合应用。

（二）注意事项

1. 对本药过敏的患者禁用。

2. 用药期间应定期检查周围血常规及肝功能。肝病患者、有黄疸史和酒精中毒者慎用。

3. 服药期间不宜饮酒。

4. 本药对动物有致畸作用,妊娠期患者确有应用指征时应充分权衡利弊后决定是否采用,妊娠早期患者应避免使用。哺乳期患者用药期间应停止哺乳。

5. 不推荐5岁以下儿童患者应用本药。

6. 患者服药期间大、小便、唾液、痰、泪液等可呈红色。

三、乙胺丁醇

（一）适应证

与其他抗结核病药联合治疗结核分支杆菌所致的各型肺结核和肺外结核,亦可用于非结核分支杆菌病的治疗。

（二）注意事项

1. 对本药过敏的患者禁用。

2. 球后视神经炎为本药的主要不良反应,尤其在疗程长、每日剂量超过 15 mg/kg 的患者中发生率较高。用药前和用药期间应每日检查视野、视力、红绿鉴别力等。一旦出现视力障碍或下降,应立即停药。

3. 用药期间应定期监测血清尿酸,痛风患者慎用。

4. 妊娠期患者确有应用指征时应充分权衡利弊后决定是否采用。

5. 哺乳期患者用药期间应停止哺乳。

6. 不推荐13岁以下儿童患者应用本药。

四、吡嗪酰胺

（一）适应证

吡嗪酰胺对异烟肼耐药菌株仍有作用,与其他抗结核病药联合用于各种类型的肺结核和肺外结核。

本药通常在强化期应用(一般为 2 个月),是短程化疗的联合用药之一。

(二)注意事项

1. 对本药过敏的患者禁用。

2. 肝功能减退患者不宜应用,原有肝脏病、显著营养不良和痛风的患者慎用。

3. 服药期间应避免曝晒日光,因可引起光敏反应或日光皮炎。一旦发生光敏反应,应立即停药。

4. 糖尿病患者服用本药后血糖较难控制,应注意监测血糖,及时调整降糖药的用量。

五、对氨水杨酸

(一)适应证

对氨水杨酸为二线抗结核病药物,需与其他抗结核病药联合应用。静脉滴注可用于治疗结核性脑膜炎或急性播散性结核病。

(二)注意事项

1. 禁用于正在咯血的患者。消化道溃疡,肝、肾功能不全者慎用,大剂量使用本药(12 g)静脉滴注2~4 小时可能引发血栓性静脉炎,应予注意。

2. 本药静脉滴注液必须新鲜配制,静脉滴注时应避光,以防减效。

3. 用药期间应定期作肝、肾功能测定,出现肝功能损害或黄疸者,应立即停药并进行保肝治疗。本药大剂量应用可能抑制肝脏凝血酶原的生成,可给予维生素 K 预防出血。

4. 本药可引起结晶尿、蛋白尿、管型尿及血尿等,碱化尿液可减少对肾脏的刺激和毒性反应。

六、利福平-异烟肼-吡嗪酰胺(卫非特)

(一)适应证

适用于结核病短程化疗的强化期(即在起始治疗的 2~3 个月)使用,通常为 2 个月,需要时也可加用其他抗结核病药物。

(二)注意事项

参见利福平、异烟肼和吡嗪酰胺。

七、异烟肼-利福平(卫非宁)

(一)适应证

用于结核病的初治和非多重耐药结核病患者的维持期治疗。

(二)注意事项

参见利福平和异烟肼。

抗麻风分支杆菌药

一、氨苯砜

氨苯砜是治疗麻风病的主要药物。但由于长期广泛使用,耐药病例不断增多,现已不单独使用,而是作为联合治疗方案中的主要药物。

（一）适应证

本药为麻风病联合治疗中的主要药物。一般需连续服用 6～24 个月。

（二）注意事项

1. 有磺胺类药过敏史,严重肝、肾功能障碍,贫血,精神病的麻风病患者禁用。

2. 治疗初期部分患者可发生不同程度贫血,应适当补充铁剂和维生素 B_{12}。有严重贫血时应停药。葡萄糖－6－磷酸脱氢酶缺乏的患者应慎用本药。

3. 极个别患者可发生发热、淋巴结肿大、黄疸、肝肿大等（氨苯砜综合征）,预后较差。

二、氯法齐明

（一）适应证

目前作为麻风病联合化疗的主要药物之一,与利福平和氨苯砜联合应用。

（二）注意事项

本药可引起皮肤色素沉着,剂量较大时尿液、汗液、泪液、乳汁等均可呈红色,内衣、床单可被染红。

抗 真 菌 药

一、两性霉素 B 及其含脂复合制剂

（一）适应证

1. 两性霉素 B 适用于下列真菌所致侵袭性真菌感染的治疗：隐球菌病、北美芽生菌病、播散性念珠菌病、球孢子菌病、组织胞浆菌病,由毛霉属、根霉属、犁头霉属、内孢霉属和蛙粪霉属等所致的毛霉病,由申克孢子丝菌引起的孢子丝菌病,曲霉所致的曲霉病、暗色真菌病等。本药尚可作为美洲利什曼原虫病的替代治疗药物。

2. 两性霉素 B 含脂制剂包括两性霉素 B 脂质复合体（ABLC,Abelcet ®）、两性霉素 B 胆固醇复合体（ABCD,Amphotec ®,Amphocil ®）和两性霉素 B 脂质体（L-AmB,AmBisome ®）,主要适用于不能耐受两性霉素 B 去氧胆酸盐,或经两性霉素 B 去氧胆酸盐治疗无效的患者。两性霉素 B 脂质体还可用于疑为真菌感染的粒细胞缺乏伴发热患者的经验治疗。

（二）注意事项

1. 对本类药物过敏的患者禁用。

2. 两性霉素 B 毒性大,不良反应多见,但本药又常是某些致命性深部真菌病唯一有肯定疗效的治疗药物,因此必须从其拯救生命的效益和可能发生的不良反应两方面权衡考虑是否选用本药。

3. 两性霉素 B 所致肾功能损害常见,少数患者可发生肝毒性、低钾血症、血液系统毒性,因此用药期间应定期测定肾、肝功能、血电解质、周围血常规、心电图等,以尽早发现异常,及时处理。出现肾功能损害时,应根据其损害程度减量给药或暂停治疗。原有严重肝病者不宜选用本类药物。

4. 原有肾功能减退,或两性霉素 B 治疗过程中出现严重肾功能损害或其他不良反应,不能耐受两性霉素 B（去氧胆酸盐）治疗者,可考虑选用两性霉素 B 含脂制剂。

5. 本类药物需缓慢避光静脉滴注,常规制剂每次静脉滴注时间为 4～6 小时或更长;含脂制剂通常为 2～4 小时。给药前可给予解热镇痛药或抗组胺药或小剂量地塞米松静脉推注,以减少发热、寒战、头痛等全身反应。

6. 如果治疗中断 7 天以上,需重新自小剂量(0.25 mg/kg)开始用药,逐渐递增剂量。

7. 妊娠期患者须有明确指征时方可应用。

8. 哺乳期患者用药期间应暂停哺乳。

二、氟胞嘧啶

(一)适应证

适用于敏感新生隐球菌、念珠菌属所致全身性感染的治疗。本药单独应用时易引起真菌耐药,通常与两性霉素 B 联合应用。

(二)注意事项

1. 本药禁用于严重肾功能不全及对本药过敏的患者。

2. 下列情况应慎用本药:骨髓抑制、血液系统疾病或同时接受骨髓抑制药物,肝、肾功能损害。

3. 老年及肾功能减退患者应根据肾功能减退程度调整剂量,并尽可能进行血药浓度监测。

4. 用药期间应定期检查周围血常规、尿常规及肝、肾功能。

5. 定期进行血液透析和腹膜透析的患者,每次透析后应补给一次剂量。

6. 妊娠期患者有明确应用指征时,应仔细权衡利弊后决定是否应用。哺乳期患者用药期间暂停哺乳。

7. 不推荐儿童患者应用本药。

三、吡咯类抗真菌药

吡咯类抗真菌药包括咪唑类和三唑类。咪唑类药物常用者有酮康唑、咪康唑、克霉唑等,后两者主要为局部用药。三唑类中有氟康唑和伊曲康唑,主要用于治疗深部真菌病。

(一)适应证

1. 氟康唑适用于以下疾病的治疗。(1)念珠菌病:用于治疗口咽部和食道念珠菌感染;播散性念珠菌病,包括血流感染、腹膜炎、肺炎、尿路感染等;念珠菌阴道炎;(2)隐球菌病:用于脑膜以外的隐球菌病;隐球菌脑膜炎患者经两性霉素 B 联合氟胞嘧啶治疗病情好转后可选用本药作为维持治疗药物;(3)球孢子菌病;(4)芽生菌病、组织胞浆菌病。

2. 酮康唑适用于念珠菌病、芽生菌病、球孢子菌病、组织胞浆菌病、暗色真菌病和副球孢子菌病,本药难以到达脑脊液中,故不用于上述真菌感染累及脑膜者。由于本药的肝毒性,近年来全身应用较前减少。

3. 伊曲康唑注射剂适用于治疗芽生菌病、组织胞浆菌病,以及不能耐受两性霉素 B 或经两性霉素 B 治疗无效的曲霉病。口服剂适用于治疗芽生菌病、组织胞浆菌病以及不能耐受两性霉素 B 或两性霉素 B 治疗无效的曲霉病;亦可用于皮肤癣菌所致的足趾或/和手指甲癣。因胶囊剂口服吸收差,现较少用于深部真菌感染的治疗。本药口服液适用于粒细胞缺乏怀疑真菌感染患者的经验治疗和口咽部、食道念珠菌感染。伊曲康唑注射及口服后,尿液及脑脊液中均无原形药,故本药不宜用于尿路感染和中枢神经系统感染的治疗。

（二）注意事项

1. 禁用于对本类药物及其赋形剂过敏的患者。

2. 本类药物可致肝毒性，以酮康唑较为多见。多表现为一过性肝酶升高，偶可出现严重肝毒性，包括肝衰竭和死亡，因此在治疗过程中应严密观察临床征象及监测肝功能，一旦出现临床症状或肝功能持续异常，须立即停止治疗。肝病患者有明确应用指征时，应权衡利弊后决定是否用药。

3. 本类药物禁止与西沙必利、阿司咪唑、特非那定和三唑仑合用，因可导致严重心律紊乱。

4. 伊曲康唑不可用于充血性心力衰竭以及有充血性心力衰竭病史的患者。

5. 伊曲康唑注射剂中的赋形剂主要经肾排泄，因此注射剂不可用于肾功能减退、肌酐清除率<30 ml/min 的患者。

6. 妊娠期患者确有应用指征时，应充分权衡利弊后决定是否应用。哺乳期患者用药期间应停止哺乳。

7. 氟康唑和伊曲康唑不推荐用于 6 个月以下婴儿。儿童患者确有应用指征时，须充分权衡利弊后决定是否应用。

四、烯丙胺类抗真菌药：特比萘芬

（一）适应证

1. 甲真菌病。

2. 皮损广泛的浅表皮肤真菌感染，如体股癣、手足癣。

3. 头癣。

（二）注意事项

1. 禁用于对本药及其赋形剂过敏的患者。

2. 本药有肝毒性，在治疗过程中应定期检查肝功能，出现异常应及时停药。慢性或活动性肝病的患者不宜应用本药。

3. 肾功能受损（肌酐清除率低于 50 ml/min 或血肌酐超过 300 μmol/L）的患者应当服用正常剂量的一半。

4. 妊娠期患者确有应用指征时，应在充分权衡利弊后慎重用药。哺乳期妇女在服药期间，应停止哺乳。

5. 暂不推荐儿童患者使用本药。

6. 利福平可促进血浆中本药的清除，甲腈咪呱可抑制血浆中本药的清除，合并用药时应注意调整剂量。

五、其他抗真菌药：灰黄霉素

（一）适应证

主要用于治疗皮肤癣菌引起的各种浅部真菌病，包括头癣和手足癣等。目前主要用于治疗头癣，仍为首选药物，疗程 3～4 周。

（二）注意事项

1. 本药常见的不良反应有消化系统反应，如恶心、呕吐、腹泻、肝酶异常等，一般停药后消失。还可出现口干、舌痛等。神经系统常见症状有头痛,发生率约 10%。

2. 少数患者可出现嗜睡、疲劳。极少数患者可出现神经炎、精神错乱、晕厥、眩晕、一过性视乳头水肿等。

3. 周围血常规可出现中性粒细胞减少、单核细胞增多。治疗开始时应每 1～2 周作周围血常规检查,长期用药者应每 2～4 周检查一次。

4. 约 30% 的患者服药后可发生皮疹,表现为荨麻疹、剥脱皮炎等,也可出现麻疹样损害及光敏反应。

5. 偶可发生血尿和管型尿,可出现卟啉代谢异常。

6. 动物实验有致癌和致畸作用。

7. 巴比妥类药物可以降低灰黄霉素的吸收,导致血浆中药物水平偏低。灰黄霉素与双香豆素类合用时可抑制其抗凝作用;与镇静或抗组织胺药合用时,疗效降低。

第四部分　各类细菌性感染的治疗原则及病原治疗

急性细菌性上呼吸道感染

急性上呼吸道感染是最常见的社区获得性感染,大多由鼻病毒、冠状病毒、流感病毒、副流感病毒、腺病毒等病毒所致,病程有自限性,不需使用抗菌药物,予以对症治疗即可痊愈。但少数患者可为细菌性感染或在病毒感染基础上继发细菌性感染,此时可予以抗菌治疗。

急性细菌性咽炎及扁桃体炎

患者扁桃体有渗出物、颈淋巴结肿大、发热伴周围血常规白细胞及中性粒细胞升高有助于细菌性感染的临床诊断。如患者已出现猩红热样皮疹,或有扁桃体周围脓肿,则可诊断为细菌性感染。

急性细菌性咽炎及扁桃体炎的病原菌主要为 A 组 β 溶血性链球菌,少数为 C 组或 G 组 β 溶血性链球菌。

(一) 治疗原则

1. 针对 β 溶血性链球菌感染选用抗菌药物。

2. 给药前先留取咽拭培养,有条件者可做快速抗原检测试验(RADT)作为辅助病原诊断。

3. 由于溶血性链球菌感染后可发生非化脓性并发症——风湿热和肾小球肾炎,因此抗菌治疗以清除病灶中细菌为目的,疗程需 10 天。

（二）病原治疗

1. 青霉素为首选,可选用青霉素 G,也可肌注普鲁卡因青霉素或口服青霉素 V,或口服阿莫西林,疗程均为 10 天。某些患者的依从性较差,预计难以完成 10 天疗程者,可予苄星青霉素单剂肌注。

2. 青霉素过敏患者可口服红霉素等大环内酯类,疗程 10 天。

3. 其他可选药有口服第一代或第二代头孢菌素,疗程 10 天,但不能用于有青霉素过敏性休克史的患者。此外,磺胺类药不易清除咽部细菌,A 组溶血性链球菌对四环素类耐药者多见,这两类药物均不宜选用。

急性细菌性中耳炎

病毒性上呼吸道感染可合并轻度中耳炎表现,不需用抗生素,但如表现为急起的耳部疼痛、听力下降、发热、鼓膜进行性充血和膨隆,或已有鼓膜穿孔伴流液时,则需考虑急性细菌性中耳炎的临床诊断,可予以抗菌治疗。急性细菌性中耳炎的病原菌以肺炎链球菌、流感嗜血杆菌和卡他莫拉菌最为常见,三者约占病原菌的近 80%;少数为 A 组溶血性链球菌、金葡菌等。

（一）治疗原则

1. 抗菌治疗应覆盖肺炎链球菌、流感嗜血杆菌和卡他莫拉菌。

2. 疗程 7～10 天,以减少复发。

3. 中耳有渗液时需采取标本做细菌培养及药敏试验。

（二）病原治疗

1. 初治宜口服阿莫西林。如当地流感嗜血杆菌、卡他莫拉菌产 β 内酰胺酶菌株多见时,也可选用阿莫西林/克拉维酸口服。

2. 其他可选药物有复方磺胺甲恶唑和第一代、第二代口服头孢菌素。

3. 青霉素过敏患者除有青霉素过敏性休克史者外,确有用药指征时可慎用头孢菌素类。

急性细菌性鼻窦炎

急性细菌性鼻窦炎常继发于病毒性上呼吸道感染,以累及上颌窦者为多见。病原菌以肺炎链球菌和流感嗜血杆菌最为常见,两者约占病原菌的 50% 以上;卡他莫拉菌在成人和儿童中各约占病原菌的 10% 和 20%;尚有少数为厌氧菌、金葡菌、化脓性链球菌及其他革兰阴性杆菌。

（一）治疗原则

1. 初始治疗宜选用能覆盖肺炎链球菌、流感嗜血杆菌和卡他莫拉菌的抗菌药物。在获知细菌培养及药敏试验结果后,必要时再加以调整。

2. 局部用血管收缩药,以利于鼻窦内脓液引流。

3. 疗程 10～14 天,以减少复发。

（二）病原治疗

抗菌药物的选用与急性细菌性中耳炎相同。

急性细菌性下呼吸道感染

急性气管-支气管炎

本病以病毒感染多见,多数病例为自限性。

(一) 治疗原则

1. 以对症治疗为主,不宜常规使用抗菌药物。

2. 极少数病例可由肺炎支原体、百日咳博德特菌或肺炎衣原体引起,此时可给予抗菌药物治疗。

(二) 病原治疗

1. 可能由肺炎支原体或百日咳博德特菌引起者,可采用红霉素等大环内酯类。

2. 肺炎衣原体感染可用四环素或多西环素,或红霉素等大环内酯类。

慢性支气管炎急性发作

慢性支气管炎急性发作可由环境污染、存在变应原或吸烟等许多因素引起。

(一) 治疗原则

1. 伴痰量增加、脓性痰和气急加重等提示可能存在细菌感染的患者,可应用抗菌药物。

2. 应选用能覆盖流感嗜血杆菌、肺炎链球菌、卡他莫拉菌、肺炎支原体、肺炎衣原体及肺炎克雷伯菌等革兰阴性杆菌的抗菌药物。

3. 对疗效不佳的患者可根据痰液培养和药敏试验结果调整用药。

4. 轻症患者给予口服药,病情较重者可用注射剂。

(二) 病原治疗(见表 4.1)

表 4.1　慢性支气管炎急性发作的病原治疗

病　　原	宜 选 药 物	可 选 药 物	备　　注
流感嗜血杆菌	氨苄西林,阿莫西林,氨苄西林/舒巴坦,阿莫西林/克拉维酸	复方磺胺甲恶唑,第一、二代口服头孢菌素,氟喹诺酮类	10%～40%菌株产酶
肺炎链球菌			
青霉素敏感	青霉素	阿莫西林,氨苄西林	青霉素耐药率(中介及耐
青霉素中介及耐药	第三代头孢菌素	氟喹诺酮类	药)在 10%～40%左右
卡他莫拉菌	复方磺胺甲恶唑,第一、二代口服头孢菌素	氟喹诺酮类,阿莫西林/克拉维酸,氨苄西林/舒巴坦	约90%菌株产酶

病　　原	宜 选 药 物	可 选 药 物	备　　注
肺炎支原体	大环内酯类	多西环素,氟喹诺酮类	
肺炎衣原体	大环内酯类	多西环素,氟喹诺酮类	
肺炎克雷伯菌等肠杆菌科细菌	第二代或第三代头孢菌素	氟喹诺酮类	

支气管扩张合并感染

支气管扩张合并急性细菌感染时,常见病原菌为流感嗜血杆菌、肺炎链球菌、厌氧菌等;在病程长、重症、合并有全身基础疾病的支气管扩张症患者中,肺炎克雷伯菌等肠杆菌科细菌和铜绿假单胞菌较多见。

（一）治疗原则

支气管扩张症患者合并急性细菌感染时可予抗菌治疗,并保持呼吸道引流通畅。

（二）病原治疗（见表4.2）

表4.2　支气管扩张合并感染的病原治疗

病　　原	宜 选 药 物	可 选 药 物
流感嗜血杆菌	氨苄西林,阿莫西林/克拉维酸,氨苄西林/舒巴坦	第一代或第二代头孢菌素
肺炎链球菌		
青霉素敏感	青霉素	阿莫西林,氨苄西林
青霉素中介及耐药	第三代头孢菌素	氟喹诺酮类
厌氧菌	阿莫西林/克拉维酸,氨苄西林/舒巴坦	克林霉素,甲硝唑
肺炎克雷伯菌等肠杆菌科细菌	第三代头孢菌素	氟喹诺酮类,第四代头孢菌素
铜绿假单胞菌	氟喹诺酮类	哌拉西林±氨基糖苷类,抗铜绿假单胞菌头孢菌素±氨基糖苷类

注：表中"±"是指两种及两种以上药物可联合应用,或可不联合应用(以下表格同)。

社区获得性肺炎

（一）治疗原则

1. 尽早开始抗菌药物经验治疗（见表4.3）。应选用能覆盖肺炎链球菌、流感嗜血杆菌的药物,需要时加用对肺炎支原体、肺炎衣原体、军团菌属等细胞内病原体有效的药物;有肺部基础疾病患者的病原菌亦可为需氧革兰阴性杆菌、金葡菌等。

2. 住院治疗患者入院后应立即采取痰标本,做涂片革兰染色检查及培养;体温高、全身症状严重者应同时送血培养。

3. 轻症患者可口服用药；重症患者选用静脉给药，待临床表现显著改善并能口服时改用口服药。

（二）病原治疗

1. 经验治疗见表 4.3。

2. 明确病原体后，对经验治疗效果不满意者，可按药敏试验结果调整用药（见表 4.4）

表 4.3　社区获得性肺炎的经验治疗

相伴情况	病　原	宜选药物	可选药物
不需住院，无基础疾病，青年	肺炎链球菌，肺炎支原体，嗜肺军团菌，流感嗜血杆菌	青霉素；氨苄（阿莫）西林±大环内酯类	第一代头孢菌素±大环内酯类
不需住院，有基础疾病，老年	同上；革兰阴性杆菌；金葡菌	第一代或第二代头孢菌素±大环内酯类	氨苄西林/舒巴坦或阿莫西林/克拉维酸±大环内酯类；氟喹诺酮类±大环内酯类
需住院	同上；革兰阴性杆菌，金葡菌	第二代或第三代头孢菌素±大环内酯类，氨苄西林/舒巴坦或阿莫西林/克拉维酸±大环内酯类	氟喹诺酮类±大环内酯类
重症患者	同上；革兰阴性杆菌，金葡菌	第三代头孢菌素±大环内酯类，氟喹诺酮类±大环内酯类	具有抗铜绿假单胞菌作用的广谱青霉素/ß内酰胺酶抑制剂或头孢菌素类±大环内酯类

表 4.4　社区获得性肺炎的病原治疗

病　原	宜选药物	可选药物	备　注
肺炎链球菌	青霉素，氨苄（阿莫）西林	第一代或第二代头孢菌素	
流感嗜血杆菌	氨苄西林，阿莫西林，氨苄西林/舒巴坦，阿莫西林/克拉维酸	第一代或第二代头孢菌素，氟喹诺酮类	10%～40%的菌株产ß内酰胺酶
肺炎支原体	红霉素等大环内酯类	氟喹诺酮类，多西环素	
肺炎衣原体	红霉素等大环内酯类	氟喹诺酮类，多西环素	
军团菌属	红霉素等大环内酯类	氟喹诺酮类	
革兰阴性杆菌	第二代或第三代头孢菌素	氟喹诺酮类，ß内酰胺类/ß内酰胺酶抑制剂	
金葡菌	苯唑西林，氯唑西林	第一代或第二代头孢菌素，克林霉素	

医院获得性肺炎

常见的病原菌为肠杆菌科细菌、金葡菌，亦可为肺炎链球菌、流感嗜血杆菌、厌氧菌等。重症患者及机械通气、昏迷、激素应用等危险因素患者的病原菌可为铜绿假单胞菌、不动杆菌属及甲氧西林耐药金葡菌等。

（一）治疗原则

1. 应重视病原检查，给予抗菌治疗前先采取痰标本进行涂片革兰染色检查及培养，体温高、全身症状严重者同时送血培养。有阳性结果时做药敏试验。

2. 尽早开始经验治疗。首先采用针对常见病原菌的抗菌药物。明确病原后，根据药敏试验结果调整用药。

3. 疗程根据不同病原菌、病情严重程度、基础疾病等因素而定。宜采用注射剂，病情显著好转或稳定后并能口服时改用口服药。

（二）病原治疗（见表 4.5）

表 4.5　医院获得性肺炎的病原治疗

病　原	宜选药物	可选药物	备　注
金葡菌			
甲氧西林敏感	苯唑西林、氯唑西林	第一代或第二代头孢菌素，林可霉素，克林霉素	有青霉素类过敏性休克史者不宜用头孢菌素类
甲氧西林耐药	万古霉素或去甲万古霉素	磷霉素，利福平，复方磺胺甲恶唑与万古霉素或去甲万古霉素联合，不宜单用	
肠杆菌科细菌	第二代或第三代头孢菌素单用或联合氨基糖苷类	氟喹诺酮类，β内酰胺酶抑制剂复方，碳青霉烯类	
铜绿假单胞菌	哌拉西林，头孢他啶，头孢哌酮、环丙沙星等氟喹诺酮类，联合氨基糖苷类	具有抗铜绿假单胞菌作用的β内酰胺酶抑制剂复方或碳青霉烯类＋氨基糖苷类	通常需联合用药
不动杆菌属	氨苄西林/舒巴坦，头孢哌酮/舒巴坦	碳青霉烯类，氟喹诺酮类	重症患者可联合氨基糖苷类
真菌	氟康唑，两性霉素 B	氟胞嘧啶（联合用药）	
厌氧菌	克林霉素，氨苄西林/舒巴坦，阿莫西林/克拉维酸	甲硝唑	

肺　脓　肿

常见病原菌为肺炎链球菌、金葡菌、肠杆菌科细菌及厌氧菌（主要为口腔厌氧菌）等，下呼吸道分泌物、血液、胸腔积液培养（包括厌氧菌培养）以及药物敏感试验，对确定病原诊断、指导抗菌治疗有重要价值。

（一）治疗原则

1. 保持脓液引流通畅至关重要。

2. 在病原菌未明确前应选用能覆盖上述细菌的抗需氧菌和抗厌氧菌药物。明确病原菌后,根据药敏试验结果结合临床情况调整用药。

3. 抗菌药物总疗程 6～10 周,或直至临床症状完全消失,X 线胸片显示脓腔及炎性病变完全消散,仅残留纤维条索状阴影为止。

(二)病原治疗(见表 4.6)

表 4.6　肺脓肿患者的病原治疗

病　原	宜 选 药 物	可 选 药 物
厌氧菌	青霉素(大剂量),克林霉素,ß 内酰胺类/ß内酰胺酶抑制剂	氨苄西林/舒巴坦,阿莫西林/克拉维酸,氨苄西林或阿莫西林＋甲硝唑
金葡菌		
甲氧西林敏感	苯唑西林,氯唑西林,阿莫西林	头孢唑林,头孢呋辛,克林霉素
甲氧西林耐药	万古霉素或去甲万古霉素±磷霉素	万古霉素或去甲万古霉素＋利福平,万古霉素或去甲万古霉素＋复方磺胺甲恶唑
肺炎链球菌		
青霉素敏感	青霉素	氨苄西林,阿莫西林
青霉素耐药	头孢噻肟,头孢曲松	万古霉素或去甲万古霉素
溶血性链球菌	青霉素 G 或青霉素 V	氨苄(阿莫)西林,第一代头孢菌素,克林霉素
肠杆菌科细菌	第二或第三代头孢菌素±氨基糖苷类	氟喹诺酮类,ß 内酰胺类/ß 内酰胺酶抑制剂

脓　　胸

脓胸大多由多种细菌所引起。常见的病原菌在婴幼儿(<5 岁)多为金葡菌、肺炎链球菌、流感嗜血杆菌;在>5 岁、发生于急性肺炎后者,多为肺炎链球菌、A 组溶血性链球菌,金葡菌、流感嗜血杆菌;在亚急性和慢性患者,多为厌氧链球菌、拟杆菌属、肠杆菌科细菌。

(一)治疗原则

1. 首先取脓液做涂片及培养,并结合临床经验用药。

2. 按照治疗效果、细菌培养和药敏试验结果调整用药。

3. 急性期宜注射用药,必要时也可胸腔内注射(限用于包裹性厚壁脓肿)。

4. 积极引流,排除脓液,促进肺复张。

5. 给药剂量要足够充分,疗程宜长。通常应于体温正常后 2 周以上,患者周围血白细胞恢复正常;X 线胸片显示胸液吸收,方可考虑停药,以防止脓胸复发。总疗程 3～6 周。

6. 慢性脓胸患者应采取外科处理。

(二)病原治疗(见表 4.7)

表 4.7　脓胸的病原治疗

病　　原	宜　选　药　物	可　选　药　物
厌氧菌	青霉素（大剂量），克林霉素，ß 内酰胺类/ß内酰胺酶抑制剂	氨苄西林或阿莫西林＋甲硝唑
金葡菌		
甲氧西林敏感	苯唑西林，氯唑西林，阿莫西林	头孢唑林，头孢呋辛，克林霉素
甲氧西林耐药	万古霉素或去甲万古霉素＋磷霉素	万古霉素或去甲万古霉素＋利福平
肺炎链球菌		
青霉素敏感	青霉素 G	氨苄西林，阿莫西林
青霉素耐药	头孢噻肟，头孢曲松	万古霉素或去甲万古霉素
流感嗜血杆菌	氨苄西林，阿莫西林	氨苄西林/舒巴坦，阿莫西林/克拉维酸，第一代或第二代头孢菌素
肠杆菌科细菌	第二或第三代头孢菌素±氨基糖苷类	氟喹诺酮类，ß 内酰胺类/ß 内酰胺酶抑制剂，氨基糖苷类（联合用药）

尿路感染（膀胱炎、肾盂肾炎）

根据感染部位及有无合并症，可将尿路感染分为单纯性上尿路感染（肾盂肾炎）、单纯性下尿路感染（膀胱炎、尿道炎）；依照其病程又可分为急性和反复发作性。急性单纯性上、下尿路感染多见于门、急诊患者，病原菌 80％以上为大肠埃希菌；而复杂性尿路感染的病原菌除仍以大肠埃希菌为多见（30％～50％）外，也可为肠球菌属、变形杆菌属、铜绿假单胞菌等；医院获得性尿路感染的病原菌尚可为葡萄球菌属、念珠菌属等。

（一）治疗原则

1. 给予抗菌药物前留取清洁中段尿，做细菌培养及药敏试验。初治时按常见病原菌给药；获知药敏试验结果后，必要时调整用药。

2. 急性单纯性下尿路感染初发患者，治疗宜用毒性小、口服方便，价格较低的抗菌药物，疗程通常为3～5 天。

3. 急性肾盂肾炎伴发热等全身症状明显的患者宜注射给药，疗程至少 14 天，一般 2～4 周；热退后可改为口服给药。反复发作性肾盂肾炎患者疗程需更长，常需 4～6 周。

4. 对抗菌药物治疗无效的患者应进行全面尿路系统检查，若发现尿路解剖畸形或功能异常者，应予以矫正或相应处理。

（二）病原治疗（见表 4.8）

表 4.8　膀胱炎和肾盂肾炎的病原治疗

疾病	病原	宜选药物	可选药物
膀胱炎	大肠埃希菌	呋喃妥因,磷霉素	头孢氨苄,头孢拉定,复方磺胺甲恶唑,氟喹诺酮类*
	腐生葡萄球菌	头孢氨苄,头孢拉定	呋喃妥因、磷霉素
	肠球菌属	阿莫西林	呋喃妥因
肾盂肾炎	大肠埃希菌等肠杆菌科细菌	氨苄西林/舒巴坦,阿莫西林/克拉维酸	氟喹诺酮类*、第二代或第三代头孢菌素
	克雷伯菌属	第二代或第三代头孢菌素	氟喹诺酮类
	腐生葡萄球菌	头孢唑啉,头孢拉定	头孢呋辛
	肠球菌属	氨苄西林	万古霉素或去甲万古霉素
	铜绿假单胞菌	环丙沙星、哌拉西林±氨基糖苷类	头孢他啶或头孢哌酮+氨基糖苷类
	念珠菌属	氟康唑	两性霉素 B

注：* 大肠埃希菌对本类药物耐药株在 50% 以上,必须根据细菌药敏试验结果选用。

细菌性前列腺炎

根据临床表现、病原菌和实验室检查结果,可将前列腺炎分为细菌性和非细菌性两类,而细菌性前列腺炎又可分为急性及慢性。急性患者的病原菌大多为大肠埃希菌或其他肠杆菌科细菌,少数可为淋病奈瑟球菌或沙眼衣原体;慢性患者的病原菌除大肠埃希菌或其他肠杆菌科细菌外,亦可为肠球菌属。

（一）治疗原则

1. 慢性前列腺炎患者的病原菌检查可取前列腺液做细菌培养,但不宜对急性前列腺炎患者进行前列腺按摩取前列腺液,以防感染扩散,可取中段尿细菌培养作为参考。

2. 应选用能覆盖可能的病原菌并能渗透至前列腺内的抗菌药物进行经验治疗。获知病原菌后,根据药敏试验结果调整用药。

3. 宜选用在前列腺组织和前列腺液中可达到有效浓度的抗菌药物,如氟喹诺酮类、复方磺胺甲恶唑、大环内酯类、四环素类等。在急性感染期,氨基糖苷类、头孢菌素类也能渗入炎性前列腺组织,达到一定药物浓度,故上述药物在急性期时也可选用。

4. 细菌性前列腺炎治疗较困难,疗程须较长,急性细菌性前列腺炎需 4 周,慢性细菌性前列腺炎需 1～3 个月。一般为 4～6 周。

5. 部分患者需行前列腺切除术。

（二）病原治疗（见表 4.9）

— 391 —

表 4.9 细菌性前列腺炎的病原治疗

病 原	宜 选 药 物	可 选 药 物	备 注
大肠埃希菌	氟喹诺酮类,复方磺胺甲恶唑	氨苄西林/舒巴坦、阿莫西林/克拉维酸	大肠埃希菌对氟喹诺酮类耐药株达50%以上,必须根据药敏试验结果选用
肠杆菌科细菌	氟喹诺酮类	复方磺胺甲恶唑	
肠球菌属	氟喹诺酮类	氨苄西林/舒巴坦、阿莫西林/克拉维酸	
淋病奈瑟球菌或沙眼衣原体	氟喹诺酮类或头孢曲松(单剂)+多西环素		

急性感染性腹泻

(一) 治疗原则

1. 病毒及细菌毒素(如食物中毒等)引起的腹泻一般不需用抗菌药物。

2. 首先留取粪便做常规检查与细菌培养,结合临床情况给予抗菌药物治疗。明确病原菌后进行药敏试验,临床疗效不满意者可根据药敏试验结果调整用药。

3. 腹泻次数和粪便量较多者,应及时补充液体及电解质。

4. 轻症病例可口服用药;病情严重者应静脉给药,病情好转后并能口服时改为口服。

(二) 病原治疗(见表 4.10)

表 4.10 急性感染性腹泻的病原治疗

疾 病	病 原	宜 选 药 物	可 选 药 物	备 注
病毒性腹泻	轮状病毒,诺瓦克样病毒,肠型腺病毒等			对症治疗
细菌性痢疾	志贺菌属	氟喹诺酮类	复方磺胺甲恶唑,阿莫西林,呋喃唑酮,磷霉素,第一代或第二代头孢菌素	疗程5~7天
霍乱(包括副霍乱)	霍乱弧菌,ElTor霍乱弧菌	氟喹诺酮类	复方磺胺甲恶唑,多西环素、氨苄西林	纠正失水及电解质紊乱为首要治疗措施
沙门菌属胃肠炎	沙门菌属	氟喹诺酮类	复方磺胺甲恶唑,氨苄西林,磷霉素	轻症对症治疗
大肠埃希菌肠炎	大肠埃希菌(产肠毒素性、肠致病性、肠侵袭性、肠出血性、肠黏附性)	重症用氟喹诺酮类、磷霉素		轻症对症治疗

疾 病	病 原	宜选药物	可选药物	备 注
葡萄球菌食物中毒	金葡菌(产肠毒素)	—	—	对症治疗
旅游者腹泻	产肠毒素大肠埃希菌、志贺菌属、沙门菌属、弯曲杆菌等	重症用氟喹诺酮类		轻症对症治疗
副溶血弧菌食物中毒	副溶血性弧菌	多西环素	复方磺胺甲恶唑,氟喹诺酮类	轻症对症治疗
空肠弯曲菌肠炎	空肠弯曲菌	氟喹诺酮类	红霉素等大环内酯类	轻症对症治疗,重症及发病4日内患者用抗菌药物
抗生素相关性肠炎及假膜性肠炎	艰难梭菌(重症)	甲硝唑	甲硝唑无效时用万古霉素或去甲万古霉素	轻症患者停用抗生素即可,万古霉素及去甲万古霉素均需口服给药
耶尔森菌小肠结肠炎	耶尔森菌属	氟喹诺酮类或复方磺胺甲恶唑	氨基糖苷类	对症治疗,合并菌血症时用抗菌药物
阿米巴肠病	溶组织阿米巴	甲硝唑	双碘喹林,巴龙霉素	
隐孢子虫肠炎	隐孢子虫	巴龙霉素	螺旋霉素	
蓝氏贾第鞭毛虫肠炎	贾第鞭毛虫	甲硝唑	阿苯达唑,替硝唑	

细菌性脑膜炎及脑脓肿

不同年龄段细菌性脑膜炎患者的病原菌不同。

(一)治疗原则

1. 给予抗菌药物前必须进行脑脊液的涂片革兰染色检查、脑脊液培养以及血培养;有皮肤瘀斑者取局部瘀斑作涂片检查细菌。培养获阳性结果后做药敏试验。

2. 尽早开始抗菌药物的经验治疗。在获知细菌培养和药敏试验结果后,根据经验治疗疗效和药敏试验结果调整用药。

3. 选用易透过血脑屏障的抗菌药物。宜选用杀菌剂,用最大治疗剂量静脉给药。

4. 细菌性脑膜炎的疗程因病原菌不同而异。流行性脑脊髓膜炎的疗程一般为5~7天,肺炎链球菌脑膜炎在体温恢复正常后继续用药10~14天;革兰阴性杆菌脑膜炎疗程至少4周;继发于心内膜炎的链球菌属和肠球菌属脑膜炎疗程需4~6周。

5. 部分脑脓肿患者经积极抗菌治疗后,尚需手术引流。

(二)病原菌(见表4.11)

表 4.11　不同年龄细菌性脑膜炎患者的主要病原菌

患者情况	病原菌
年龄<1个月	B组链球菌、大肠埃希菌、单核细胞增多性李斯特菌
年龄>1个月至50岁	流感嗜血杆菌、脑膜炎奈瑟球菌、肺炎链球菌
年龄>50岁、免疫功能损害	肺炎链球菌、单核细胞增多性李斯特菌、革兰阴性杆菌
医院获得性脑膜炎	金葡菌、克雷伯菌属、肠杆菌属、不动杆菌属、铜绿假单胞菌

（三）病原治疗（见表 4.12）

表 4.12　细菌性脑膜炎的病原治疗

病原	宜选药物	可选药物
脑膜炎球菌	青霉素或氨苄西林	氯霉素
肺炎链球菌		
青霉素敏感	青霉素,氨苄西林	头孢噻肟
青霉素中度耐药	头孢曲松,头孢噻肟	头孢曲松
青霉素高度耐药	万古霉素或去甲万古霉素	万古霉素或去甲万古霉素
B组链球菌	氨苄西林	头孢噻肟或头孢曲松
葡萄球菌属		
甲氧西林敏感	苯唑西林	万古霉素或去甲万古霉素(用于青霉素过敏患者)
甲氧西林耐药	万古霉素或去甲万古霉素+磷霉素	万古霉素或去甲万古霉素+利福平
单核细胞增多性李斯特菌	氨苄西林+庆大霉素	复方磺胺甲噁唑
流感嗜血杆菌		
非产酶株	氨苄西林	
产酶株	头孢噻肟或头孢曲松	氯霉素
克雷伯菌属	头孢噻肟或头孢曲松	美罗培南
大肠埃希菌	头孢噻肟或头孢曲松	美罗培南
铜绿假单胞菌	头孢他啶+氨基糖苷类	美罗培南+氨基糖苷类

败 血 症

败血症病情危急,一旦临床诊断确立,应即按患者原发病灶、免疫功能状况、发病场所及其他流行病学资料综合考虑其可能的病原,选用适宜的抗菌药物治疗。

（一）治疗原则

1. 及早进行病原学检查,在给予抗菌药物治疗前应留取血液及其他相关标本送培养,并尽早开始抗菌药物的经验治疗。获病原菌后进行药敏试验,按药敏试验结果调整用药。

2. 抗菌药物可单用,亦可联合用药,但在铜绿假单胞菌、肠球菌等败血症时需联合用药。疗程一般需用药至体温恢复正常后 7～10 天,有迁徙病灶者需更长,直至病灶消失。必要时尚需配合外科引流或扩创等措施。

3. 治疗初始阶段需静脉给药,以保证疗效;病情稳定后可改为口服或肌注。

(二)病原菌(见表 4.13)

表 4.13　败血症的主要病原菌及其伴随情况

病　　原	感染源及可能的入侵途径、诱因	发病场所	备　　注
表葡菌等凝固酶阴性葡萄球菌	静脉留置导管,体内人工装置	医院	多为甲氧西林耐药株
金葡菌	外科伤口,蜂窝织炎,疖,烧伤创面感染	医院或社区	医院内获得者多为甲氧西林耐药株
肠球菌属	尿路感染,留置导尿管,腹膜透析伴腹膜炎,泌尿生殖系统手术或操作后	医院或社区	
肺炎链球菌	社区获得性肺炎	社区	
大肠埃希菌	尿路感染,腹腔,胆道感染,生殖系统感染	社区多于医院	
肺炎克雷伯菌等克雷伯菌属	下呼吸道感染,腹腔,胆道感染	医院多于社区	医院感染者耐药程度高
肠杆菌属、柠檬酸菌属、沙雷菌属等肠杆菌科细菌	下呼吸道感染,人工呼吸装置,泌尿生殖系统,腹腔,胆道感染	医院多于社区	医院感染者耐药程度高
不动杆菌属、铜绿假单胞菌	医院获得肺炎,人工呼吸装置,复杂性尿路感染,留置导尿管,烧伤创面感染	医院	
脆弱拟杆菌	腹腔,盆腔感染	社区或医院	
念珠菌属	免疫缺陷(如中性粒细胞减少症),广谱抗菌药物,免疫抑制剂应用,静脉留置导管,严重烧伤创面感染	医院	

(三)病原治疗

在病原尚未明确前,可参考表 4.13 中患者发病时情况及处所,估计其最可能的病原菌,按表 4.14 中的治疗方案予以经验治疗;在明确病原后,如果原治疗用药疗效不满意,应根据细菌药敏试验结果调整用药。

表 4.14　败血症的病原治疗

病　　原	宜选药物	可选药物	备　　注
金葡菌、表葡菌等凝固酶阴性葡萄球菌			
甲氧西林或苯唑西林敏感	苯唑西林或氯唑西林	头孢唑啉等第一代头孢菌素,头孢呋辛等第二代头孢菌素,克林霉素,磷霉素钠	有青霉素类抗生素过敏性休克史者不宜选用头孢菌素类

病　　原	宜选药物	可选药物	备　　注
甲氧西林或苯唑西林耐药	万古霉素或去甲万古霉素联合磷霉素钠或利福平	复方磺胺甲恶唑,异帕米星,阿米卡星	氨基糖苷类不宜单用,需联合用药
肠球菌属	氨苄西林或青霉素G＋氨基糖苷类	万古霉素或去甲万古霉素	
肺炎链球菌	青霉素G	阿莫西林,头孢噻吩,头孢唑啉,头孢呋辛,红霉素,克林霉素	肺炎链球菌系青霉素敏感株,该菌对红霉素或克林霉素耐药者多见,需注意药敏试验结果。有青霉素类抗生素过敏性休克史者不宜选用头孢菌素类
大肠埃希菌	氨苄西林/舒巴坦或阿莫西林/克拉维酸	头孢噻肟,头孢曲松等第三代头孢菌素,氟喹诺酮类,氨基糖苷类	菌株之间对药物敏感性差异大,需根据药敏试验结果选药,并需注意对氟喹诺酮类耐药者多见
肺炎克雷伯菌等克雷伯菌属	第三代头孢菌素	氟喹诺酮类,氨基糖苷类,β内酰胺类/β内酰胺酶抑制剂	菌株之间对药物敏感性差异大,需根据药敏试验结果选药
肠杆菌属、柠檬酸菌属,沙雷菌属	头孢吡肟或氟喹诺酮类	氨基糖苷类,碳青霉烯类,β内酰胺类/β内酰胺酶抑制剂合剂	菌株之间对药物敏感性差异大,需根据药敏试验结果选药
不动杆菌属	氨苄西林/舒巴坦	氨基糖苷类,头孢哌酮/舒巴坦,碳青霉烯类,氟喹诺酮类	菌株之间对药物敏感性差异大,需根据药敏试验结果选药
铜绿假单胞菌	头孢他啶、头孢哌酮、头孢吡肟、哌拉西林等抗假单胞菌β内酰胺类＋氨基糖苷类	头孢哌酮/舒巴坦,哌拉西林/三唑巴坦,环丙沙星等氟喹诺酮类＋氨基糖苷类,碳青霉烯类＋氨基糖苷类	菌株之间对药物敏感性差异大,需根据药敏试验结果选药,一般均需联合用药
脆弱拟杆菌	甲硝唑	氯霉素,克林霉素,碳青霉烯类	
念珠菌属	两性霉素B	氟康唑,氟胞嘧啶	氟胞嘧啶宜联合用药

感染性心内膜炎

（一）治疗原则

治愈本病的关键在于杀灭心内膜或心瓣膜赘生物中的病原菌。

1. 尽早进行病原学检查,在给予抗菌药物前即应送血培养,获病原菌后进行药敏试验,按药敏试验结果调整抗菌治疗。

2. 根据病原选用杀菌剂,应选择具协同作用的两种抗菌药物联合应用。

3. 应采用最大治疗剂量。

4. 静脉给药。

5. 疗程宜充足，一般 4～6 周；人工瓣膜心内膜炎、真菌性心内膜炎疗程需 6～8 周或更长，以降低复发率。

6. 部分患者尚需配合外科手术治疗。

（二）病原菌

自身瓣膜心内膜炎的病原菌入侵，与患者经受拔牙、皮肤损伤、泌尿生殖系手术或操作时发生的暂时性菌血症有关。人工瓣膜心内膜炎早期发病（距心血管手术时间≤2 个月）者，与手术时或术后病原菌自患者伤口、留置导管等装置及周围环境入血导致菌血症有关；迟发病者（＞12 个月）则与自身瓣膜心内膜炎的发病情况相仿，因此病原菌分布亦相似。3～12 个月发病者病原菌分布介于早期发病及迟发病者之间（见表 4.15）。

表 4.15　感染性心内膜炎的主要病原菌*

自身瓣膜心内膜炎	人工瓣膜心内膜炎（发病距心血管手术时间）		
	≤2 个月	3～12 个月	＞12 个月
草绿色链球菌	表葡菌等凝固酶阴性葡萄球菌	表葡菌等凝固酶阴性葡萄球菌	与自身瓣膜心内膜炎病原菌相仿
金葡菌	金葡菌		
其他链球菌	肠杆菌科、铜绿假单胞菌	金葡菌	
肠球菌属	肠球菌	肠球菌属	
肠杆菌科、铜绿假单胞菌	念珠菌属等真菌	链球菌属	
念珠菌属等真菌	棒状杆菌 链球菌	念珠菌属等真菌	
表葡菌等凝固酶阴性葡萄球菌		肠杆菌科细菌、铜绿假单胞菌	

* 各列中病原菌由多至少排列。

（三）病原治疗（见表 4.16）

表 4.16　感染性心内膜炎的病原治疗

病　　　原	宜选药物	可选药物	备　　注
草绿色链球菌	青霉素＋庆大霉素等氨基糖苷类	头孢噻吩或头孢唑林＋庆大霉素等氨基糖苷类	有青霉素类过敏性休克史者不可选头孢菌素类
金葡菌或表葡菌			
甲氧西林或苯唑西林敏感	苯唑西林＋庆大霉素等氨基糖苷类	头孢噻吩或头孢唑林＋庆大霉素等氨基糖苷类或磷霉素钠＋氨基糖苷类	同上
甲氧西林或苯唑西林耐药	万古霉素或去甲万古霉素＋磷霉素钠	万古霉素或去甲万古霉素＋利福平	

续　表

病　　　原	宜 选 药 物	可 选 药 物	备　　　注
肠球菌属	青霉素或氨苄西林＋庆大霉素等氨基糖苷类	万古霉素或去甲万古霉素（联合用药） 万古霉素或去甲万古霉素＋庆大霉素等氨基糖苷类	仅在必要时应用万古霉素或去甲万古霉素＋氨基糖苷类，此时应监测两药的血药浓度，联合用药不宜＞2 周，用药期间应严密随访肾、耳毒性
肠杆菌科或铜绿假单胞菌	哌拉西林＋庆大霉素等氨基糖苷类	第三代头孢菌素或 β 内酰胺类/β 内酰胺酶抑制剂＋氨基糖苷类	
念珠菌属等真菌	两性霉素 B＋氟胞嘧啶		

腹 腔 感 染

本组疾病包括急性胆囊炎及胆道感染、细菌性肝脓肿、急性腹膜炎，以及急性胰腺炎继发细菌感染等。通常为肠杆菌科细菌、肠球菌属和拟杆菌属等厌氧菌的混合感染。

（一）治疗原则

1. 在给予抗菌药物治疗之前应尽可能留取相关标本送培养，获病原菌后进行药敏试验，作为调整用药的依据。

2. 尽早开始抗菌药物的经验治疗。经验治疗需选用能覆盖肠道革兰阴性杆菌、肠球菌属等需氧菌和脆弱拟杆菌等厌氧菌的药物。

3. 急性胰腺炎本身为化学性炎症，无应用抗菌药物的指征，继发细菌感染时需用抗菌药物。

4. 必须保持病灶部位引流通畅。有手术指征者应进行外科处理，并于手术过程中采集病变部位标本做细菌培养及药敏试验。

5. 初始治疗时需静脉给药；病情好转后可改为口服或肌注。

（二）病原治疗

在明确病原菌后，根据经验治疗效果和细菌药敏试验结果调整用药（见表 4.17）。

表 4.17　腹腔感染的病原治疗

病　　　原	宜 选 药 物	可 选 药 物	备　　　注
大肠埃希菌、变形杆菌属	哌拉西林，氨苄西林/舒巴坦，阿莫西林/克拉维酸	第二代或三代头孢菌素，氟喹诺酮类，氨基糖苷类	菌株之间对抗菌药物敏感性差异大，需根据药敏试验结果选药；大肠埃希菌对氟喹诺酮类耐药者多见
克雷伯菌属	第三代头孢菌素	氟喹诺酮类，氨基糖苷类，β 内酰胺类/β 内酰胺酶抑制剂复合剂	

续 表

病 原	宜 选 药 物	可 选 药 物	备 注
肠杆菌属	头孢吡肟或氟喹诺酮类	氨基糖苷类,碳青霉烯类,β内酰胺类/β内酰胺酶抑制剂复合剂	同上
肠球菌属	氨苄西林或青霉素+氨基糖苷类	万古霉素或去甲万古霉素	
拟杆菌属等厌氧菌	甲硝唑	氯霉素,克林霉素,头霉素类,β内酰胺类/β内酰胺酶抑制剂复合剂,碳青霉烯类	

骨、关节感染

骨、关节感染包括骨髓炎和关节炎。急性骨髓炎最常见的病原菌为金葡菌;少数为其他细菌,如1岁以上小儿亦可由化脓性链球菌引起,老年患者可由革兰阴性杆菌引起,长期留置导尿管的患者可由铜绿假单胞菌引起。需要注意的是慢性骨髓炎患者窦道流出液中分离出的微生物不一定能准确反映感染的病原体,可能误导临床用药。

(一)治疗原则

1. 在留取血、感染骨标本、关节腔液进行病原学检查后开始经验治疗。经验治疗应选用针对金葡菌的抗菌药物。获病原菌后进行药敏试验,根据经验治疗的疗效和药敏试验结果调整用药。

2. 应选用骨、关节腔内药物浓度高且细菌对之不易产生耐药性的抗菌药物。慢性患者应联合应用抗菌药物,并需较长疗程。用药期间应注意可能发生的不良反应。抗菌药物不宜作局部注射。

3. 急性化脓性骨髓炎疗程4～6周,急性关节炎疗程2～4周;可采用注射和口服给药的序贯疗法。

4. 外科处理去除死骨或异物以及脓性关节腔液引流极为重要。

(二)病原治疗(见表4.18)

表4.18 骨、关节感染的病原治疗

病 原	宜 选 药 物	可 选 药 物	备 注
金葡菌			
甲氧西林敏感	苯唑西林,氯唑西林	头孢唑林,头孢呋辛,克林霉素	有青霉素素过敏性休克史者不宜选用头孢菌素
甲氧西林耐药	万古霉素或去甲万古霉素联合磷霉素或利福平	复方磺胺甲恶唑,氨基糖苷类	复方磺胺甲恶唑、氨基糖苷类不宜单独应用,可为联合用药之一

病　原	宜选药物	可选药物	备　注
溶血性链球菌	青霉素	第一代头孢菌素,红霉素、林可霉素类	
肠球菌属	氨苄西林或青霉素＋氨基糖苷类	万古霉素或去甲万古霉素	
肠杆菌科细菌	氟喹诺酮类,氨苄西林/舒巴坦,阿莫西林/克拉维酸	第三代头孢菌素,哌拉西林、氨基糖苷类	根据药敏试验结果选药。大肠埃希菌对氟喹诺酮类耐药者多见
铜绿假单胞菌	氟喹诺酮类或哌拉西林或抗铜绿假单胞菌头孢菌素＋氨基糖苷类	抗铜绿假单胞菌β内酰胺类/β内酰胺酶抑制剂或碳青霉烯类＋氨基糖苷类	根据药敏试验结果选药,通常需联合用药
拟杆菌属等厌氧菌	甲硝唑	克林霉素,β内酰胺类/β内酰胺酶抑制剂	

皮肤及软组织感染

皮肤及软组织感染包括毛囊炎、疖、痈、淋巴管炎、急性蜂窝织炎、烧伤创面感染、手术后切口感染及褥疮感染等。毛囊炎、疖、痈及创面感染的最常见病原菌为金葡菌;淋巴管炎及急性蜂窝织炎主要由化脓性链球菌引起;褥疮感染常为需氧菌与厌氧菌的混合感染。皮肤、软组织感染病灶广泛并伴发热等全身症状,或有合并症者,属复杂性皮肤、软组织感染;不伴以上情况者为单纯性皮肤、软组织感染。

(一) 治疗原则

1. 皮肤、软组织感染中病灶小而表浅、数量少者如脓疱病,只需局部用药。病灶广泛,并伴发热等全身症状时宜同时全身应用抗菌药物。轻症感染患者可口服给药,严重感染患者可静脉给药。

2. 局部用药以消毒防腐剂(如碘伏)为主,少数情况下亦可用某些主要供局部应用的抗菌药物,如莫匹罗星等。

3. 轻症患者可针对常见病原菌进行经验治疗。全身感染征象显著的患者,应做创面脓液培养,并同时做血培养,获知病原菌后进行药敏试验,必要时据以调整用药。

4. 有脓肿形成时须及时切开引流。

(二) 病原治疗(见表 4.19)

表 4.19　皮肤、软组织感染的病原治疗

感　染	主要病原菌	宜 选 药 物	可 选 药 物
疖,痈	金葡菌(甲氧西林敏感株)	苯唑西林或氯唑西林	第一代头孢菌素,克林霉素,红霉素,复方磺胺甲恶唑
淋巴管炎,急性蜂窝织炎	化脓性链球菌	青霉素,阿莫西林	第一代头孢菌素,红霉素,克林霉素
创面,手术后切口感染,褥疮感染	金葡菌(甲氧西林敏感株)	苯唑西林或氯唑西林	第一代或第二代头孢菌素、磷霉素,克林霉素
	金葡菌(甲氧西林耐药株)	万古霉素或去甲万古霉素	磷霉素,复方磺胺甲恶唑
	大肠埃希菌,肺炎克雷伯菌等肠杆菌科细菌	氨苄西林/舒巴坦,阿莫西林/克拉维酸	氟喹诺酮类,第二代或第三代头孢菌素
	消化链球菌等革兰阳性厌氧菌	青霉素,克林霉素,阿莫西林	甲硝唑
	脆弱拟杆菌	甲硝唑	克林霉素,氨苄西林/舒巴坦,阿莫西林/克拉维酸

口腔、颌面部感染

口　腔　感　染

口腔感染主要为口腔正常菌群和某些致病菌(如厌氧菌、草绿色链球菌和白念珠菌等)的混合感染。包括牙齿周围组织感染,如牙周炎、冠周炎、急性根尖周围炎(牙槽脓肿)、干槽症(拔牙后感染)、急性牙周脓肿等,以及口腔黏膜白念珠菌感染。

(一) 治疗原则

1. 以局部治疗为主,如清除牙石、菌斑,冲洗局部,切开引流清除感染的牙髓等,并注意口腔卫生。抗菌治疗为辅助治疗。

2. 伴有发热等全身症状者或患有糖尿病等基础疾病的患者在进行牙周病、牙体病治疗前后可短期口服抗菌药物 3～7 天。

3. 必要时可局部使用抗菌制剂。

(二) 病原治疗(见表 4.20)

表 4.20　口腔感染的病原治疗

口腔感染	宜选药物	可选药物	备　注
牙周炎,冠周炎	阿莫西林,甲硝唑	乙酰螺旋霉素,交沙霉素	
急性根尖周围炎	同上	大环内酯类,克林霉素	
干槽症			局部处理
急性牙周脓肿	阿莫西林,甲硝唑		
口腔黏膜白念珠菌感染	制霉菌素局部应用	氟康唑	去除有关易感因素(如用广谱抗生素),治疗被念珠菌污染的残根、牙石、菌斑等

颌面部感染

　　颌面部感染包括面部疖、痈、口腔颌面部蜂窝织炎、急性化脓性颌骨骨髓炎、婴幼儿上颌骨骨髓炎等。主要的病原菌有葡萄球菌属、链球菌属、肠杆菌科细菌,或消化链球菌、普雷沃菌、梭杆菌等厌氧菌;偶有铜绿假单胞菌等。

（一）治疗原则

　　1. 尽早进行血液和脓液的病原微生物检查和药敏试验。

　　2. 根据感染的来源和临床表现等推断可能的病原菌,立即开始抗菌药物的经验治疗。

　　3. 联合应用抗需氧菌和抗厌氧菌药物。初始治疗宜静脉给药;病情明显好转后可改肌注或口服。

　　4. 获知病原菌及药敏试验结果后,结合经验治疗的效果调整用药。

　　5. 及时进行脓液引流,感染控制后给予局部处理。

（二）病原治疗（见表 4.21）

表 4.21　颌面部感染的病原治疗

病　原	宜选药物	可选药物	备　注
金葡菌			
甲氧西林敏感	苯唑西林,氯唑西林	第一代头孢菌素,克林霉素,红霉素	面部疖、痈严禁局部挤压和热敷
甲氧西林耐药	万古(去甲万古)霉素±磷霉素	万古霉素或去甲万古霉素±利福平	
溶血性链球菌	青霉素,氨苄西林,阿莫西林	第一代头孢菌素,红霉素,克林霉素	
肠杆菌科细菌	第二代或第三代头孢菌素	氟喹诺酮类,氨基糖苷类(联合应用)	
厌氧菌	克林霉素,甲硝唑	氨苄西林/舒巴坦,阿莫西林/克拉维酸	
铜绿假单胞菌	具有抗铜绿假单胞菌作用的头孢菌素	氟喹诺酮类,氨基糖苷类(联合应用)	

眼 部 感 染

细菌性结膜炎

常见的病原菌为淋病奈瑟球菌、脑膜炎球菌、流感嗜血杆菌、肺炎链球菌、结膜炎杆菌等。应尽早局部应用能覆盖常见病原菌的抗菌药物进行经验治疗。

（一）治疗原则

1. 患眼分泌物较多时,可应用生理盐水、3%硼酸水或1:10 000高锰酸钾溶液冲洗结膜囊。切忌包扎。

2. 白天滴用抗菌滴眼液,睡前用抗菌眼膏。

3. 伴有咽炎或急性化脓性中耳炎者,或流感嗜血杆菌感染者,应同时口服抗菌药物。

4. 淋球菌感染者应全身及时使用足量的抗菌药物。并同时治疗家属中淋球菌感染患者。

5. 经验治疗效果不佳者,应进行分泌物涂片、结膜刮片检查及培养,获病原菌后进行药敏试验,据以调整用药。

（二）病原治疗（见表4.22）

表 4.22 细菌性结膜炎的病原治疗（局部用）

病 原	宜 选 药 物	可 选 药 物	备 注
淋病奈瑟球菌	环丙沙星,氧氟沙星	大观霉素	可用大量生理盐水或1:10 000高锰酸钾溶液冲洗结膜囊
脑膜炎球菌	环丙沙星,氧氟沙星	大观霉素	可用大量生理盐水或1:10 000高锰酸钾溶液冲洗结膜囊
流感嗜血杆菌	氧氟沙星	庆大霉素,环丙沙星	眼部分泌物较多时宜用生理盐水冲洗结膜囊
肺炎链球菌	红霉素,左氧氟沙星	杆菌肽-多黏菌素	眼部分泌物较多时宜用生理盐水冲洗结膜囊
结膜炎杆菌	氧氟沙星	庆大霉素,环丙沙星	眼部分泌物较多时宜用生理盐水冲洗结膜囊
金葡菌	红霉素,氧氟沙星	杆菌肽-多黏菌素	眼部分泌物较多时宜用生理盐水冲洗结膜囊
Morax-Axenfeld 双杆菌	氧氟沙星	庆大霉素,环丙沙星	眼部分泌物较多时宜用生理盐水冲洗结膜囊
变形杆菌属	氧氟沙星	庆大霉素,环丙沙星	眼部分泌物较多时宜用生理盐水冲洗结膜囊
大肠埃希菌	氧氟沙星	庆大霉素,环丙沙星	眼部分泌物较多时宜用生理盐水冲洗结膜囊
假单胞菌属	妥布霉素	环丙沙星	眼部分泌物较多时宜用生理盐水冲洗结膜囊

细菌性角膜炎

（一）治疗原则

1. 尽早进行病原学检查，在给予抗菌药物前，应进行角膜病变区刮片镜检、培养和药敏试验。

2. 尽早开始抗菌药物的经验治疗。对初次治疗的急性期患者，在病原菌尚未查明前应首选广谱抗菌药物进行治疗。

3. 给药途径有眼部滴药，结膜下注射。伴有大量前房积脓者，应同时静脉给药。

4. 确定病原菌后，如果经验治疗效果不满意，应根据药敏试验的结果调整用药。

（二）病原治疗

见表 4.23。

表 4.23　细菌性角膜炎的病原治疗（局部用）

病　　原	宜 选 药 物	可 选 药 物	备　　注
表葡菌	妥布霉素 头孢唑林	氧氟沙星	有青霉素类抗生素过敏性休克史者，不宜选用头孢菌素类
金葡菌	氧氟沙星	环丙沙星，万古霉素	
肺炎链球菌	氧氟沙星	诺氟沙星	
铜绿假单胞菌	妥布霉素	环丙沙星，诺氟沙星， 氧氟沙星	

细菌性眼内炎

细菌性眼内炎大多发生于眼外伤或内眼手术后，前者大多为社区感染，后者大多为医院感染。主要病原菌有金葡菌或肺炎链球菌，多数为内源性感染；此外尚可为表皮葡萄球菌、肠杆菌属、铜绿假单胞菌等克雷伯菌属等。

（一）治疗原则

1. 尽早进行病原学检查，在给予抗菌药物前，自前房或玻璃体腔采集标本，做涂片、微生物培养和药物敏感试验，以便明确诊断和指导治疗。

2. 并非每例眼内炎患者都能明确其病原体，在未确定致病微生物前应给予经验治疗。

3. 细菌性眼内炎可能存在多种细菌混合感染，因此应当选用可能覆盖病原菌抗菌药物，必要时联合用药。

4. 给药途径有结膜下注射、静脉给药、玻璃体腔注射给药。玻璃体腔内注射抗菌药物是治疗重症细菌性眼内炎的有效方式。如感染不能控制，应施行玻璃体切除联合玻璃体腔内给药。

5. 应用糖皮质激素有助于减轻炎症反应和眼组织的破坏，但应在局部或全身应用有效抗生素后24小时加用。

（二）病原治疗

在病原尚未明确前，可参考患者发病时情况及处所，估计其最可能的病原菌，给予经验治疗。

在明确病原后,如原治疗用药疗效不满意时,根据细菌药敏试验结果调整用药。玻璃体腔内给药浓度和剂量的选择十分重要,应既达到有效治疗又不能伤害视网膜。需全身给药者,药物的选用参见表 4.24。

表 4.24　细菌性眼内炎的病原治疗

病　原　菌	宜　选　药　物	可　选　药　物
金葡菌、表皮葡萄球菌(甲氧西林耐药)	万古霉素或去甲万古霉素	阿米卡星、头孢唑林
金葡菌、表皮葡萄球菌(甲氧西林敏感)	苯唑西林	头孢唑林、左氧氟沙星
肺炎链球菌	头孢唑林	左氧氟沙星
肠杆菌属	头孢吡肟	环丙沙星、阿米卡星(联合)
克雷伯菌属	头孢噻肟或头孢曲松	环丙沙星、阿米卡星(联合)
铜绿假单胞菌	头孢他啶、妥布霉素(联合)	环丙沙星、阿米卡星(联合)

阴 道 感 染

阴道感染根据病因和病原体的不同,可分为细菌性阴道病、念珠菌性外阴阴道病和滴虫性阴道炎。细菌性阴道病的最常见病原体为阴道加德纳菌、各种厌氧菌和动弯杆菌属。念珠菌性外阴阴道病的病原体80%以上为白念珠菌;10%～20%为其他念珠菌属,如热带念珠菌、光滑念珠菌和近平滑念珠菌。滴虫性阴道炎的病原体为毛滴虫,可同时合并细菌或念珠菌感染。

(一) 治疗原则

1. 取阴道分泌物作病原体检查,通常在显微镜下检查即可诊断,必要时再做培养。念珠菌性外阴阴道病必须做细菌培养,获病原菌后做药敏试验,根据不同病原体选择抗菌药物。如为两种病原体同时感染,如念珠菌性外阴阴道病和滴虫性阴道炎,可同时使用两种抗菌药物,或先局部用药治疗念珠菌性外阴阴道病后再局部用药治疗滴虫性阴道炎。

2. 应同时去除病因,如停用广谱抗菌药物、控制糖尿病等。

3. 治疗期间避免性生活。

4. 抗菌药物使用必须按疗程完成,因阴道上皮为多层,月经周期中最多达 45 层,黏膜多皱褶,治疗不彻底容易复发。细菌性阴道病的治疗应常规在下次月经后再使用 1 个疗程。

5. 妊娠期应选择阴道局部用药,妊娠初 3 个月,禁用可能对胎儿有影响的药物。

6. 单纯性念珠菌性外阴阴道病患者应首选阴道局部用药;严重或多次复发性患者应全身和局部同时用抗菌药物;多次复发性患者的抗菌药物疗程应延长,或预防性间歇用药。

(二) 病原治疗(见表 4.25)

表 4.25　阴道感染的病原治疗

病　　原	宜 选 药 物	用 药 途 径	备　　注
厌氧菌或阴道加德纳菌	甲硝唑	全身和(或)局部	宜单次口服大剂量(2 g)
	替硝唑	全身	宜单次口服大剂量(2 g)
	克林霉素	全身或局部	
念珠菌	制霉菌素或咪康唑	局部	宜大剂量、短疗程
	克霉唑	局部	
	伊曲康唑或氟康唑	全身	

宫　颈　炎

宫颈炎分急性和慢性两类。急性宫颈炎最常见的病原是淋病奈瑟球菌(以下简称淋菌)和沙眼衣原体,均为性传播疾病;也可由葡萄球菌属、链球菌属和肠球菌属引起。

（一）治疗原则

1. 急性或慢性宫颈炎怀疑为淋菌或衣原体感染者,应取宫颈管分泌物作显微镜检及细菌培养。涂片找到细胞内革兰阴性双球菌时,可诊断为淋菌性阴道炎。沙眼衣原体感染可根据涂片中在多形核白细胞内外未见革兰阴性双球菌,高倍显微镜下每视野多形核白细胞＞15 个,或油镜下可见每视野多形核白细胞＞10 个作出初步诊断。衣原体抗原检测阳性的患者可确认为沙眼衣原体宫颈炎。

2. 治疗期间避免性生活。

3. 抗菌药物的剂量和疗程必须足够。

4. 约 50％的淋菌性宫颈炎合并沙眼衣原体感染,应同时应用对这两种病原体有效的抗菌药物。

（二）病原治疗(见表 4.26)

表 4.26　宫颈炎的病原治疗*

疾　　病	病 原 体	首选抗菌药物	可选抗菌药物
淋菌性宫颈炎	淋病奈瑟球菌	头孢曲松,大观霉素(单剂)	氟喹诺酮类,多西环素
非淋菌性宫颈炎	沙眼衣原体	多西环素,大环内酯类	氟喹诺酮类

注：* 葡萄球菌属、链球菌属和肠球菌属等感染所致宫颈炎的病原治疗参阅"盆腔炎性疾病"。

盆腔炎性疾病

盆腔炎性疾病主要包括子宫内膜炎,子宫肌炎,输卵管炎或脓肿,输卵管卵巢炎或脓肿,盆腔结缔组织炎,盆腔脓肿和盆腔腹膜炎等。常见的病原体有葡萄球菌属、链球菌属、大肠埃希菌和淋病奈瑟球菌等需氧菌,脆弱拟杆菌、消化链球菌、产气荚膜杆菌等厌氧菌,以及沙眼衣原体、解脲脲原体和病毒等。

（一）治疗原则

1. 采取血、尿、宫颈管分泌物和盆腔脓液等标本做培养及药敏试验。

2. 发热等感染症状明显者,应全身应用抗菌药物。

3. 盆腔炎症大多为需氧菌和厌氧菌混合感染,应使用能覆盖常见需氧和厌氧病原菌的抗菌药物。病原检查获阳性结果后依据药敏试验结果调整用药。

4. 抗菌药物的剂量应足够,疗程宜较长,以免病情反复发作或转成慢性。初始治疗时宜静脉给药;病情好转后可改为口服。

（二）病原治疗

1. 宜选药物:头孢噻肟＋多西环素,或庆大霉素＋克林霉素。

2. 可选药物:氨苄西林/舒巴坦或阿莫西林/克拉维酸＋多西环素,或氟喹诺酮类＋甲硝唑。

性 传 播 疾 病

常见的性传播疾病包括梅毒、淋病、非淋菌性尿道炎（或宫颈炎）、软下疳、性病性淋巴肉芽肿等,主要通过性接触传播。

梅毒根据传播途径可分为获得性（后天）梅毒和胎传（先天）梅毒;根据病程可分为早期梅毒和晚期梅毒。早期梅毒又分一期梅毒和二期梅毒,晚期梅毒又称三期梅毒;此外还有潜伏梅毒,又称隐性梅毒。早期梅毒传染性大,破坏性小,经足量规范治疗可彻底治愈;晚期梅毒传染性小,破坏性大,经治疗只能减轻症状而难以彻底治愈。

（一）治疗原则

1. 明确诊断后应参照卫生部 2000 年颁布的《性病诊疗规范和性病治疗推荐方案》尽早开始规范治疗。

2. 治疗期间禁止性生活。

3. 同时检查和治疗性伴侣。

（二）病原治疗（见表 4.27）

表 4.27　性传播疾病的病原治疗

疾　病	病　原	宜 选 药 物	可 选 药 物	备　　注
梅毒	梅毒螺旋体	普鲁卡因青霉素或苄星青霉素	红霉素,多西环素	1. 用青霉素前做皮肤试验 2. 青霉素过敏者可选用红霉素或多西环素,但妊娠患者不宜用多西环素,其所生的新生儿应采用青霉素补充治疗 3. 治疗时应注意避免赫氏反应

疾　病	病　原	宜 选 药 物	可 选 药 物	备　注
淋病	淋病奈瑟球菌	头孢曲松或大观霉素	氟喹诺酮类,多西环素	必要时联合应用抗沙眼衣原体药
软下疳	杜克雷嗜血杆菌	阿奇霉素,头孢曲松	红霉素,氟喹诺酮类,大观霉素	
非淋菌尿道炎	衣原体或支原体	多西环素,大环内酯类	氟喹诺酮类	
性病性淋巴肉芽肿	沙眼衣原体 L_1、L_2、L_3	大环内酯类	多西环素	

深 部 真 菌 病

根据病原菌的致病力可分为致病性真菌和条件致病性真菌。致病性真菌本身具有致病性,包括组织浆胞菌、粗球孢子菌、巴西副球孢子菌、皮炎芽生菌、暗色真菌、足分支菌和孢子丝菌等,此类真菌所致感染多呈地区流行。条件致病性真菌有念珠菌属、隐球菌属、曲霉属、毛霉属、放线菌属、奴卡菌属等,此类真菌致病性低,通常不感染正常人,但正常人大量接触后或免疫功能低下者易感染。

(一)治疗原则

1. 应首先在感染部位采取标本进行涂片检查及培养,找到病原真菌时方可确诊。自无菌部位采取的标本培养阳性者为疑似病例。

2. 根据感染部位、病原菌种类选择用药。在病原真菌未明确前,可参考常见的病原真菌给予经验治疗;明确病原菌后,可根据经验治疗的疗效和药敏试验结果调整给药。

3. 疗程需较长,一般为6～12周或更长。

4. 严重感染的治疗应联合应用具有协同作用的抗真菌药物,并应静脉给药,以增强疗效并延缓耐药菌株的产生。

5. 在应用抗真菌药物的同时,应积极治疗可能存在的基础疾病,增强机体免疫功能。

6. 有指征时需进行外科手术治疗。

(二)病原治疗(见表4.28)

表中抗真菌药的选用仅根据其抗真菌活性列出,临床应用中尚需依据患者感染部位、感染严重程度、患者基础情况以及抗真菌药物在人体内分布特点及其毒性大小,综合考虑选用不同的药物及治疗方案。

表 4.28 深部真菌感染的病原治疗

病原	宜选药物	可选药物
念珠菌属	两性霉素 B±氟胞嘧啶,氟康唑	两性霉素 B 含脂制剂,制霉菌素限局部应用
隐球菌属	两性霉素 B+氟胞嘧啶	氟康唑、两性霉素 B 含脂制剂+氟胞嘧啶
曲霉	两性霉素 B	伊曲康唑,两性霉素 B 含脂制剂
毛霉	两性霉素 B	
放线菌属	氨苄西林或青霉素	多西环素,头孢曲松,克林霉素、红霉素
诺卡菌属	复方磺胺甲恶唑	米诺环素
组织浆胞菌	两性霉素 B、伊曲康唑	两性霉素 B 含脂制剂,氟康唑
球孢子菌	两性霉素 B	酮康唑,氟康唑
皮炎芽生菌	两性霉素 B	伊曲康唑,氟康唑
暗色真菌	酮康唑	两性霉素 B+氟胞嘧啶
孢子丝菌属	伊曲康唑	碘化钾,两性霉素 B,氟康唑

注:氟胞嘧啶不宜单用。

分支杆菌感染

结核分支杆菌感染

(一) 治疗原则

1. 贯彻抗结核化学药物治疗(以下简称化疗)的"十字方针":

(1) 早期:应尽可能早发现和早治疗。

(2) 联合:联合应用多种抗结核病药物,提高杀菌力,防止产生耐药性。

(3) 适量:剂量适当,减少不良反应和细菌耐药性的产生。

(4) 规则:按照化疗方案,按时、规范服药。

(5) 全程:必须教育患者坚持完成全疗程治疗。

2. 化疗方案的制订与调整用药的基本原则:

(1) 按照患者不同的病变类型选用国际和国内推荐的标准化疗方案。

(2) 对获得性耐药患者的化疗方案中,至少包含有 2 种或 2 种以上患者未曾用过或病原菌对之敏感的药物。

(3) 切忌中途单一换药或加药,亦不可随意延长或缩短疗程。掌握好停药或换药的原则。

(4) 治疗过程中偶尔出现一过性耐药,无须改变正在执行的化疗方案。

（5）合并人类免疫缺陷病毒感染或艾滋病患者避免使用利福平。

3. 痰结核菌阳性的肺结核病患者是治疗的主要对象，痰菌阴性但病灶活动者亦应予以治疗。

（二）病原治疗

1. 一般分为强化治疗阶段（强化期）和巩固治疗阶段（巩固期），标准短程化疗（疗程 6～9 个月）方案中强化阶段以 3～4 种药物联合应用 8～12 周，巩固阶段以 2～3 种药物联合应用。

2. 用药方式：全程每日用药；强化期每日用药，巩固期间歇用药；全程间歇用药。

3. 治疗慢性传染性肺结核、耐多药结核病的可选药物：对氨水杨酸、丙硫异烟胺、卷曲霉素、环丝氨酸、阿米卡星、氧氟沙星等氟喹诺酮类和克拉霉素、氯法齐明等。

4. 治疗慢性传染性肺结核、耐多药结核病的疗程：强化期至少 3 个月，巩固期至少 18 个月。

非结核分支杆菌感染

（一）治疗原则

1. 不同种类的非结核分支杆菌对药物治疗反应不一，故应尽早进行病原检查和药敏试验，选用抗菌药物。

2. 结核病用药的"十字方针"也适用于非结核分枝杆菌病，通常需联合用药，一般以 3～5 种药物为宜。

3. 多数非结核分支杆菌病，疗程为 6～24 个月。

4. 某些快生长型非结核分支杆菌病，可能需要同时外科手术治疗。

5. 人类免疫缺陷病毒感染或艾滋病患者合并鸟分支杆菌复合群感染者须终身用药，但应避免使用利福平。

（二）病原治疗

非结核分支杆菌病的主要病原菌有鸟分支杆菌复合群（MAC）、龟分支杆菌、脓肿分支杆菌、偶然分支杆菌、溃疡分支杆菌等。

常用的药物有克拉霉素、阿奇霉素、异烟肼、利福平、乙胺丁醇、利福喷汀、氯法齐明、喹诺酮类、阿米卡星等，阿米卡星用药不可超过 3 个月。

麻风分支杆菌感染

麻风分支杆菌感染主要通过与麻风病患者的长期密切接触传播。

（一）治疗原则

1. 明确诊断后应尽早开始规范治疗。

2. 世界卫生组织推荐用多种药物联合化疗，可提高疗效，降低复发率。

3. 应密切注意治疗药物的不良反应，用药期间应定期检查血常规和肝功能。

（二）病原治疗

世界卫生组织推荐的成人麻风病患者治疗方案如下：

1. 多菌型：利福平＋氨苯砜＋氯法齐明，疗程 24 个月。

2. 少菌型：利福平＋氨苯砜，疗程 6 个月。

白　　喉

本病为由白喉棒状杆菌引起的急性传染病。

（一）治疗原则

1. 用药前，取咽喉部假膜边缘处分泌物做涂片革兰染色及细菌培养，以明确病原。

2. 涂片见到疑似白喉棒状杆菌、有白喉患者接触史或去过白喉流行区、以往未接种过白喉疫苗者，应立即予以白喉抗毒素及抗菌药物治疗。

3. 涂片找到疑似白喉棒状杆菌，即使无白喉患者接触史、未去过白喉流行区，亦需立即采取上述治疗措施，并等待细菌培养结果。

（二）病原治疗

1. 抗菌药物首选青霉素。青霉素过敏的患者可用红霉素等大环内酯类或克林霉素。疗程7～10天，直至咽拭子培养阴性。

2. 同时用白喉抗毒素。青霉素不能代替白喉抗毒素。

3. 用青霉素及白喉抗毒素前均须先进行皮肤过敏试验。

百　日　咳

本病为百日咳博德特菌引起的急性呼吸道传染病。

（一）治疗原则

1. 在给予抗菌药物前先取鼻咽分泌物标本做细菌培养及药敏试验，以明确病原。

2. 有百日咳接触史、典型阵发性痉咳（新生儿及幼婴可无典型痉咳，成人或年长儿可仅有干咳及长期咳嗽）、周围血常规示白细胞总数增高[（20～30）×10^9/L]、分类淋巴细胞明显增加（0.60～0.80）者，百日咳临床诊断成立，应立即开始抗菌治疗。

3. 痉咳后期患者不需用抗菌药物，对症治疗即可。

（二）病原治疗

1. 首选红霉素或复方磺胺甲恶唑。

2. 肝功能异常者可口服阿莫西林或阿莫西林/克拉维酸。疗程7～10天。

猩 红 热

本病主要由 A 组溶血性链球菌引起,极少数可由 C、G 组溶血性链球菌引起。

(一) 治疗原则

1. 开始抗菌治疗前,应先作咽拭子培养,以明确病原。

2. 有典型的猩红热临床表现者,应立即开始抗菌治疗。

3. 治疗结束后 3 天再进行咽拭子培养,如果仍呈阳性,应继续用药至咽拭子培养阴性。

(二) 病原治疗

1. 首选青霉素,疗程 10 天。

2. 对青霉素过敏的患者可用第一代或第二代头孢菌素(有青霉素过敏性休克史者不可用头孢菌素类),或红霉素等大环内酯类抗生素,疗程均需 10 天。

鼠 疫

本病病原菌为鼠疫耶尔森菌,属甲类传染病。一旦发现,应立即向有关部门报告。

(一) 治疗原则

1. 患者应强制住院,住单间病房,严格按甲类传染病消毒与隔离,病房环境应达到无鼠、无蚤。

2. 禁止挤压淋巴结。

3. 早期足量应用抗菌药物。

(二) 病原治疗

1. 宜选药物:庆大霉素或链霉素。

2. 可选药物:多西环素或环丙沙星。

炭 疽

本病病原菌为炭疽芽孢杆菌,属乙类传染病。一旦发现,应立即向有关部门报告。

(一) 治疗原则

1. 患者应强制住院,严格隔离。

2. 皮肤损害禁忌挤压及手术切开。

3. 尽早应用抗菌药物。

（二）病原治疗（见表 4.29）

表 4.29　炭疽的病原治疗

疾　　病	宜选药物	可选药物	备　　注
皮肤炭疽	环丙沙星	多西环素,阿莫西林	疗程 60 天
吸入炭疽	环丙沙星,多西环素＋克林霉素±利福平	青霉素 G	开始治疗时用注射剂,疗程 60 天

破　伤　风

本病病原菌为破伤风梭菌。新生儿破伤风应按乙类传染病报告。

（一）治疗原则

1. 患者应住院治疗,环境要安静,避免刺激。

2. 皮肤损害的清创应在使用抗生素、镇静剂后 1 小时内进行。

3. 及早应用抗毒素及抗菌药物。遇有较深伤口或污秽创伤时应预防注射破伤风抗毒素。

（二）病原治疗

1. 抗毒素：人抗破伤风抗毒素用前不需要做皮肤试验。马抗破伤风抗血清应用前做皮肤试验,阳性者应采用脱敏疗法。

2. 抗菌药物：宜选药物为青霉素或多西环素（静脉给药）；可选药物为甲硝唑。

气　性　坏　疽

本病病原菌为产气荚膜梭菌。一旦发现,应立即以特殊感染病例报告医院感染管理部门。

（一）治疗原则

1. 患者住单间病房并实施床旁接触隔离。

2. 尽早进行清创术,清除感染组织及坏死组织。取创口分泌物做需氧及厌氧培养。必要时应截肢。

3. 早期足量应用抗厌氧菌药物,合并需氧菌感染时联合应用抗需氧菌药物。

（二）病原治疗

1. 宜选药物：青霉素＋克林霉素。

2. 可选药物：多西环素,氯霉素,头孢曲松或红霉素。

伤寒和副伤寒等沙门菌感染

伤寒和副伤寒是一类常见的急性消化道传染病,除病原体、免疫性各不相同外,两者在病理变化、流行病学、临床特点及防治措施等方面均相近。

（一）治疗原则

1. 拟诊或确诊患者应按肠道传染病隔离,临床症状消失后,每隔 5 天取粪便标本做细菌培养,连续 2 次培养阴性可解除隔离。

2. 在给予抗菌治疗前应留取血标本或粪、尿标本进行细菌培养,获病原菌后做药敏试验。必要时可按药敏试验结果调整用药。

3. 疗程一般为 10～14 天。病情较重者病程初期可静脉给药,病情稳定后可改为口服给药。

4. 抗菌治疗结束后仍需随访粪、尿培养,以除外带菌状态。如为带菌者,应予治疗。

（二）病原治疗

1. 首选氟喹诺酮类,但儿童和妊娠期、哺乳期患者不宜应用。

2. 头孢曲松、头孢噻肟适用于儿童和妊娠期、哺乳期患者以及耐药菌所致伤寒患者。

3. 亦可选用阿莫西林或氨苄西林、复方磺胺甲噁唑或氯霉素。新生儿、妊娠期患者及肝功能明显损害的患者避免应用氯霉素。应用氯霉素期间应定期复查周围血常规,监测其血液系统毒性。

4. 伤寒带菌者治疗可选用阿莫西林或氟喹诺酮类口服,疗程 6 周。

布 鲁 菌 病

本病病原菌为布鲁菌属,属乙类传染病。一旦发现,应立即向有关部门报告。

（一）治疗原则

早期足量应用抗菌药物,疗程需较长,必要时可重复疗程。

（二）病原治疗

1. 宜选药物：多西环素 6 周＋庆大霉素(或链霉素)2～3 周。

2. 可选药物：多西环素联合利福平 6 周,或复方磺胺甲噁唑 6 周＋庆大霉素 2 周。

钩端螺旋体病

本病是由各种不同型别的致病性钩端螺旋体引起的急性全身性传染病。

（一）治疗原则

1. 早期发现、早期诊断、早期休息与就地治疗。

2. 尽早进行抗菌药物治疗，可杀灭钩端螺旋体、减轻病情、减少器官损害及缩短病程。

3. 为避免治疗后出现赫氏反应，初始治疗阶段抗菌药物的剂量宜小。

（二）病原治疗

1. 首选青霉素。

2. 亦可选用阿莫西林、多西环素、庆大霉素、红霉素、氯霉素等治疗。

回 归 热

本病由回归热疏螺旋体引起，根据传播途径，可分为有虱传回归热和蜱传回归热。

（一）治疗原则

1. 虱传回归热和蜱传回归热抗菌治疗原则相同。

2. 初始治疗时抗菌药物的剂量不宜过大，以免出现赫氏反应。

（二）病原治疗

首选青霉素，可选药物有四环素、氯霉素、红霉素、头孢曲松等。

莱 姆 病

本病由伯氏疏螺旋体引起，为一种可能慢性化的虫媒传染病。

（一）治疗原则

在不同疾病阶段选用抗菌药物有所不同，疗程应足够，以彻底杀灭螺旋体。游走性红斑疗程10～20天；有心肌炎、脑膜炎、关节炎者疗程3～4周。

（二）病原治疗（见表4.30）

表 4.30　莱姆病的病原治疗

疾病状况	宜选药物	可选药物	备注
游走性红斑	多西环素	阿莫西林,头孢呋辛酯,红霉素	红霉素治疗者复发率较高
心肌炎	头孢曲松,头孢噻肟,青霉素	多西环素,阿莫西林	
面神经麻痹	多西环素,阿莫西林	头孢曲松	
脑膜(脑)炎	头孢曲松	头孢噻肟,青霉素	
关节炎	多西环素,阿莫西林	头孢曲松,青霉素	
孕妇	阿莫西林		青霉素过敏患者用大环内酯类

立 克 次 体 病

（一）治疗原则

立克次体为细胞内寄生微生物,抗菌药物应用必须坚持完成全疗程(7 天)。

（二）病原治疗（见表 4.31）

表 4.31　立克次体病的病原治疗

疾病	病原体	宜选药物	可选药物	备注
流行性斑疹伤寒	普氏立克次体	多西环素	四环素,氯霉素	
地方性斑疹伤寒	莫氏立克次体	多西环素	四环素,氯霉素	
恙虫病	恙虫病东方体	多西环素	四环素,氯霉素,环丙沙星	
Q 热	贝纳可克斯体	多西环素	四环素,氯霉素	慢性患者可加用利福平